KB056070

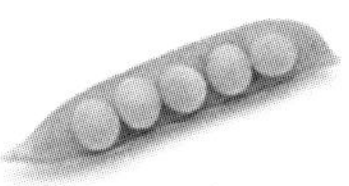

삼성서울병원 당뇨교육팀이 공개하는 당뇨병 예방과 치료법!!

알기 쉽게 풀이한 당뇨병

삼성서울병원 당뇨교육팀 엮음

그림 구성 : 권태원

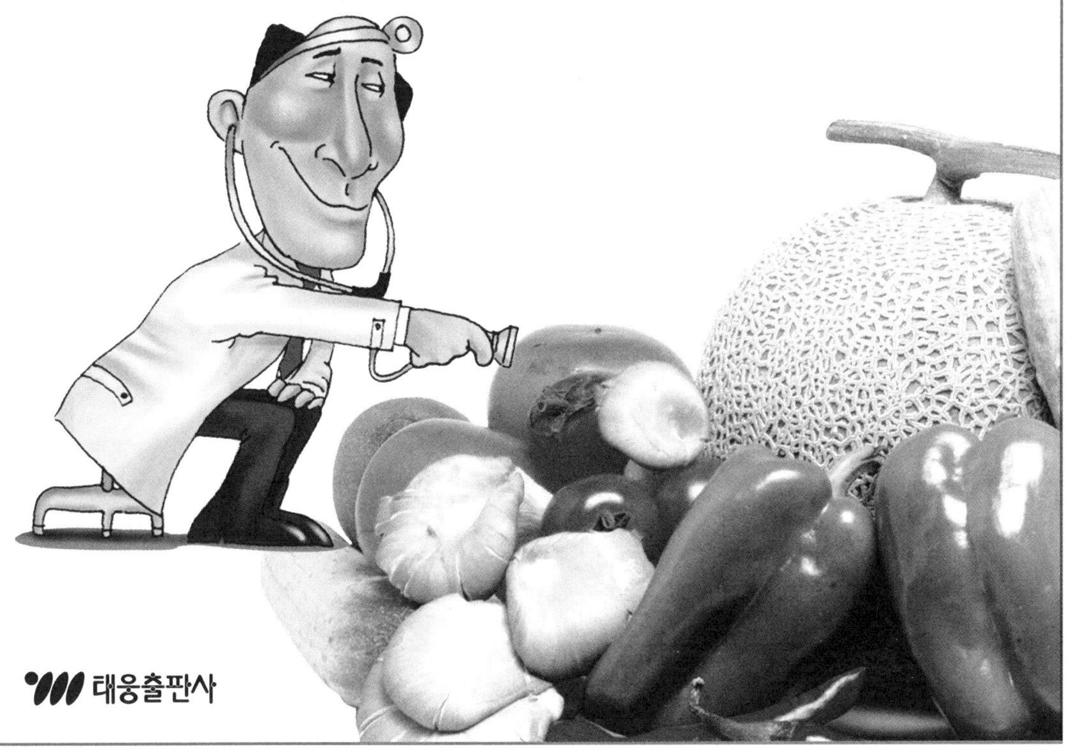

태웅출판사

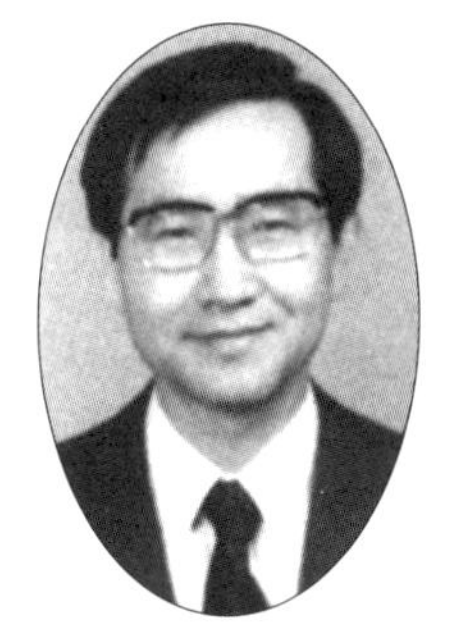

누구나 알기 쉽게 꾸민 당뇨병 관리 교육서

삼성서울병원 내과 과장

당뇨병이라고 진단되면 우선 두려운 마음을 가지는 것이 보통입니다. 치료를 게을리하고 대수롭지 않게 여기면서 어느 사이에 돌이킬 수 없는 단계까지 이르게 되는 당뇨인들이 많습니다.

당뇨병을 잘 조절하기 위해서는 당뇨병을 잘 이해해야 합니다. 그러나 지금까지는 일반인 또는 당뇨인이 이해할 수 있는 안내서가 매우 부족했습니다. 당뇨병에 대한 지식은 당뇨병이 있는 당뇨인뿐 아니라 일반인에게도 매우 중요한 상식이 되어야 하리라 생각됩니다.

현재 우리나라 당뇨환자는 전 인구의 5%를 넘어서서 급속도로 증가되어 10%까지도 도달할지 모른다는 우려도 있습니다. 따라서 전국민 모두가 당뇨병에 깊은 관심을 가져야 되리라 믿습니다.

이 책은 거부감부터 생기는 당뇨병을 누구나 쉽게 접할 수 있게 시도되었다는 점에 큰 의미가 있습니다.

일반인 또는 당뇨인이 이해하기가 쉽지 않은 당뇨병을 만화라는 기법을 통하여 당뇨병 전체를 잘 표현하는 것은 쉬운 일이 아닙니다. 이러한 점을 고려하여 여러 차례의 수정작업을 시도하였습니다.

수정작업을 위해서 당뇨병 교육에 직접 참여하는 여러 선생님들의 많은 자문을 구했습니다.

이 책이 당뇨인과 일반인들이 당뇨병을 이해하는 좋은 길잡이가 되기를 기대합니다.

차 례

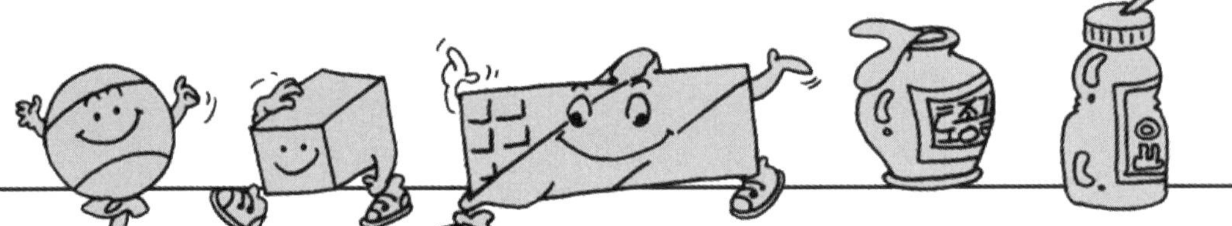

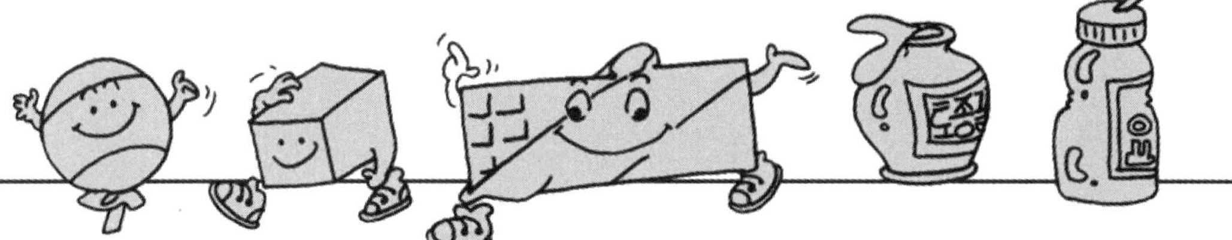

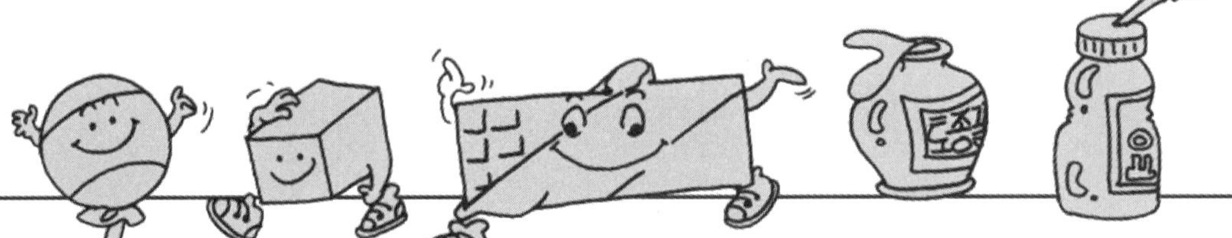

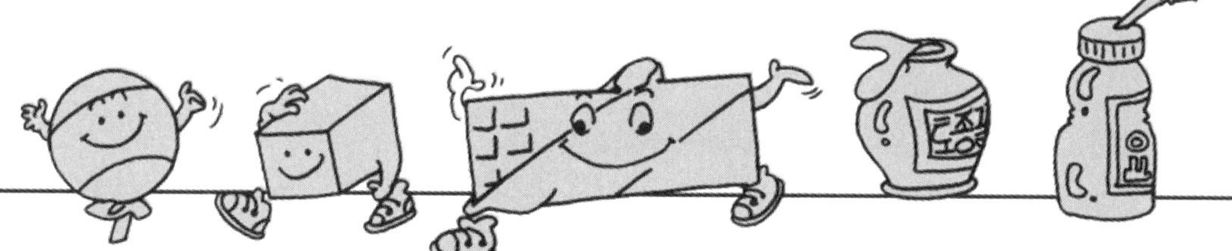

벌컥 벌컥!

벌떡!

엥!
뭐가
저리 바빠!

저 사람 안관리 오늘 아침부터
웬 물을 그리 마셔대지?
그러니까 화장실을
자주 가시잖아요.

오물 오물

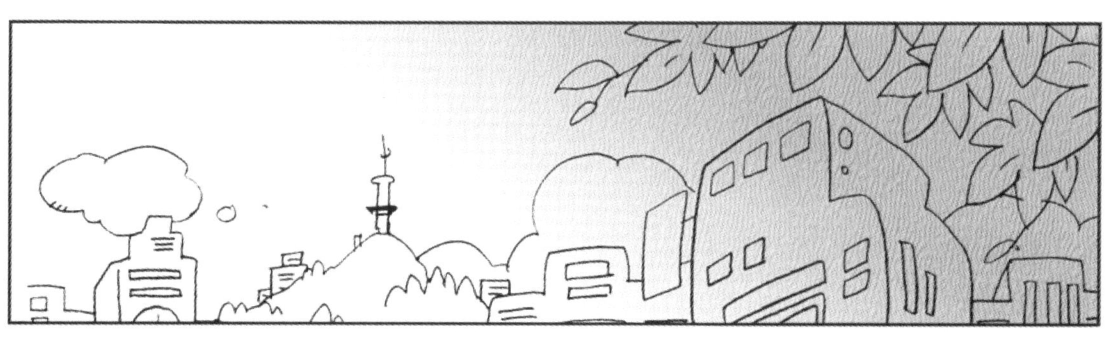

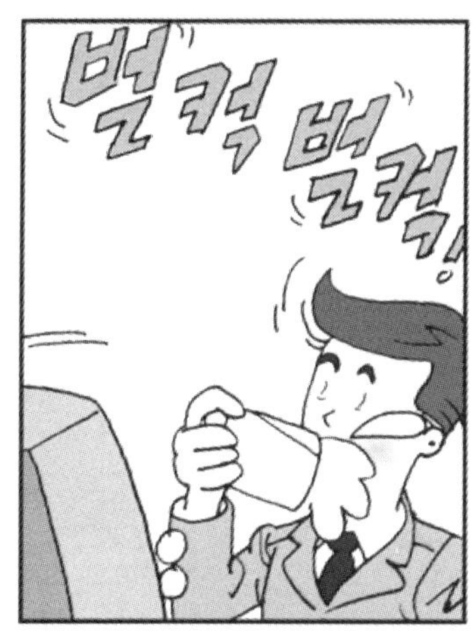

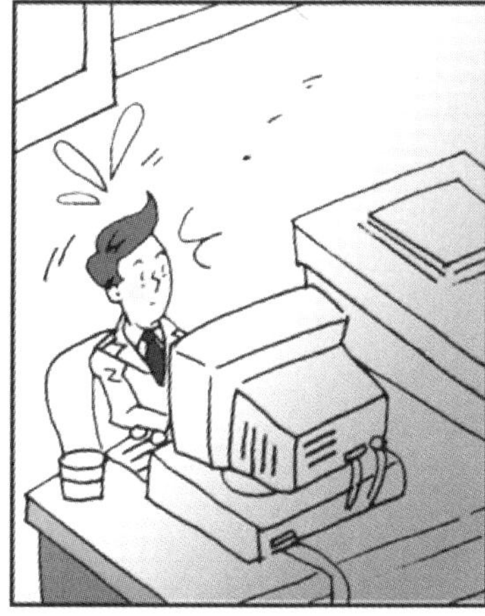

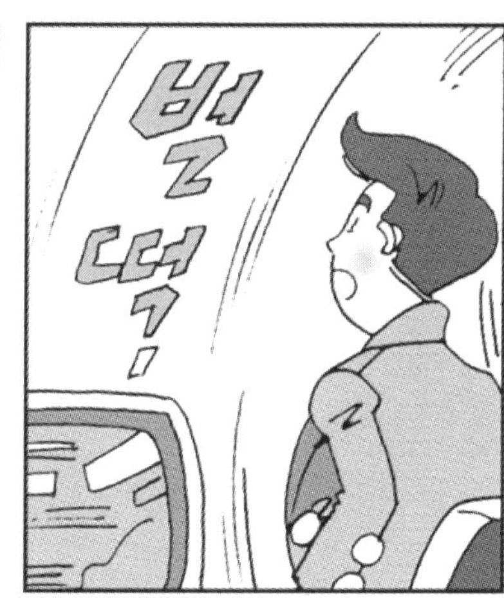

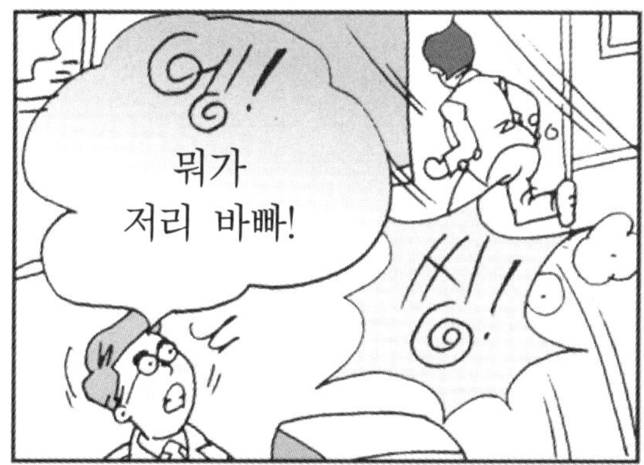

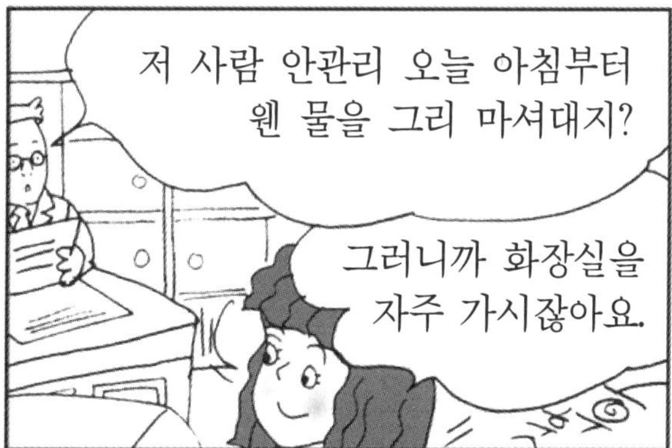

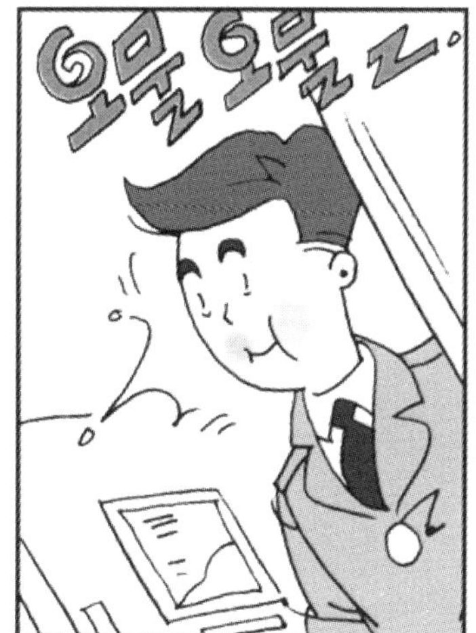

아, 요즘은 이상하게
화장실을 자주
가고 싶지.

이봐! 자네 물을
너무 마시는거
아닌가?

갈증이 나서 물을 많이
마시니 소변이 자주
마렵고, 그런데 갈증은
왜 자주 나는거지.
혹시 내 건강에
문제가 있나?

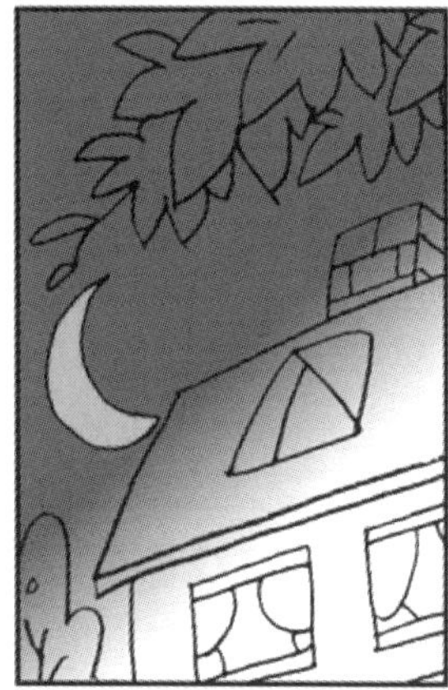

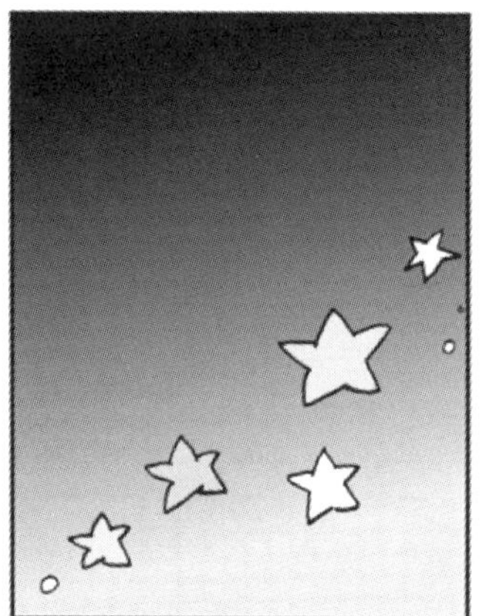

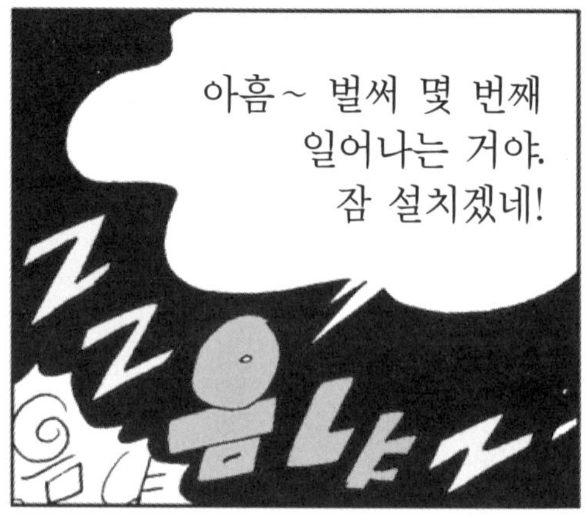
아흠~ 벌써 몇 번째
일어나는 거야.
잠 설치겠네!
zz음냐z~

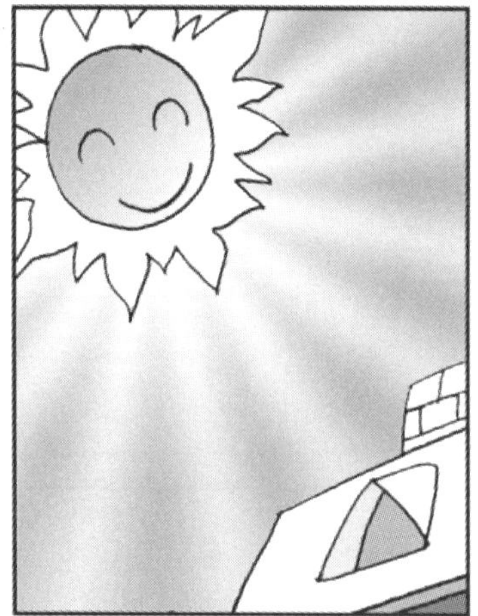

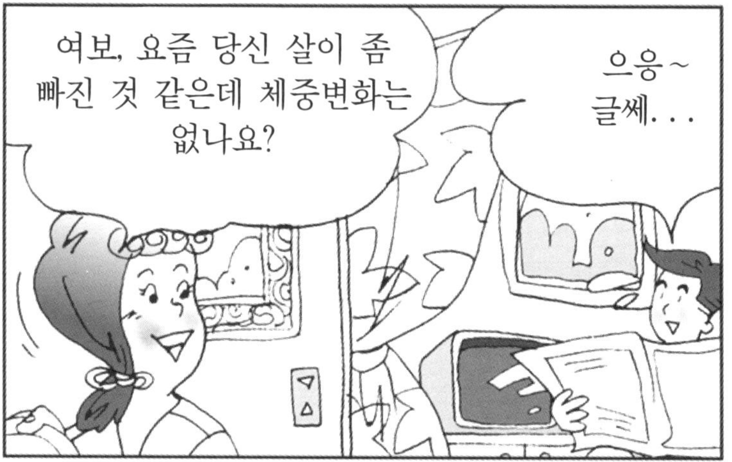
여보, 요즘 당신 살이 좀 빠진 것 같은데 체중변화는 없나요?
으응~ 글쎄. . .

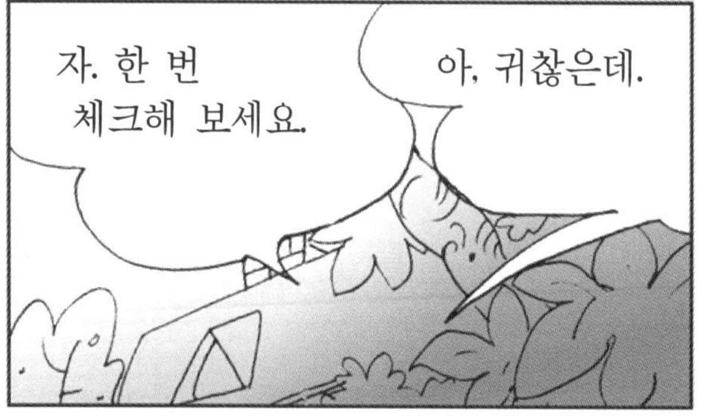
자. 한 번 체크해 보세요.
아, 귀찮은데.

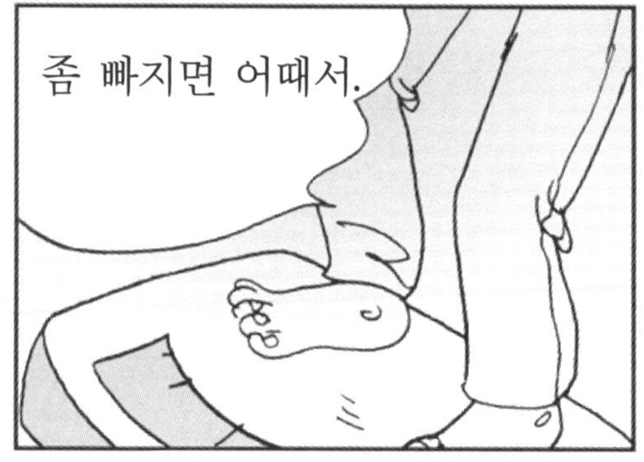
좀 빠지면 어때서.

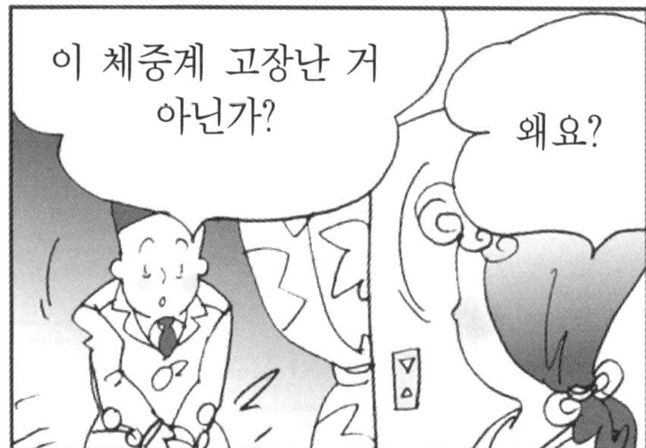
이 체중계 고장난 거 아닌가?
왜요?

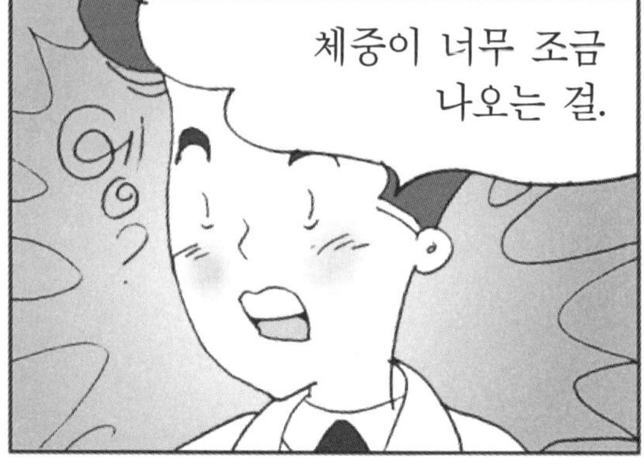
체중이 너무 조금 나오는 걸.
엥?

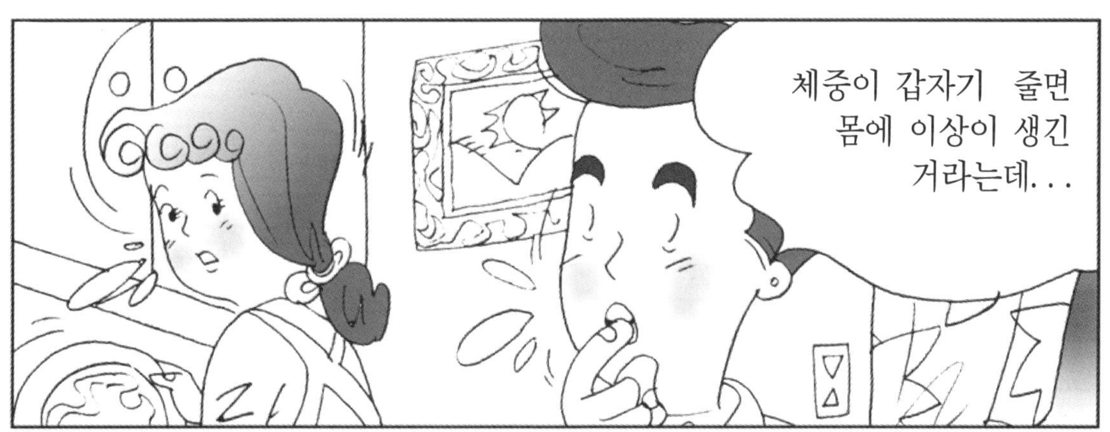
체중이 갑자기 줄면
몸에 이상이 생긴
거라는데. . .

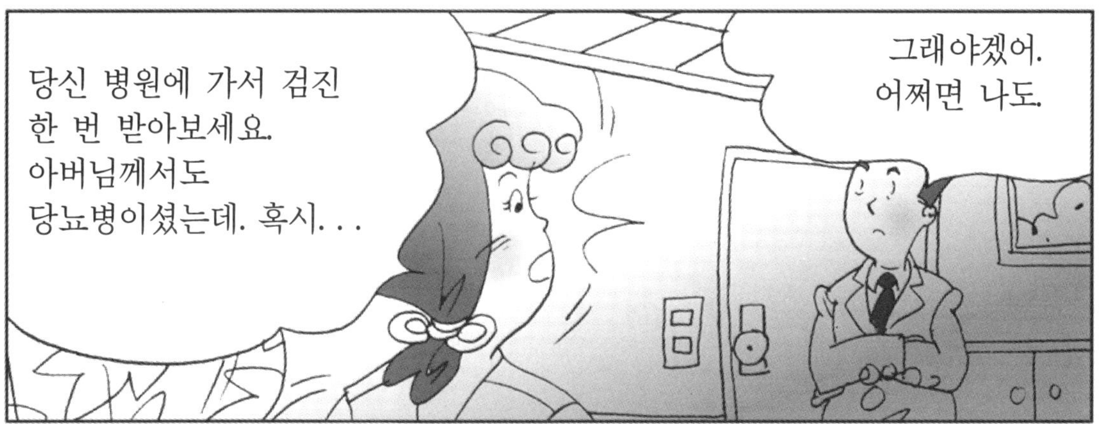
당신 병원에 가서 검진
한 번 받아보세요.
아버님께서도
당뇨병이셨는데. 혹시. . .
그래야겠어.
어쩌면 나도.

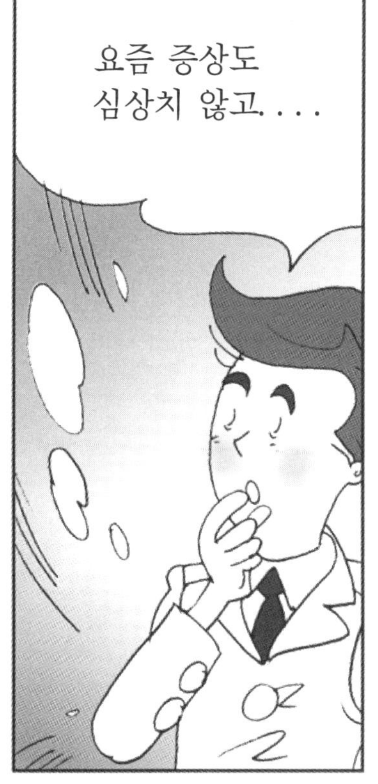
요즘 증상도
심상치 않고. . . .

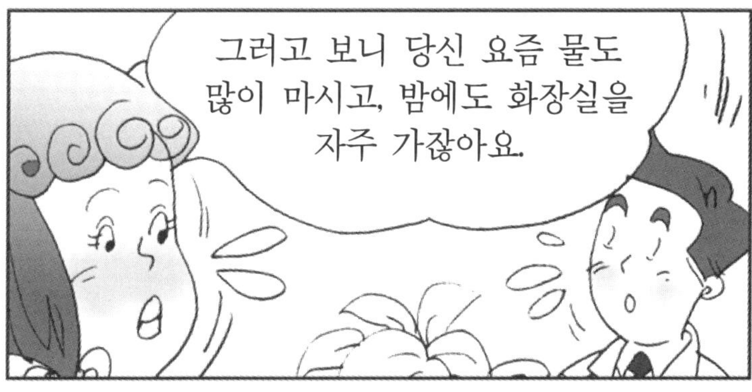
그러고 보니 당신 요즘 물도
많이 마시고, 밤에도 화장실을
자주 가잖아요.

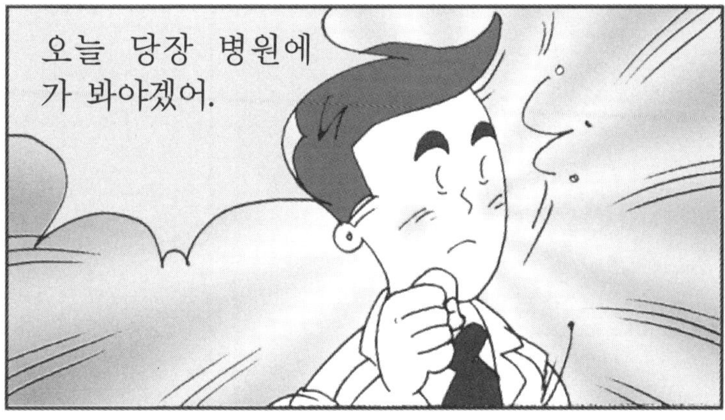
오늘 당장 병원에
가 봐야겠어.

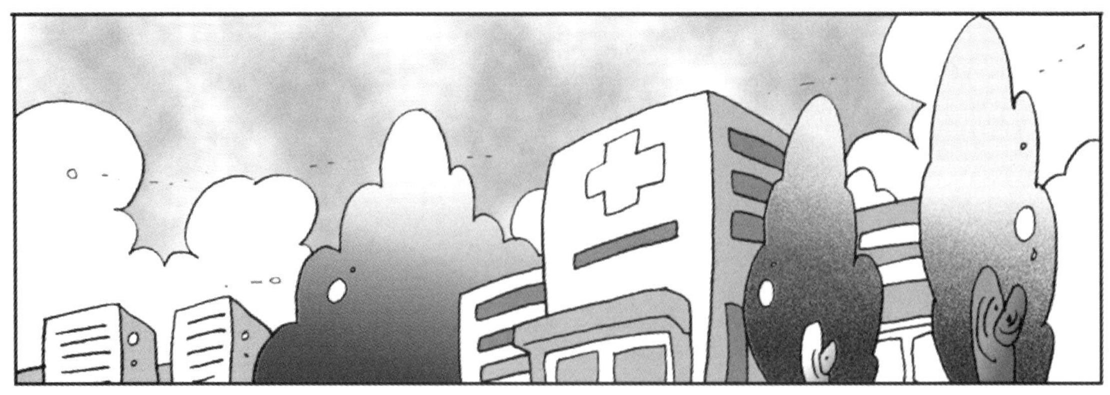

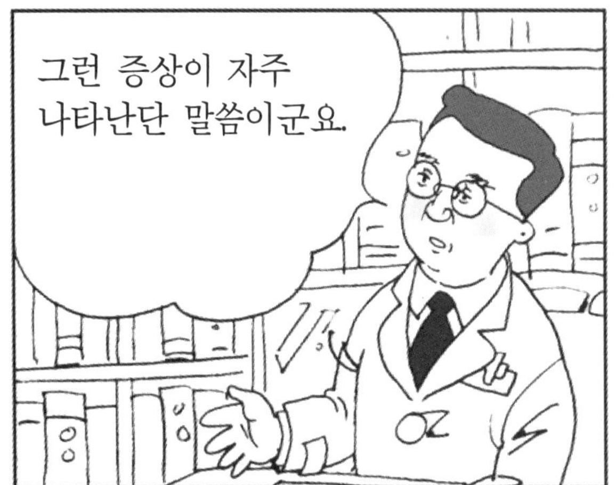
그런 증상이 자주
나타난단 말씀이군요.

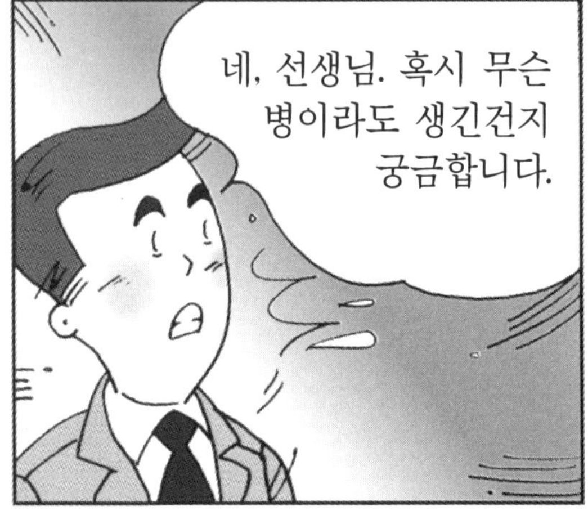
네, 선생님. 혹시 무슨
병이라도 생긴건지
궁금합니다.

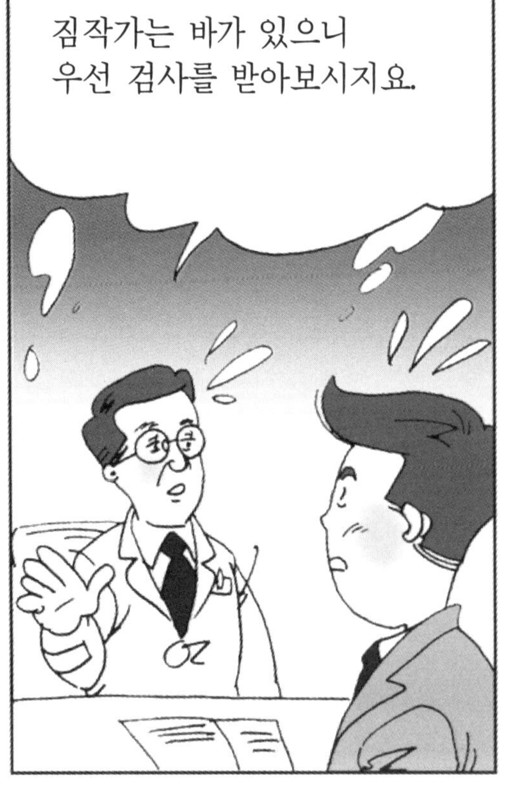
짐작가는 바가 있으니
우선 검사를 받아보시지요.

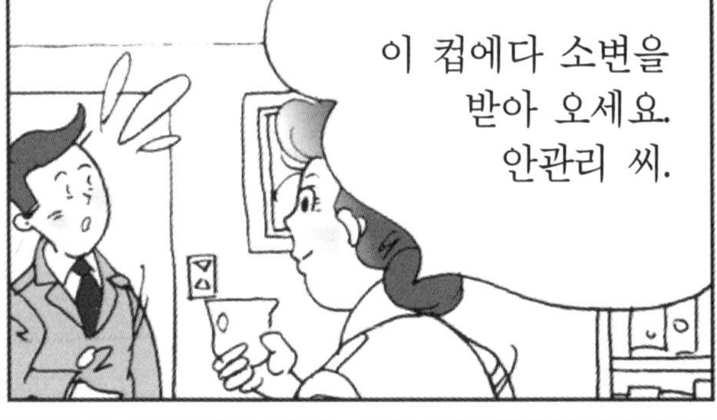
이 컵에다 소변을
받아 오세요.
안관리 씨.

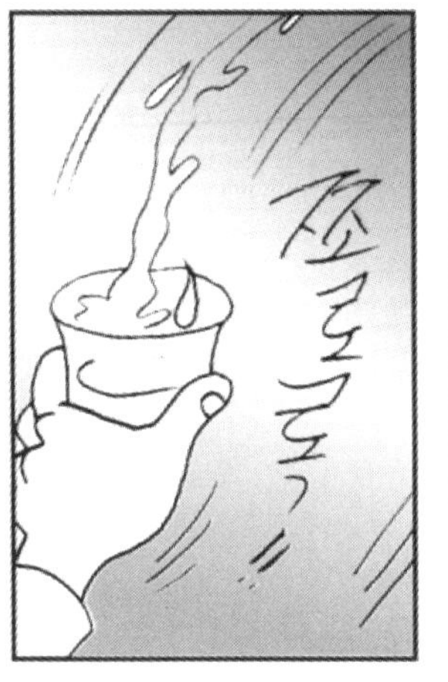
쪼르륵

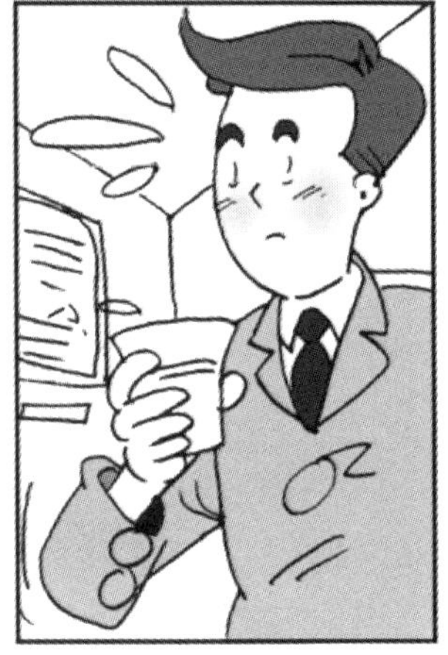

이제 채혈을
하겠습니다.

긴장

안관리 씨,
들어오세요.
네엣.

안관리 씨, 요당과 혈당
검사 결과 당뇨병으로
진단이 나왔습니다.
네에?

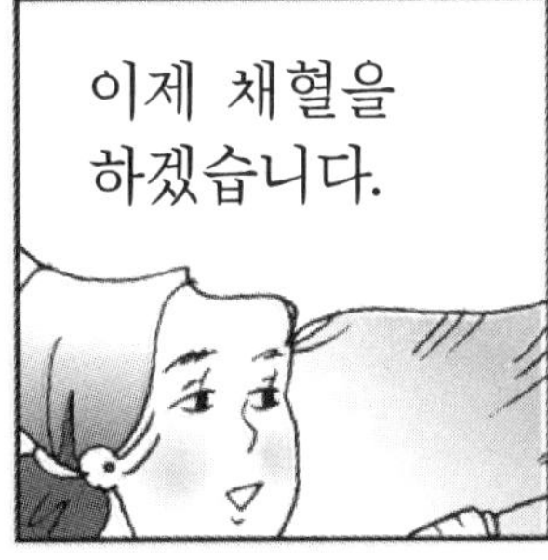

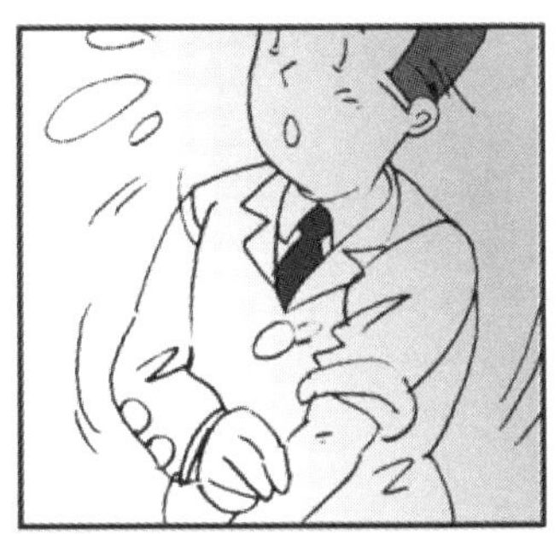

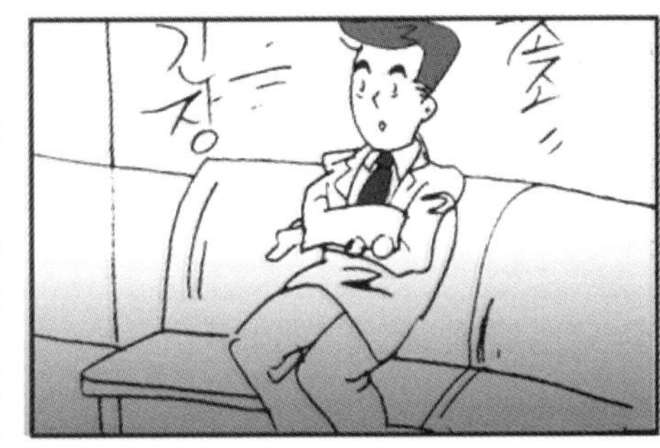

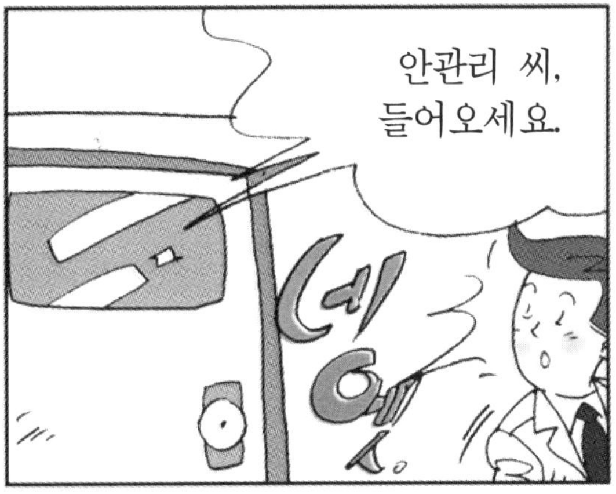

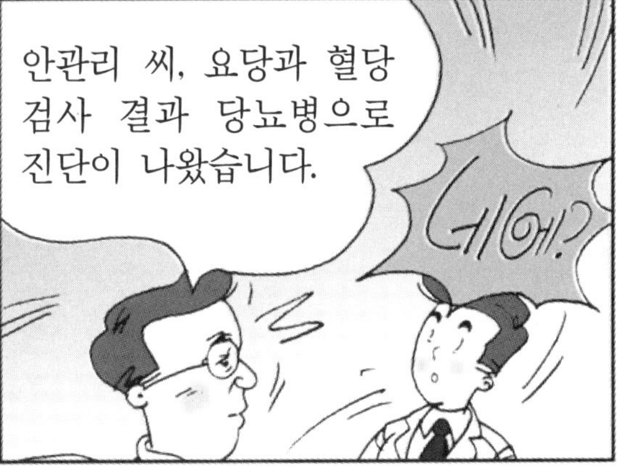

아, 아닙니다. 선생님,
검사를 다시 한 번
받아보겠습니다.

안관리 씨, 그렇게
당황하실 필요없습니다.
당뇨병은 혈당관리를
잘 하면 얼마든지
정상적으로 생활할 수
있습니다.

하지만 당뇨병은
합병증을 유발하는
무서운 병으로 알고
있는데요.

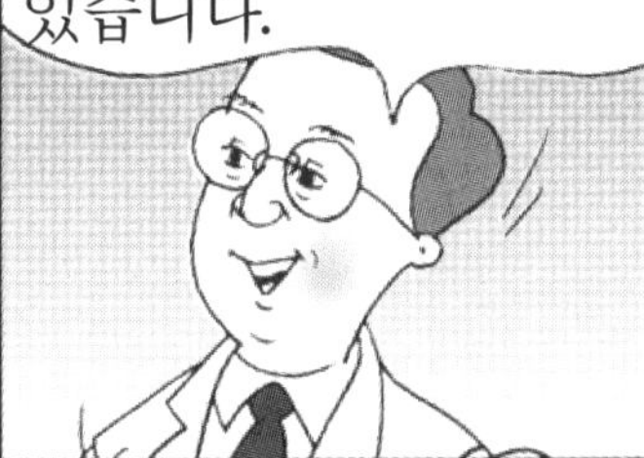

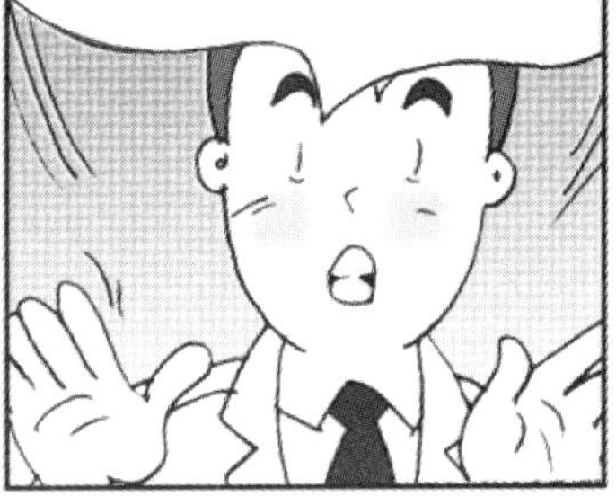

물론 혈당조절을 잘못하면
심각한 결과를 초래하기도
하지만 당뇨병 환자 중에는
정상인처럼 건강하게
생활하는 사람들이 많습니다.
무조건 병을 부정하는
마음부터 바꿔야 합니다.

그렇다면 저도 이제부터
선생님께서 가르쳐 주시는대로
당뇨병에 대해 공부하며
당뇨병 관리를 해보겠습니다.
잘 부탁드립니다.

당뇨병의 정의

당뇨병에 대해 알려면 당뇨병과 밀접한 관계를 가진 포도당과 인슐린의 역할을 먼저 알아야 합니다.
당뇨교실
포도당은 음식물에 들어 있는 탄수화물의 일종으로 장에서 소화되어 혈액 속으로 흡수됩니다.

안녕하세요?
저는 포도당이랍니다.
혈액

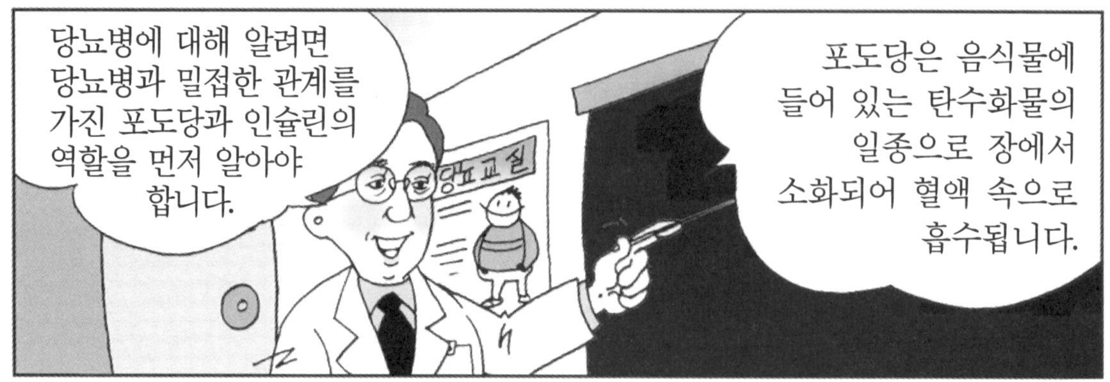

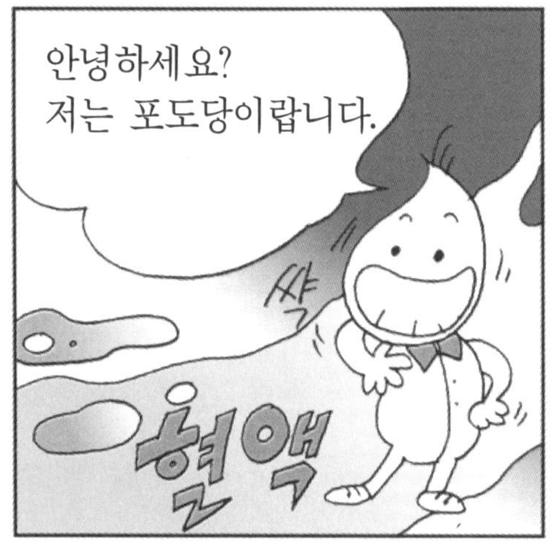

그런 후에 우리 몸의 세포 하나하나에 들어가서 에너지원이 됩니다. 마치 자동차의 기름과 같은 존재지요.

이제 세포 속으로 들어가겠습니다.
안돼! 혼자는 못 들어와.
포도당
세포

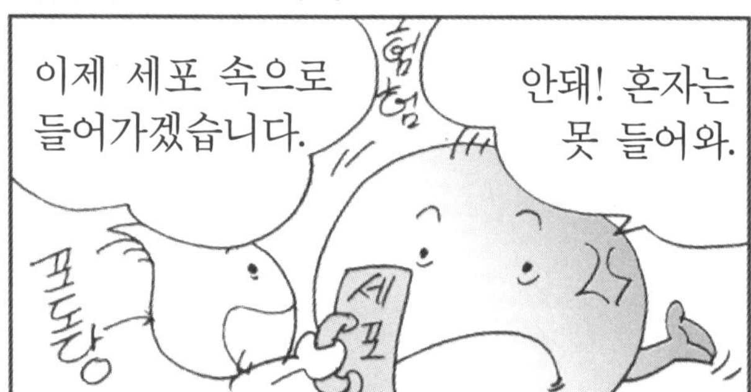

• 혈당치: 혈액 속에 포함되어 있는 포도당의 양.

그러나 포도당이 세포 속으로 들어가려면 인슐린이라는 호르몬이 필요합니다. 인슐린은 췌장의 베타세포에서 합성 분비되는 것이지요.

안녕하세요? 인슐린입니다. 저는 혈당을 조절하는 역할을 한답니다.
우리는 단짝!
세포
하하!
혈액
짝을 이뤘으니 얼른 들어와!

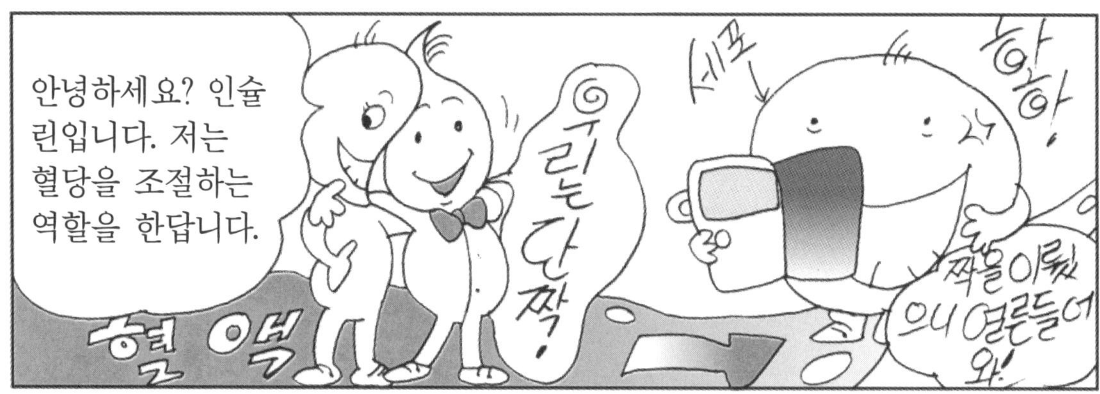

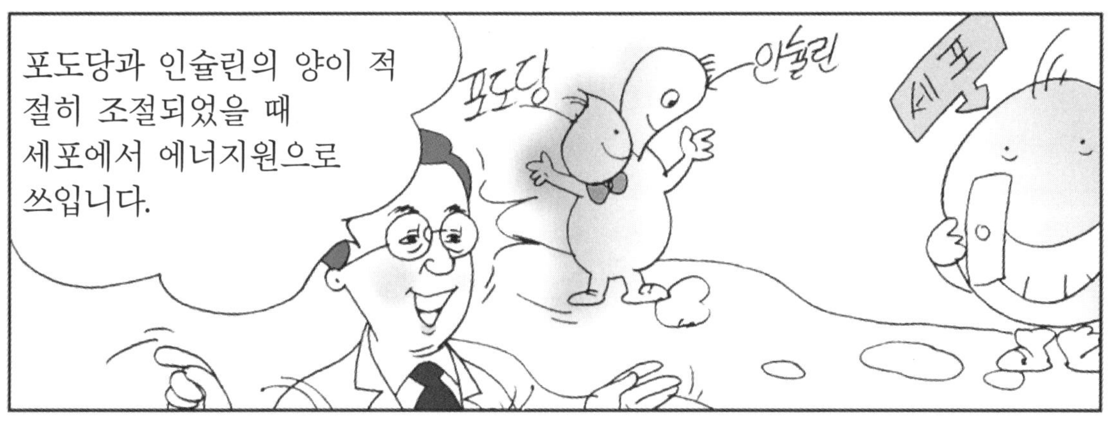

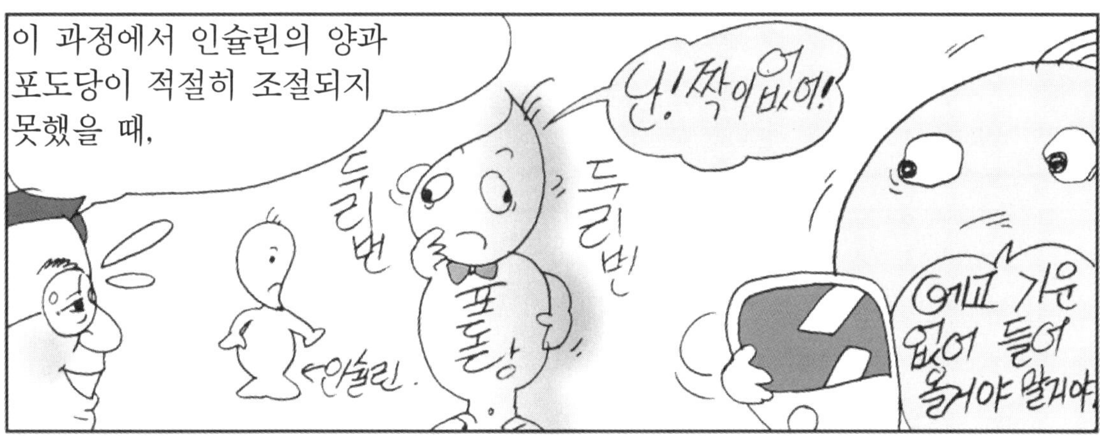

남아도는 포도당이 소변으로
배출되지요. 이것을 요당이라
합니다.

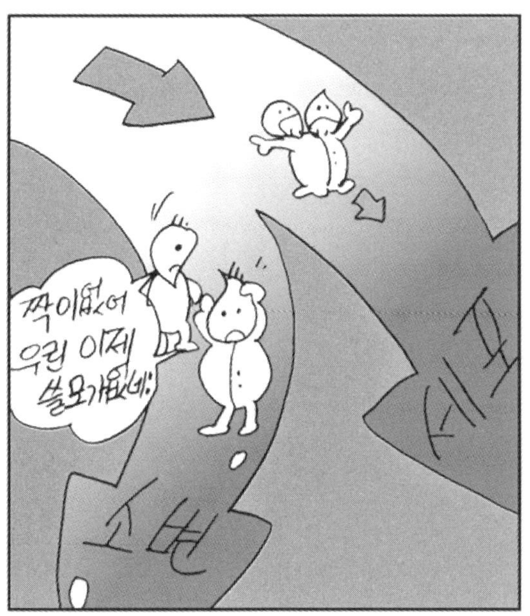

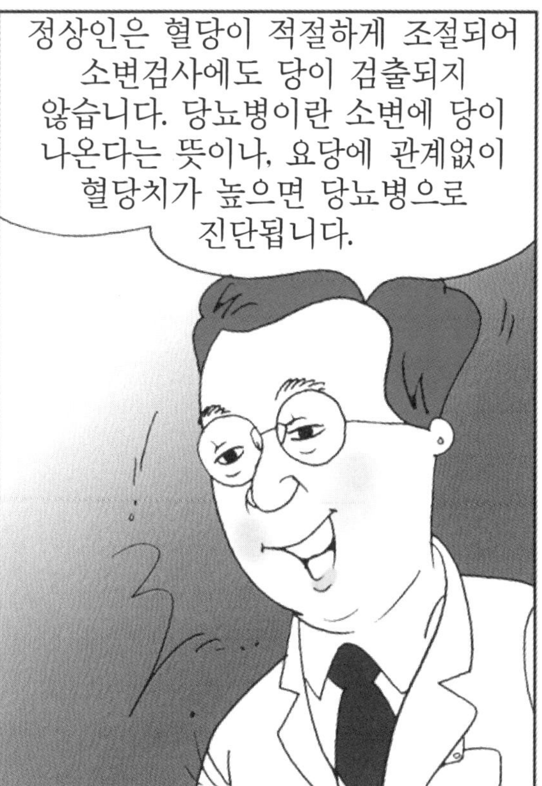

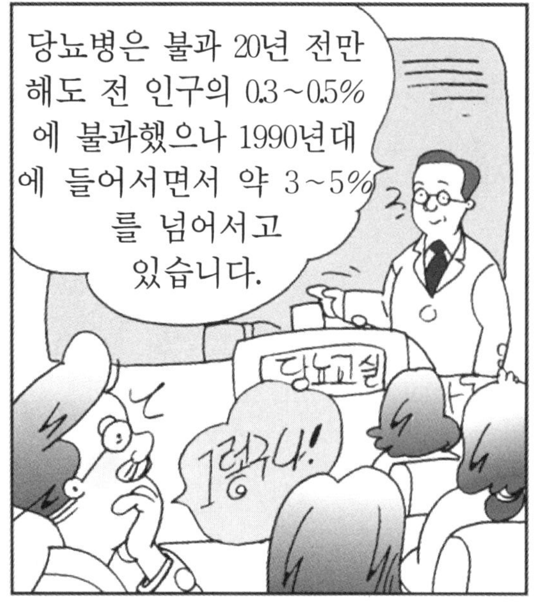
당뇨병은 불과 20년 전만 해도 전 인구의 0.3~0.5%에 불과했으나 1990년대에 들어서면서 약 3~5%를 넘어서고 있습니다.
당뇨교실
그렇구나!

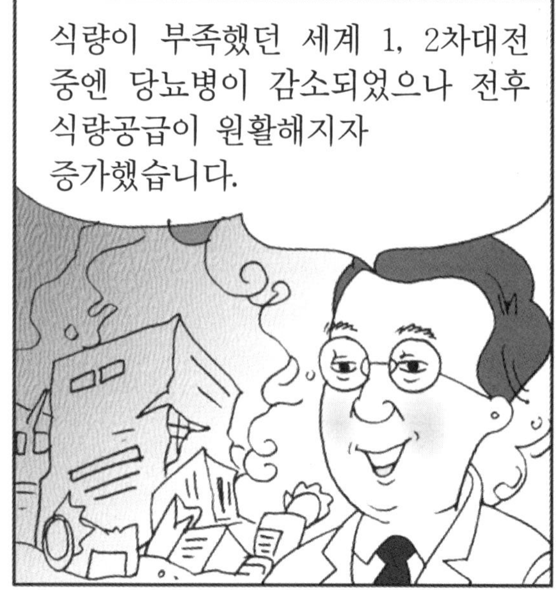
식량이 부족했던 세계 1, 2차대전 중엔 당뇨병이 감소되었으나 전후 식량공급이 원활해지자 증가했습니다.

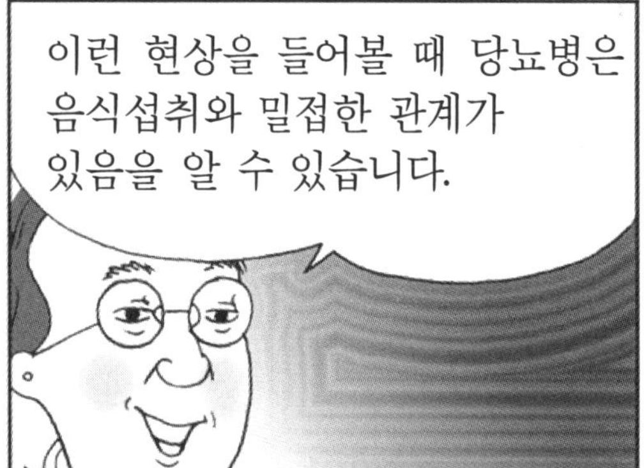
이런 현상을 들어볼 때 당뇨병은 음식섭취와 밀접한 관계가 있음을 알 수 있습니다.

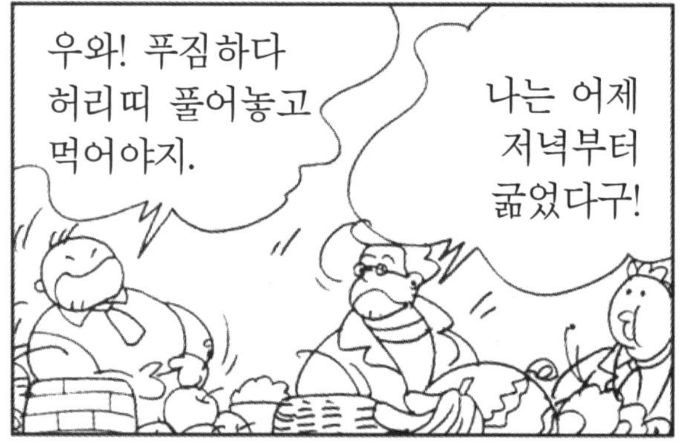
우와! 푸짐하다 허리띠 풀어놓고 먹어야지.
나는 어제 저녁부터 굶었다구!

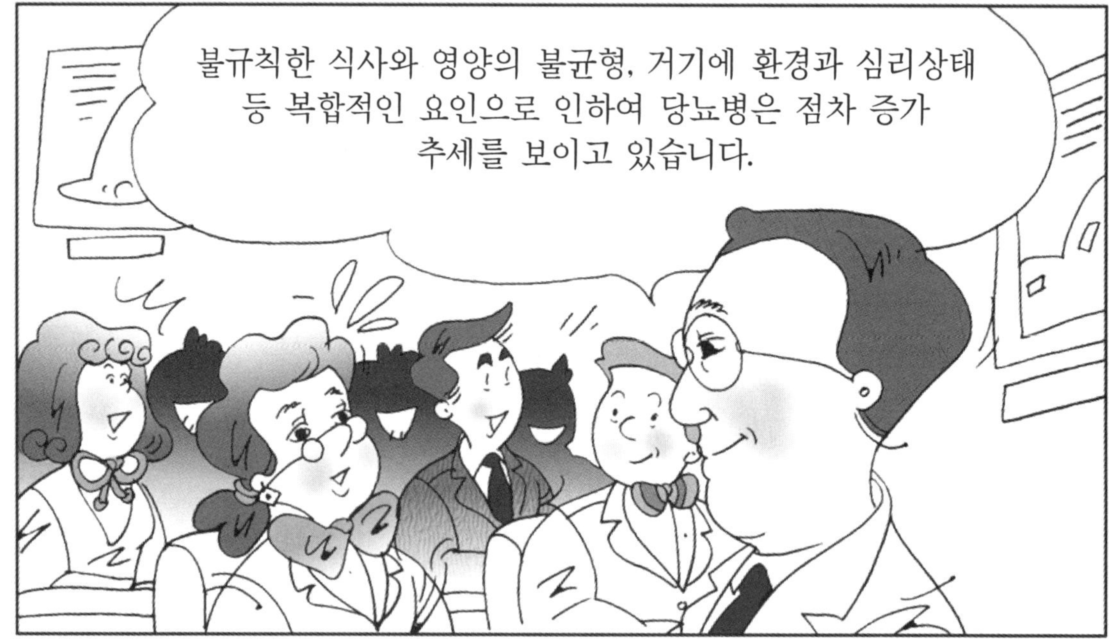
불규칙한 식사와 영양의 불균형, 거기에 환경과 심리상태 등 복합적인 요인으로 인하여 당뇨병은 점차 증가 추세를 보이고 있습니다.

당뇨병은 제1형과
제2형으로 분류됩니다.

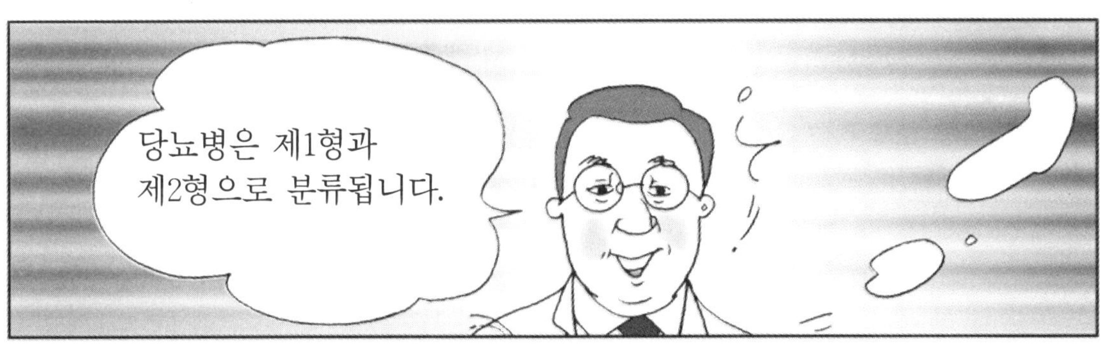

당뇨병의 분류와 특성

제 1 형	제 2 형
인슐린 의존성(소아형)	인슐린 비의존성(성인형)
• 젊은 연령에서 발생 • 갑자기 발생 • 급격한 체중감소, 의식장애 • 비만과 무관 • 자가 면역기 전에 발생 • 경구용 혈당강하제는 효과 없음 • 인슐린, 식사조절, 적절한 운동으로 반드시 치료하여야 함 • 당뇨병성 케톤산혈증	• 중년기 이후 발생 • 유전적 경향 • 비만과 관련 • 식사조절, 적절한 운동 경구용 혈당강하제로 치료 • 인슐린을 사용하기도 함

선생님, 질문있습니다.
제 아버님께서도 당뇨이셨는데 저에게 유전된 것 같습니다.
제 자식들에게도 유전될까 걱정이 됩니다.
벌떡
아유! 깜짝이야!
좋은 질문입니다.
당뇨병의 원인에 유전적인 요인도 있다는 것은 이미 알려진 사실입니다.

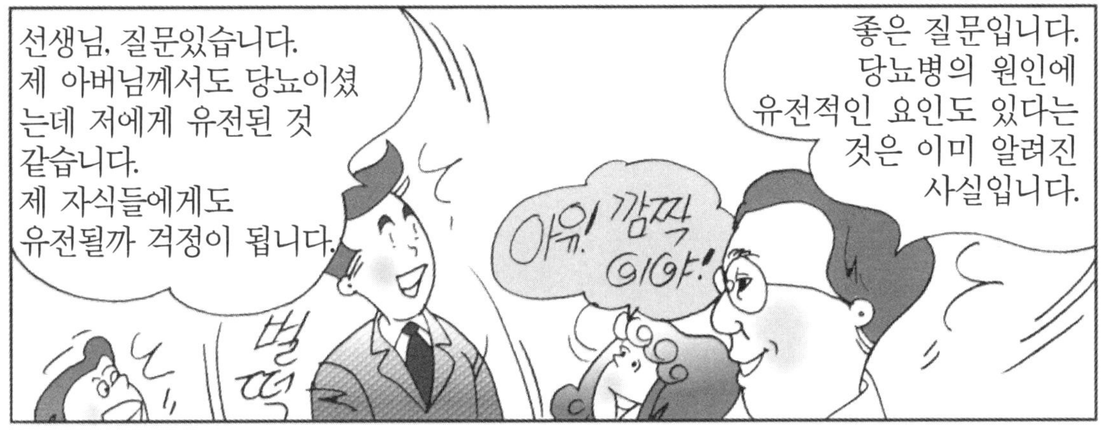

양친이 모두 당뇨병이라고
가정합시다.
부 모
자 녀 자 녀

그렇다면 자녀 50%
이상이 당뇨병이
발생되어야 합니다.
50%

그러나 실제로 30% 정도만
당뇨병이 생깁니다.
이 연구결과로 볼 때
유전적인 경향이 강해도,
모두가 당뇨병이 되지
않는다는 것을 알 수
있습니다.

그러니까 단지 유전
인자에 의해서만 당
뇨병이 생기는게 아
니라는 거군요.

또한, 당뇨병은 바이러스 감염으로 생길 수도 있다는 연구 결과가 명확하게 증명된 바 있습니다.

그렇습니다.
당뇨병은 유전과
환경의 복합작용으
로 나타나는 것이지
요.

우리 애는 감기를 앓고
나서 당뇨병이
생겼어요.

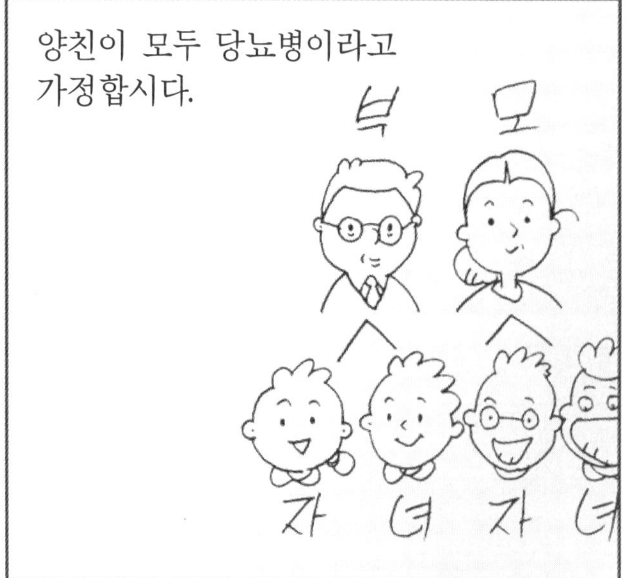

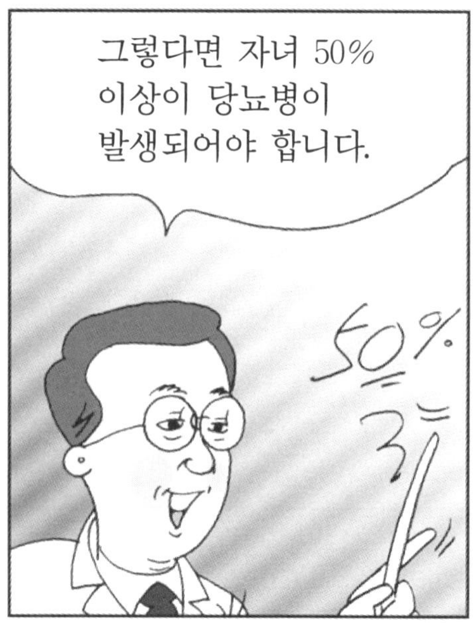

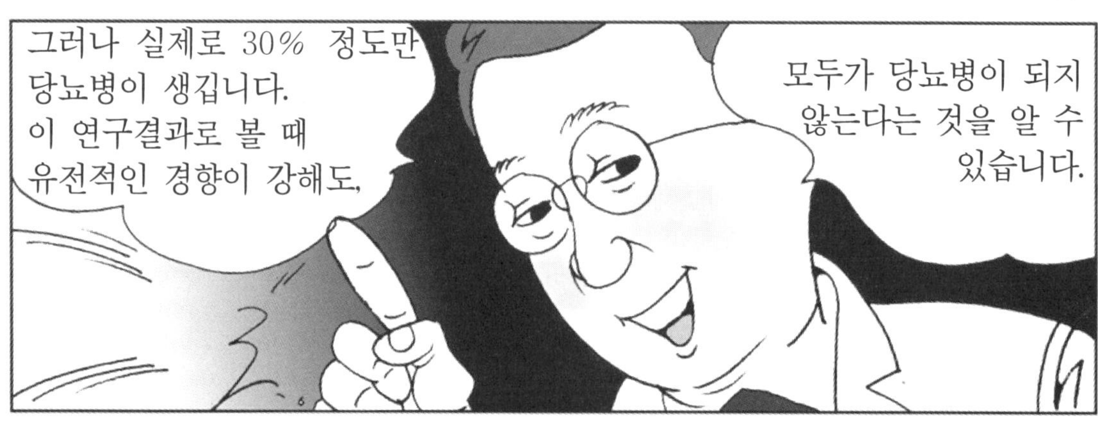

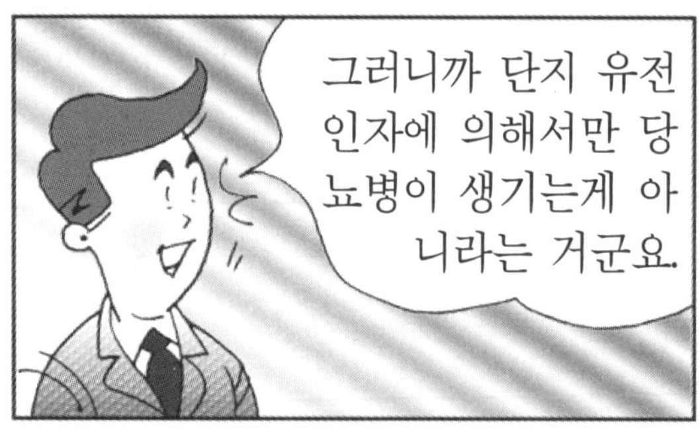

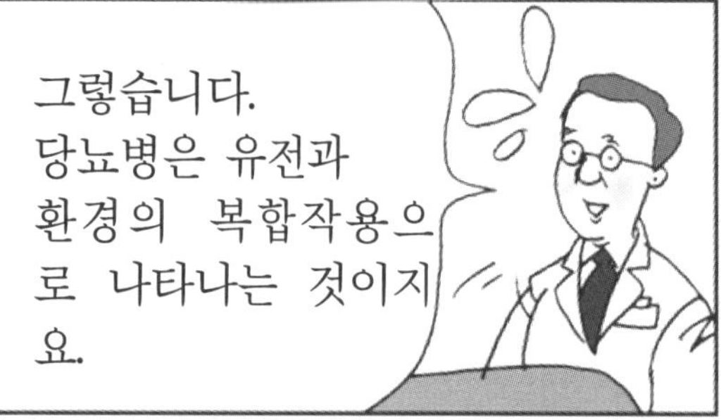

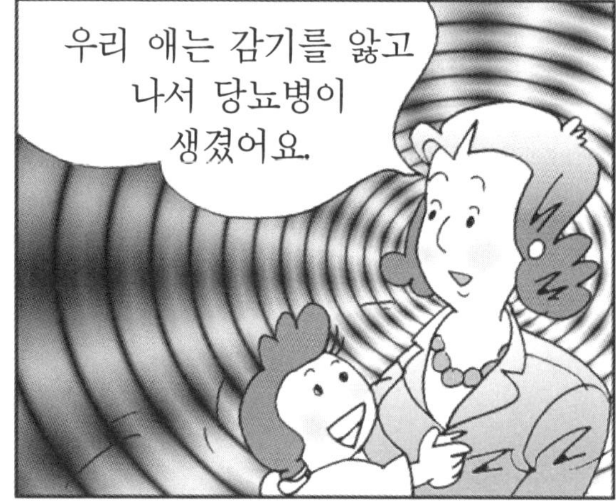

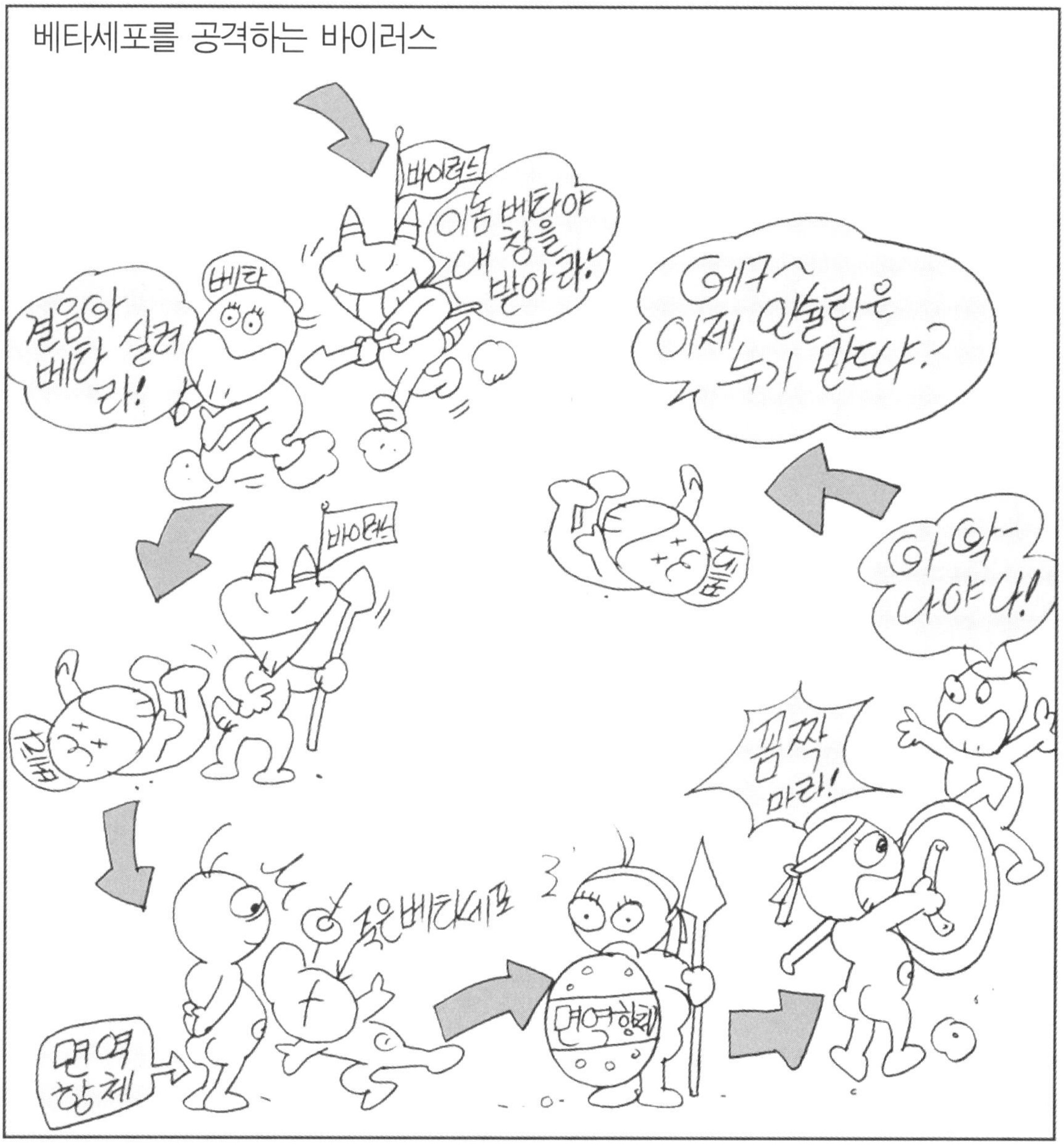

베타세포를 공격하는 바이러스

이놈 베타야 내 창을 받아라!

걸음아 베타 살려라!

죽은베타세포

면역 항체

꼼짝 마라!

아악- 나야 나!

에구~ 이제 인슐린은 누가 만드냐?

선생님, 저같이 뚱뚱한 사람이 당뇨병에 더 잘 걸린다는 말이 사실입니까?
그렇습니다. 비만한 경우 인슐린이 제대로 작용하지 못하는 인슐린 저항성이라는 현상이 생깁니다.

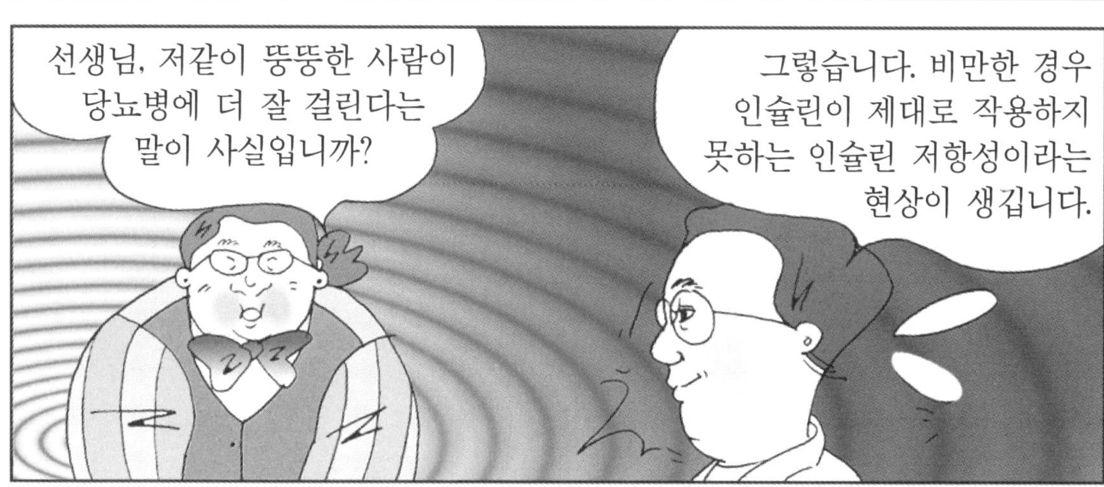

비만증이 지속되면 몸에서 필요한 인슐린의 요구량을 충분히 공급할 수 없는 상태에 이르러 당뇨병이 되는 것입니다.
하하하

이런 원인으로 당뇨병이 발생한 경우 체중을 줄여 비만을 해소하면 혈당이 정상화되는 것을 볼 수 있습니다.

그럼 나도 살만 빼면?

아! 당뇨병은 여러 가지 원인 때문에 생기는구나!
옛 어른들은 너무 잘 먹어서 생기는 병이라던데?

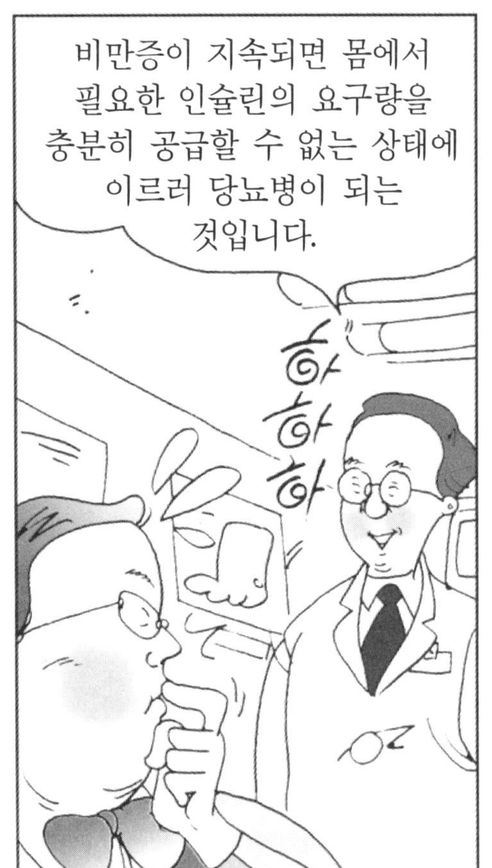

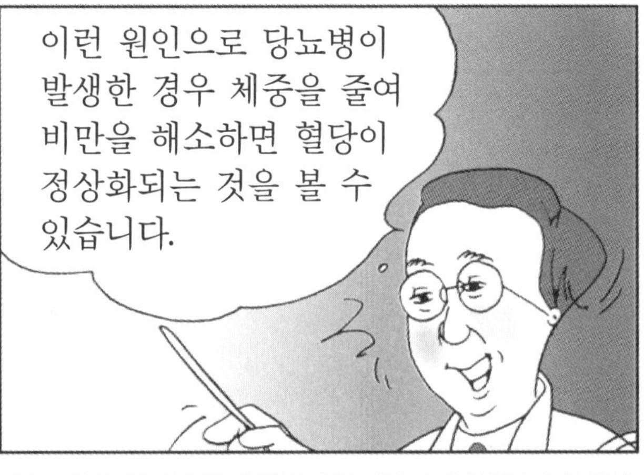

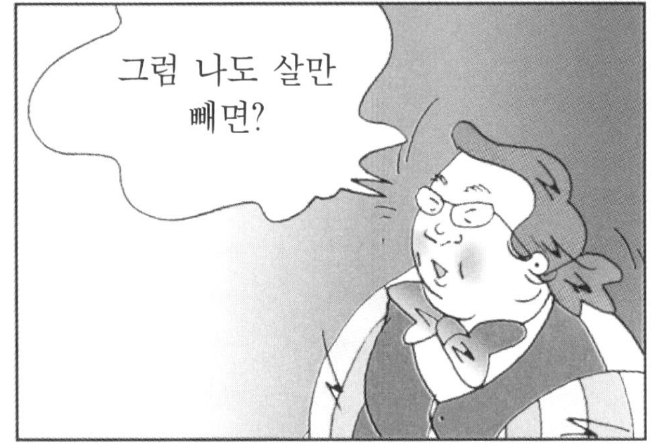

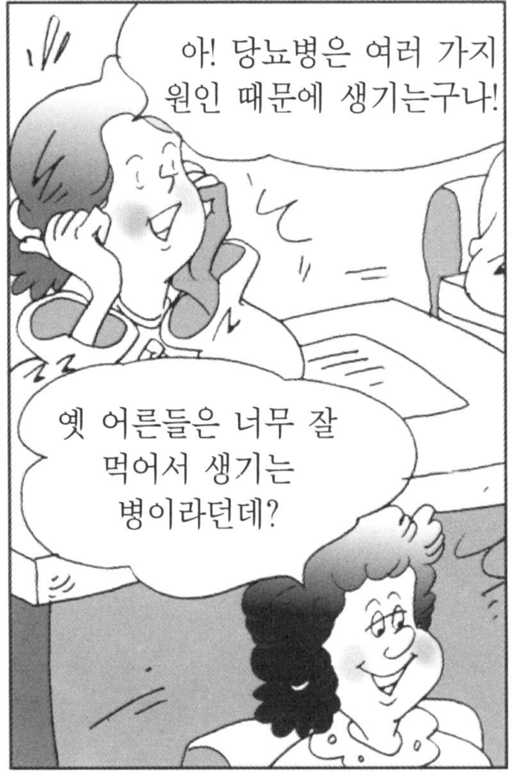

그렇습니다. 일본의 경우 거품 경제가 걷히고, 실용적인 식습관으로 바뀌자 당뇨병이 감소되는 현상을 보였습니다. 육식 등 풍요로운 식사보다는 섬유소가 많이 함유된 음식을 먹는 것이 당뇨병뿐 아니라 건강유지에 도움이 되는 것이지요.

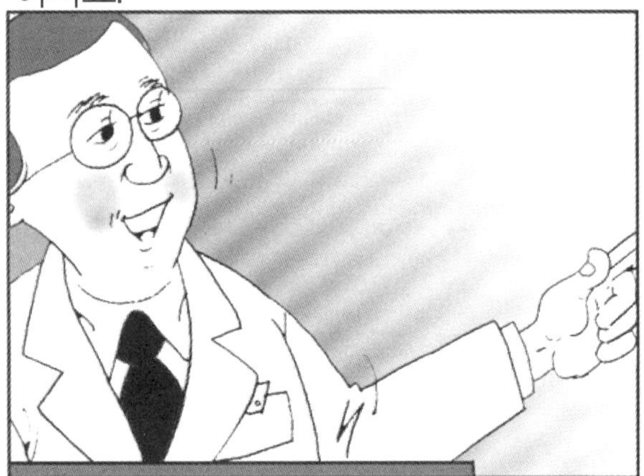

또한 당뇨병은 연령이
증가하면서 많이 발생하는
것을 볼 수 있습니다.
체내의 모든 세포기능이 늙어가면서 혈당이 높아지는
경향을 보이는 거죠.

선생님, 저는 신경이
예민해서 스트레스를
많이 받습니다.
그래서 당뇨병이 생긴
것 같아요.

네, 현대인들에게는
스트레스가 쌓이는
일들이 많지요.

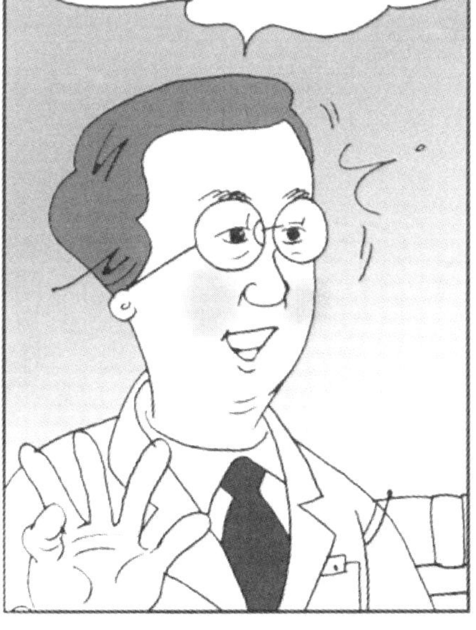

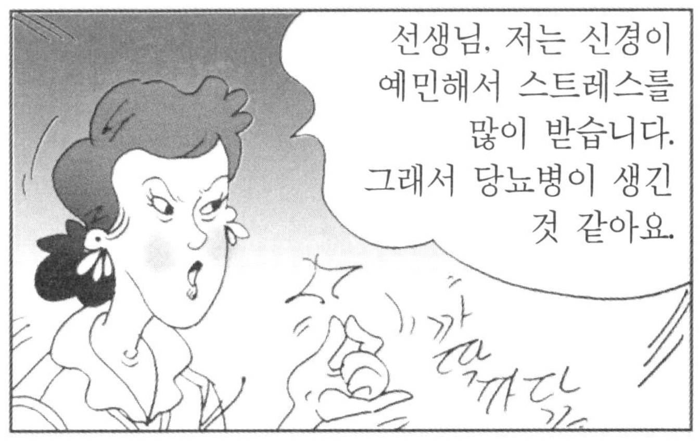

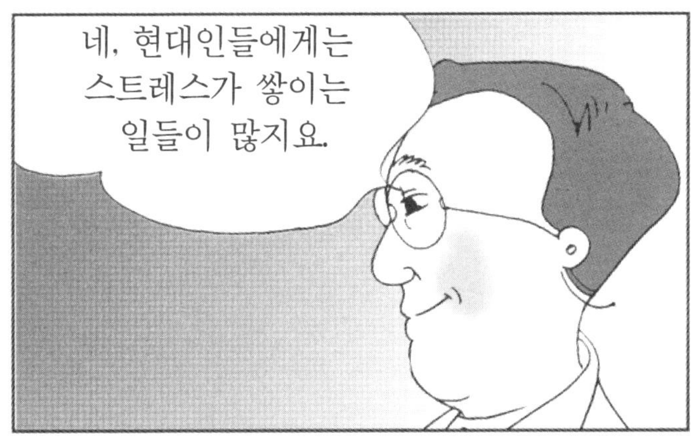

심한 스트레스가 쌓이면 인체에서
에피네프린, 부신피질 호르몬인 코티솔 그리고
성장 호르몬과 같은 스트레스 호르몬들이
분비되며 이것이 인슐린의
작용을 방해합니다.

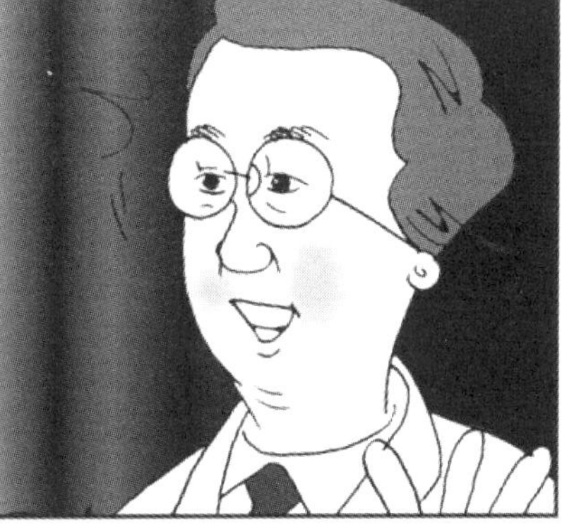

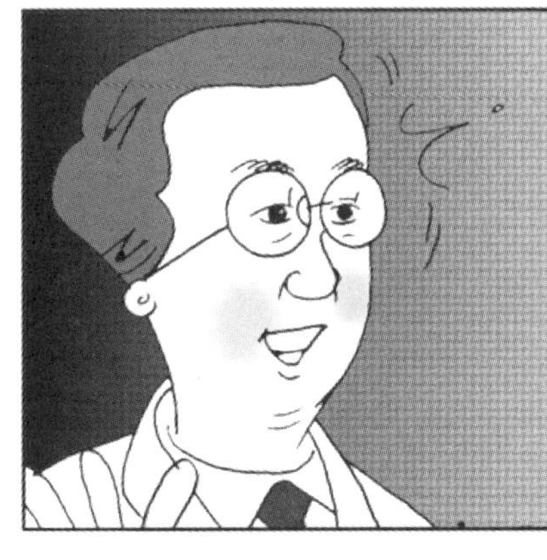

그 밖에도 고혈압 치료에 쓰이는 이뇨제,
스테로이드 등 여러 약물들에 의해서도
혈당을 올릴 수도 있습니다.
이렇듯 스트레스나 약물 등 여러 가지 요인들이
유전적인 요인과 작용하여 당뇨병을
일으킨다고 볼 수 있습니다.

당뇨병의 증상과 진단

미스 정은 어디 갔어요?
네, 잠깐 화장실에...
이상하네? 내가 찾을 때마다 화장실에 갔대.
어, 미스 정! 신과장님께서 찾으셨어.

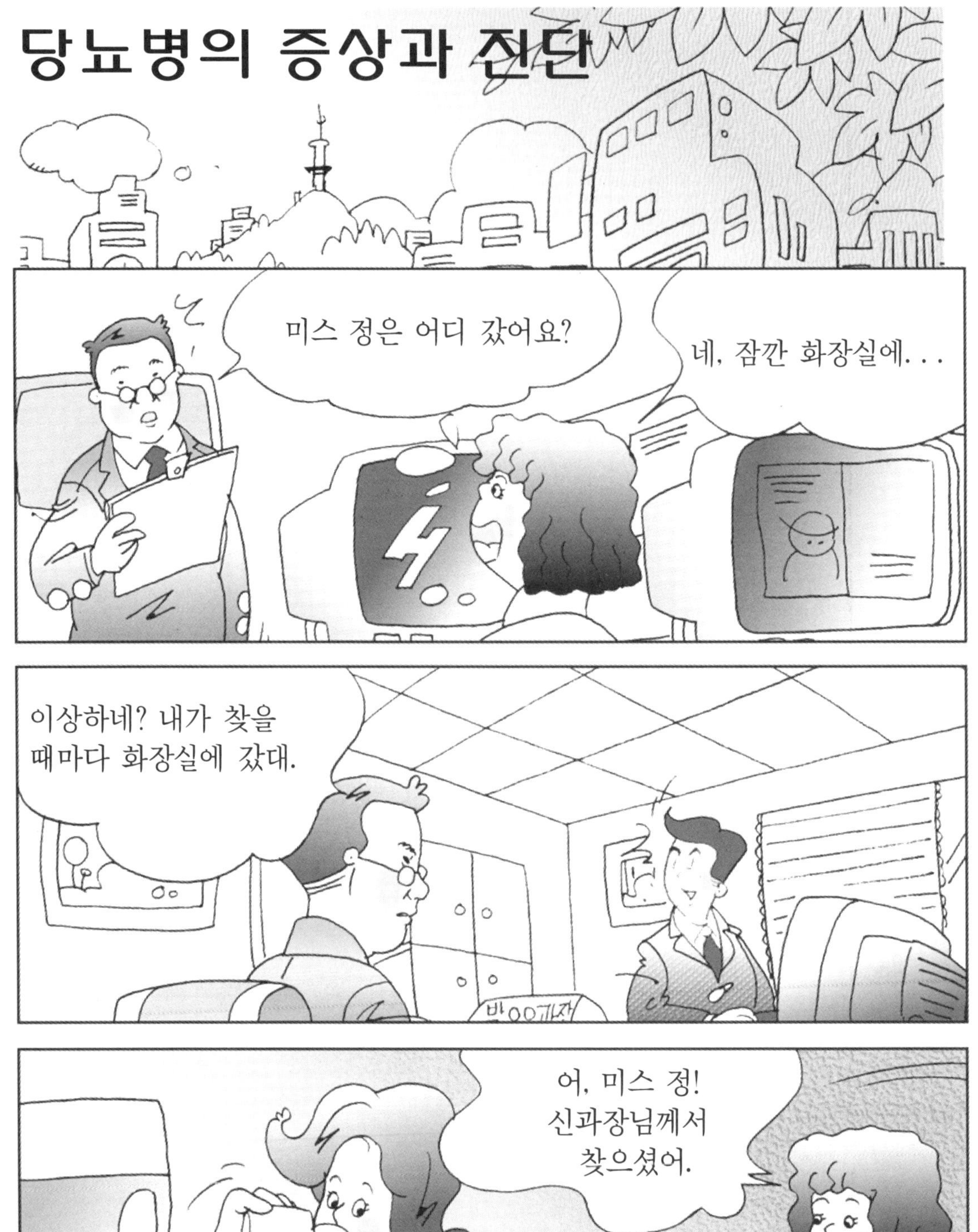

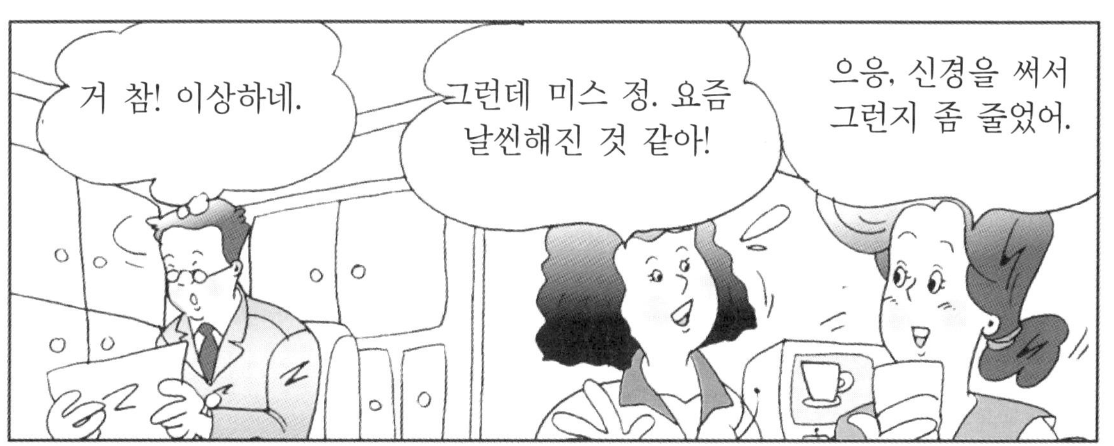
거 참! 이상하네.
그런데 미스 정. 요즘 날씬해진 것 같아!
으응, 신경을 써서 그런지 좀 줄었어.

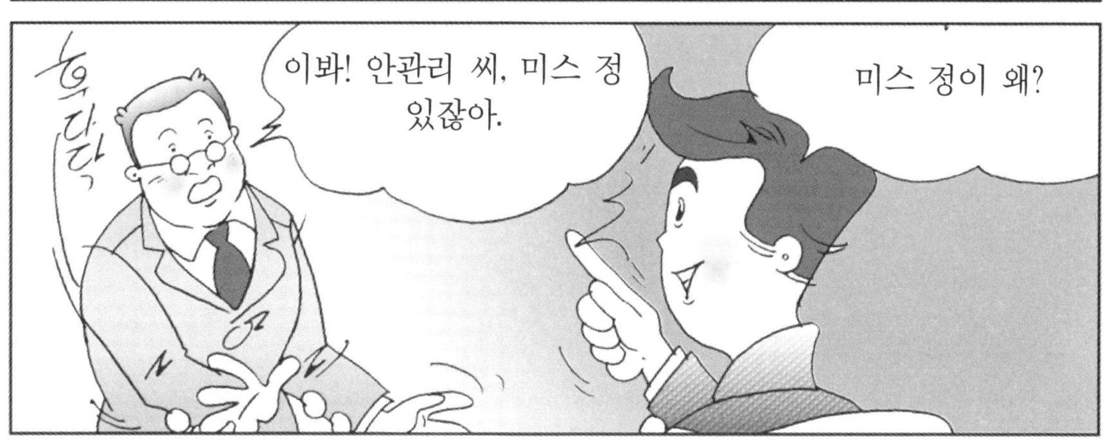
이봐! 안관리 씨, 미스 정 있잖아.
미스 정이 왜?

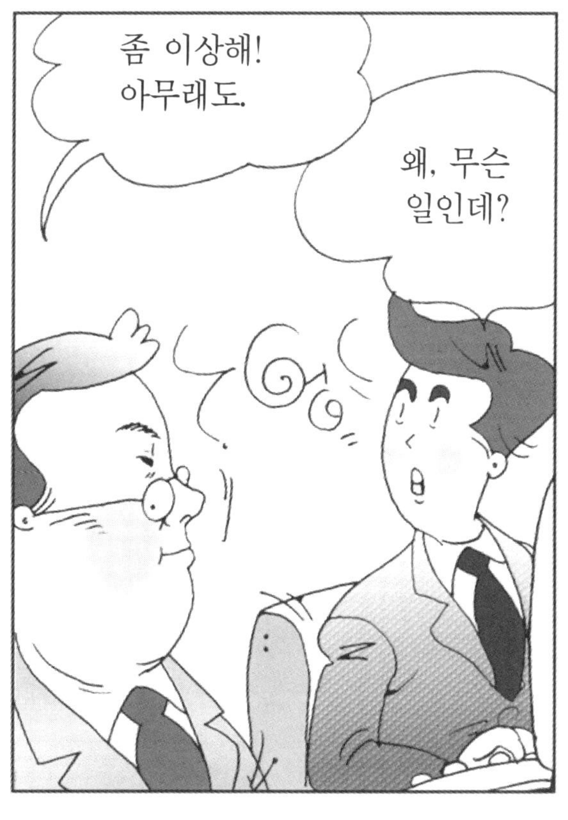
좀 이상해! 아무래도.
왜, 무슨 일인데?

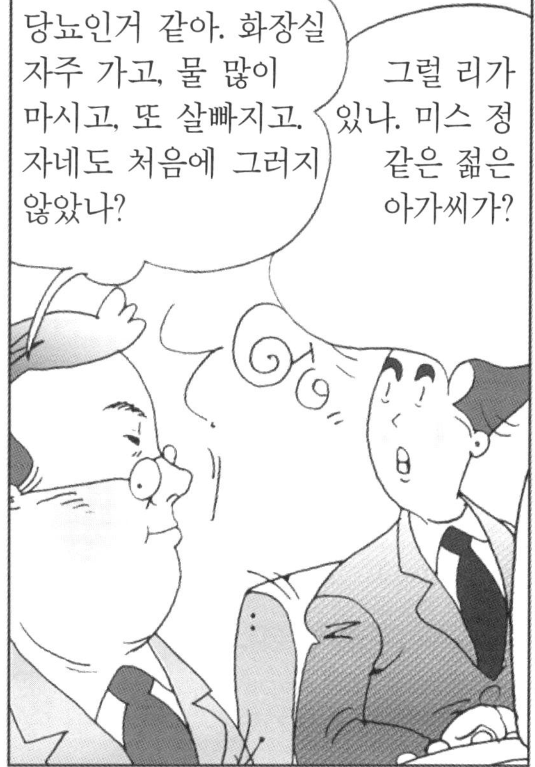
당뇨인거 같아. 화장실 자주 가고, 물 많이 마시고, 또 살빠지고. 자네도 처음에 그러지 않았나?
그럴 리가 있나. 미스 정 같은 젊은 아가씨가?

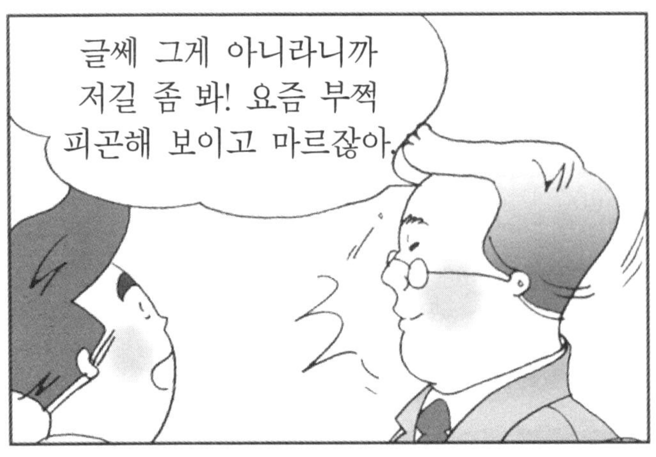
글쎄 그게 아니라니까
저길 좀 봐! 요즘 부쩍
피곤해 보이고 마르잖아.

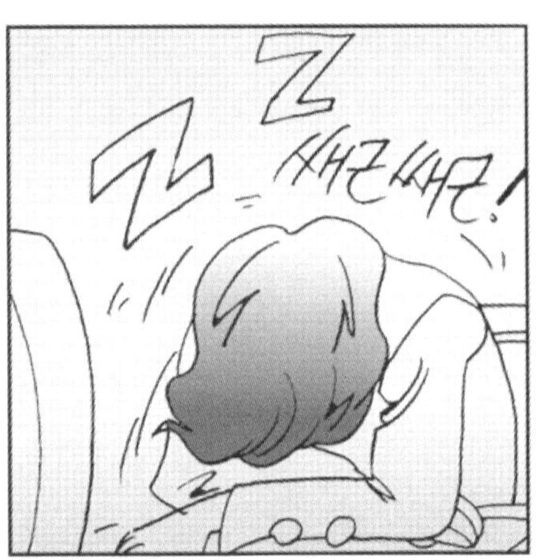
새근새근!

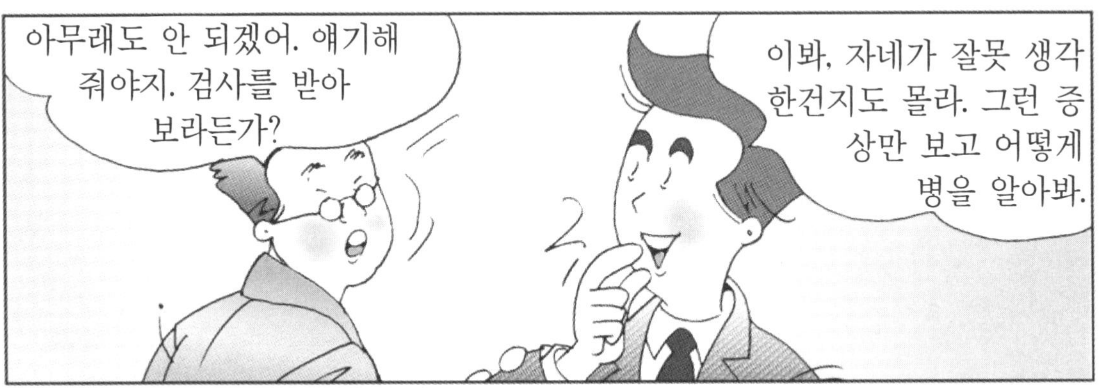
아무래도 안 되겠어. 얘기해
줘야지. 검사를 받아
보라든가?
이봐, 자네가 잘못 생각
한건지도 몰라. 그런 증
상만 보고 어떻게
병을 알아봐.

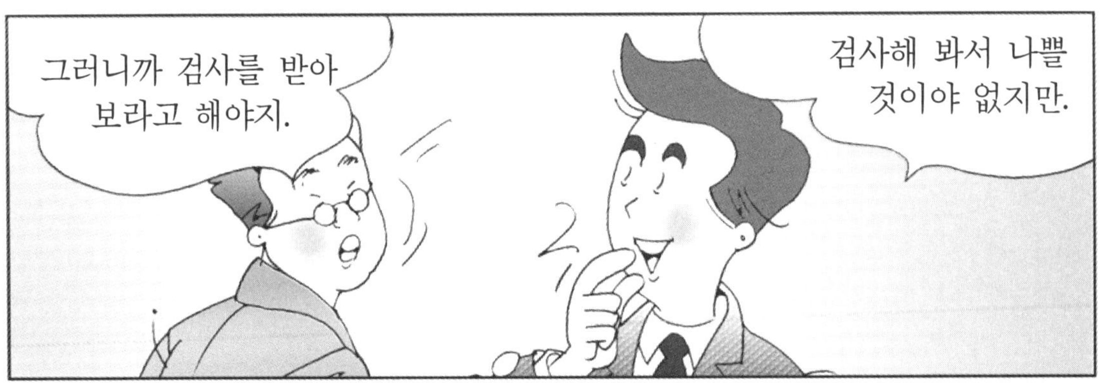
그러니까 검사를 받아
보라고 해야지.
검사해 봐서 나쁠
것이야 없지만.

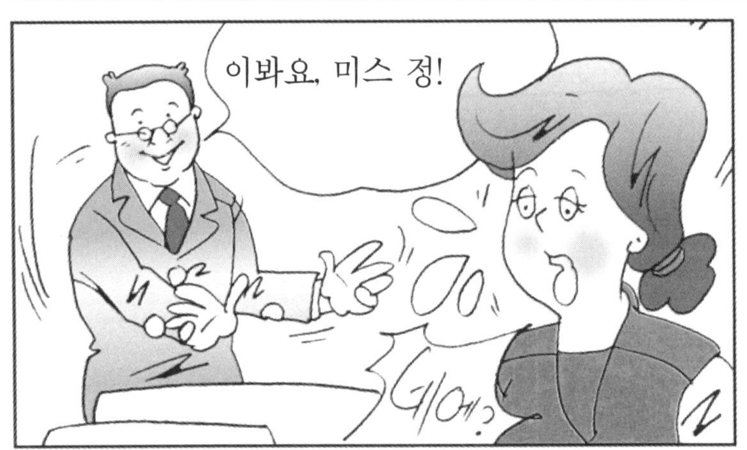
이봐요, 미스 정!
네에?

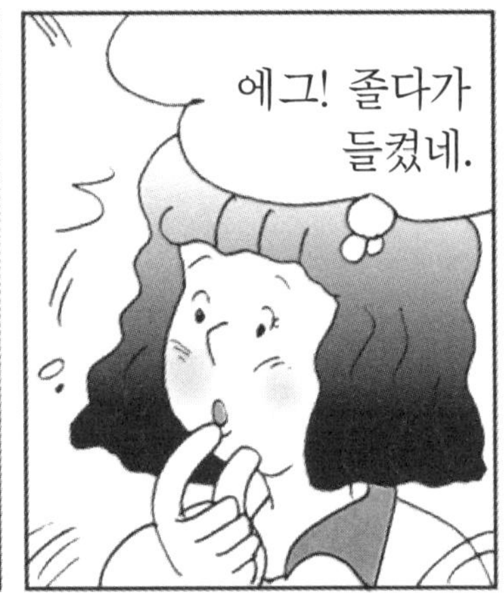
에그! 졸다가
들켰네.

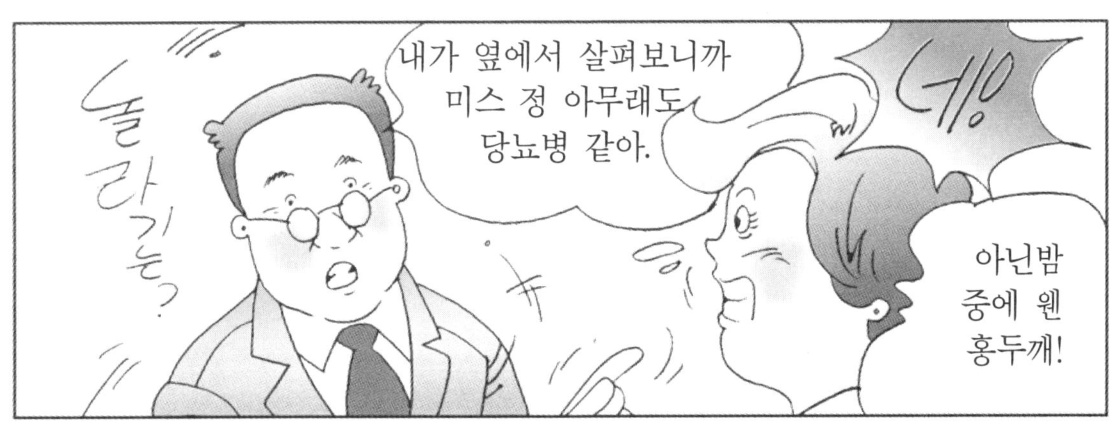
놀라기는?
내가 옆에서 살펴보니까
미스 정 아무래도
당뇨병 같아.
네!?
아닌밤
중에 웬
홍두깨!

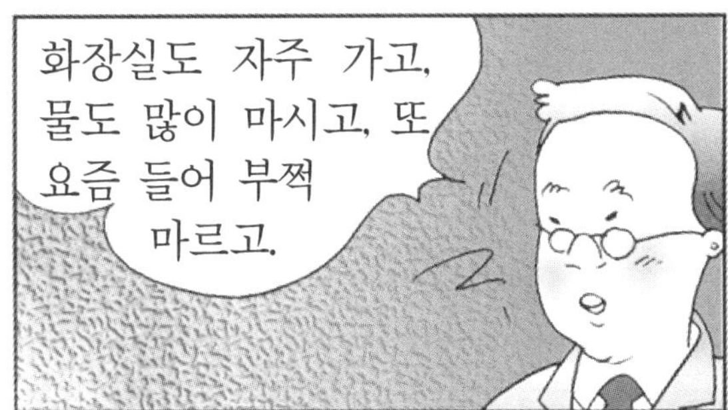
화장실도 자주 가고,
물도 많이 마시고, 또
요즘 들어 부쩍
마르고.

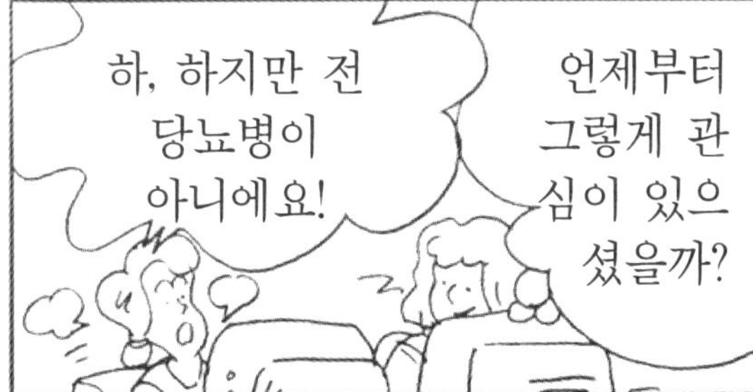
하, 하지만 전
당뇨병이
아니에요!
언제부터
그렇게 관
심이 있으
셨을까?

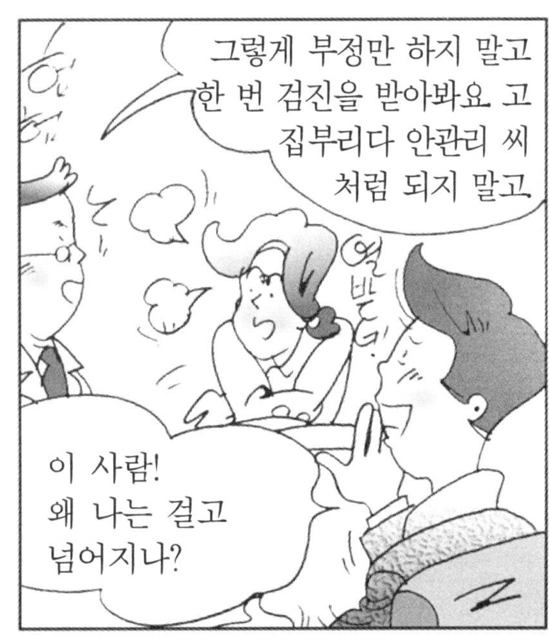
그렇게 부정만 하지 말고
한 번 검진을 받아봐요. 고
집부리다 안관리 씨
처럼 되지 말고.
열받네
이 사람!
왜 나는 걸고
넘어지나?

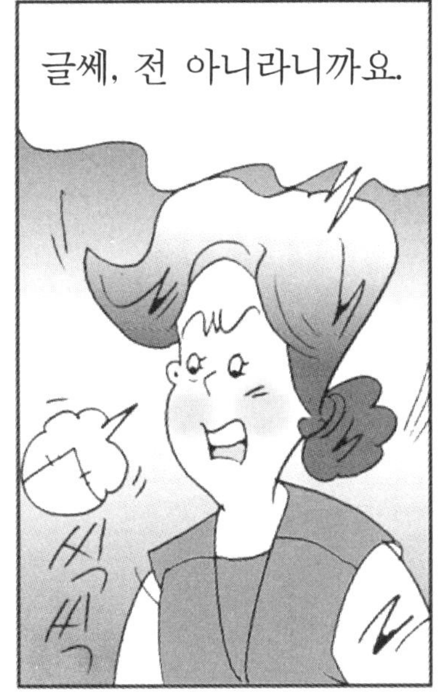
글쎄, 전 아니라니까요.
씩씩

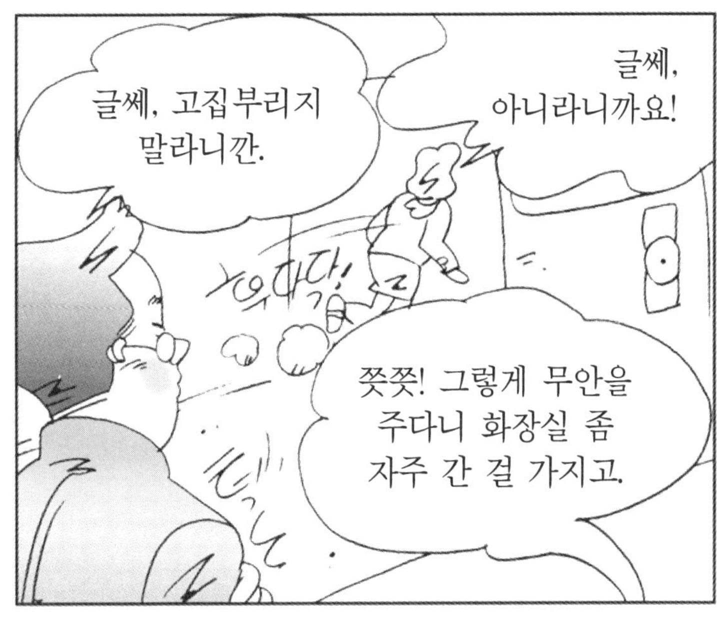
글쎄, 고집부리지
말라니깐.
글쎄,
아니라니까요!
후다닥!
쯧쯧! 그렇게 무안을
주다니 화장실 좀
자주 간 걸 가지고.

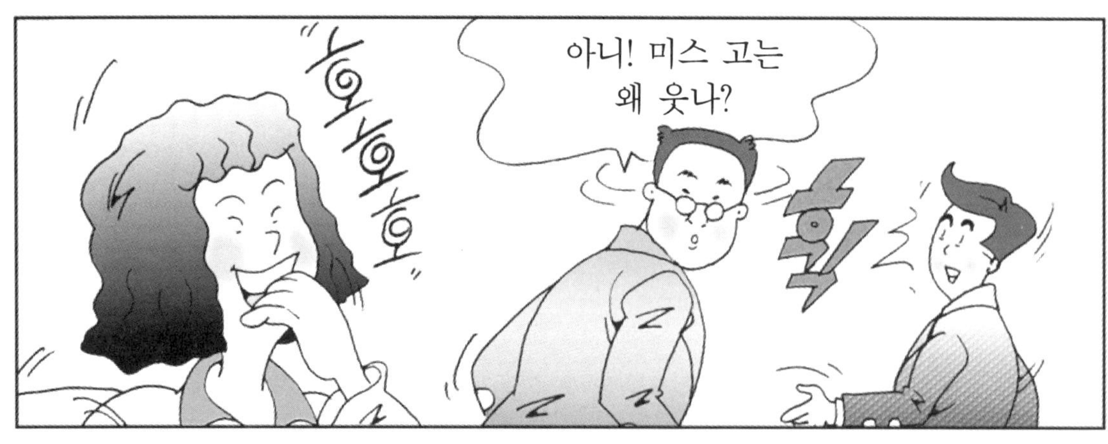
호호호호
아니! 미스 고는
왜 웃나?
휙

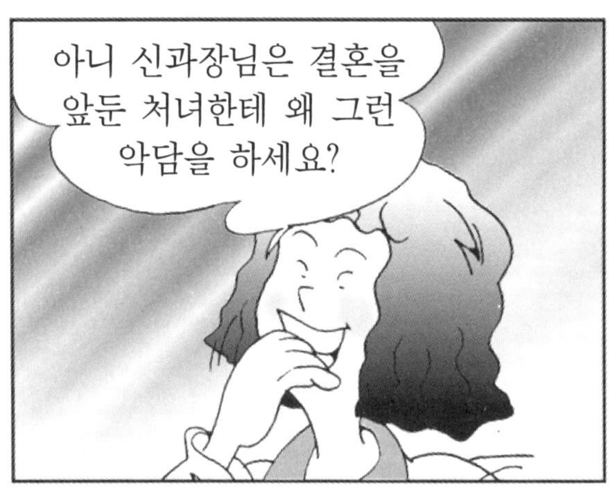
아니 신과장님은 결혼을
앞둔 처녀한테 왜 그런
악담을 하세요?

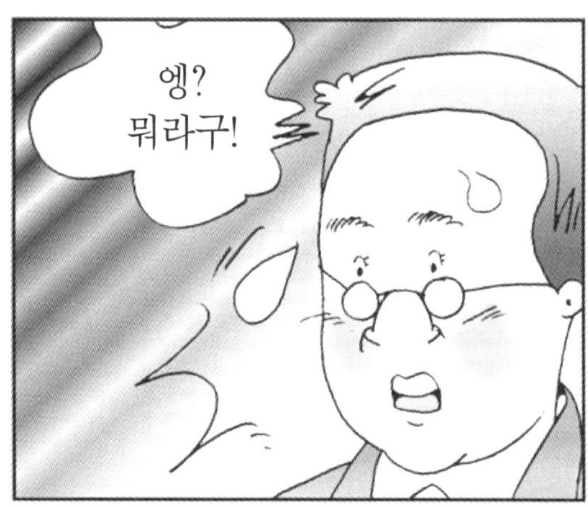
엥?
뭐라구!

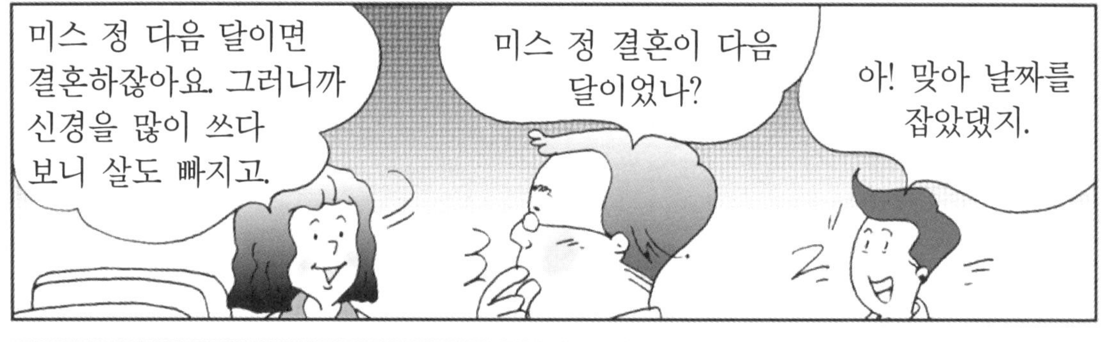
미스 정 다음 달이면
결혼하잖아요. 그러니까
신경을 많이 쓰다
보니 살도 빠지고.
미스 정 결혼이 다음
달이었나?
아! 맞아 날짜를
잡았댔지.

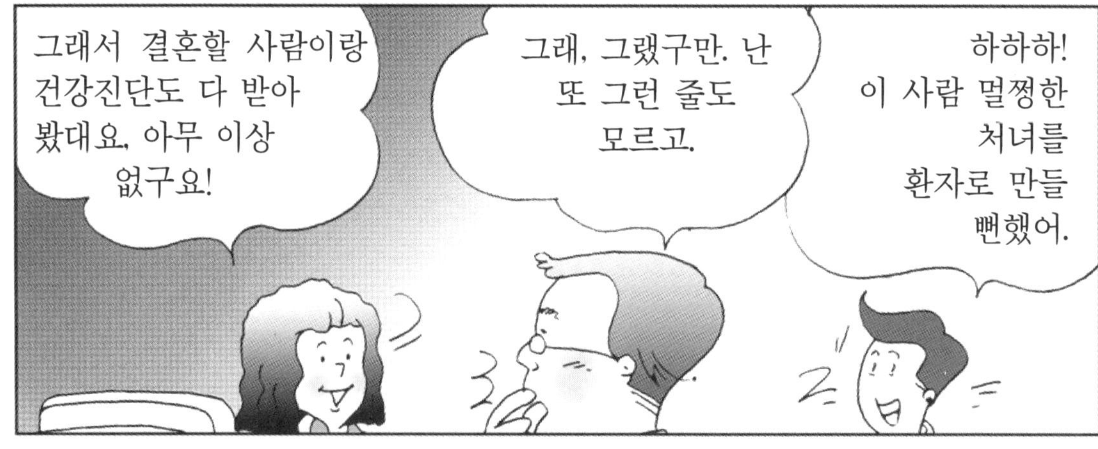
그래서 결혼할 사람이랑
건강진단도 다 받아
봤대요. 아무 이상
없구요!
그래, 그랬구만. 난
또 그런 줄도
모르고.
하하하!
이 사람 멀쩡한
처녀를
환자로 만들
뻔했어.

병원의 당뇨 교육실

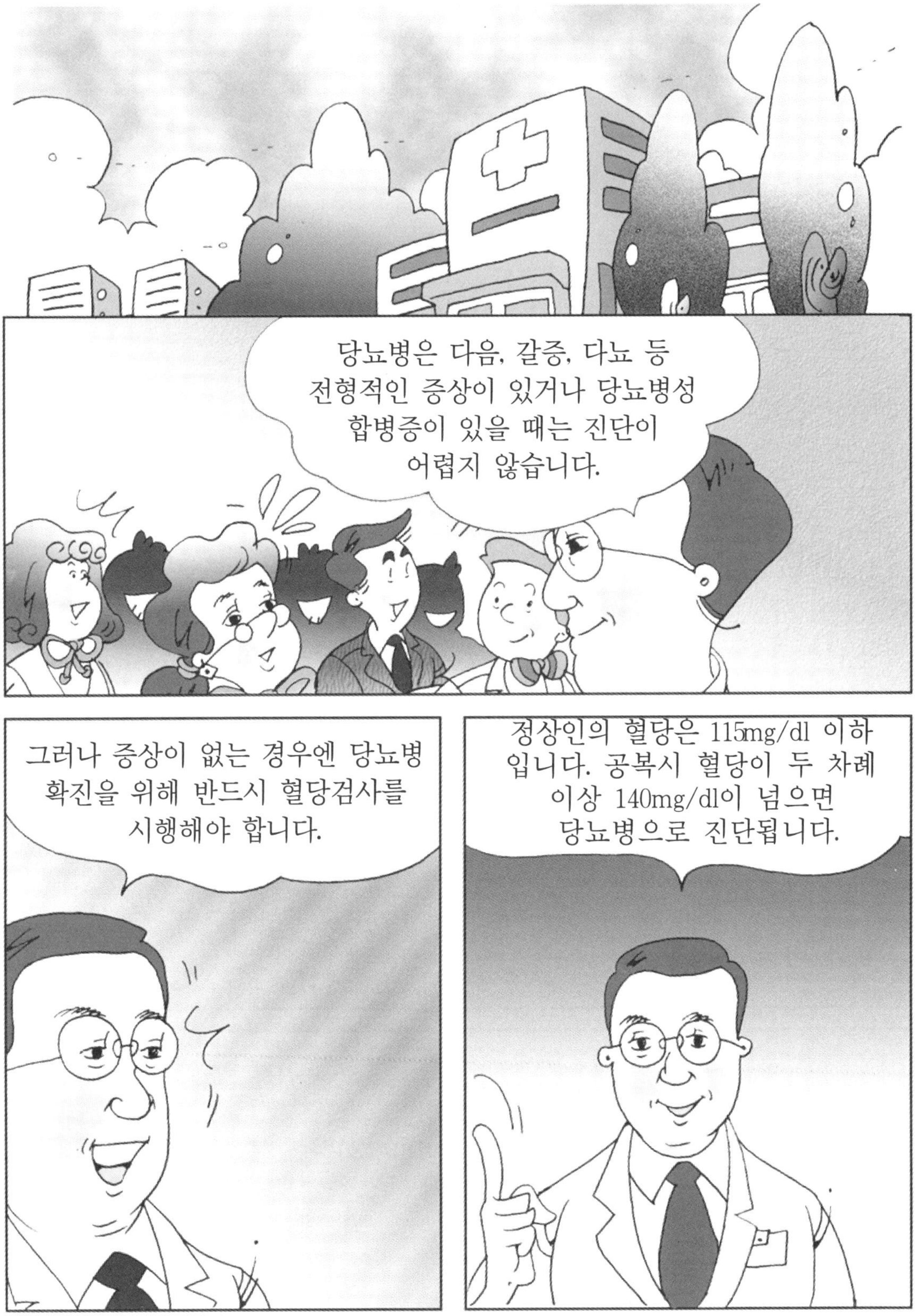

당뇨병은 다음, 갈증, 다뇨 등 전형적인 증상이 있거나 당뇨병성 합병증이 있을 때는 진단이 어렵지 않습니다.

그러나 증상이 없는 경우엔 당뇨병 확진을 위해 반드시 혈당검사를 시행해야 합니다.

정상인의 혈당은 115mg/dl 이하입니다. 공복시 혈당이 두 차례 이상 140mg/dl이 넘으면 당뇨병으로 진단됩니다.

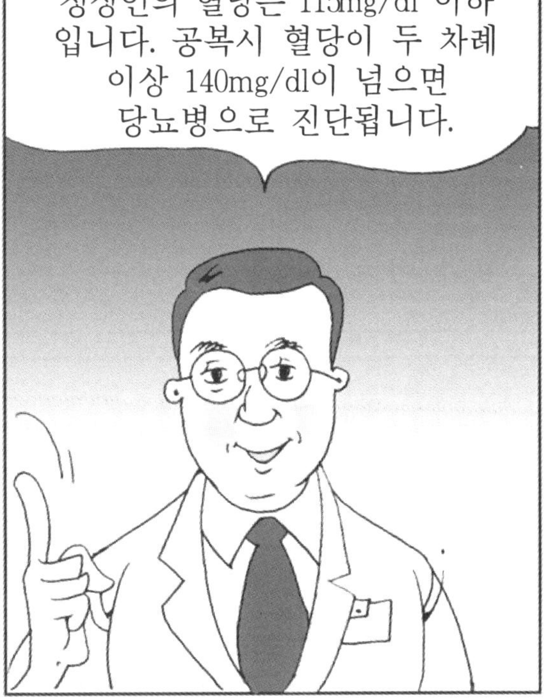

만약 공복 혈당이
115～139mg/dl이면 경구
당부하 검사를 실시해야
합니다.

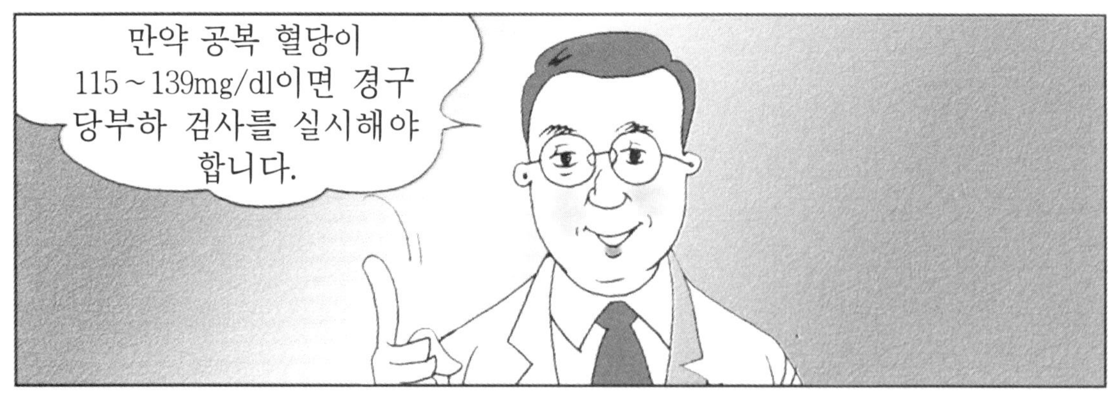

경구 당부하 검사시 주의사항

1) 검사 3일 전부터 식사나 운동의 제한을 받아서는 안되며 최소 3일간 150g 이상의 당질을 섭취해야 함.
2) 검사 전날 저녁부터 10～16시간 공복 상태를 유지해야 함. (이 때 물은 마셔도 된다)
3) 75g 의 포도당을 300cc의 물에 녹여 5분간에 걸쳐 마시도록 한다. (임신 기간에는 선별 검사시 포도당 50g을, 확진 검사시 100g을 사용한다)
4) 검사 중 흡연은 허용되지 않으며 앉은 자세로 검사한다.

공복 혈당치가 115mg/dl 미만, 75g의 포도당을 투여한 후 최고 혈당치가 200mg/dl 미만이고, 2시간 치가 140mg/dl 미만일 때는 정상입니다.

그러나 공복 혈당치가 140mg/dl
미만이더라도 2시간치가 200mg/dl 이
상이며 30분, 60분, 90분의 혈당치 중
에서 그 중 하나 이상이 200mg/dl 을
넘으면 당뇨병으로 진단할 수
있습니다.

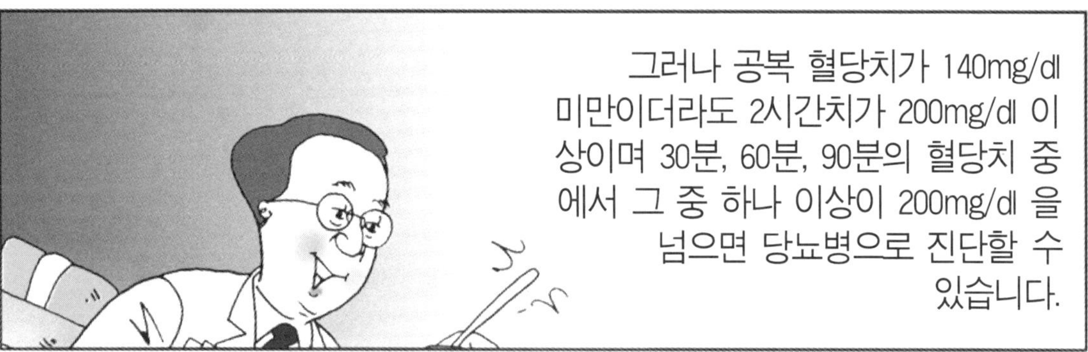

정상은 아니지만 당뇨병 진단 기준에는 들지 않는 혈당치가 있어 진단을 유보하게 되는 경우를 **내당능 장애**라고 합니다.

공복 혈당치가 115~139mg/dl 사이이고, 2시간 혈당치가 140~199mg/dl 사이이며, 30분, 60분, 90분 혈당치가 200mg/dl 이상인 경우입니다.

내당능 장애는 진단을 유보한 상태지만 수년 내에 당뇨병으로 진행할 가능성이 높고 동맥경화증에 걸릴 가능성이 높기 때문에 관리를 소홀히 해서는 안됩니다.

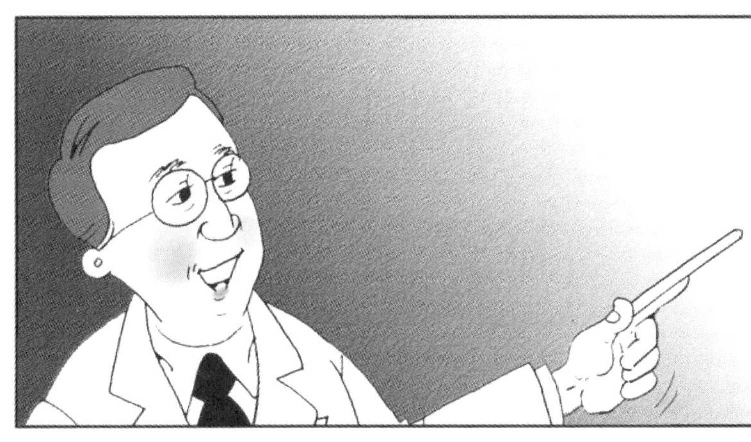

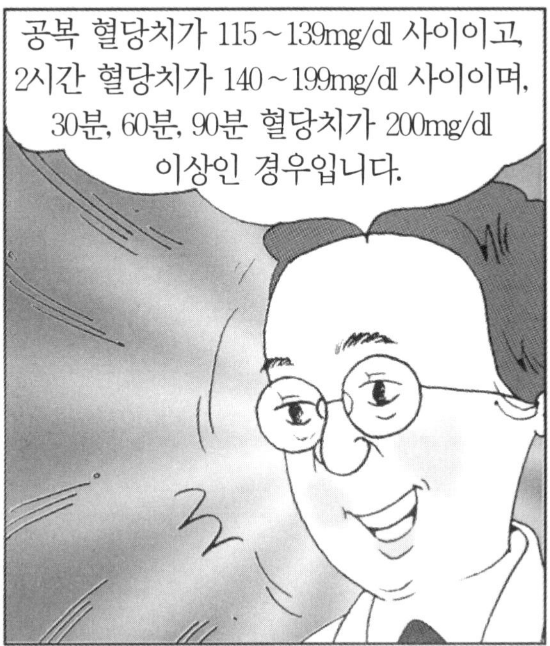

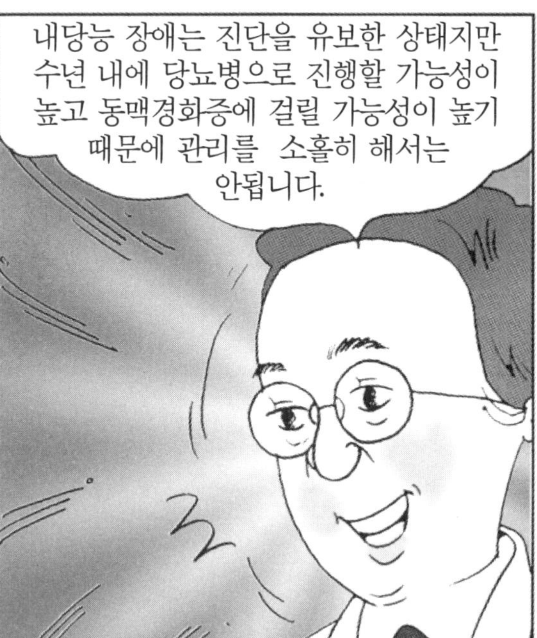

경구 당부하 검사에 의한 당뇨병 및 내당능 장애 진단기준

분류		포도당 농도(mg/dl)		
		혈장	전혈	
		정맥	정맥	모세혈관
당뇨병	공복시	≥ 140	≥ 120	≥ 120
	당부하 2시간 후	≥ 200	≥ 180	≥ 200
내당능 장애	공복시	≥ 140	≥ 120	≥ 120
	당부하 2시간 후	140 - 200	120 - 180	140-200

당뇨병의 치료

당뇨병의 치료
목적은 무엇입니까?
당뇨교실
넷! 합병증
예방입니다.

그러기 위해서는
어떤 목표를 세워야
할까요?

가장 중요한
것은 혈당을
정상화시키는
겁니다.

혈당의 정상화란
무슨 뜻입니까?
혈중의 포도당 농도를
적정한 수준으로 유지하는
것을 말합니다.

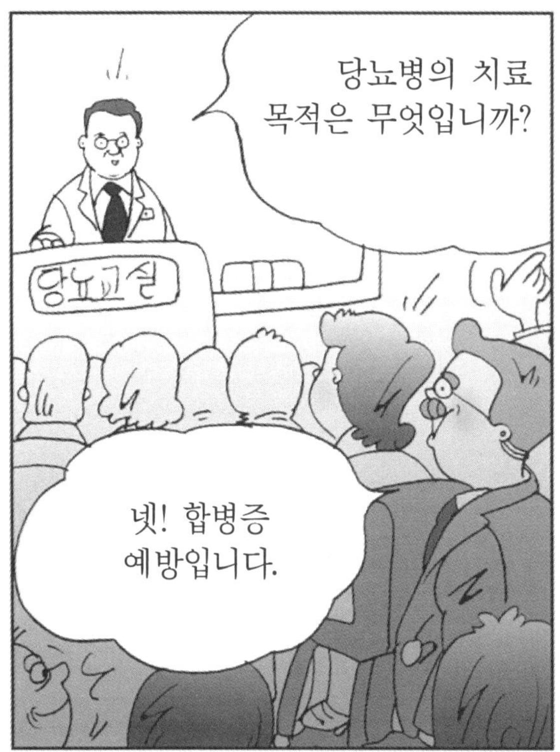

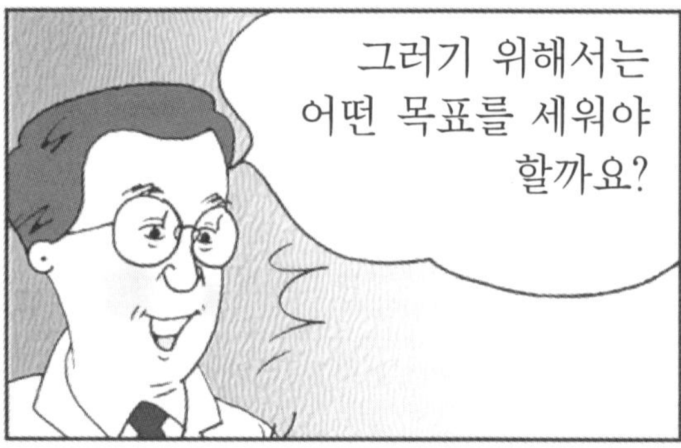

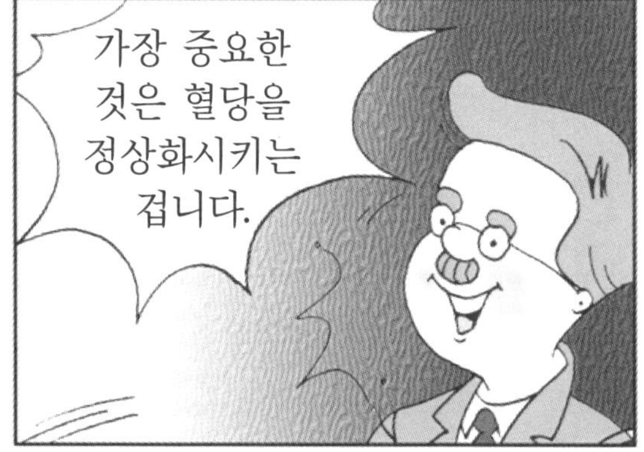

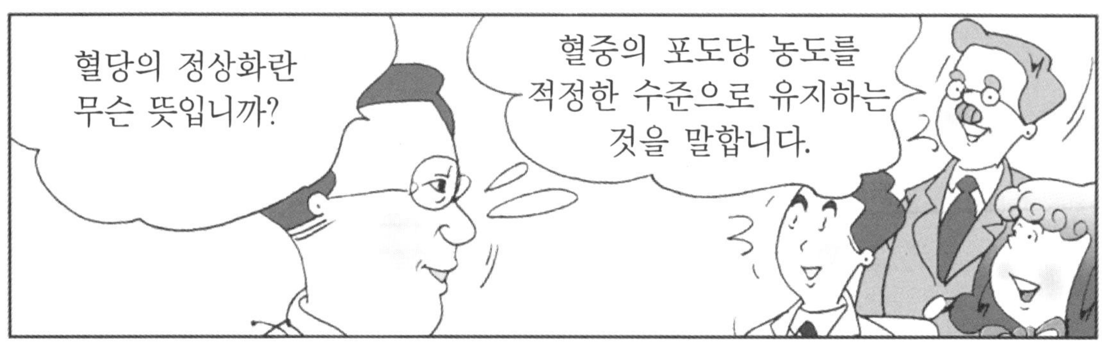

혈당 정상화의 원칙

- 포도당이 세포 안으로 원활하게 들어가게 한다.
- 필요한 양 이상의 포도당을 섭취하지 않는다.

어서 들 와요!!
인슐린과 포도당
세포

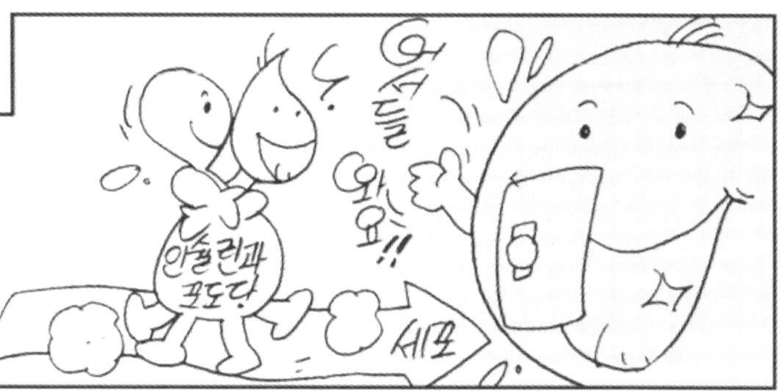

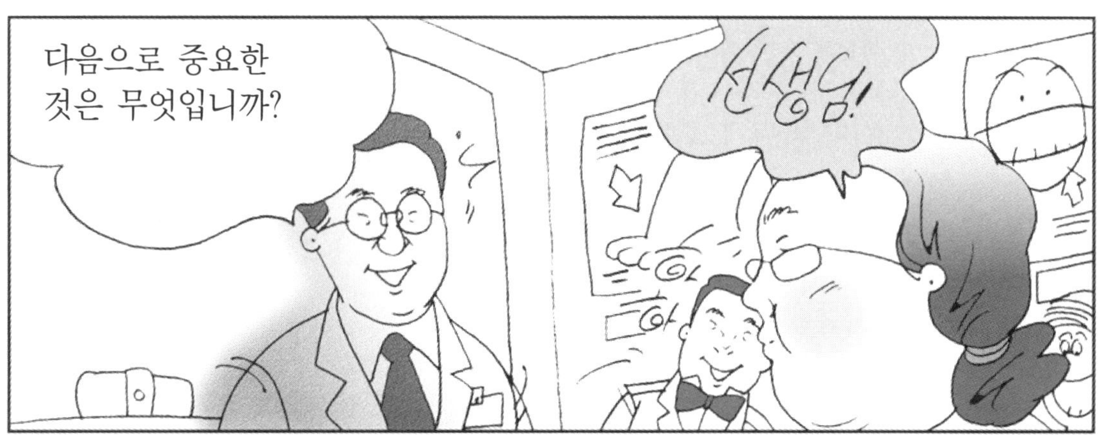
다음으로 중요한
것은 무엇입니까?
선생님!

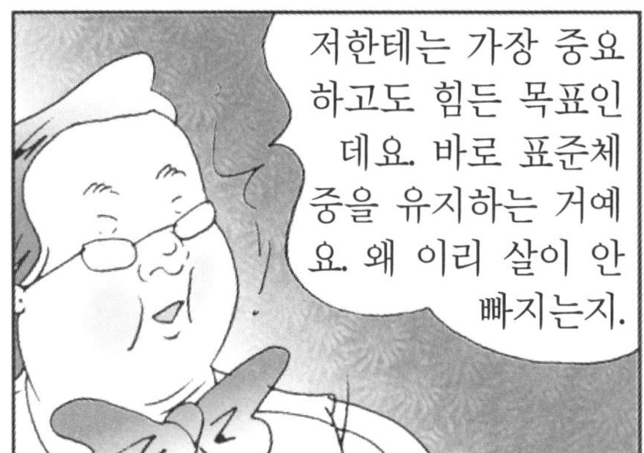
저한테는 가장 중요
하고도 힘든 목표인
데요. 바로 표준체
중을 유지하는 거예
요. 왜 이리 살이 안
빠지는지.

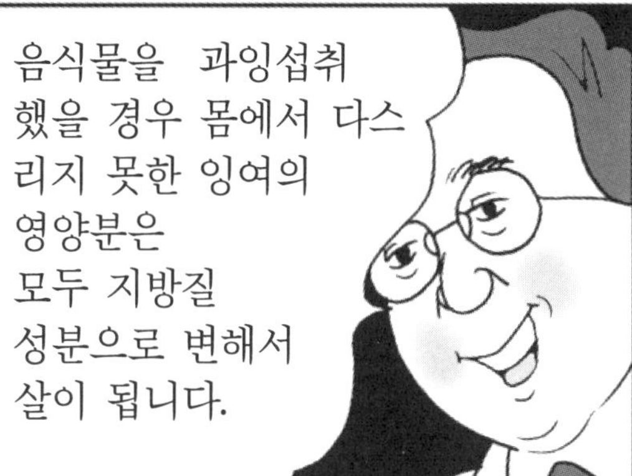
음식물을 과잉섭취
했을 경우 몸에서 다스
리지 못한 잉여의
영양분은
모두 지방질
성분으로 변해서
살이 됩니다.

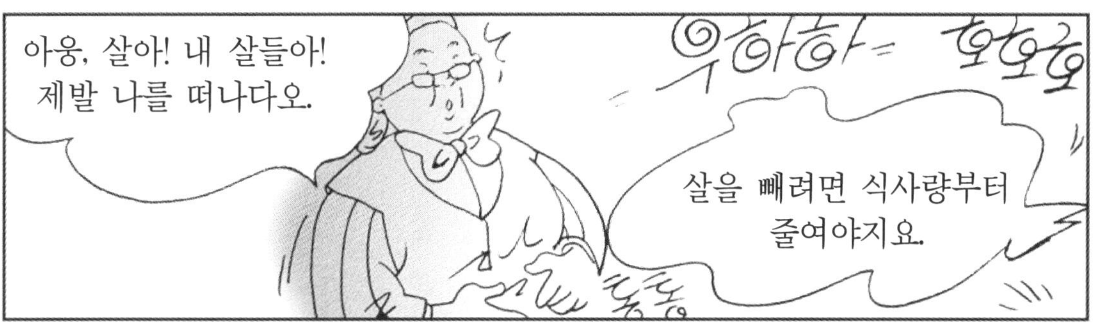
아웅, 살아! 내 살들아!
제발 나를 떠나다오.
우하하 호호호
살을 빼려면 식사량부터
줄여야지요.

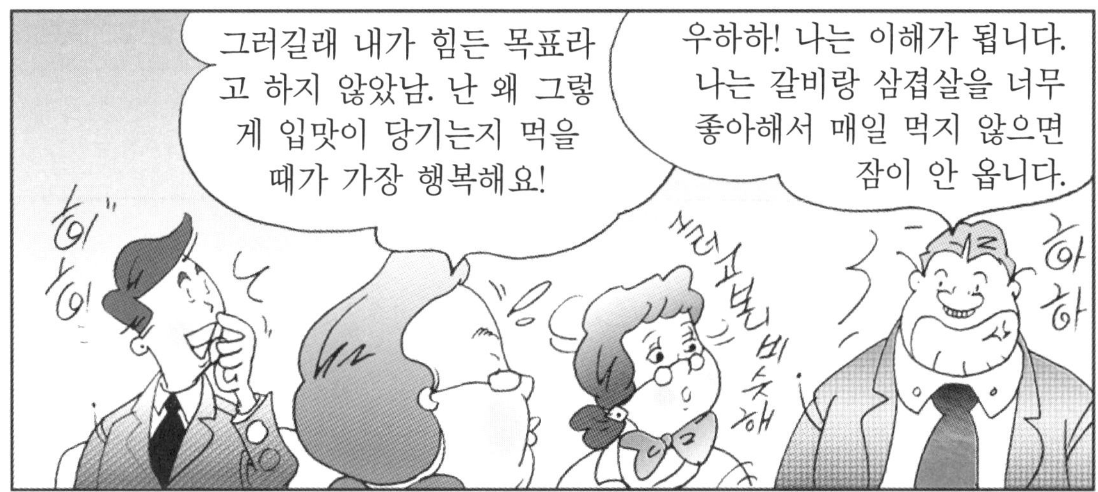
그러길래 내가 힘든 목표라
고 하지 않았남. 난 왜 그렇
게 입맛이 당기는지 먹을
때가 가장 행복해요!
우하하! 나는 이해가 됩니다.
나는 갈비랑 삼겹살을 너무
좋아해서 매일 먹지 않으면
잠이 안 옵니다.
히히
하하

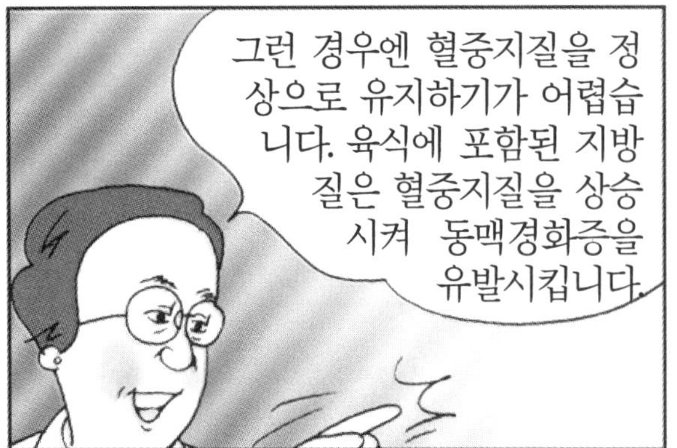
그런 경우엔 혈중지질을 정상으로 유지하기가 어렵습니다. 육식에 포함된 지방질은 혈중지질을 상승시켜 동맥경화증을 유발시킵니다.

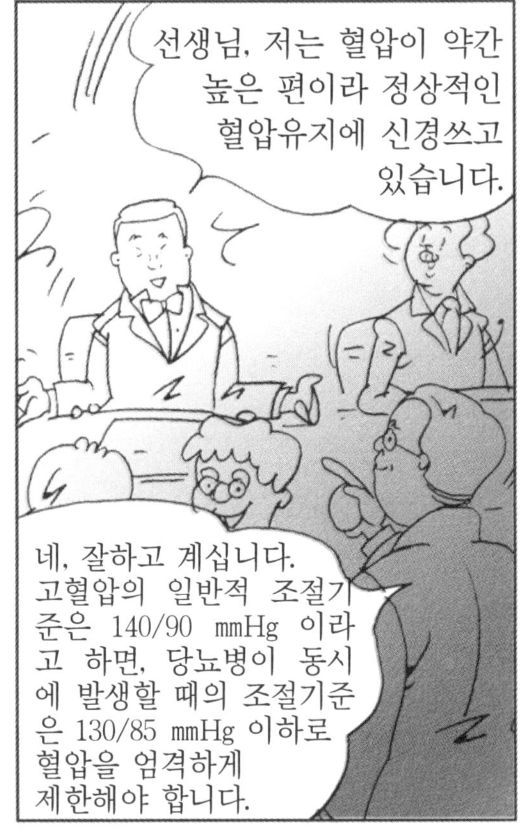
선생님, 저는 혈압이 약간 높은 편이라 정상적인 혈압유지에 신경쓰고 있습니다.

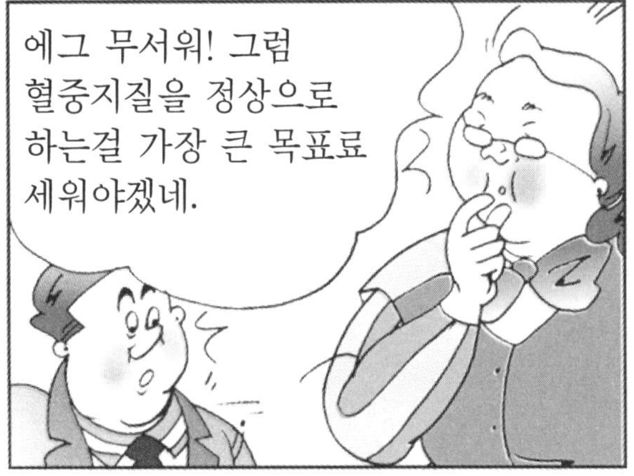
에그 무서워! 그럼 혈중지질을 정상으로 하는걸 가장 큰 목표료 세워야겠네.

네, 잘하고 계십니다. 고혈압의 일반적 조절기준은 140/90 mmHg 이라고 하면, 당뇨병이 동시에 발생할 때의 조절기준은 130/85 mmHg 이하로 혈압을 엄격하게 제한해야 합니다.

고혈당 증세의 당뇨합병증 예방은 혈당조절만으로 충분하지만, 고지혈증, 비만증 고혈압 등이 함께 있으면 혈당조절만으로 불충분하므로 이들을 함께 엄격하게 조절해 주어야 합니다.

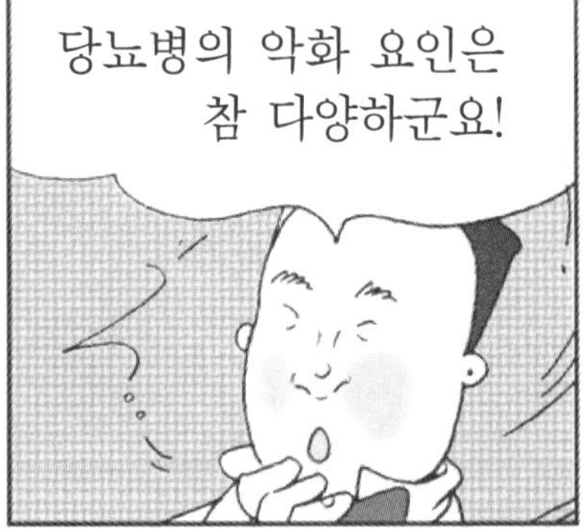
당뇨병의 악화 요인은 참 다양하군요!

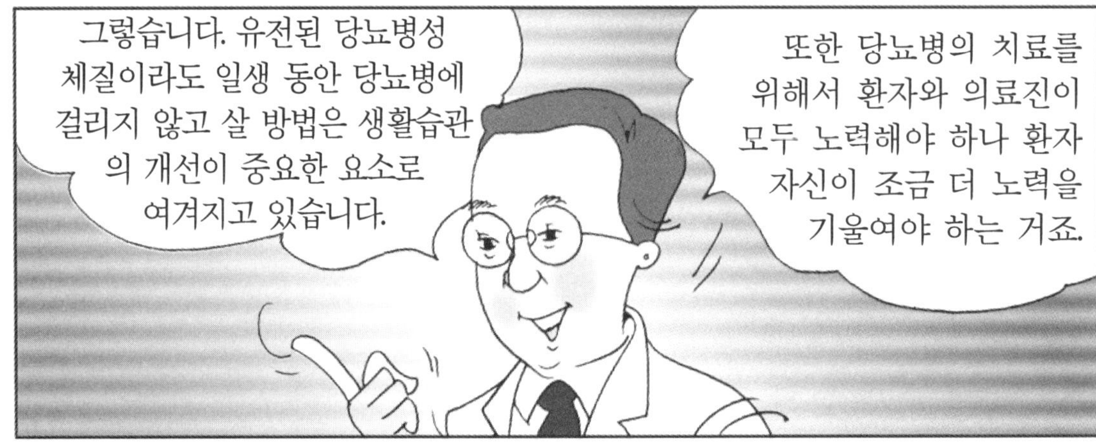
그렇습니다. 유전된 당뇨병성 체질이라도 일생 동안 당뇨병에 걸리지 않고 살 방법은 생활습관의 개선이 중요한 요소로 여겨지고 있습니다.
또한 당뇨병의 치료를 위해서 환자와 의료진이 모두 노력해야 하나 환자 자신이 조금 더 노력을 기울여야 하는 거죠.

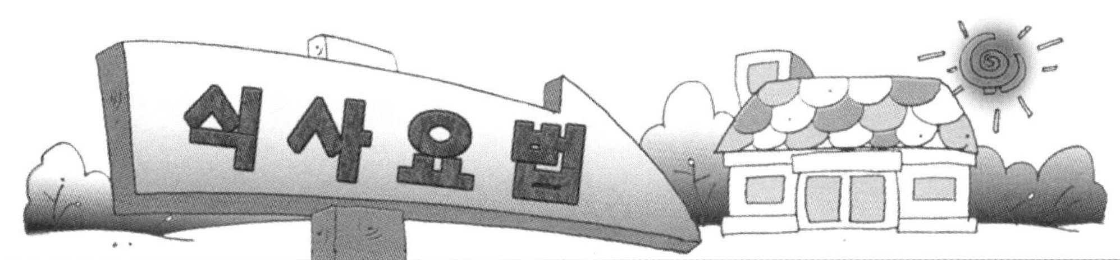
식사요법

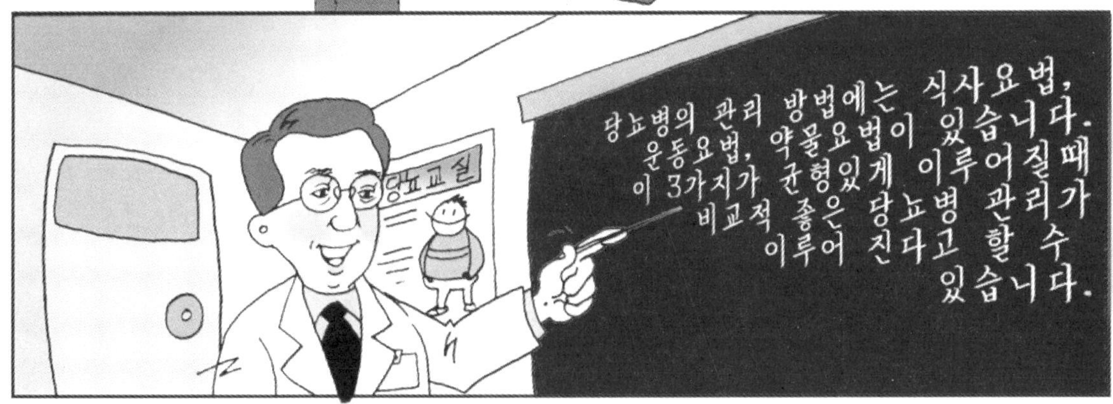
당뇨교실
당뇨병의 관리 방법에는 식사요법, 운동요법, 약물요법이 있습니다. 이 3가지가 균형있게 이루어질때 비교적 좋은 당뇨병 관리가 이루어 진다고 할 수 있습니다.

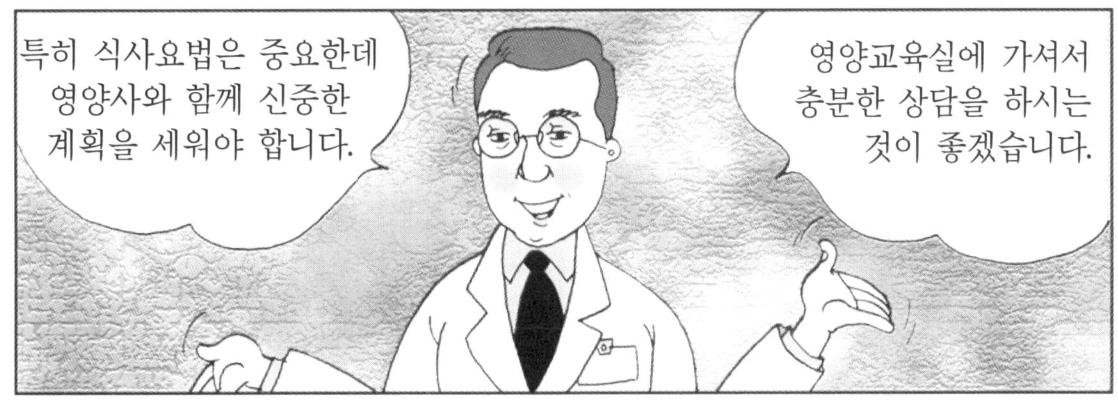
특히 식사요법은 중요한데 영양사와 함께 신중한 계획을 세워야 합니다.
영양교육실에 가셔서 충분한 상담을 하시는 것이 좋겠습니다.

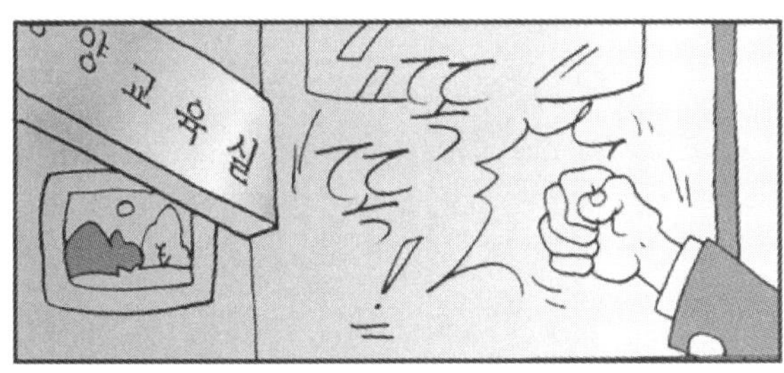
교육실
똑
똑

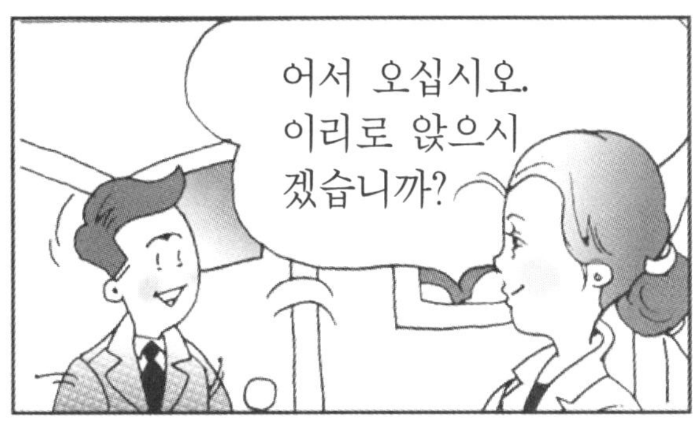
어서 오십시오. 이리로 앉으시겠습니까?

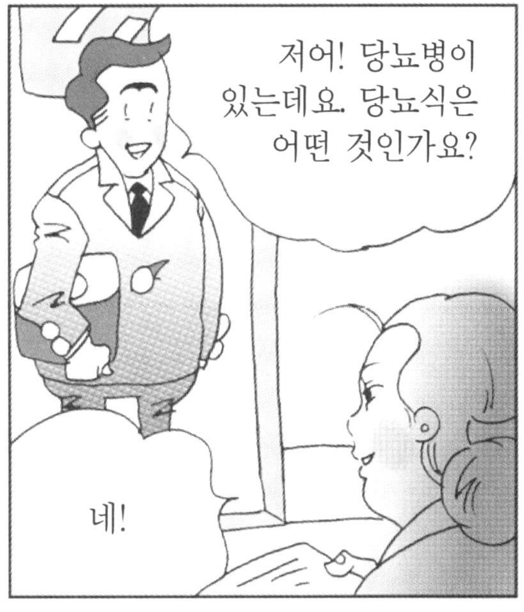
네!
저어! 당뇨병이 있는데요. 당뇨식은 어떤 것인가요?

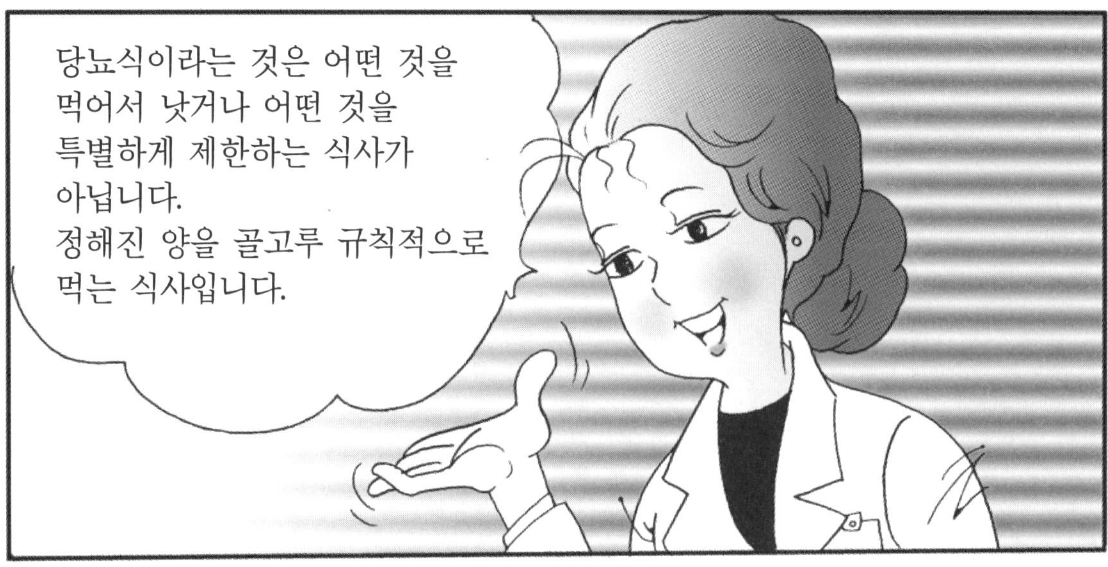
당뇨식이라는 것은 어떤 것을 먹어서 낫거나 어떤 것을 특별하게 제한하는 식사가 아닙니다. 정해진 양을 골고루 규칙적으로 먹는 식사입니다.

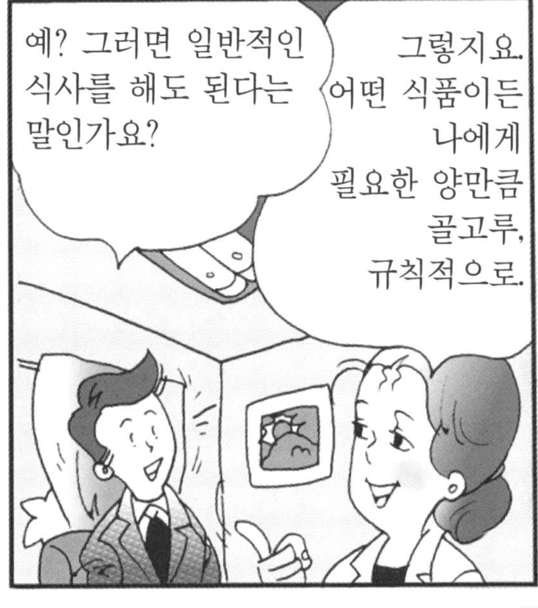
예? 그러면 일반적인 식사를 해도 된다는 말인가요?
그렇지요. 어떤 식품이든 나에게 필요한 양만큼 골고루, 규칙적으로.

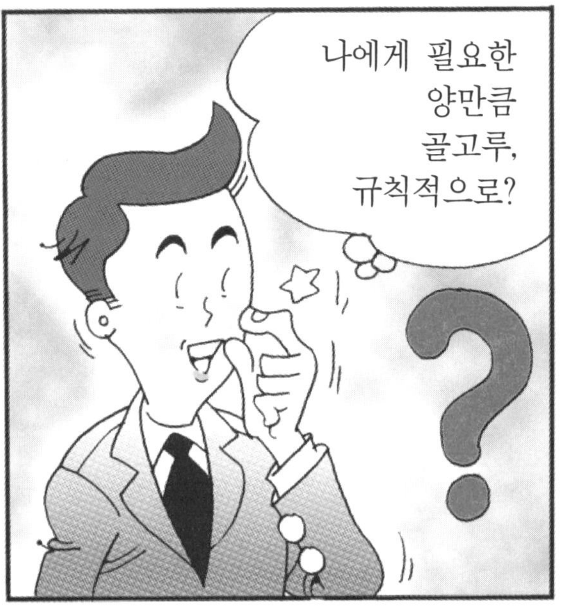
나에게 필요한 양만큼 골고루, 규칙적으로?

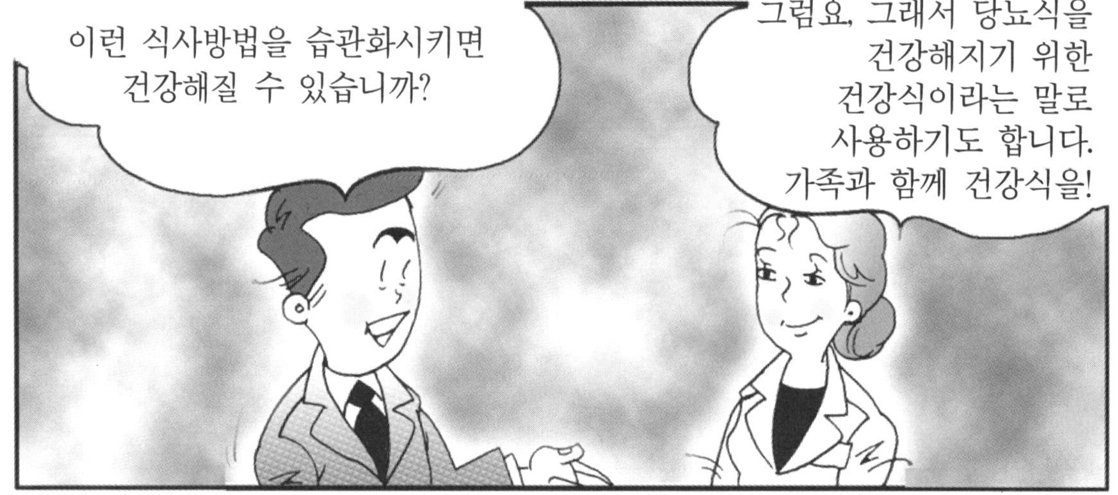
이런 식사방법을 습관화시키면 건강해질 수 있습니까?
그럼요, 그래서 당뇨식을 건강해지기 위한 건강식이라는 말로 사용하기도 합니다. 가족과 함께 건강식을!

그런데 식사요법과
혈당과는 어떤 관계가
있습니까?

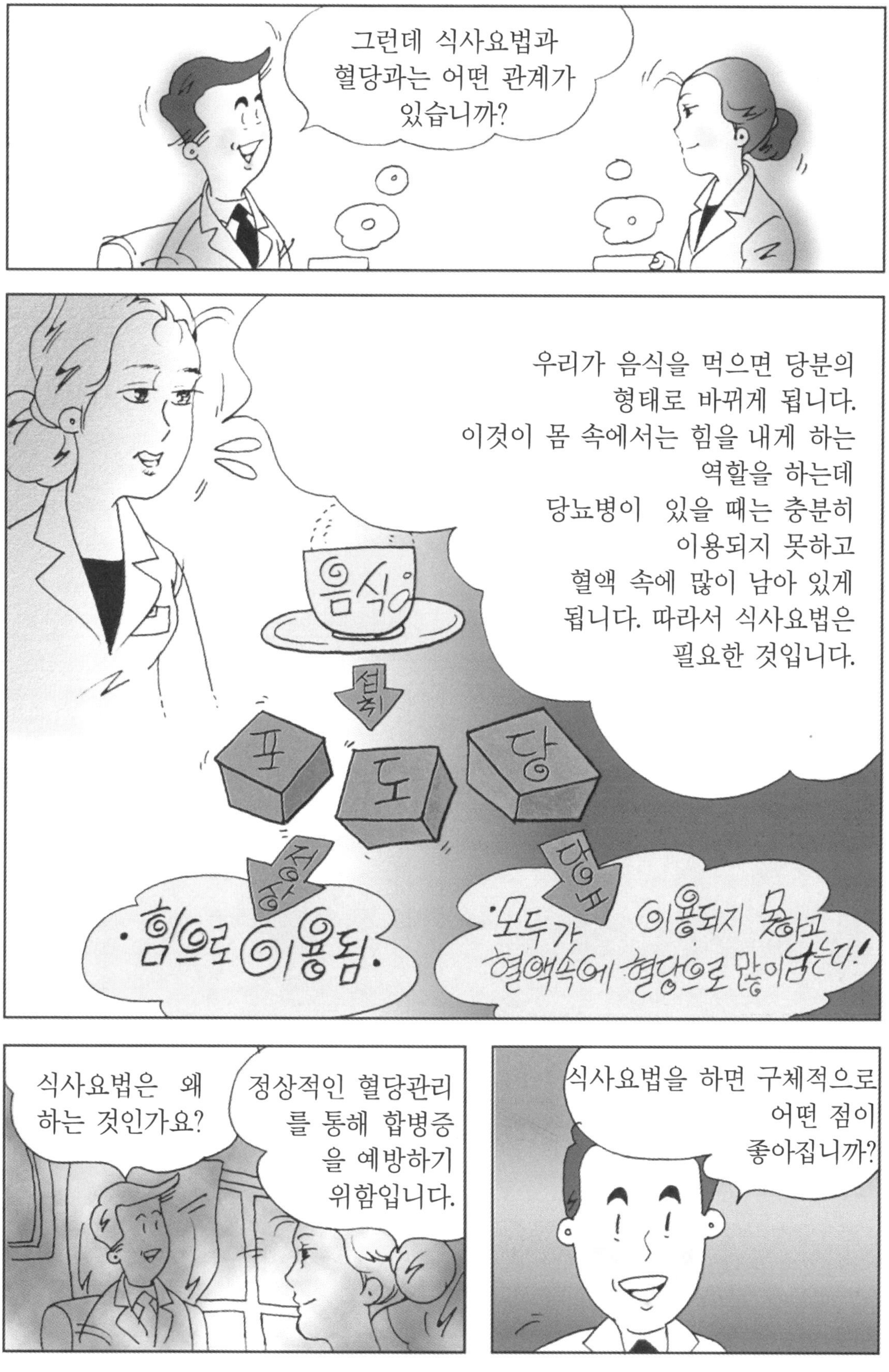

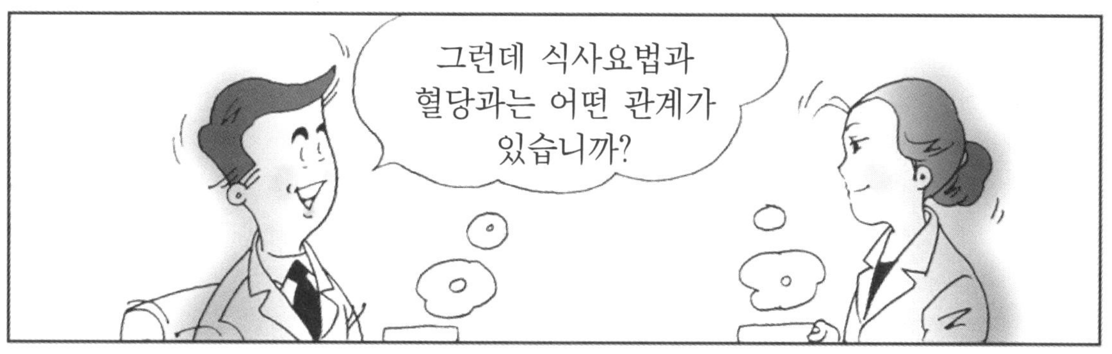

우리가 음식을 먹으면 당분의 형태로 바뀌게 됩니다. 이것이 몸 속에서는 힘을 내게 하는 역할을 하는데 당뇨병이 있을 때는 충분히 이용되지 못하고 혈액 속에 많이 남아 있게 됩니다. 따라서 식사요법은 필요한 것입니다.

음식
섭취
포도당
정상
·힘으로 이용됨·
당뇨
·모두가 이용되지 못하고 혈액속에 혈당으로 많이 남는다!

식사요법은 왜 하는 것인가요?
정상적인 혈당관리를 통해 합병증을 예방하기 위함입니다.

식사요법을 하면 구체적으로 어떤 점이 좋아집니까?

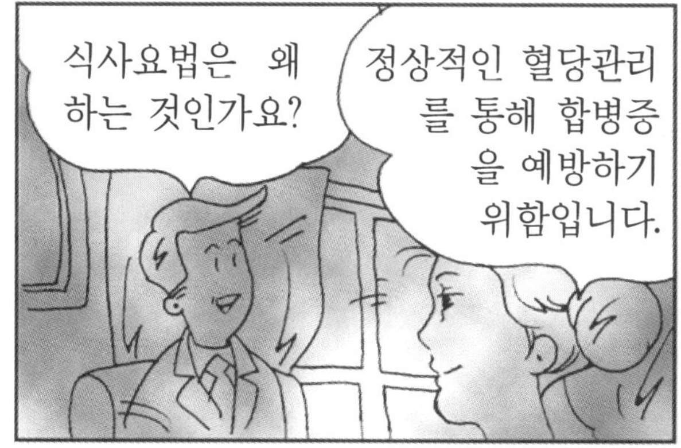

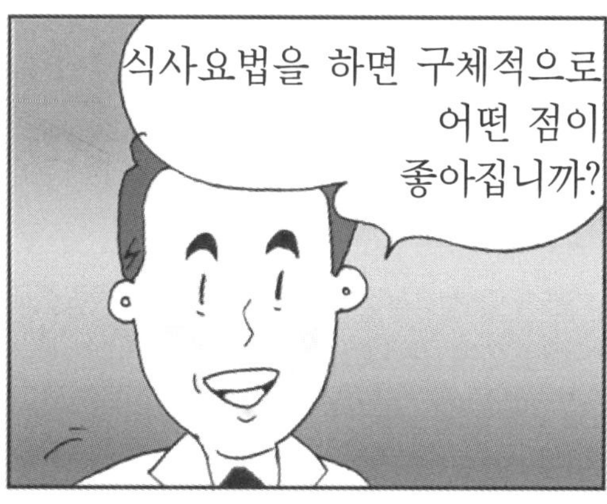

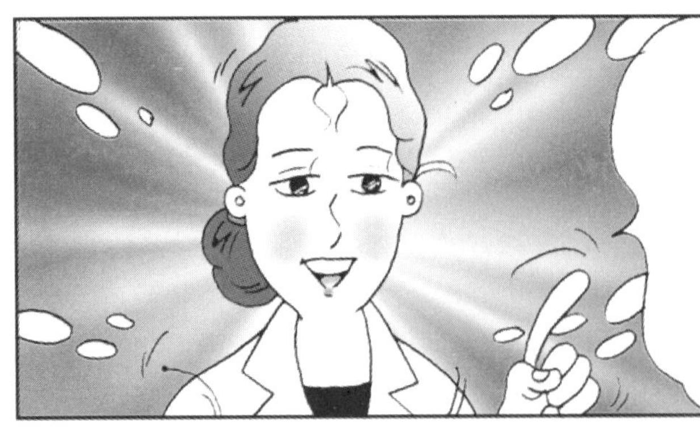
첫째; 혈당과 혈중지질이
정상화될 수 있고,
둘째; 적정한 체중을 유지할
수 있으며,

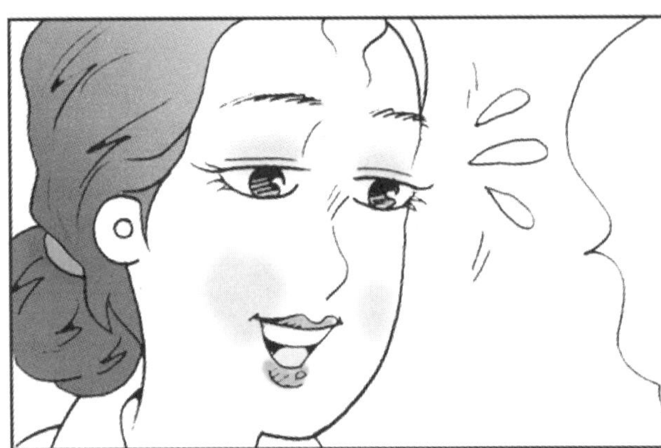
셋째; 합병증 예방과 지연을
위해서,
넷째; 좋은 영양상태를 유지
하기 위해서입니다.

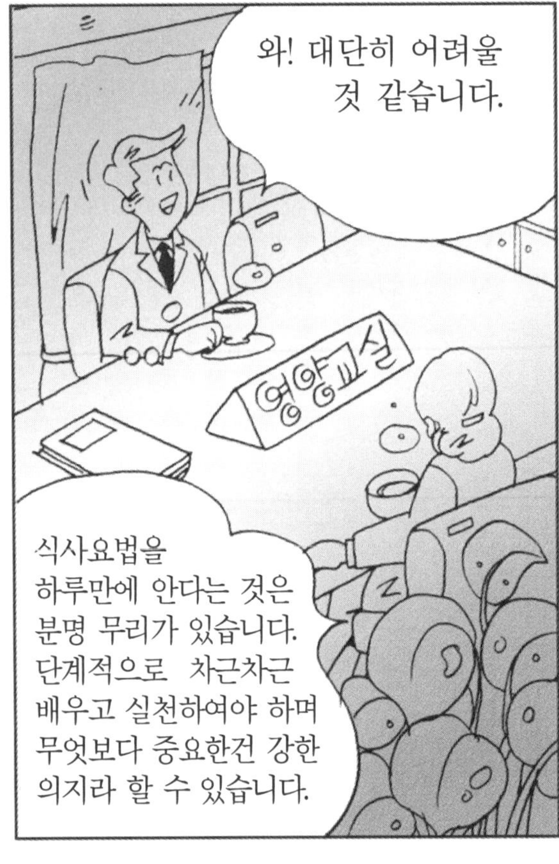
와! 대단히 어려울
것 같습니다.
영양교실
식사요법을
하루만에 안다는 것은
분명 무리가 있습니다.
단계적으로 차근차근
배우고 실천하여야 하며
무엇보다 중요한건 강한
의지라 할 수 있습니다.

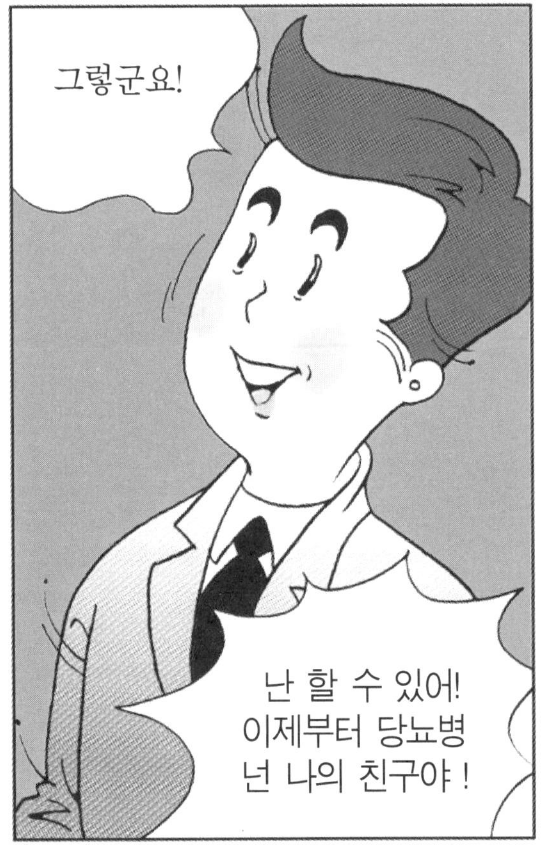
그렇군요!
난 할 수 있어!
이제부터 당뇨병
넌 나의 친구야 !

이번 주 일요일에 시간을
좀 낼 수 있습니까?
왜? 극기 훈련이라도
받아야 됩니까?
당뇨식은
건강식!

호호호!
그건 아닙니다. 일요일 저희 병원 당뇨인
모임에서 [탐험 당뇨병 식사요법 여행]을
떠납니다. 실제로 체험하시는 것이
효과적이지요. 가족과 함께 하시면
더욱 좋구요!

좋습니다
당뇨병 신입생이니까
다른 어른들의 경험
담도 듣고 뜻깊은
여행이 될
것 같습니다

그럼 참가 신청서를
쓰실까요?

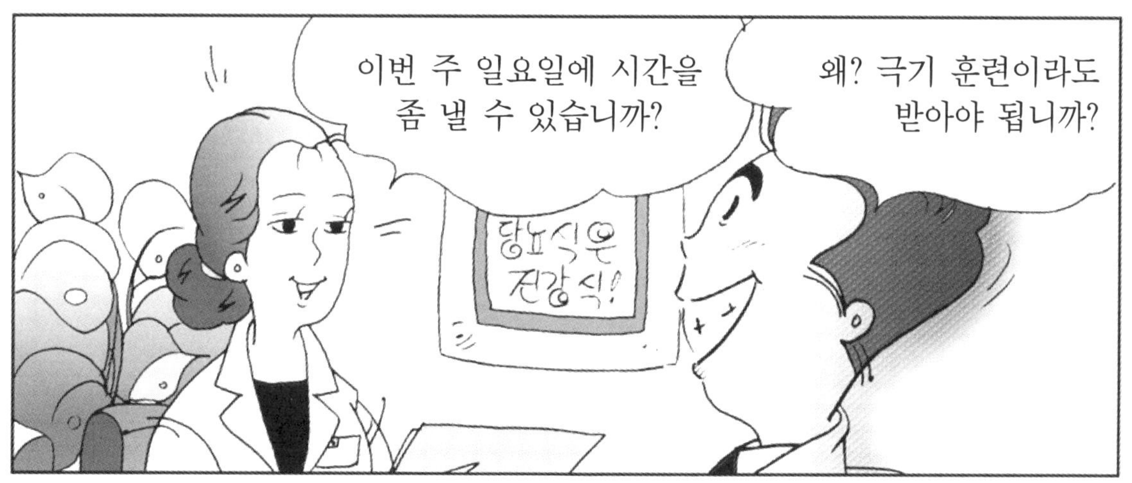

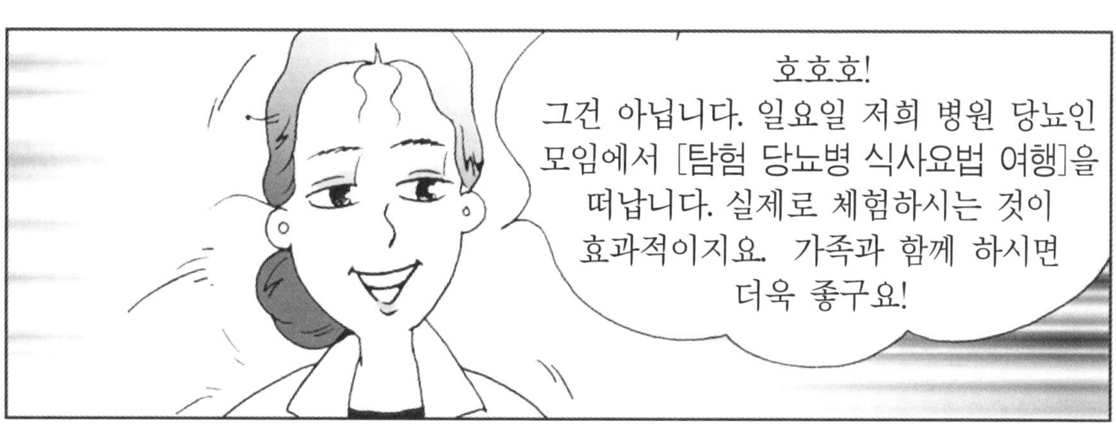

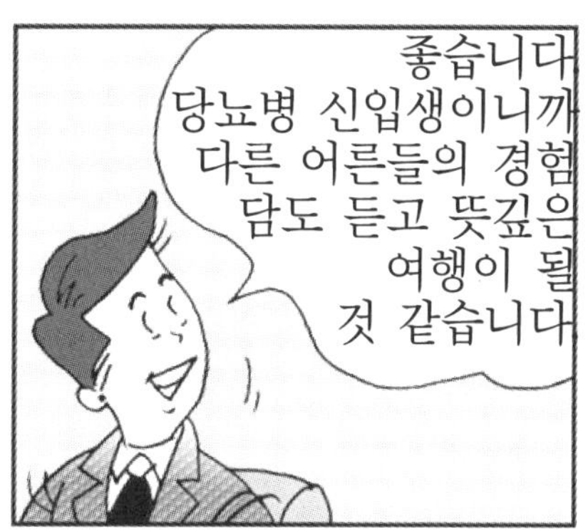

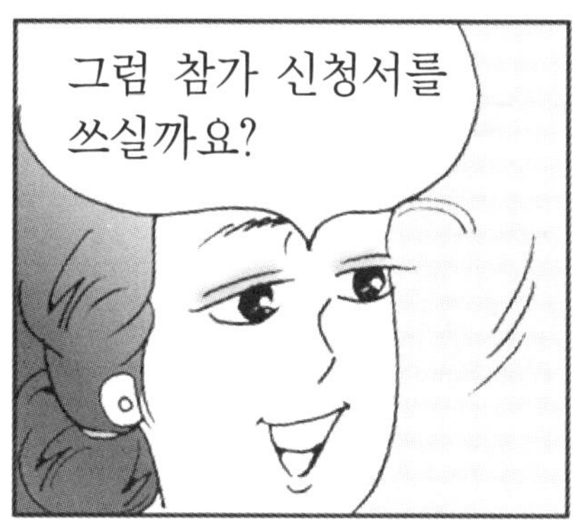

나, 안관리는 [탐험 당뇨병 식사요법 여행]에 동행할 것을 신청하며 어떠한 어려움이 있더라도 혼자의 힘으로 끝까지 여행을 마칠 것을 엄숙히 약속합니다.

참가자　　안관리

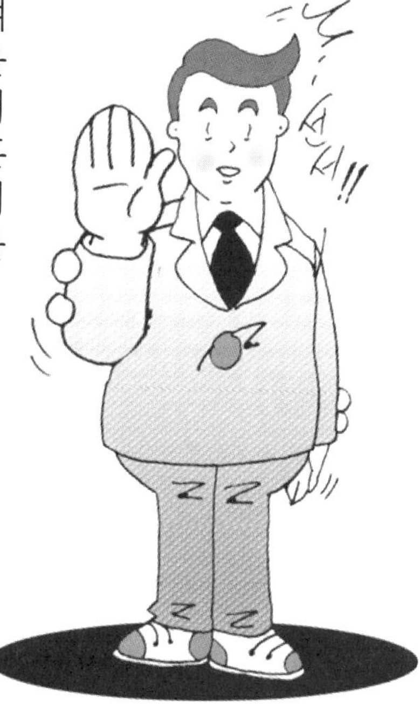

다음 날 아침

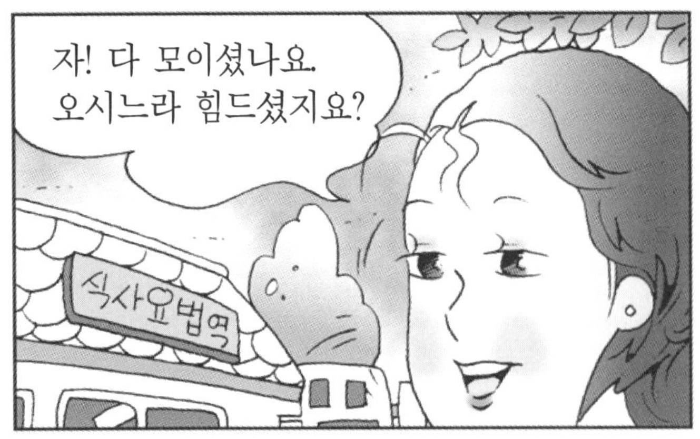
자! 다 모이셨나요.
오시느라 힘드셨지요?
식사요법역

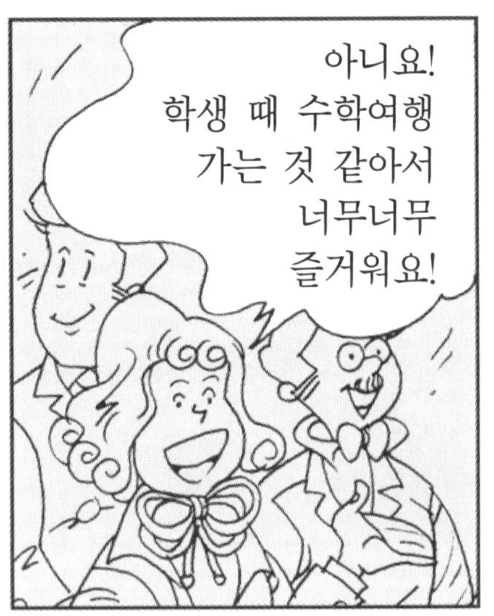
아니요!
학생 때 수학여행
가는 것 같아서
너무너무
즐거워요!

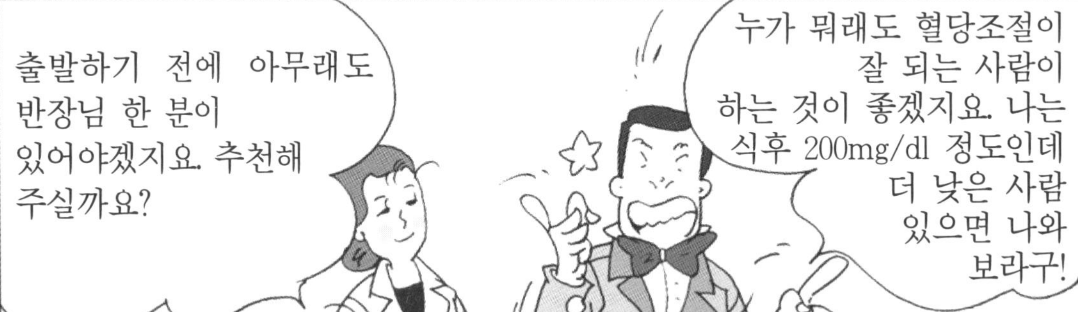
출발하기 전에 아무래도
반장님 한 분이
있어야겠지요. 추천해
주실까요?
누가 뭐래도 혈당조절이
잘 되는 사람이
하는 것이 좋겠지요. 나는
식후 200mg/dl 정도인데
더 낮은 사람
있으면 나와
보라구!

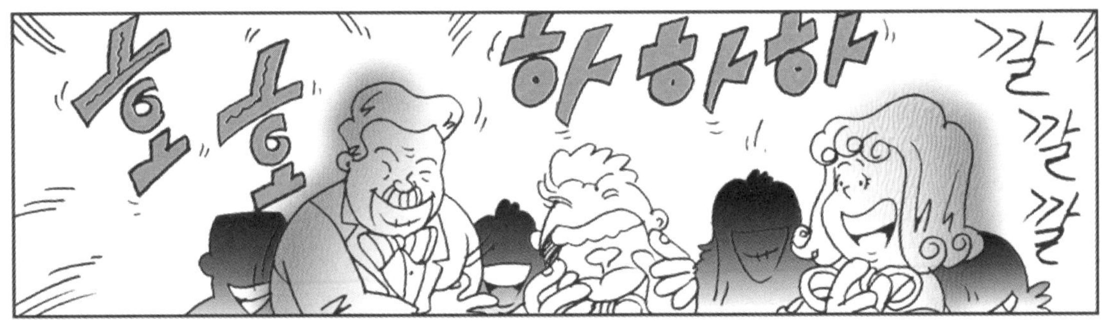
호호
하하하
깔깔깔

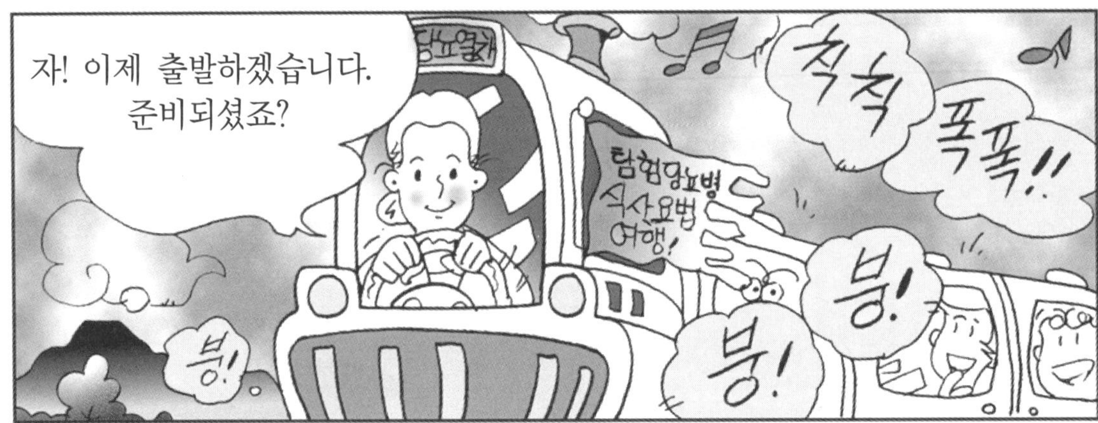
자! 이제 출발하겠습니다.
준비되셨죠?
칙칙
폭폭!!
붕!
붕!
붕!

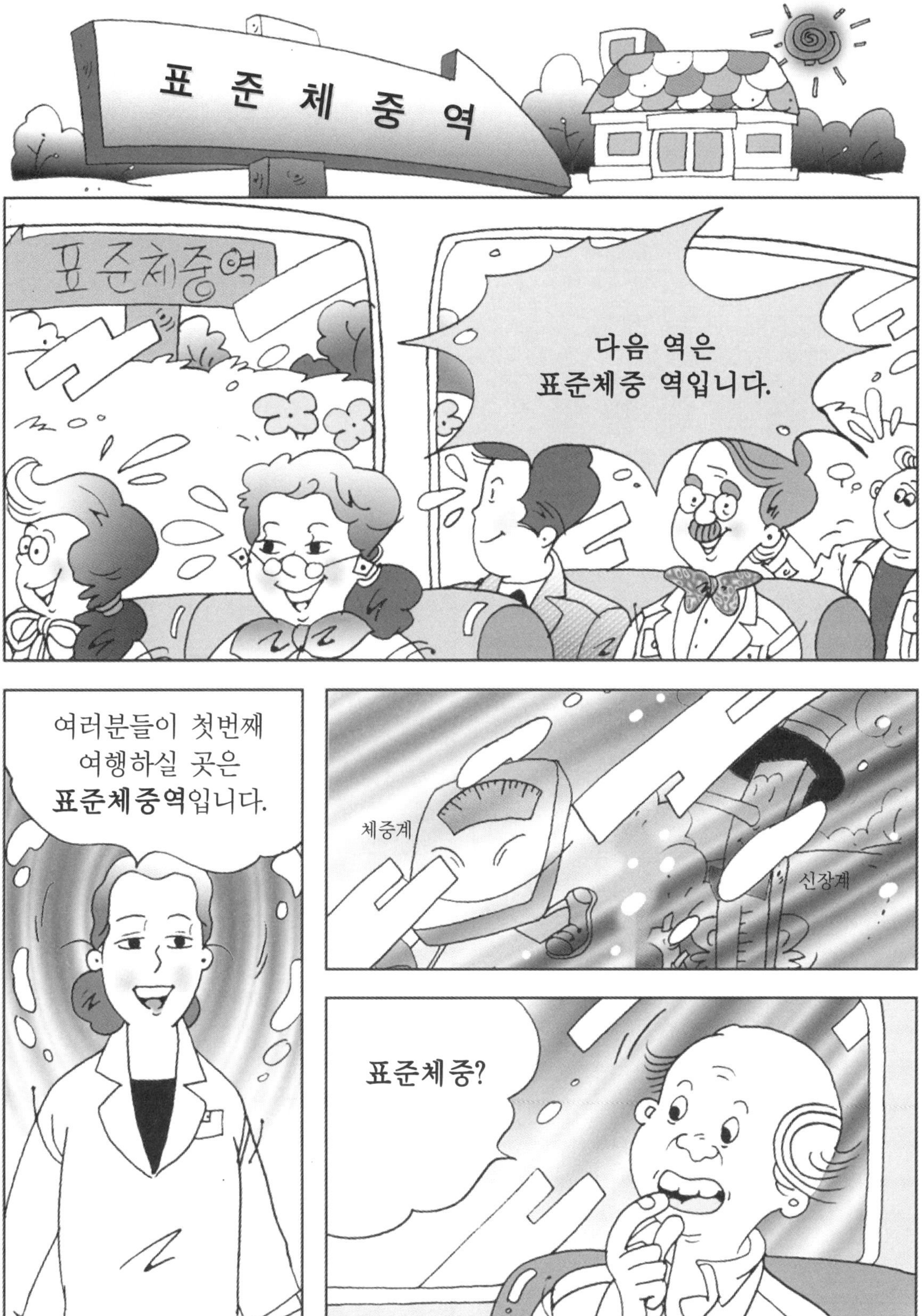

표 준 체 중 역

표준체중역

다음 역은
표준체중 역입니다.

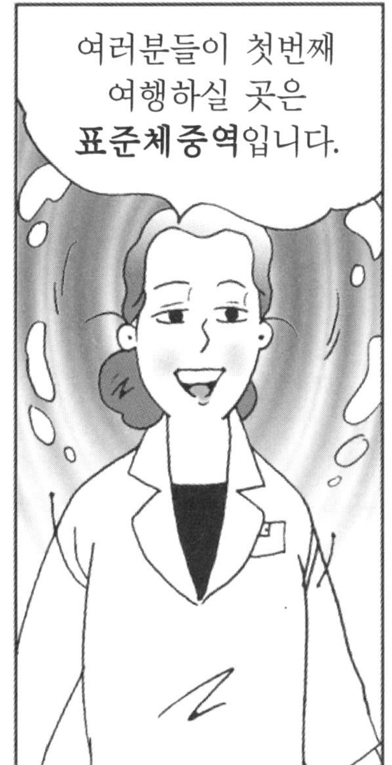

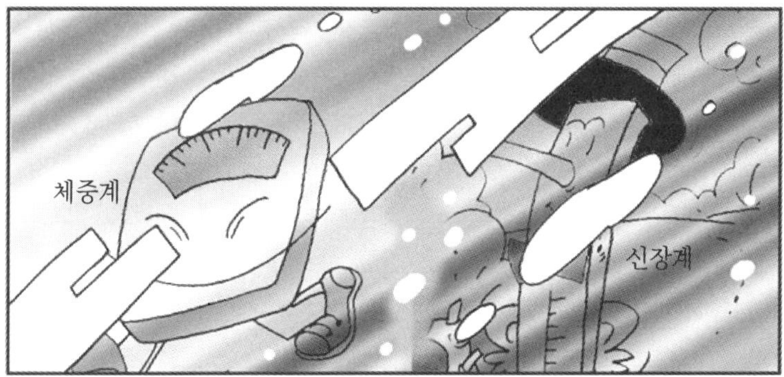

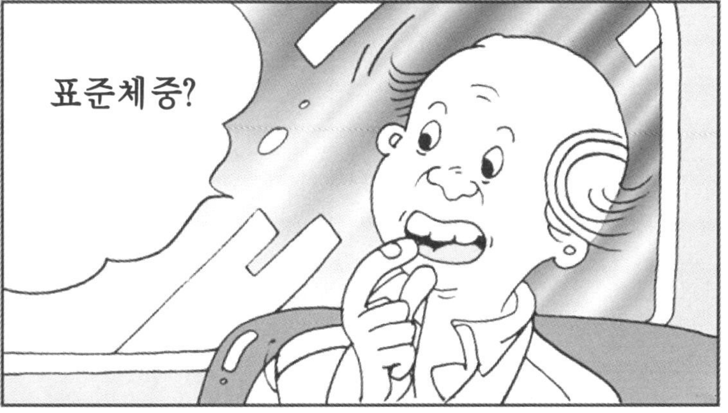

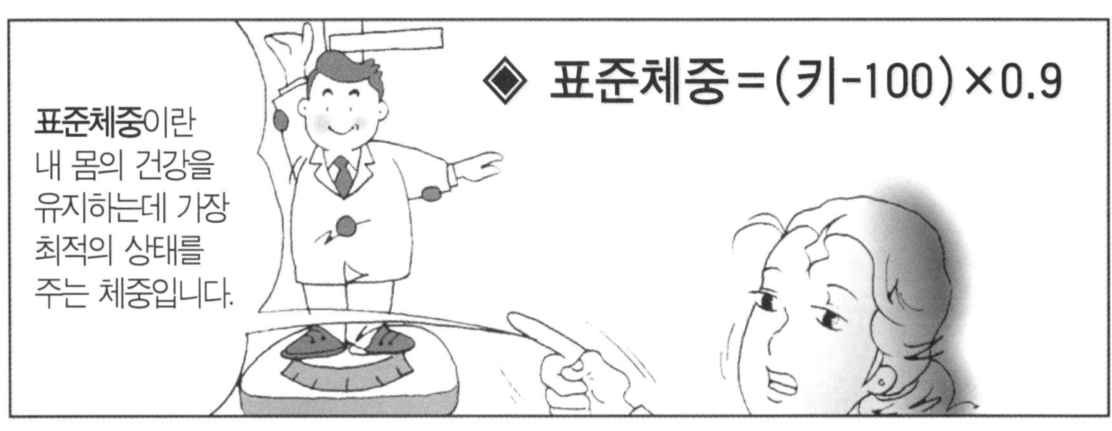
◈ 표준체중=(키-100)×0.9
표준체중이란
내 몸의 건강을
유지하는데 가장
최적의 상태를
주는 체중입니다.

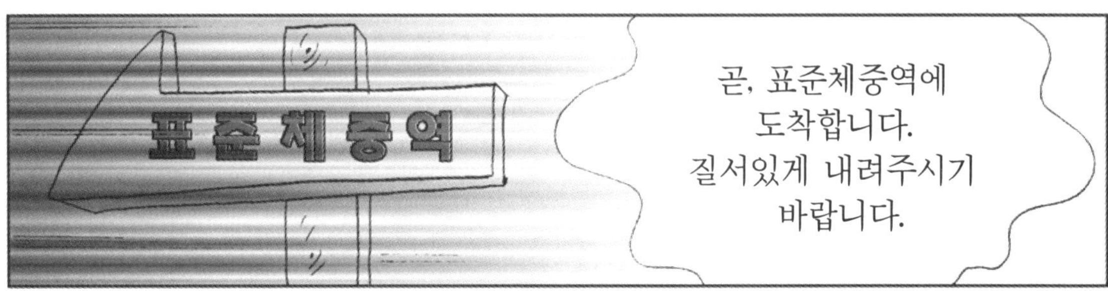
표준체중역
곧, 표준체중역에
도착합니다.
질서있게 내려주시기
바랍니다.

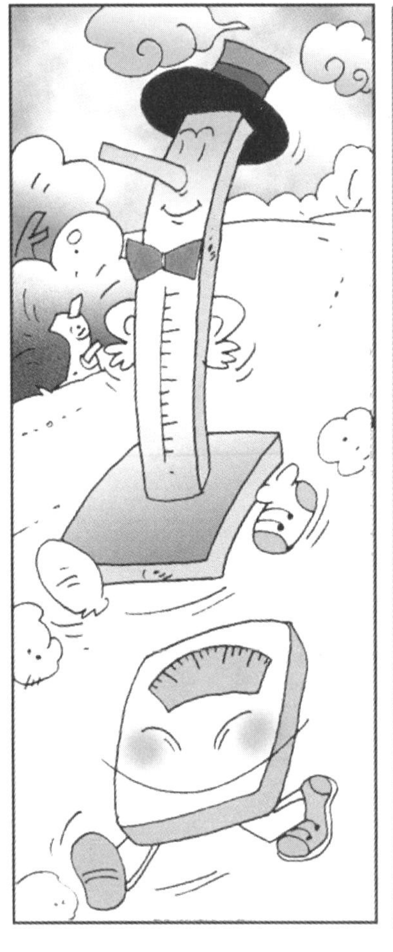

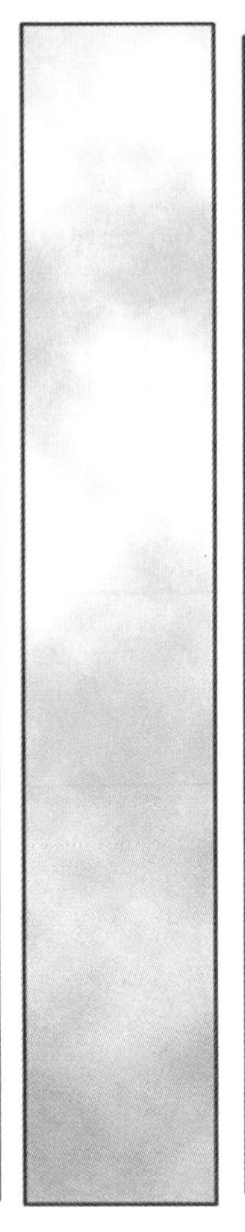

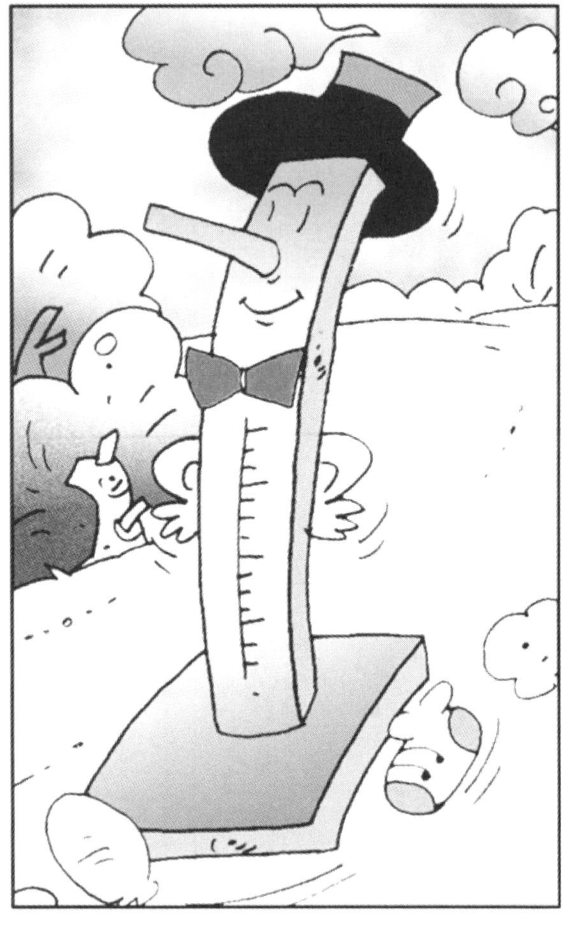

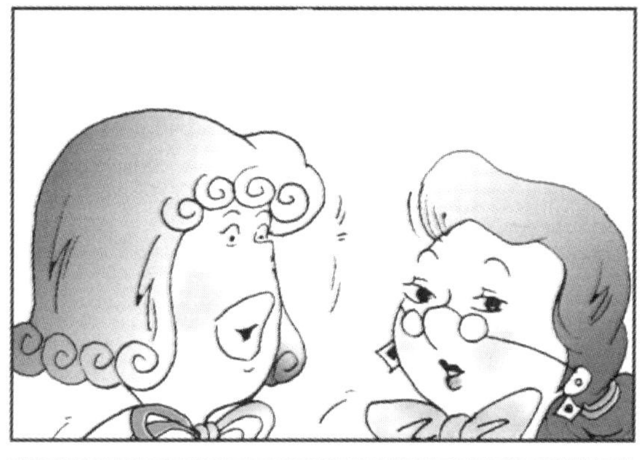

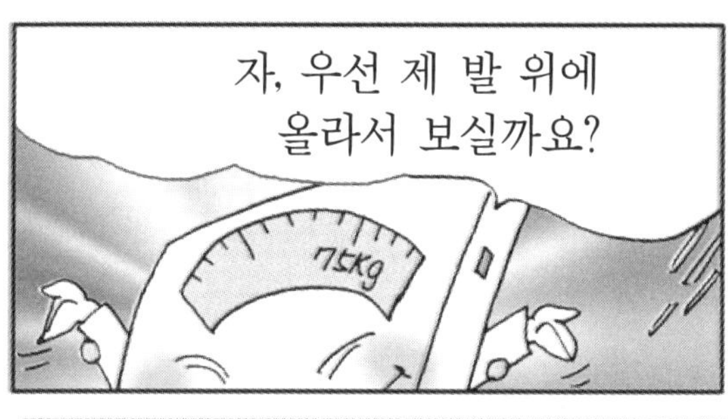
자, 우선 제 발 위에
올라서 보실까요?
75kg

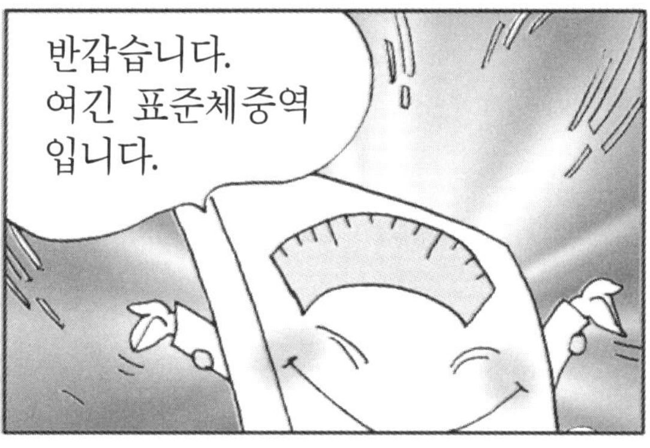
반갑습니다.
여긴 표준체중역
입니다.

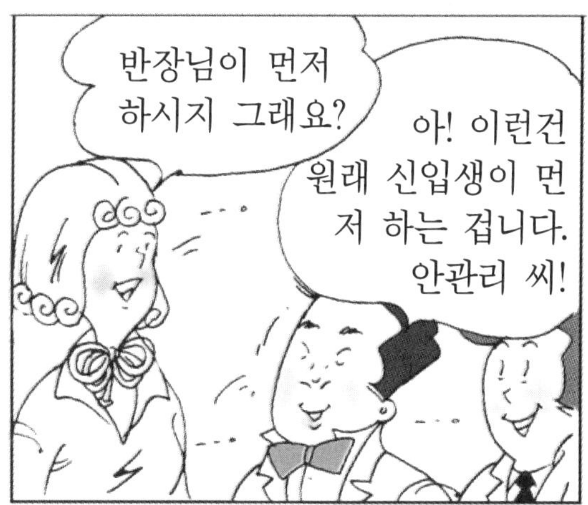
반장님이 먼저
하시지 그래요?
아! 이런건
원래 신입생이 먼
저 하는 겁니다.
안관리 씨!

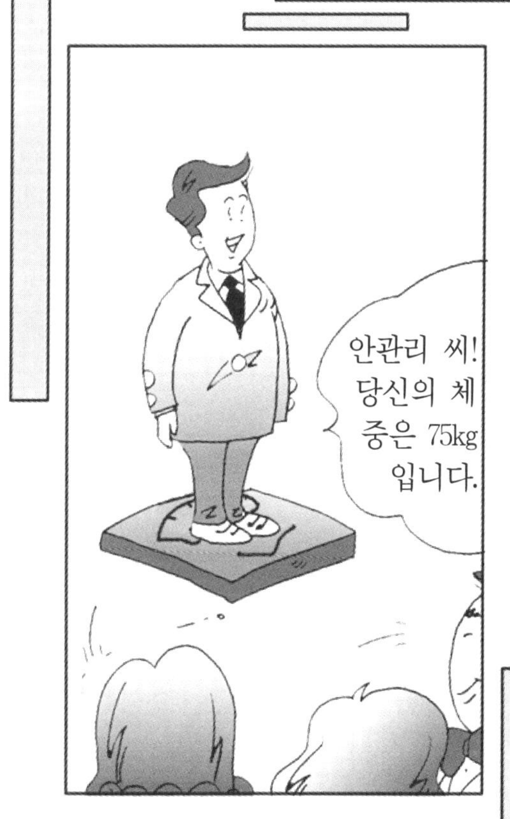
안관리 씨!
당신의 체
중은 75kg
입니다.

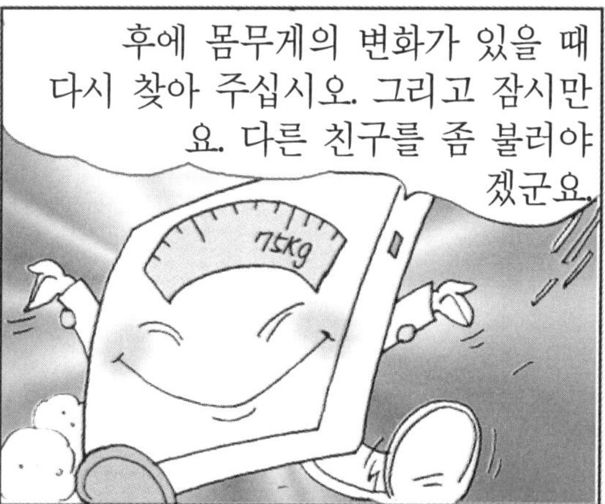
후에 몸무게의 변화가 있을 때
다시 찾아 주십시오. 그리고 잠시만
요. 다른 친구를 좀 불러야
겠군요.
75kg

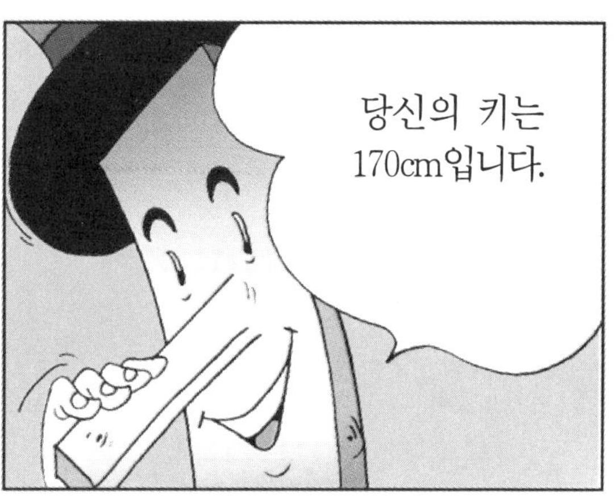
당신의 키는
170cm입니다.

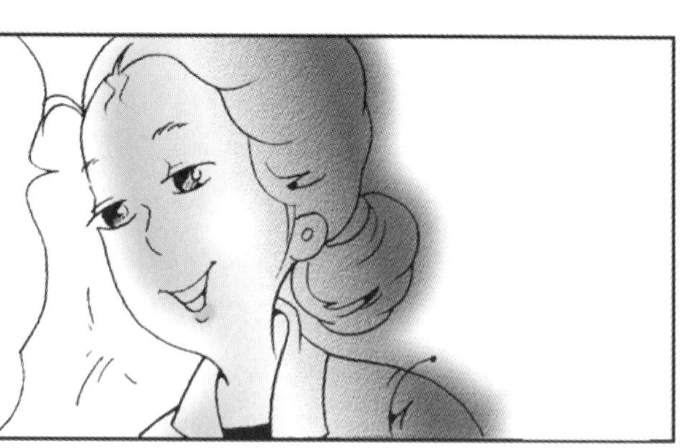
표준체중역에서는 당신의
표준체중을 계산해 드리죠.
(170 cm - 100)× 0.9 = 63 kg
안관리 씨의 표준체중입니다.

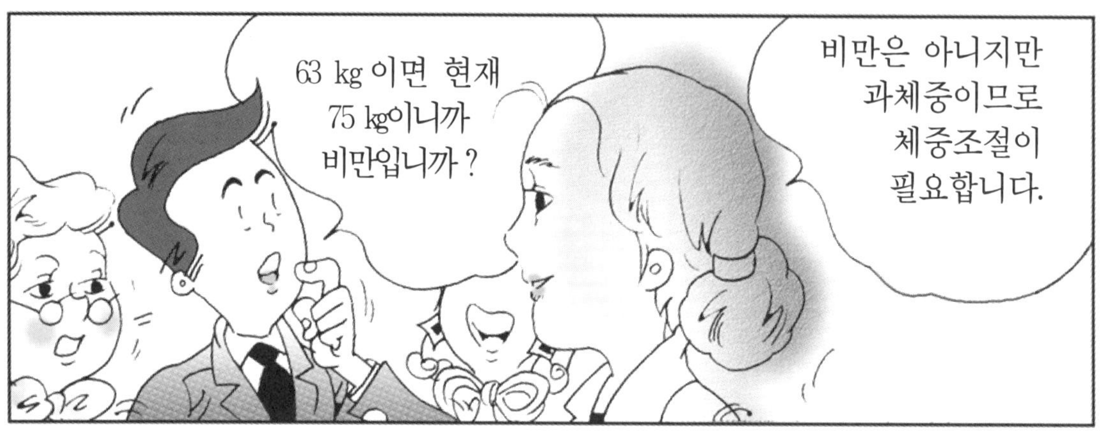
63 kg 이면 현재 75 kg이니까 비만입니까 ?
비만은 아니지만 과체중이므로 체중조절이 필요합니다.

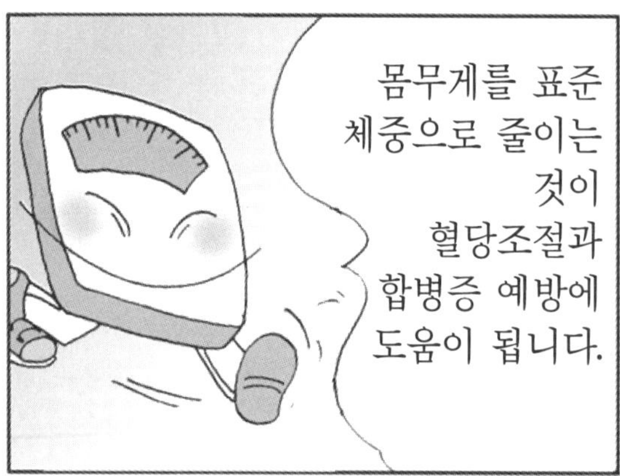
몸무게를 표준 체중으로 줄이는 것이 혈당조절과 합병증 예방에 도움이 됩니다.

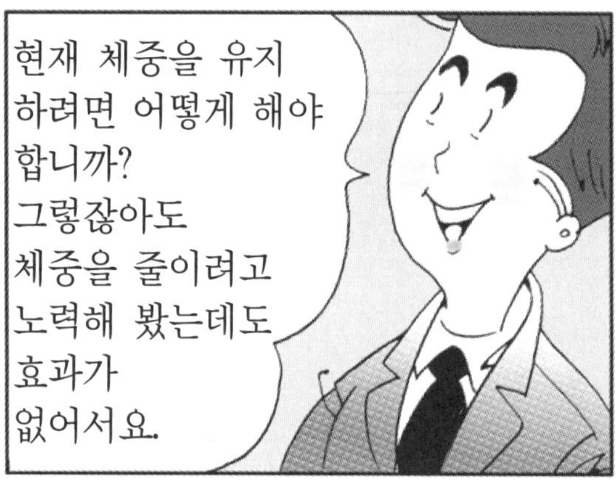
현재 체중을 유지 하려면 어떻게 해야 합니까? 그렇잖아도 체중을 줄이려고 노력해 봤는데도 효과가 없어서요.

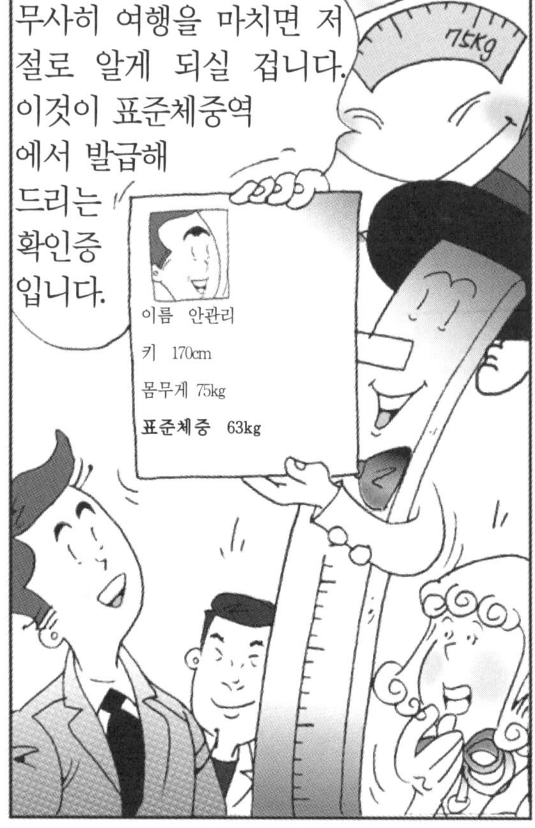
무사히 여행을 마치면 저절로 알게 되실 겁니다. 이것이 표준체중역에서 발급해 드리는 확인증입니다.
75kg
이름 안관리
키 170cm
몸무게 75kg
표준체중 63kg

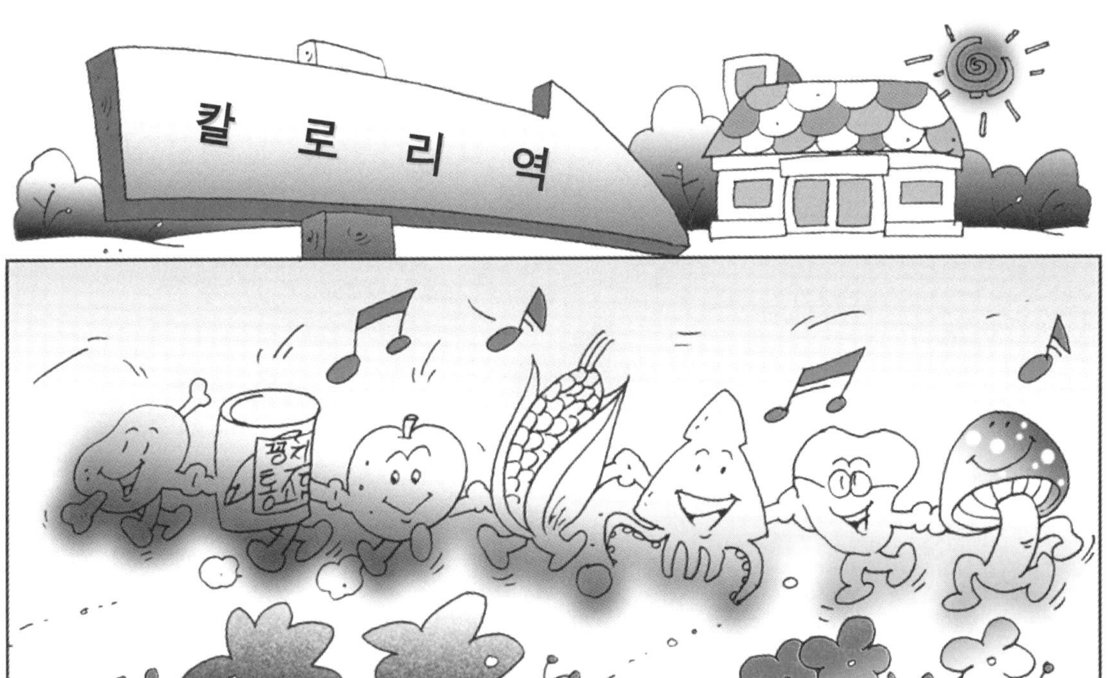
칼 로 리 역

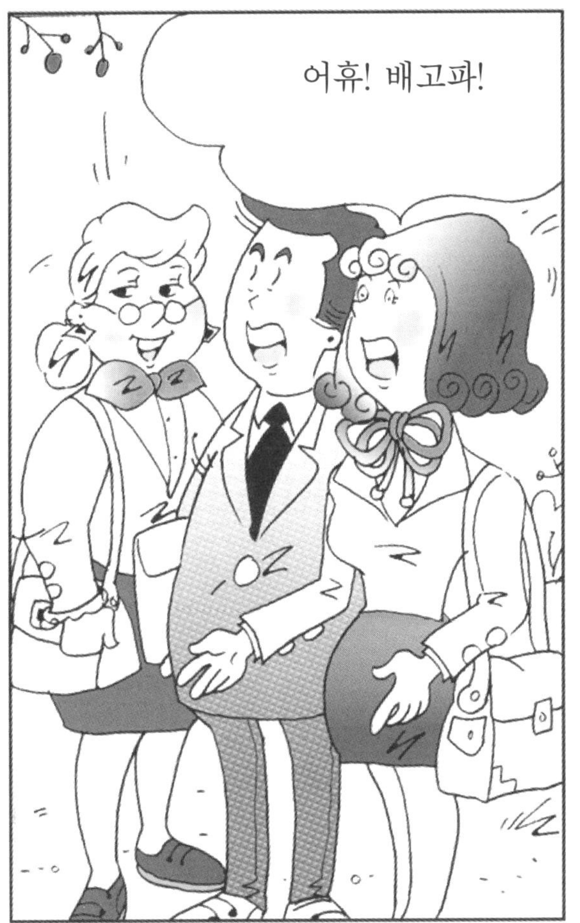
어휴! 배고파!

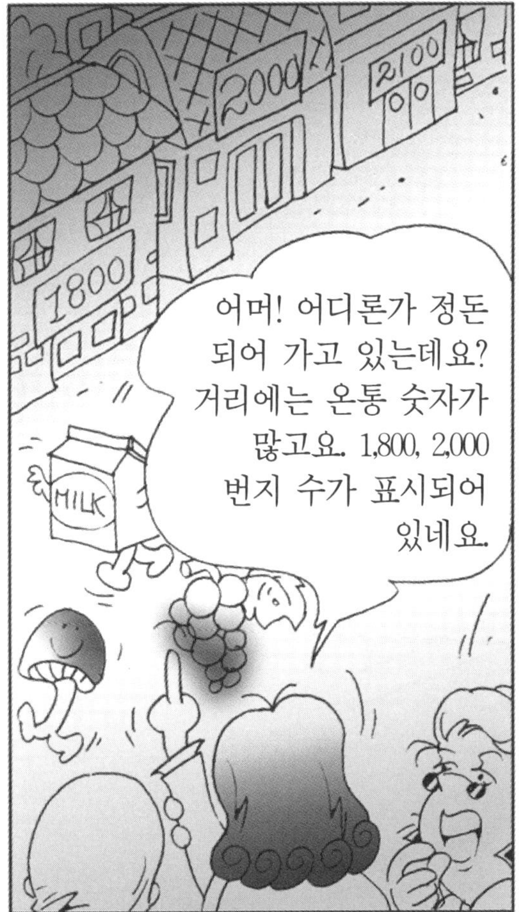
2000
2100
1800
어머! 어디론가 정돈 되어 가고 있는데요? 거리에는 온통 숫자가 많고요. 1,800, 2,000 번지 수가 표시되어 있네요.

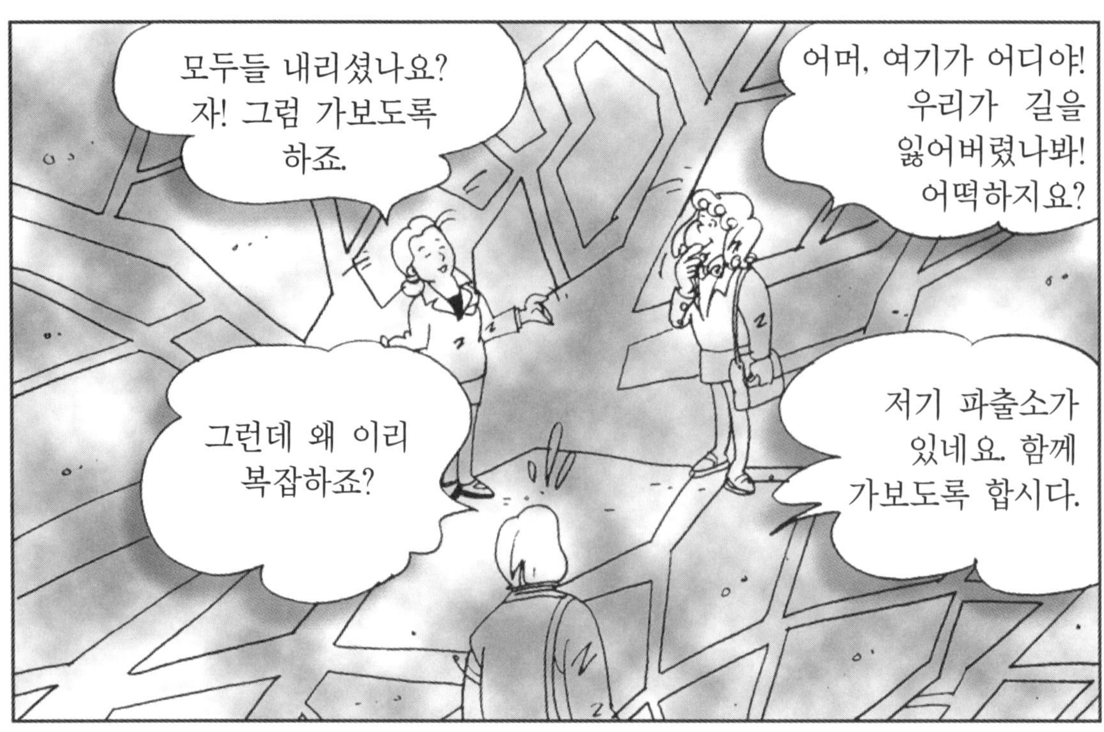
모두들 내리셨나요?
자! 그럼 가보도록
하죠.
어머, 여기가 어디야!
우리가 길을
잃어버렸나봐!
어떡하지요?
그런데 왜 이리
복잡하죠?
저기 파출소가
있네요. 함께
가보도록 합시다.

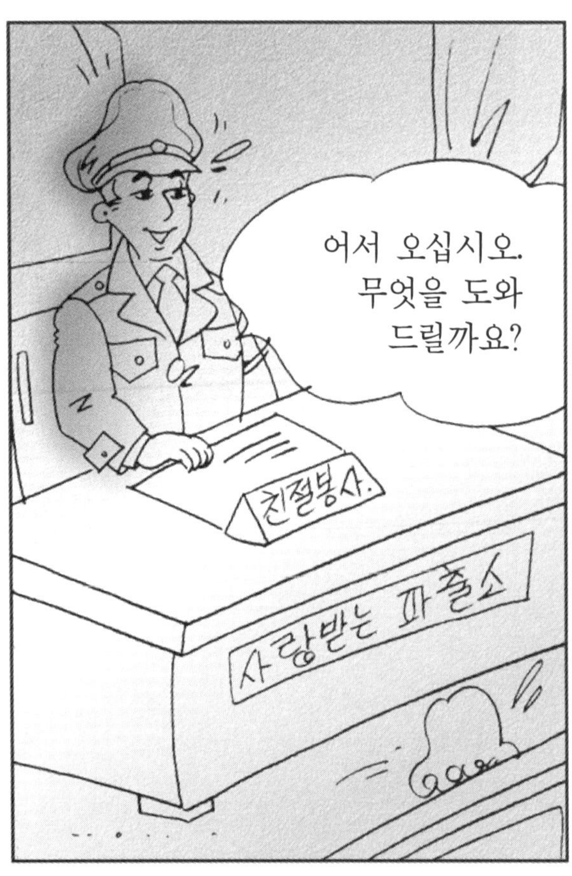
어서 오십시오.
무엇을 도와
드릴까요?
친절봉사
사랑받는 파출소

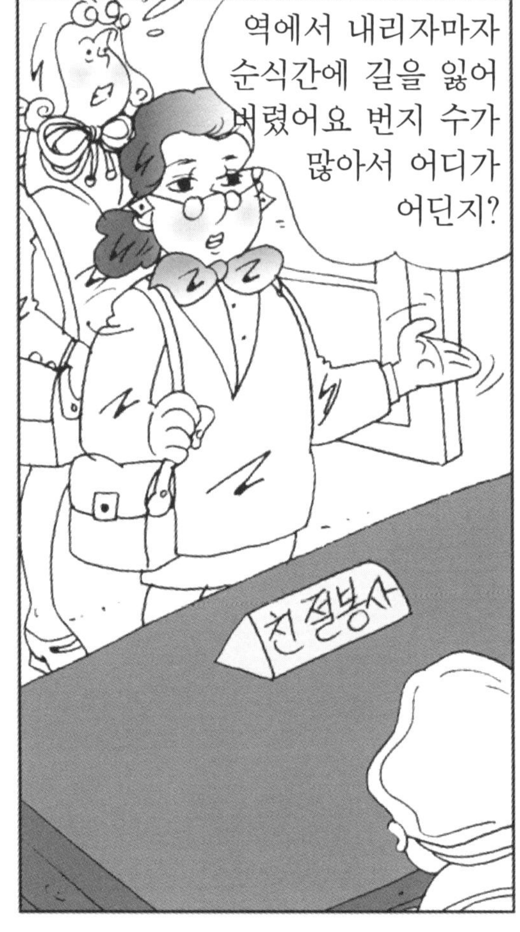
역에서 내리자마자
순식간에 길을 잃어
버렸어요 번지 수가
많아서 어디가
어딘지?
친절봉사

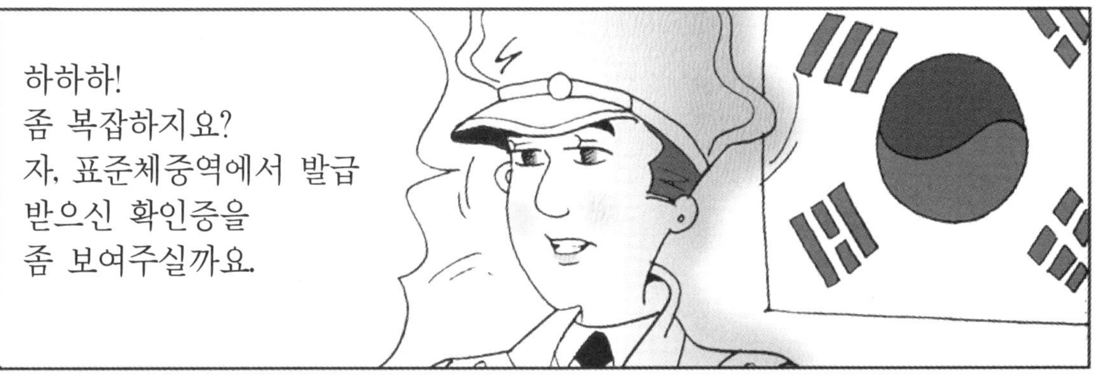
하하하!
좀 복잡하지요?
자, 표준체중역에서 발급
받으신 확인증을
좀 보여주실까요.

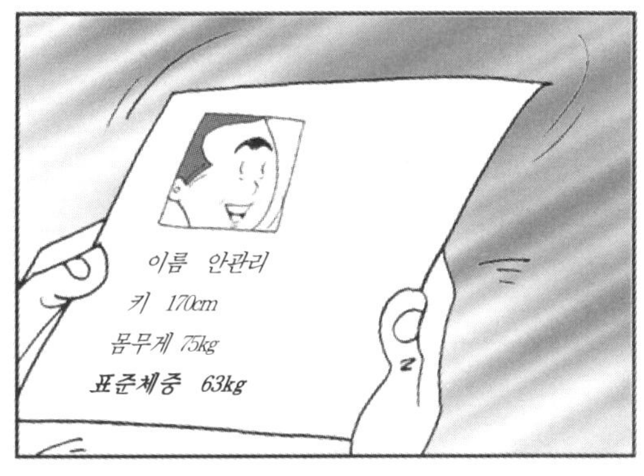
이름 안관리
키 170cm
몸무게 75kg
표준체중 63kg

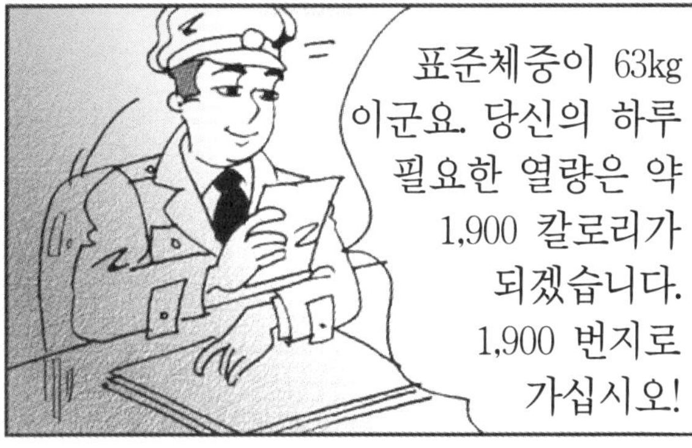
표준체중이 63kg
이군요. 당신의 하루
필요한 열량은 약
1,900 칼로리가
되겠습니다.
1,900 번지로
가십시오!

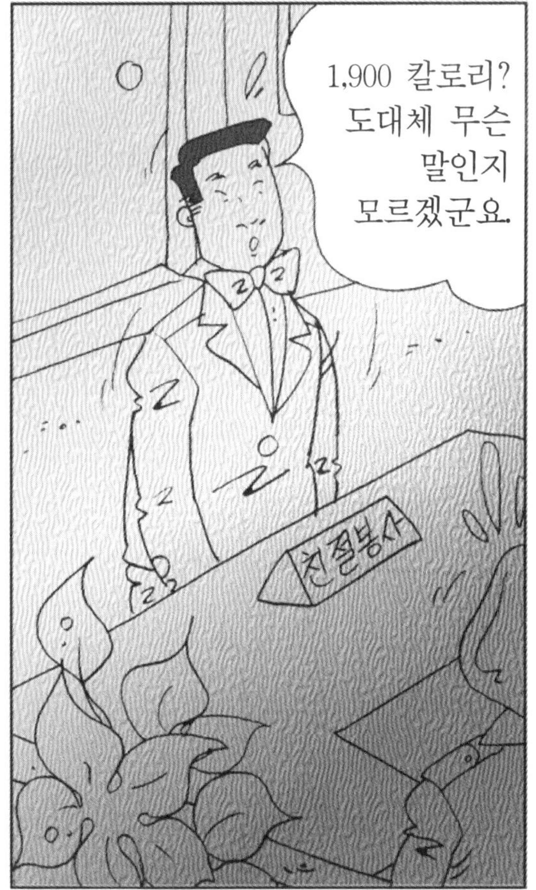
1,900 칼로리?
도대체 무슨
말인지
모르겠군요.
친절봉사

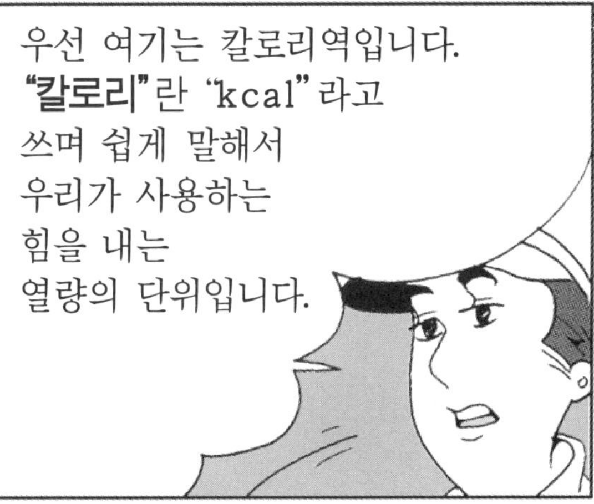
우선 여기는 칼로리역입니다.
"칼로리"란 "kcal"라고
쓰며 쉽게 말해서
우리가 사용하는
힘을 내는
열량의 단위입니다.

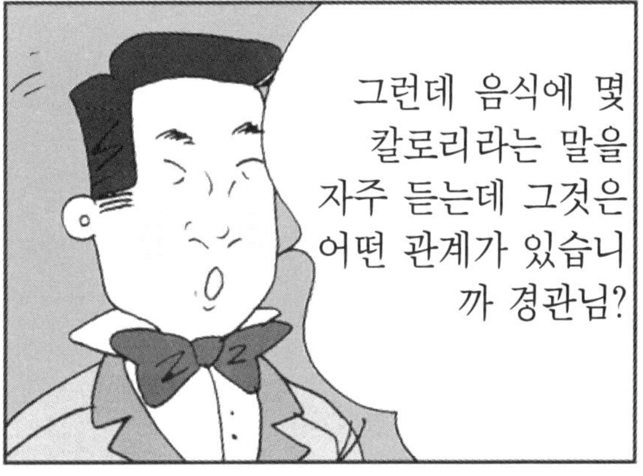
그런데 음식에 몇
칼로리라는 말을
자주 듣는데 그것은
어떤 관계가 있습니
까 경관님?

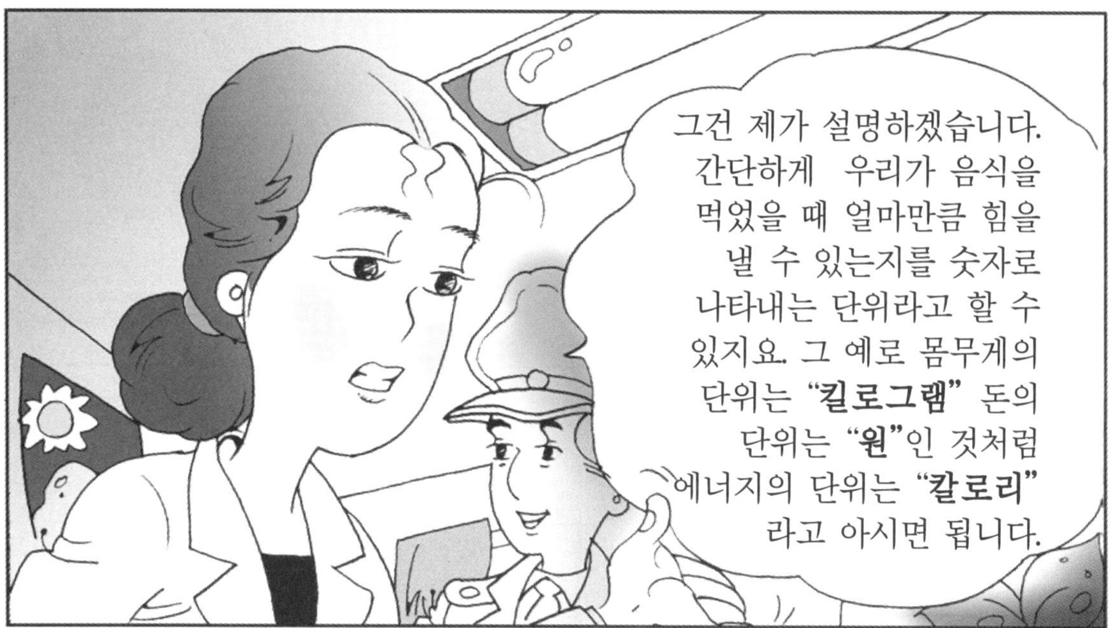
그건 제가 설명하겠습니다.
간단하게 우리가 음식을 먹었을 때 얼마만큼 힘을 낼 수 있는지를 숫자로 나타내는 단위라고 할 수 있지요. 그 예로 몸무게의 단위는 "킬로그램" 돈의 단위는 "원"인 것처럼 에너지의 단위는 "칼로리" 라고 아시면 됩니다.

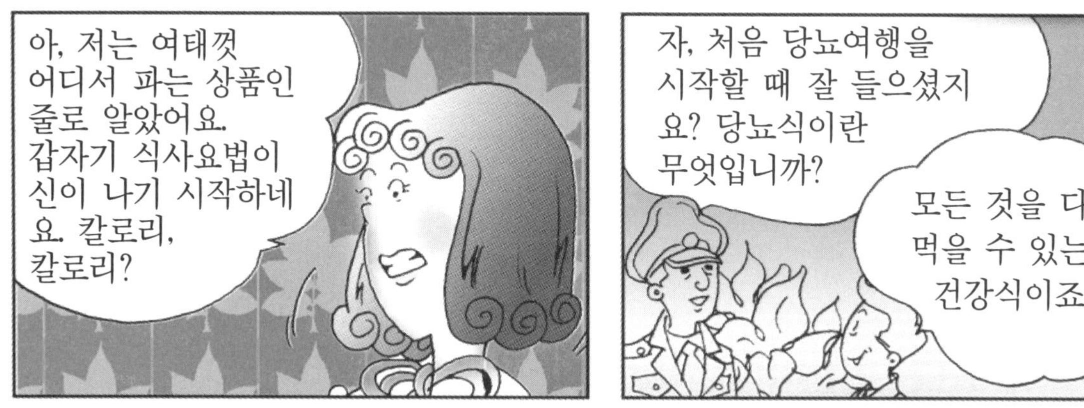
아, 저는 여태껏 어디서 파는 상품인 줄로 알았어요. 갑자기 식사요법이 신이 나기 시작하네요. 칼로리, 칼로리?
자, 처음 당뇨여행을 시작할 때 잘 들으셨지요? 당뇨식이란 무엇입니까?
모든 것을 다 먹을 수 있는 건강식이죠.

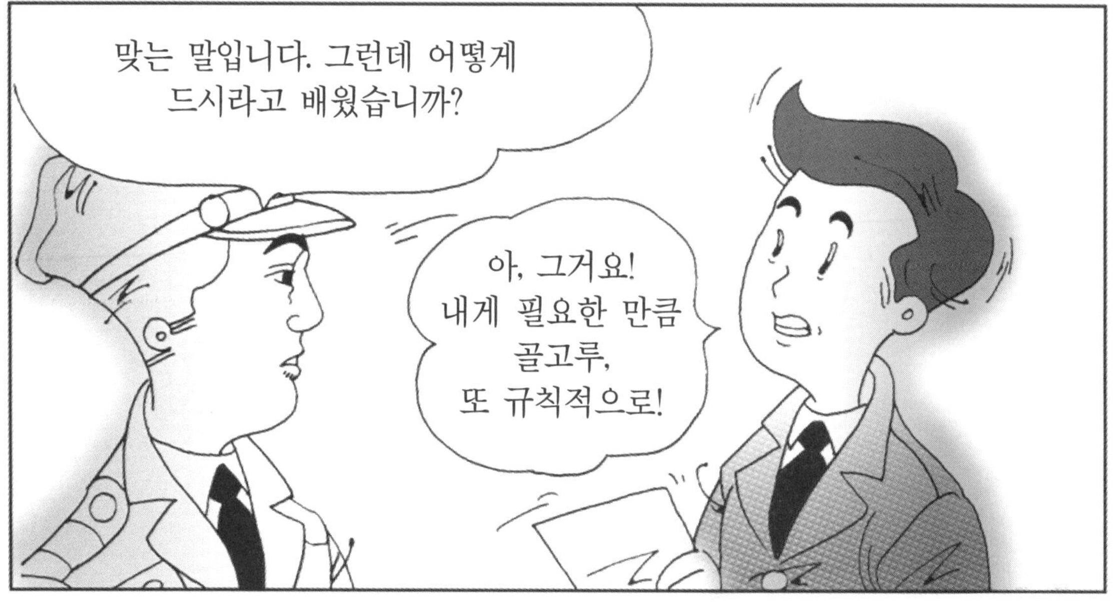
맞는 말입니다. 그런데 어떻게 드시라고 배웠습니까?
아, 그거요! 내게 필요한 만큼 골고루, 또 규칙적으로!

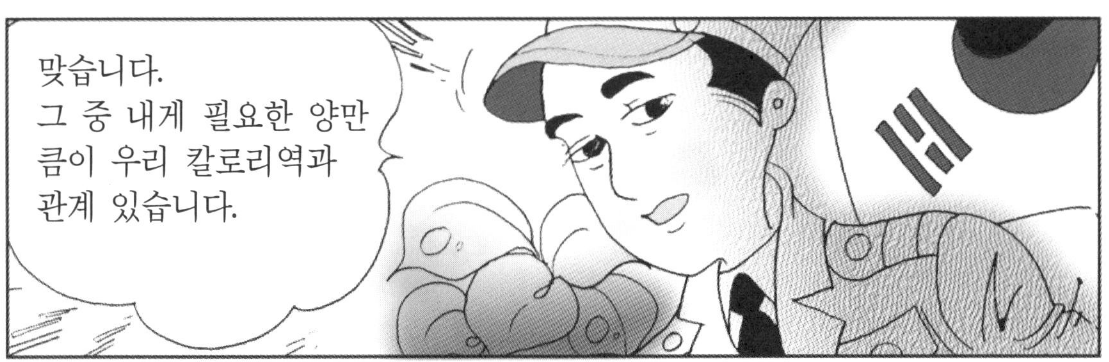
맞습니다.
그 중 내게 필요한 양만큼이 우리 칼로리역과 관계 있습니다.

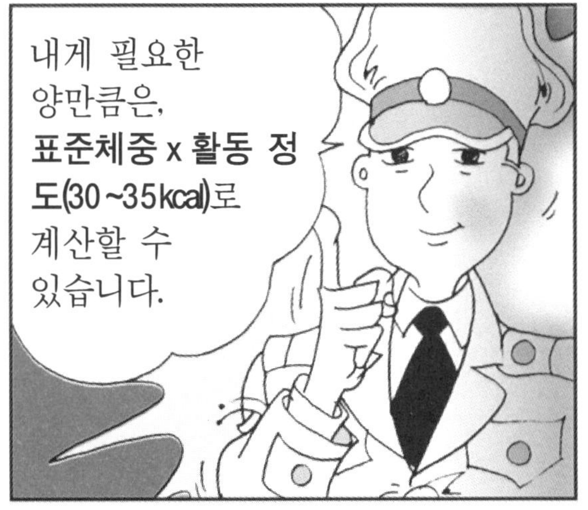
내게 필요한 양만큼은, **표준체중 x 활동 정도(30~35kcal)**로 계산할 수 있습니다.

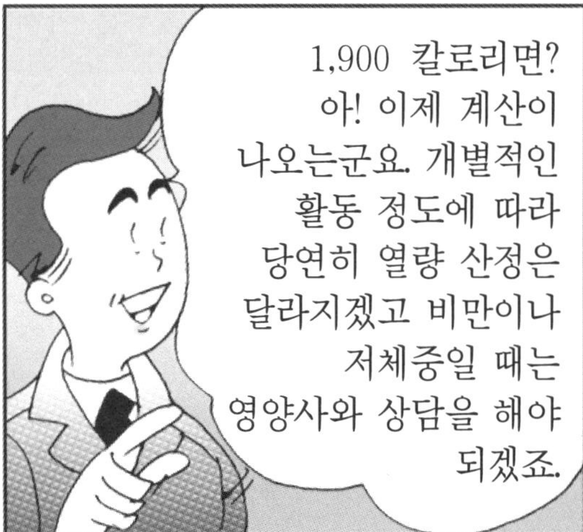
1,900 칼로리면? 아! 이제 계산이 나오는군요. 개별적인 활동 정도에 따라 당연히 열량 산정은 달라지겠고 비만이나 저체중일 때는 영양사와 상담을 해야 되겠죠.

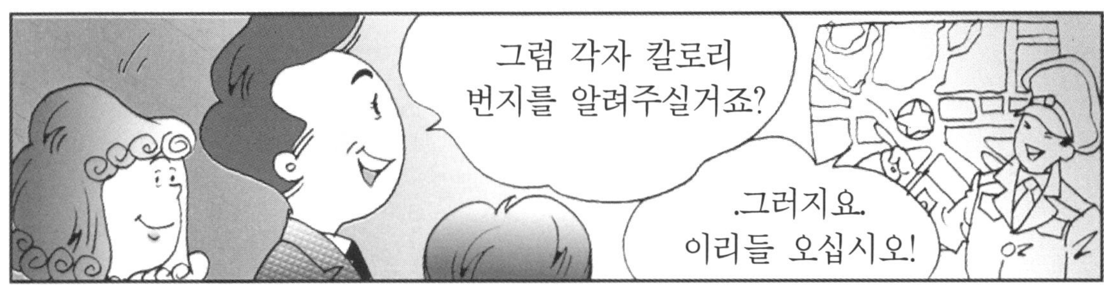
그럼 각자 칼로리 번지를 알려주실거죠?
.그러지요. 이리들 오십시오!

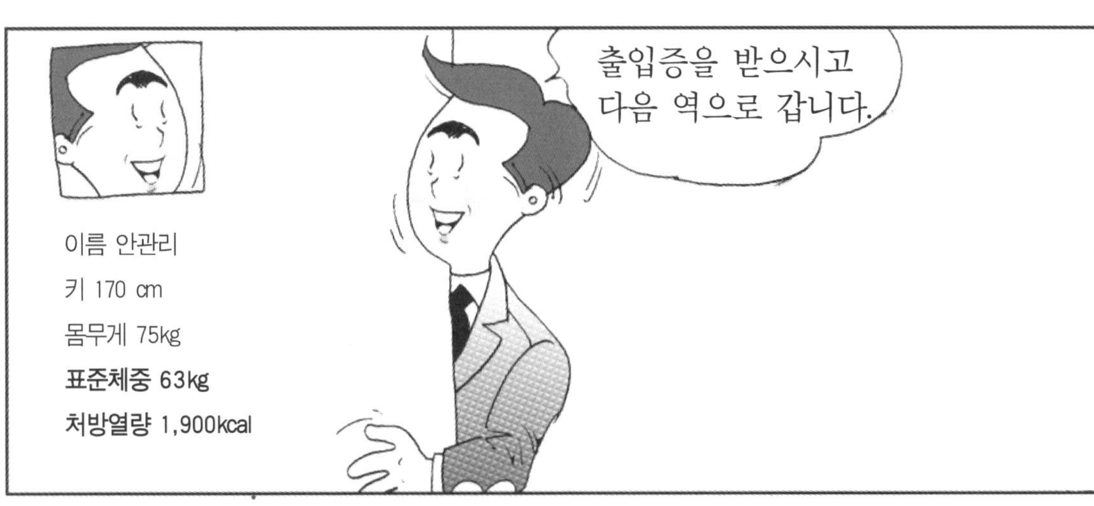
출입증을 받으시고 다음 역으로 갑니다.
이름 안관리
키 170 cm
몸무게 75kg
표준체중 63kg
처방열량 1,900kcal

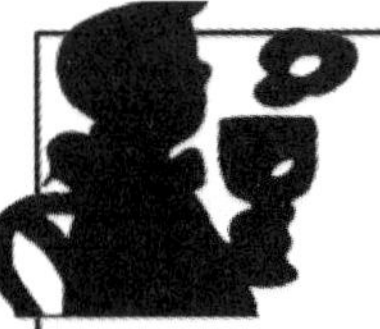

◈ 잠깐만 쉬어 갑시다!

Q • 당뇨식은 무엇입니까?

A • **당뇨식은 특별히 제한하는 것이 아니라 내게 필요한 양만큼, 균형있게, 규칙적으로 먹는 건강식입니다.**

Q • 저는 하루에 얼마나 먹어야 할까요?

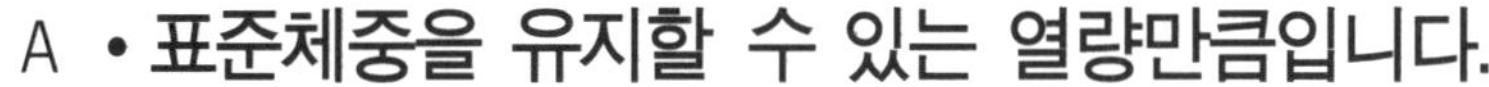

A • **표준체중을 유지할 수 있는 열량만큼입니다.**

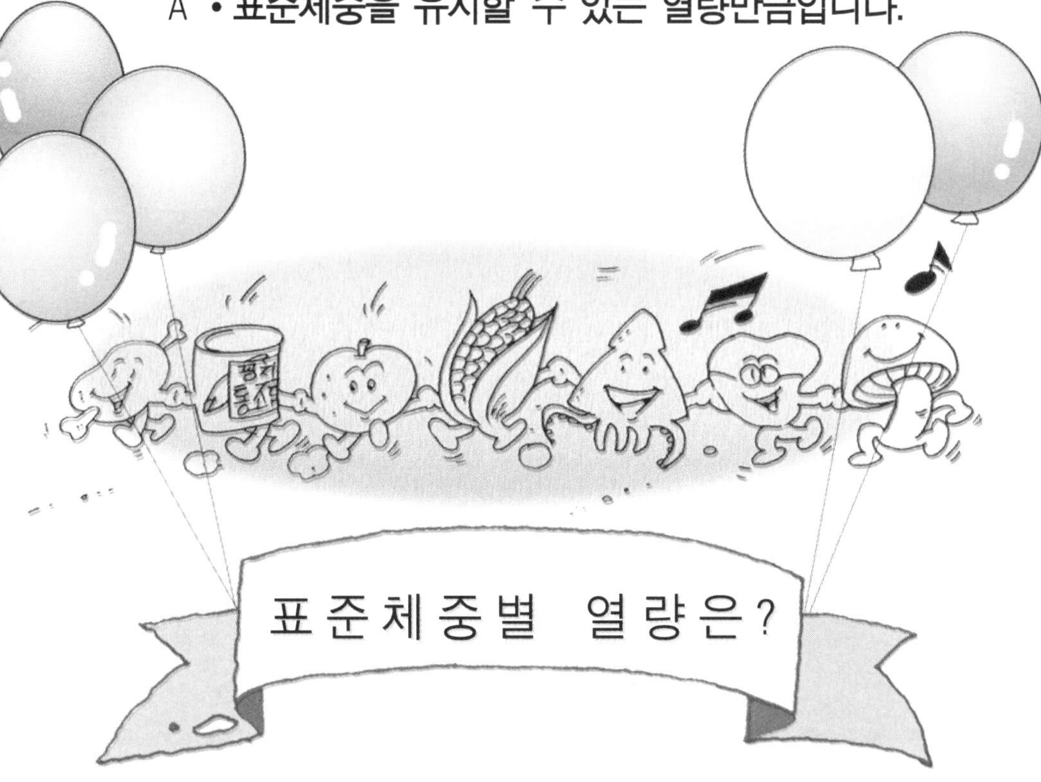

키 (cm)	표준체중 (kg)	열량 (kcal)
145	40	1,200-1,400
150	45	1,400-1,600
155	50	1,500-1,800
160	54	1,600-1,900
165	59	1,800-2,100
170	63	1,900-2,200
175	68	2,000-2,400

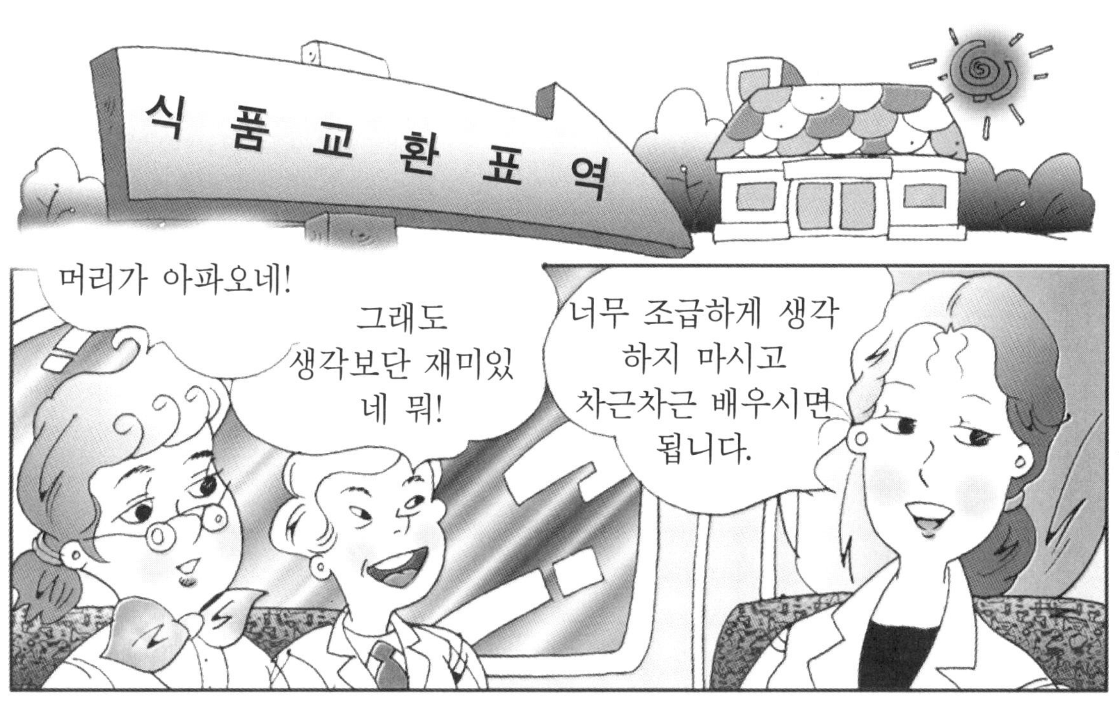
식 품 교 환 표 역
머리가 아파오네!
그래도 생각보단 재미있네 뭐!
너무 조급하게 생각하지 마시고 차근차근 배우시면 됩니다.

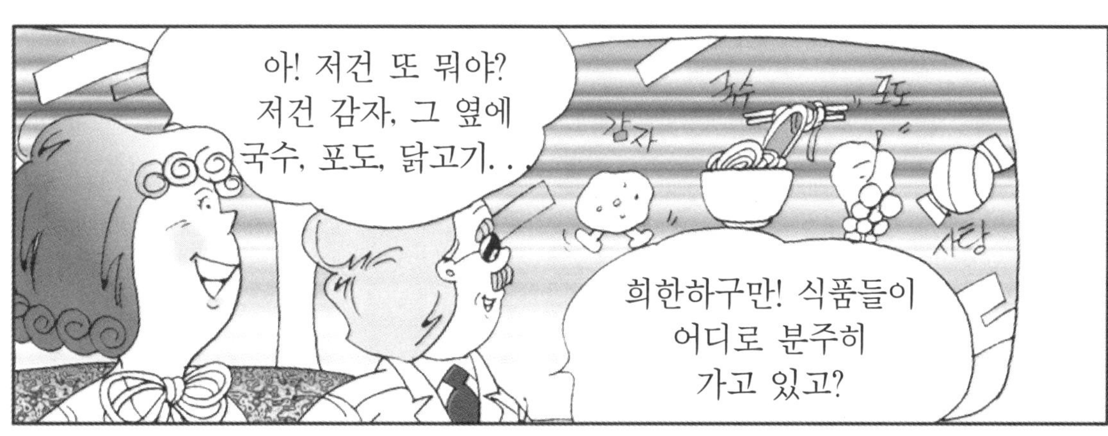
아! 저건 또 뭐야? 저건 감자, 그 옆에 국수, 포도, 닭고기. . .
감자
국수
포도
사탕
희한하구만! 식품들이 어디로 분주히 가고 있고?

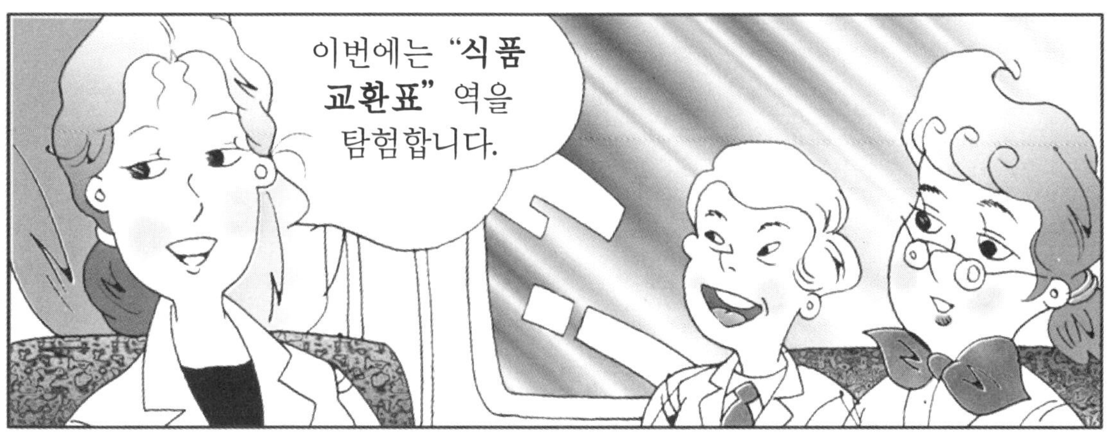
이번에는 **"식품 교환표"** 역을 탐험합니다.

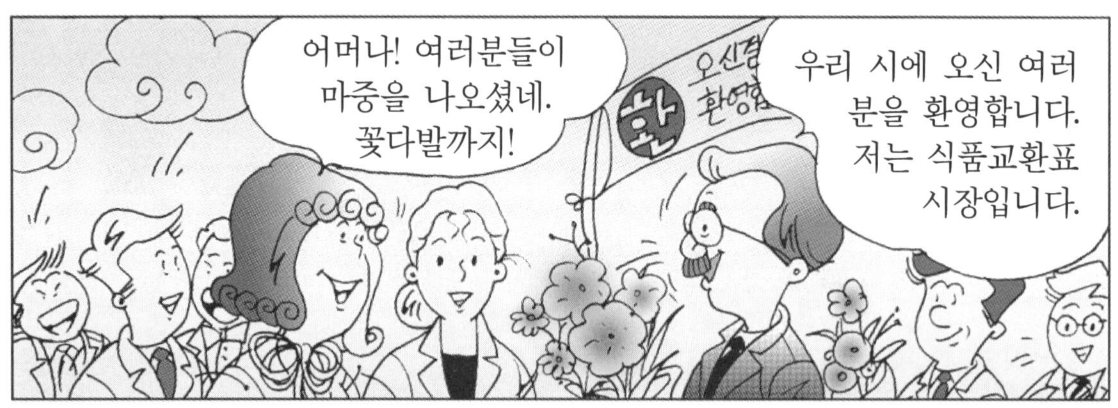
어머나! 여러분들이 마중을 나오셨네. 꽃다발까지!
우리 시에 오신 여러 분을 환영합니다. 저는 식품교환표 시장입니다.

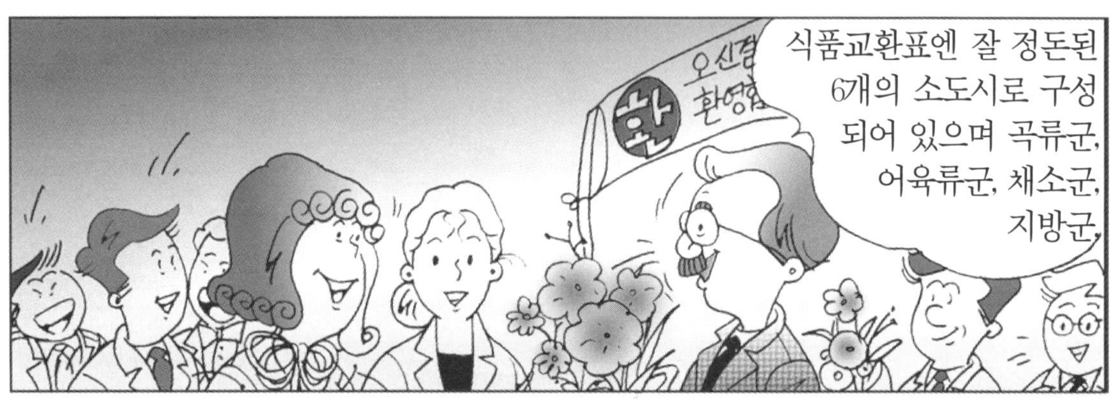
식품교환표엔 잘 정돈된 6개의 소도시로 구성되어 있으며 곡류군, 어육류군, 채소군, 지방군,

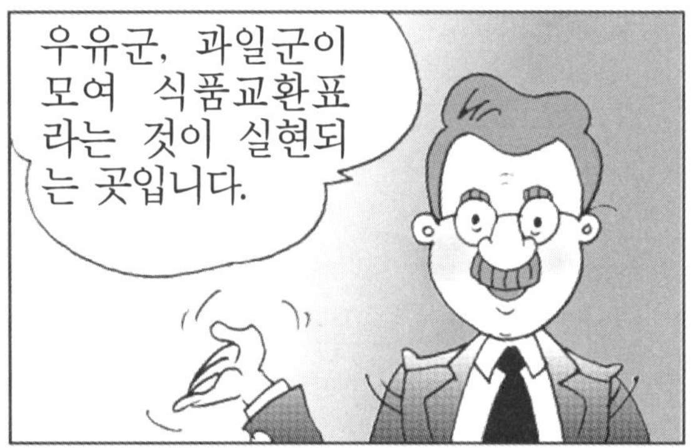
우유군, 과일군이 모여 식품교환표라는 것이 실현되는 곳입니다.

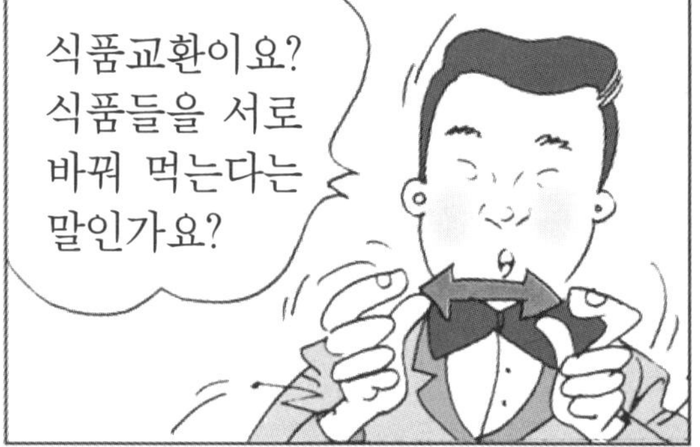
식품교환이요? 식품들을 서로 바꿔 먹는다는 말인가요?

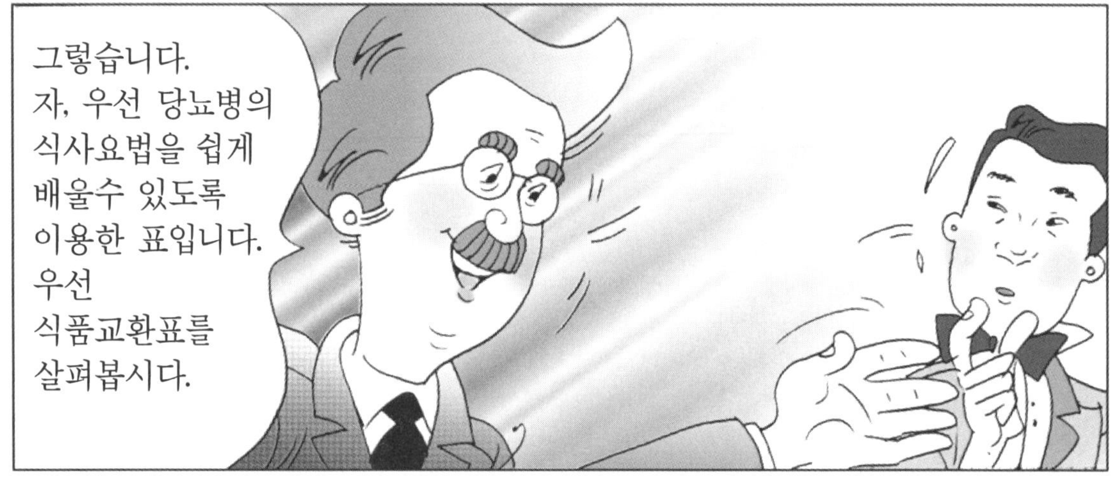
그렇습니다. 자, 우선 당뇨병의 식사요법을 쉽게 배울수 있도록 이용한 표입니다. 우선 식품교환표를 살펴봅시다.

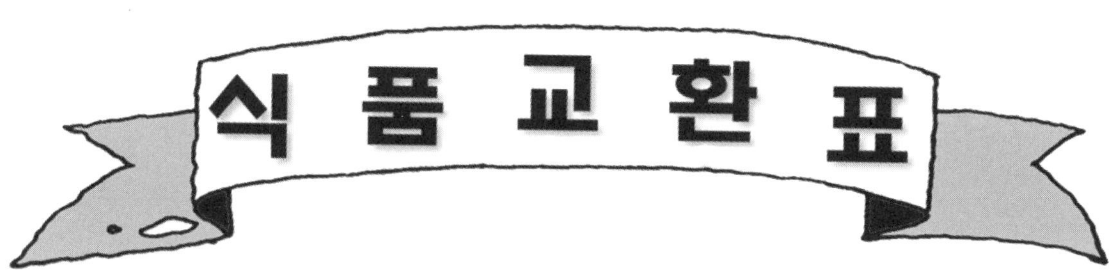

식품군	구분	식품
곡류군		밥, 식빵, 감자, 옥수수, 국수, 고구마
어육류군	저지방	생선, 오징어, 꽃게, 닭고기, 돼지고기
	중지방	생선, 계란, 두부, 콩
	고지방	갈비, 치즈, 통조림, 소시지
채소군		배추, 당근, 시금치, 오이, 버섯
지방군		식용유, 마가린, 호두, 땅콩, 잣
우유군		우유, 두유, 분유
과일군		사과, 포도, 수박, 복숭아, 딸기, 주스

식품교환표는 여러 식품들을 인체에서 같은 역할을 하는 것끼리 여섯 가지로 묶어 놓은 것입니다.
아! 곡류군, 어육류군, 채소군, 지방군, 과일군, 우유군 6가지 말이군요.

네! 이들이 가족을 이루며 살고 있습니다.

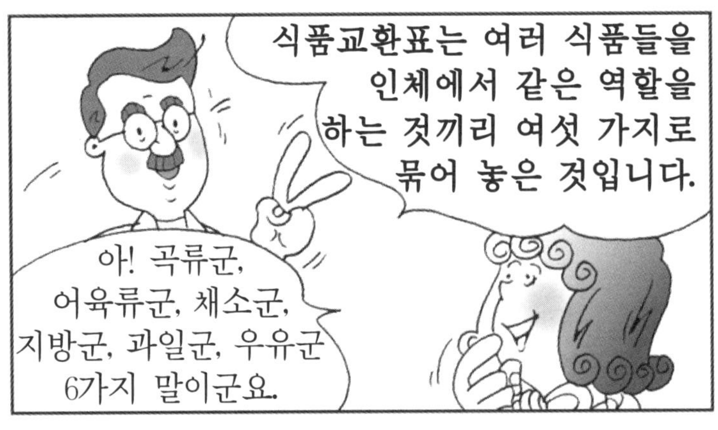

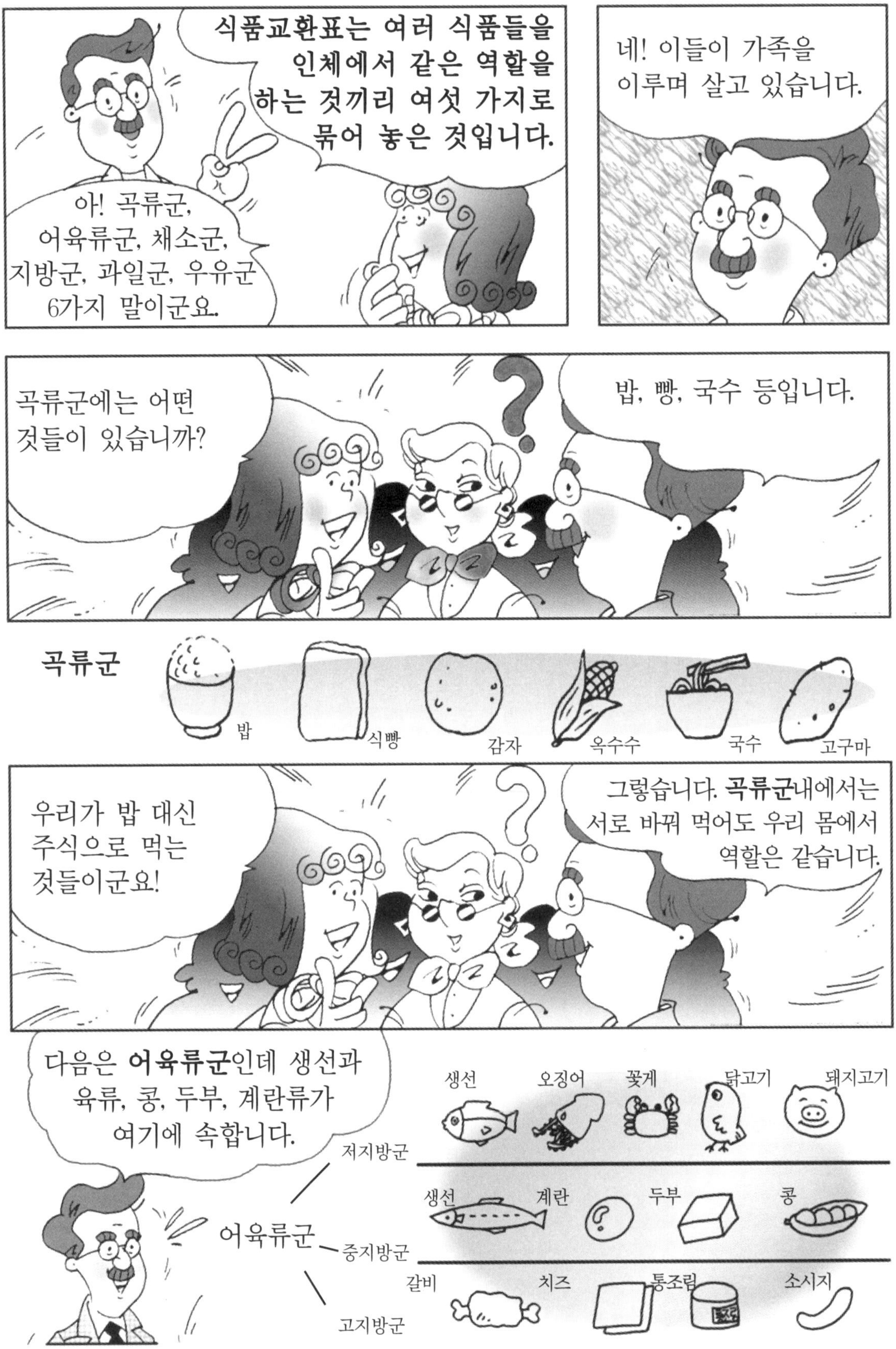

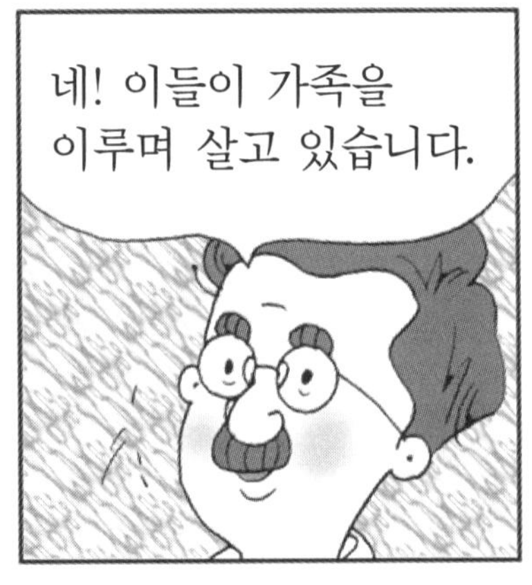

곡류군에는 어떤 것들이 있습니까?

밥, 빵, 국수 등입니다.

곡류군

밥 식빵 감자 옥수수 국수 고구마

우리가 밥 대신 주식으로 먹는 것들이군요!

그렇습니다. **곡류군**내에서는 서로 바꿔 먹어도 우리 몸에서 역할은 같습니다.

다음은 **어육류군**인데 생선과 육류, 콩, 두부, 계란류가 여기에 속합니다.

어육류군

저지방군: 생선 오징어 꽃게 닭고기 돼지고기

중지방군: 생선 계란 두부 콩

고지방군: 갈비 치즈 통조림 소시지

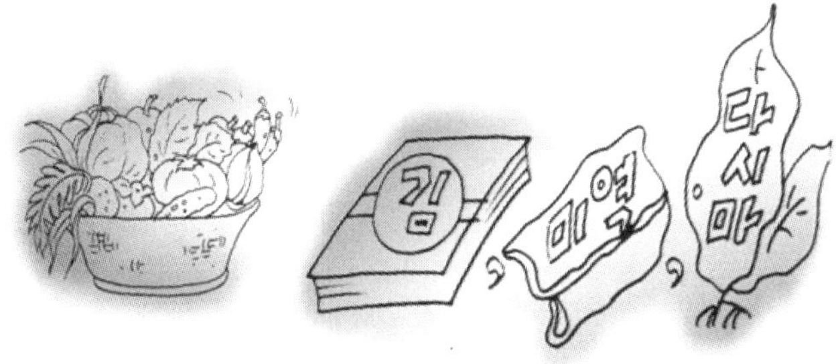

채소군에는 우리가 잘 아는 야채류와 해조류도 포함됩니다.

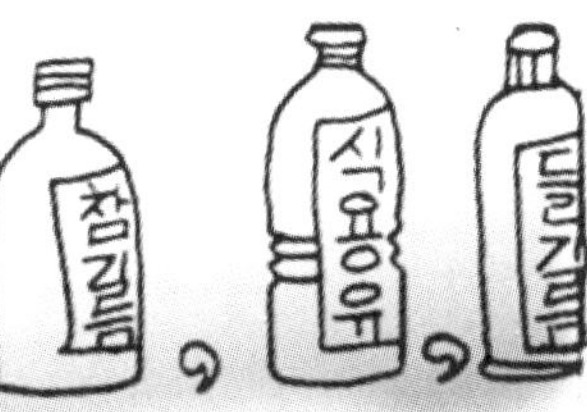

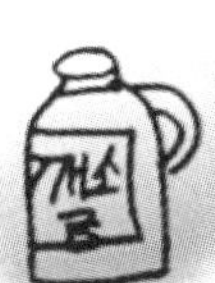

지방군에는 우리가 잘 아는 기름 종류와 견과류도 포함됩니다.

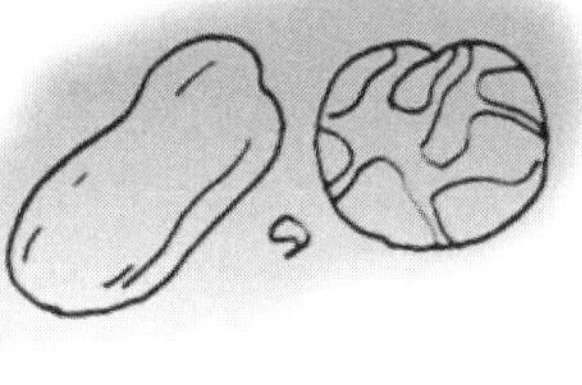

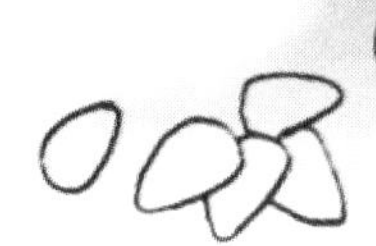

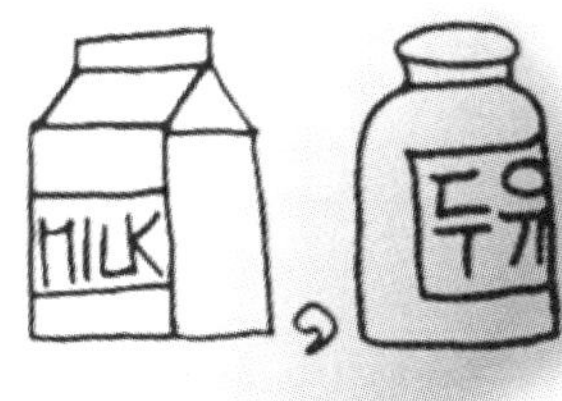

우유군에는 우유, 두유, 탈지우유 등이 있지요.

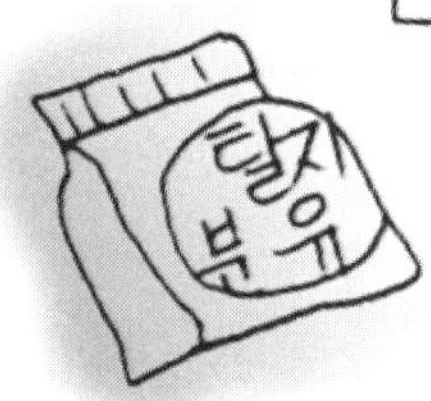

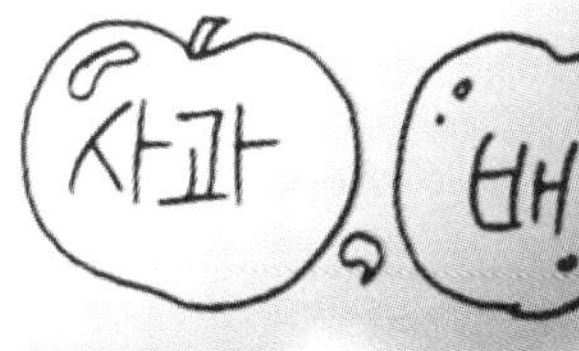

과일군에는 우리가 잘 아는 과일들이 있습니다.

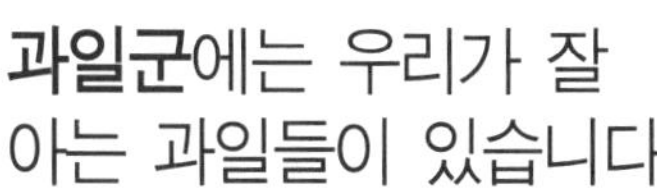

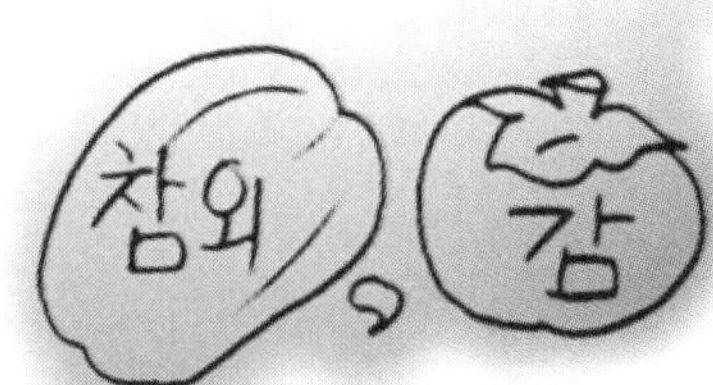

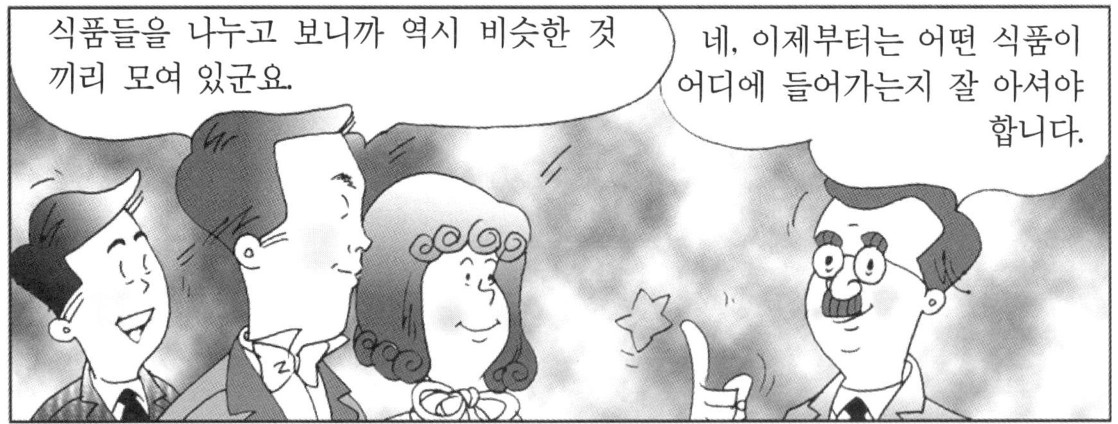
식품들을 나누고 보니까 역시 비슷한 것
끼리 모여 있군요.
네, 이제부터는 어떤 식품이
어디에 들어가는지 잘 아셔야
합니다.

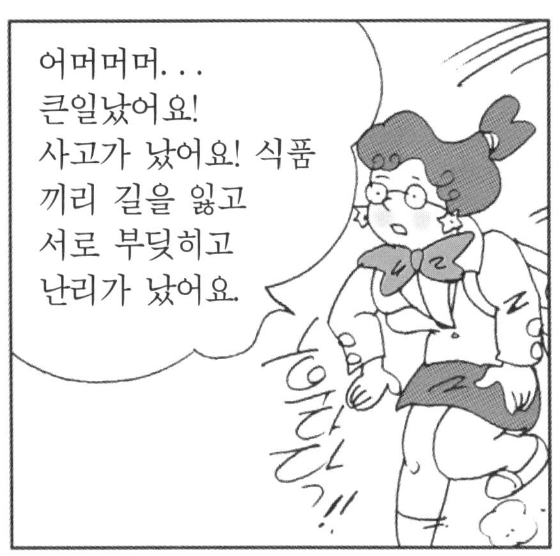
어머머머...
큰일났어요!
사고가 났어요! 식품
끼리 길을 잃고
서로 부딪히고
난리가 났어요.

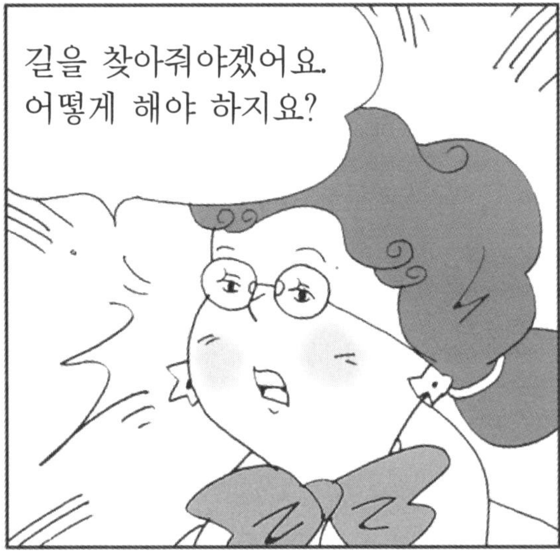
길을 찾아줘야겠어요.
어떻게 해야 하지요?

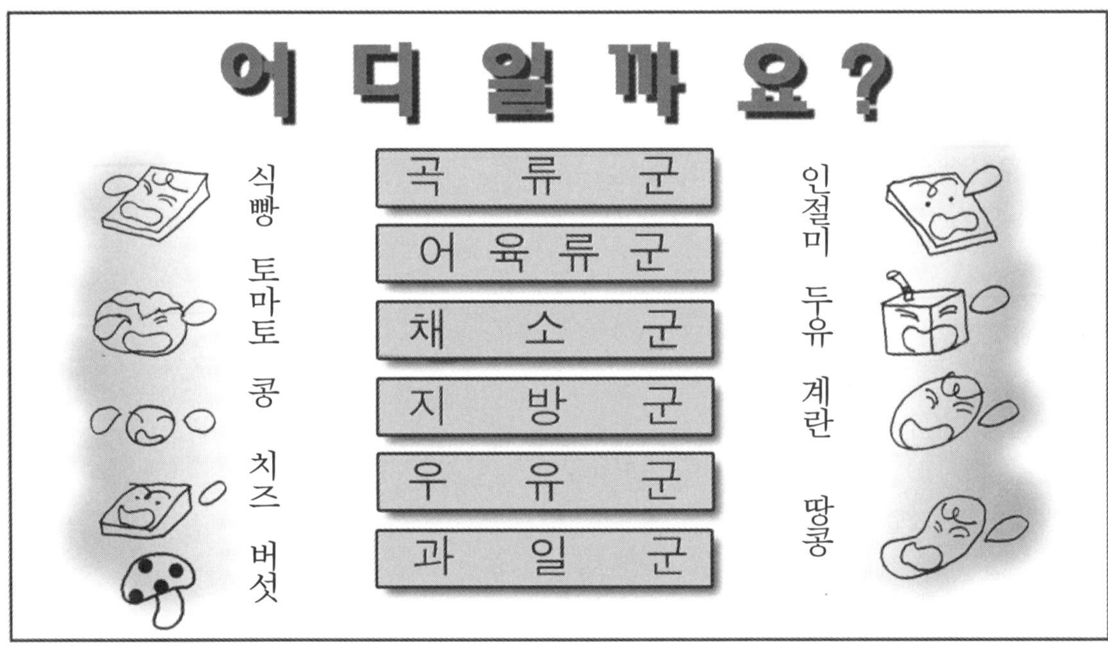
어디일까요?
식빵
토마토
콩
치즈
버섯
곡류군
어육류군
채소군
지방군
우유군
과일군
인절미
두유
계란
땅콩

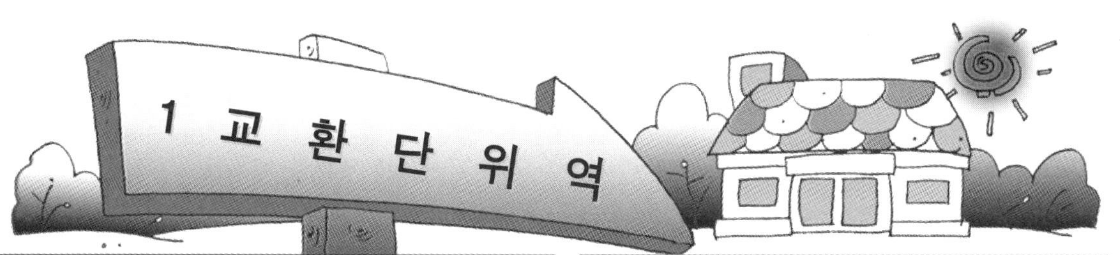
1 교환단위역

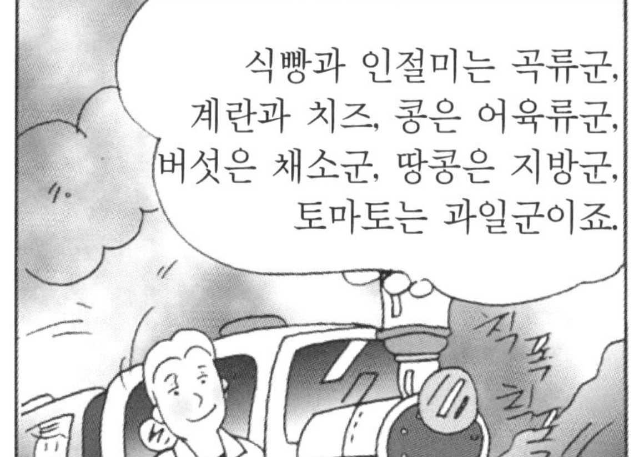
식빵과 인절미는 곡류군,
계란과 치즈, 콩은 어육류군,
버섯은 채소군, 땅콩은 지방군,
토마토는 과일군이죠.

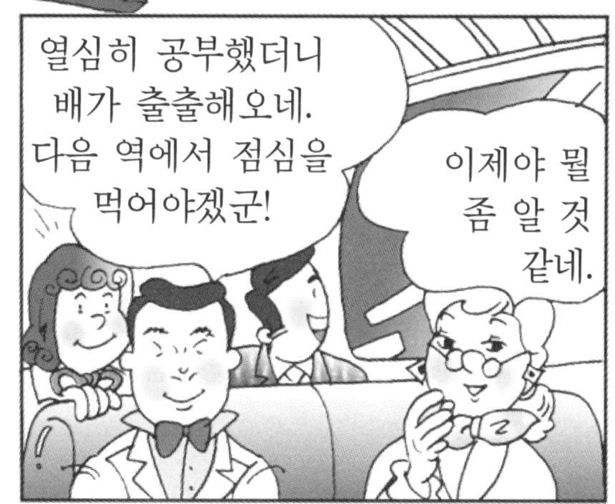
열심히 공부했더니
배가 출출해오네.
다음 역에서 점심을
먹어야겠군!
이제야 뭘
좀 알 것
같네.

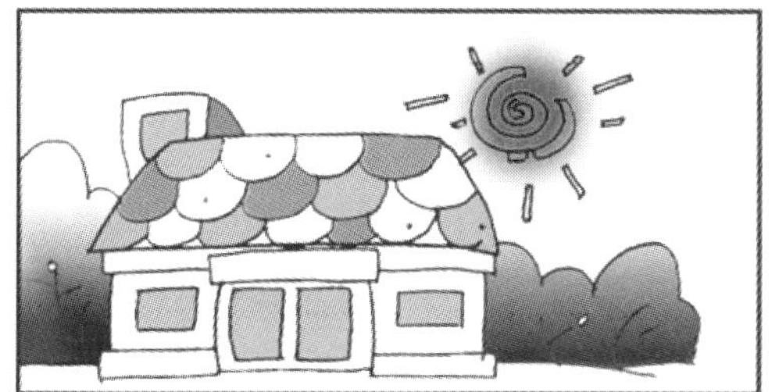

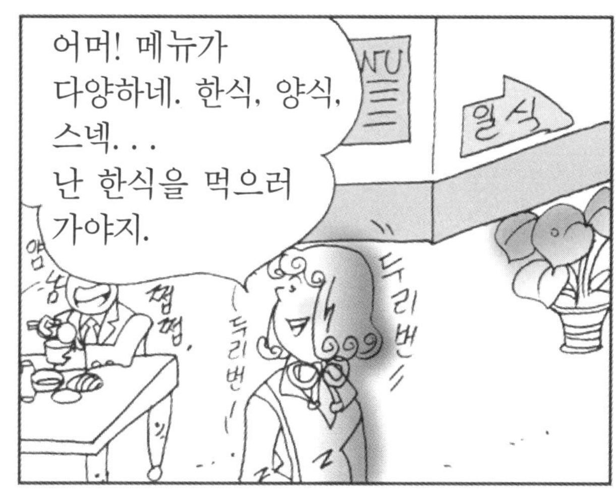
어머! 메뉴가
다양하네. 한식, 양식,
스넥. . .
난 한식을 먹으러
가야지.
일식

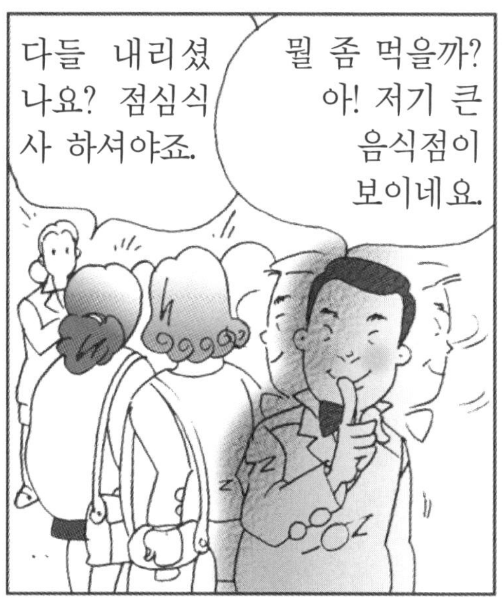
다들 내리셨
나요? 점심식
사 하셔야죠.
뭘 좀 먹을까?
아! 저기 큰
음식점이
보이네요.

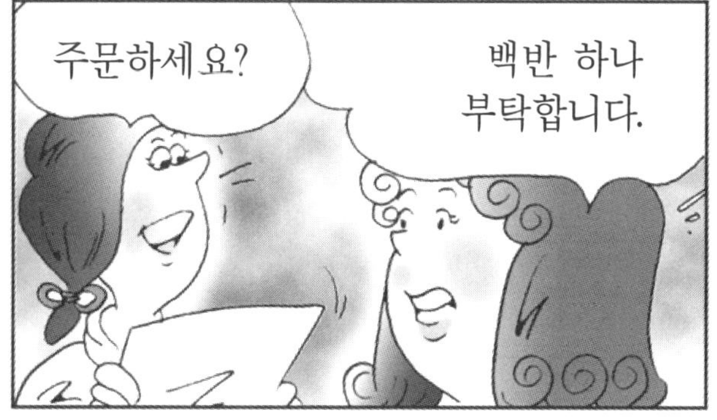
주문하세요?
백반 하나
부탁합니다.

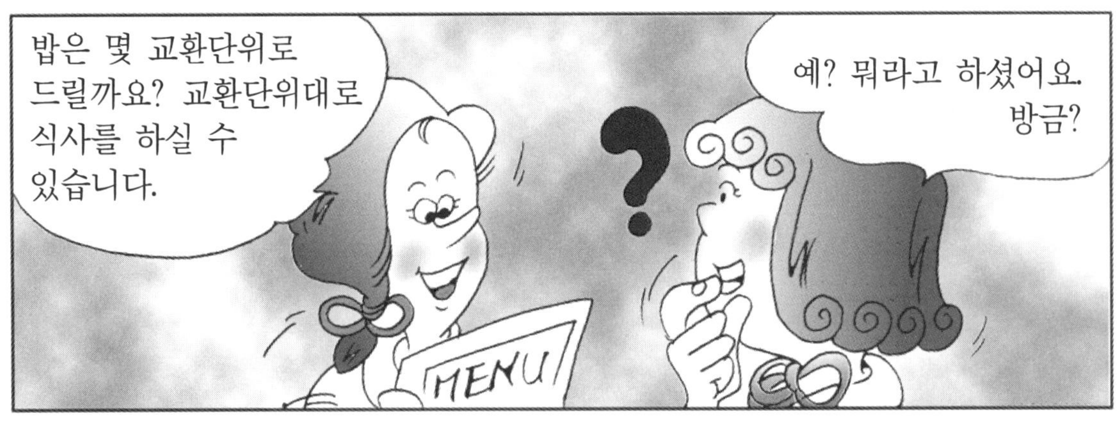
밥은 몇 교환단위로
드릴까요? 교환단위대로
식사를 하실 수
있습니다.
예? 뭐라고 하셨어요.
방금?
MENU

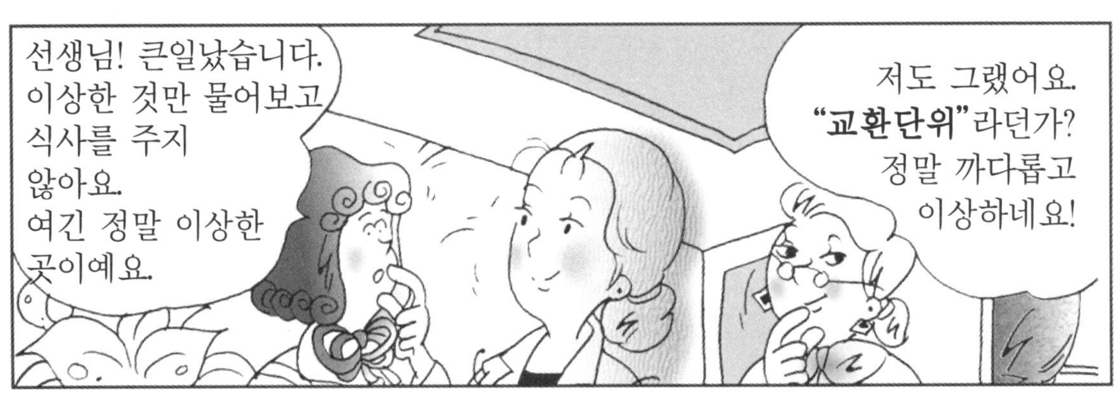
선생님! 큰일났습니다.
이상한 것만 물어보고
식사를 주지
않아요.
여긴 정말 이상한
곳이예요.
저도 그랬어요.
"교환단위"라던가?
정말 까다롭고
이상하네요!

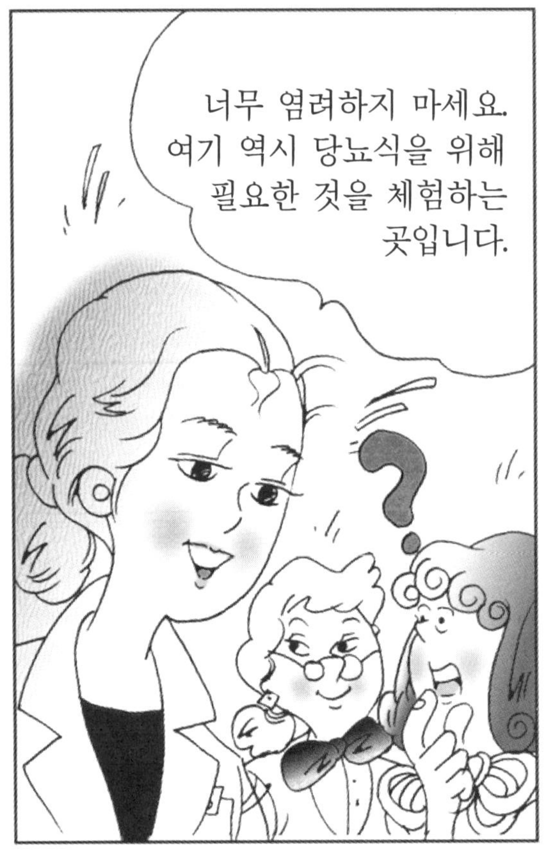
너무 염려하지 마세요.
여기 역시 당뇨식을 위해
필요한 것을 체험하는
곳입니다.

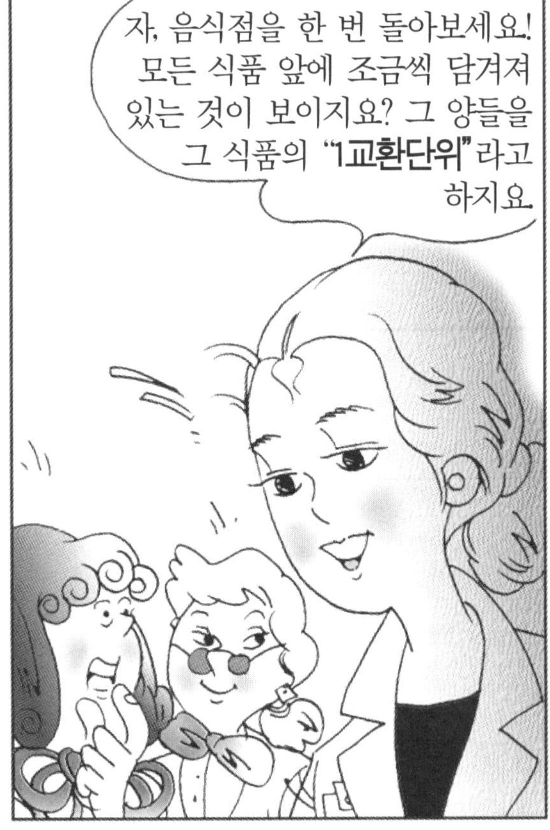
자, 음식점을 한 번 돌아보세요!
모든 식품 앞에 조금씩 담겨져
있는 것이 보이지요? 그 양들을
그 식품의 "1교환단위"라고
하지요.

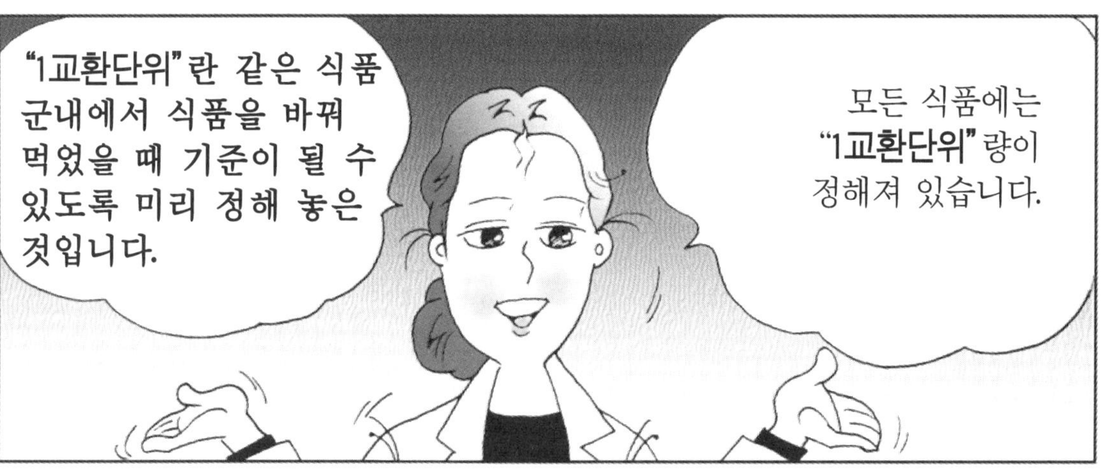
"1교환단위"란 같은 식품 군내에서 식품을 바꿔 먹었을 때 기준이 될 수 있도록 미리 정해 놓은 것입니다.
모든 식품에는 "1교환단위"량이 정해져 있습니다.

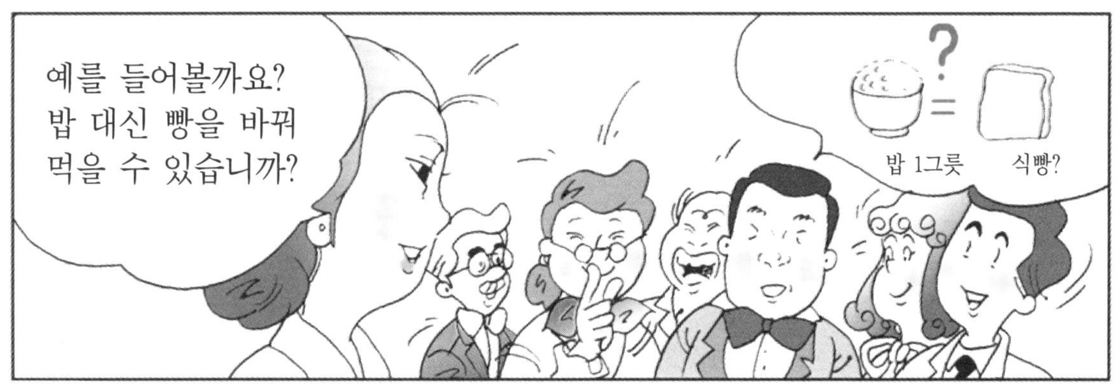
예를 들어볼까요? 밥 대신 빵을 바꿔 먹을 수 있습니까?
밥 1그릇
식빵?

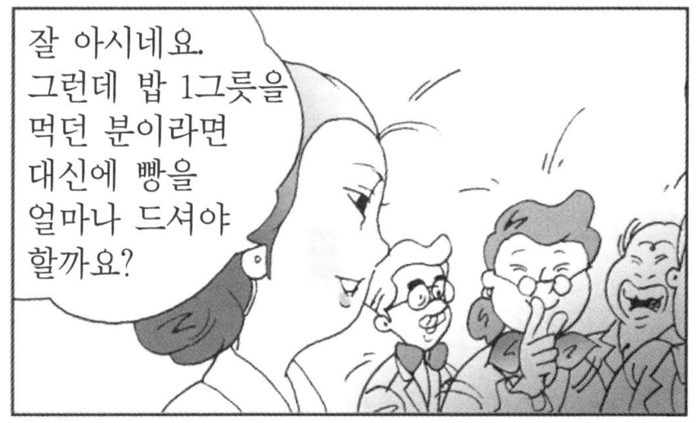
잘 아시네요. 그런데 밥 1그릇을 먹던 분이라면 대신에 빵을 얼마나 드셔야 할까요?

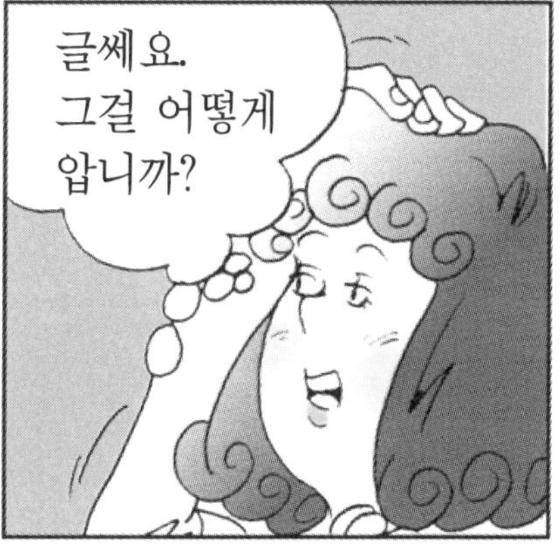
글쎄요. 그걸 어떻게 압니까?

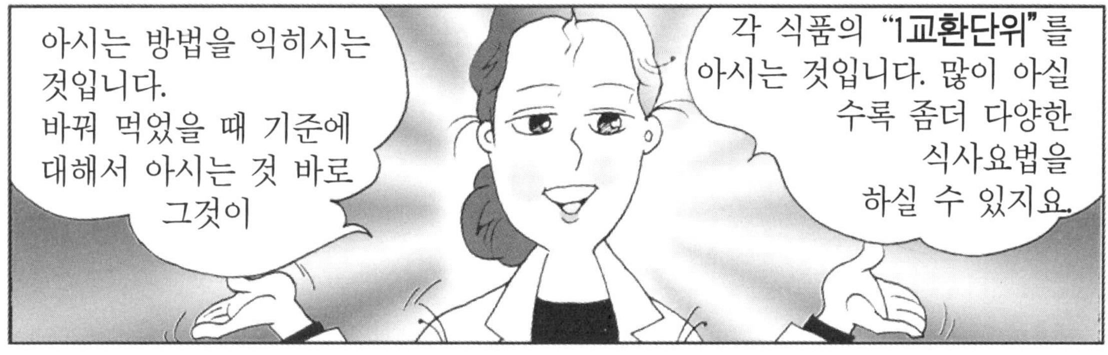
아시는 방법을 익히시는 것입니다. 바꿔 먹었을 때 기준에 대해서 아시는 것 바로 그것이
각 식품의 "1교환단위"를 아시는 것입니다. 많이 아실 수록 좀더 다양한 식사요법을 하실 수 있지요.

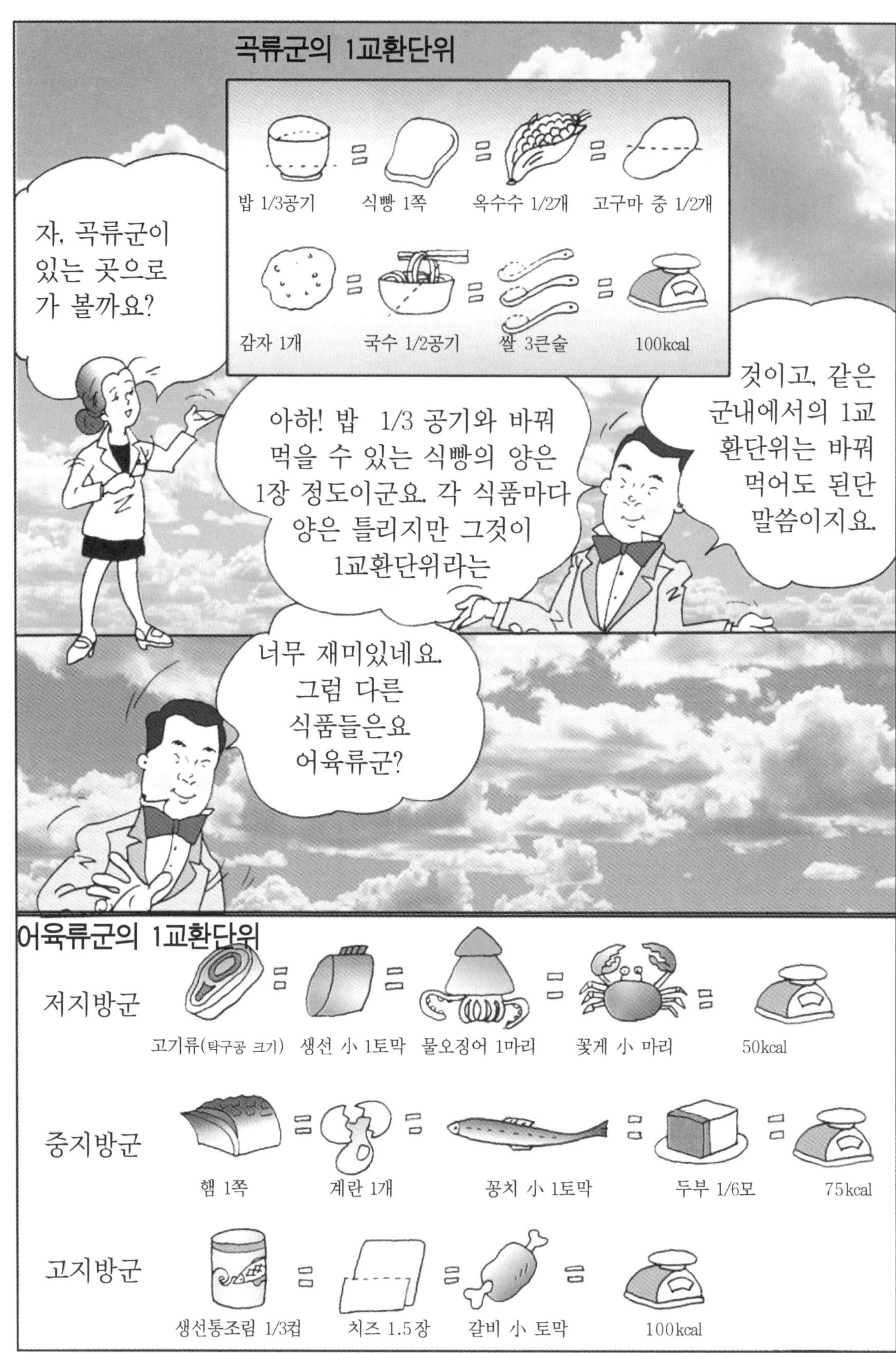
곡류군의 1교환단위
밥 1/3공기
식빵 1쪽
옥수수 1/2개
고구마 중 1/2개
감자 1개
국수 1/2공기
쌀 3큰술
100kcal
자, 곡류군이 있는 곳으로 가 볼까요?
아하! 밥 1/3 공기와 바꿔 먹을 수 있는 식빵의 양은 1장 정도이군요. 각 식품마다 양은 틀리지만 그것이 1교환단위라는
것이고, 같은 군내에서의 1교환단위는 바꿔 먹어도 된단 말씀이지요.
너무 재미있네요. 그럼 다른 식품들은요 어육류군?
어육류군의 1교환단위
저지방군
고기류(탁구공 크기)
생선 小 1토막
물오징어 1마리
꽃게 小 마리
50kcal
중지방군
햄 1쪽
계란 1개
꽁치 小 1토막
두부 1/6모
75kcal
고지방군
생선통조림 1/3컵
치즈 1.5장
갈비 小 토막
100kcal

어육류군은 간단하긴 한데 저지방, 중지방, 고지방군은 어떻게 나눈 겁니까?
식품의 지방분이 많고 적음에 따라 분류합니다.

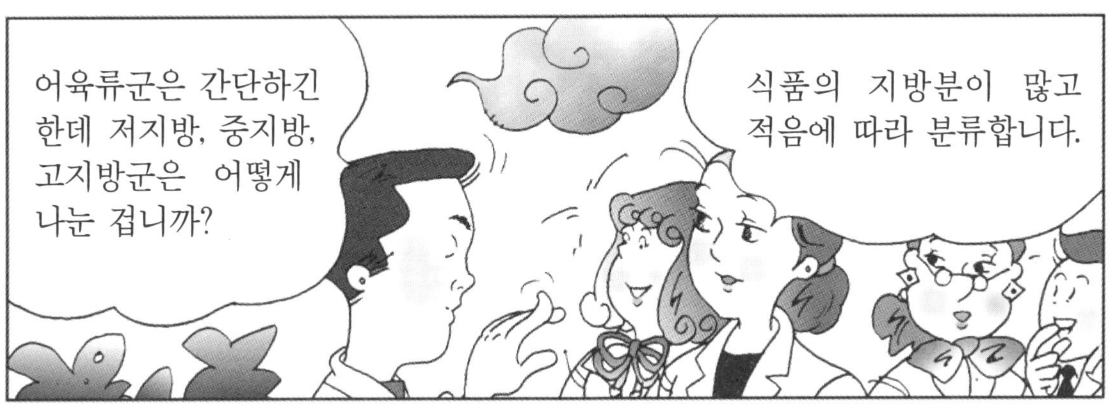

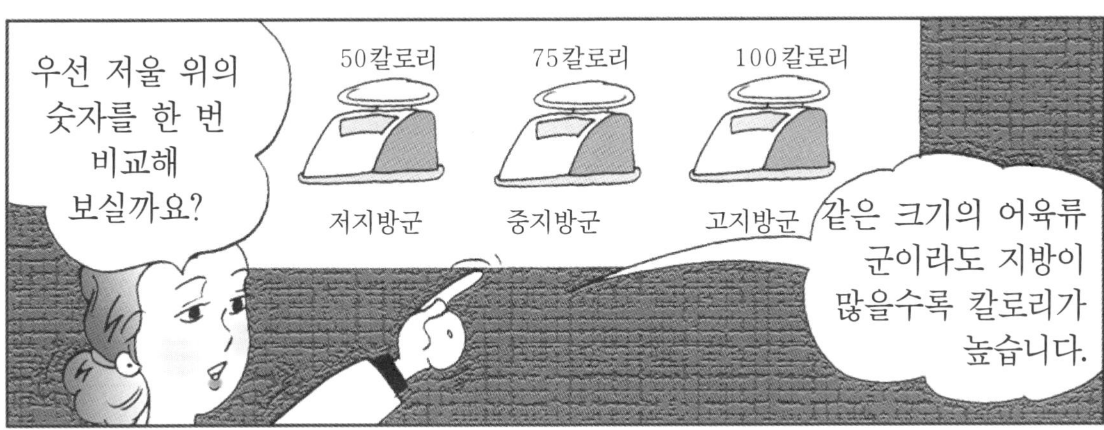

하루에 필요한 양은 꼭 지켜야 하며 조금이라도 칼로리를 높이는 것은 비효율적이지요. 그리고 또 한 가지, 육류에 많은 이런 지방성분은 혈관내에 쌓이게 되면 고혈압, 동맥경화증, 심근경색증 등의 심혈관계 질환의 원인이 됩니다. 그러므로 고지방 식품은 되도록 제한하는 것이 당뇨병 관리에 좋습니다.

삼겹살, 생선통조림, 치즈, 닭껍질을 제한하라는 거죠?

네!
그렇습니다.

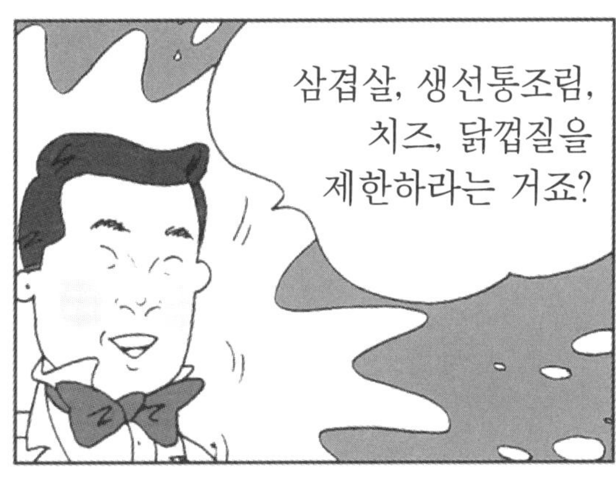

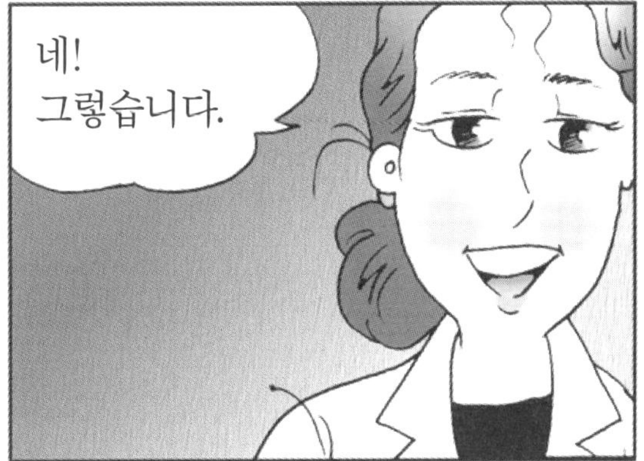

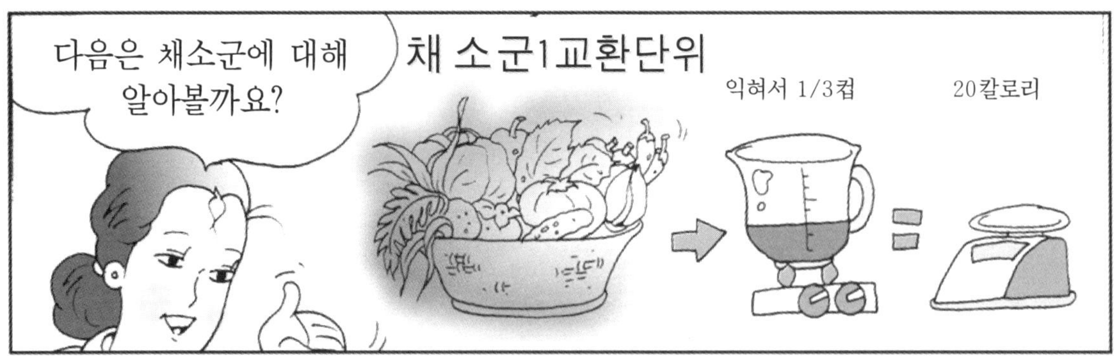
다음은 채소군에 대해
알아볼까요?
채 소 군1교환단위
익혀서 1/3컵
20칼로리

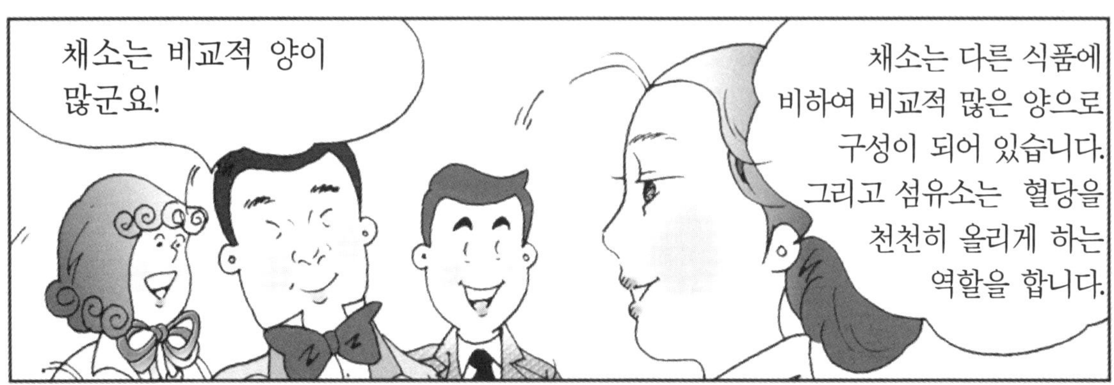
채소는 비교적 양이
많군요!
채소는 다른 식품에
비하여 비교적 많은 양으로
구성이 되어 있습니다.
그리고 섬유소는 혈당을
천천히 올리게 하는
역할을 합니다.

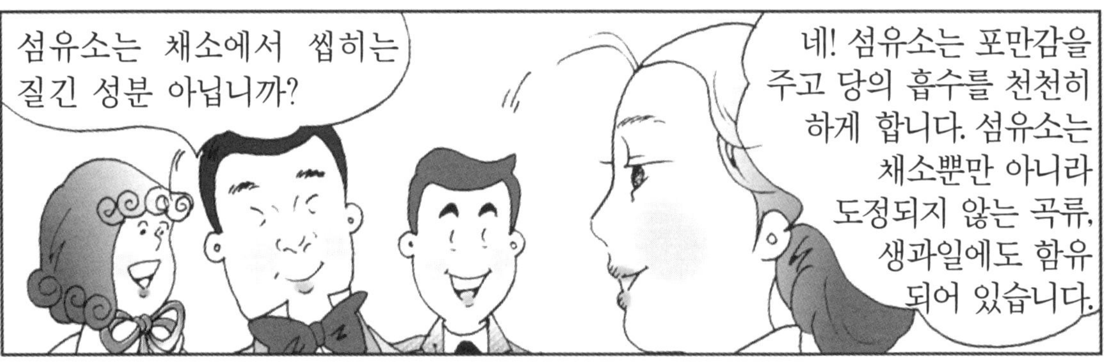
섬유소는 채소에서 씹히는
질긴 성분 아닙니까?
네! 섬유소는 포만감을
주고 당의 흡수를 천천히
하게 합니다. 섬유소는
채소뿐만 아니라
도정되지 않는 곡류,
생과일에도 함유
되어 있습니다.

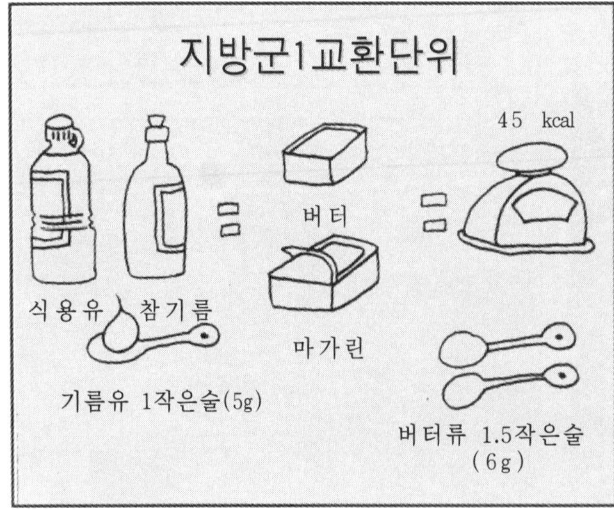
지방군1교환단위
45 kcal
버 터
식 용 유
참 기 름
마 가 린
기름유 1작은술(5g)
버 터 류 1.5작은술
(6g)

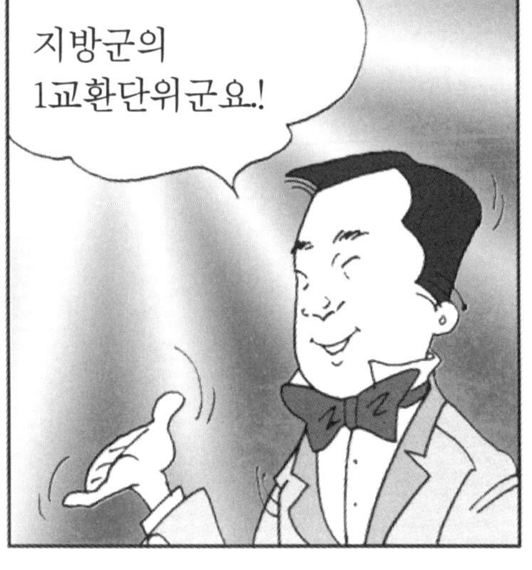
지방군의
1교환단위군요.!

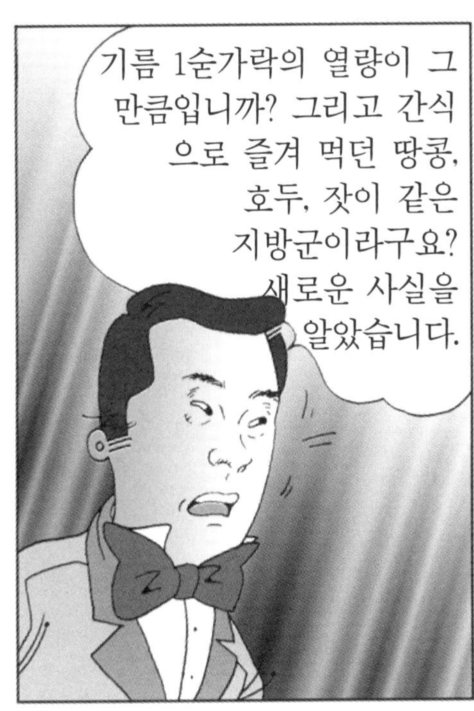
기름 1숟가락의 열량이 그 만큼입니까? 그리고 간식으로 즐겨 먹던 땅콩, 호두, 잣이 같은 지방군이라구요? 새로운 사실을 알았습니다.

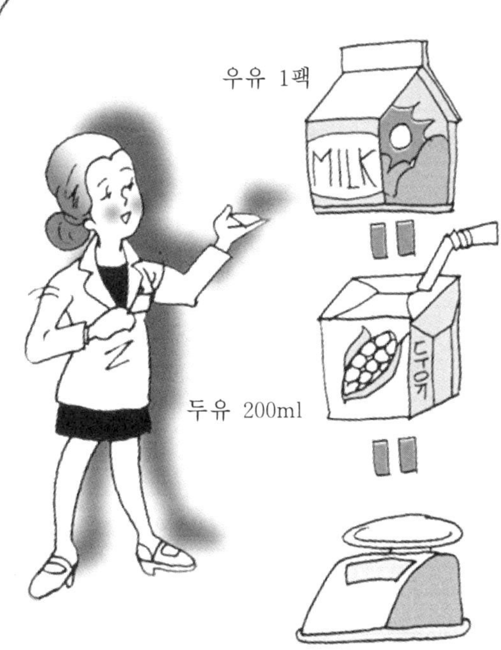
우유군의 1교환단위입니다.
우유 1팩
MILK
두유 200ml
두유
125 kcal

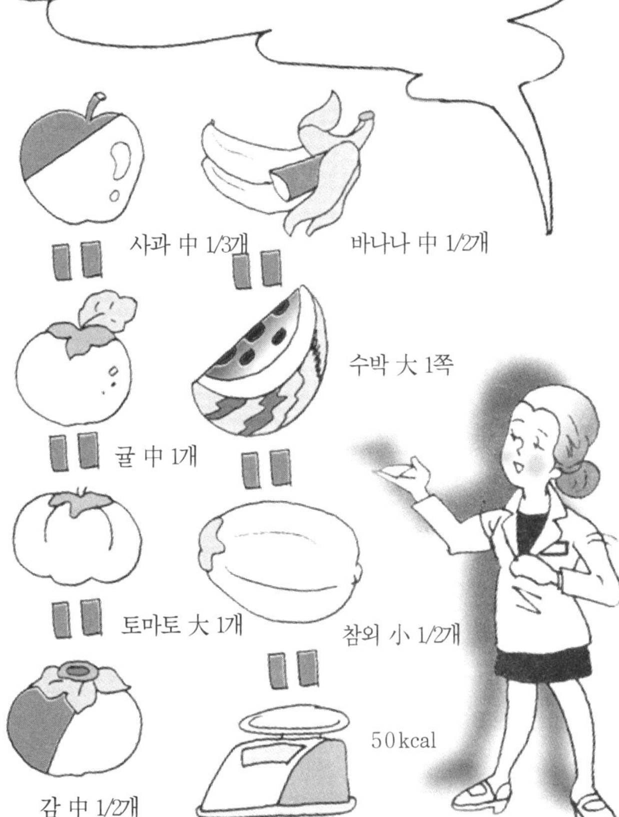
과일군의 1교환단위입니다.
사과 中 1/3개
바나나 中 1/2개
수박 大 1쪽
귤 中 1개
토마토 大 1개
참외 小 1/2개
감 中 1/2개
50kcal

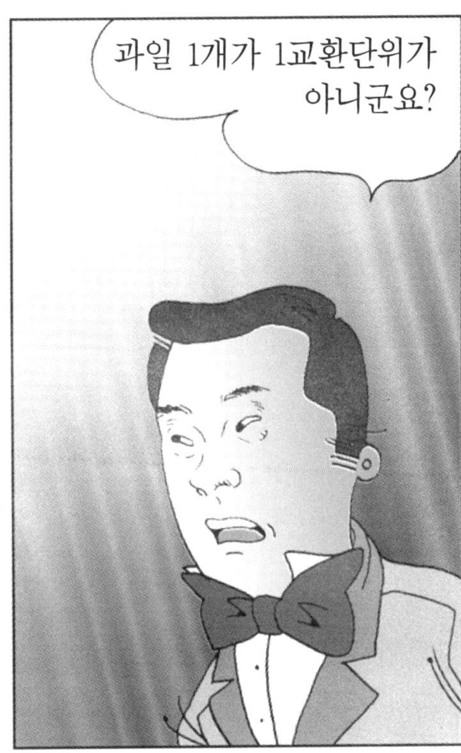
과일 1개가 1교환단위가 아니군요?

하하하
이거 너무 재미있어 시간 가는 줄 모르겠네.
1교환단위라? 재미있지만 조금 어려운 점이 있네요.

"서로 바꿔 먹었을 때 기준이 되는 1단위"라고 생각하시면 됩니다.

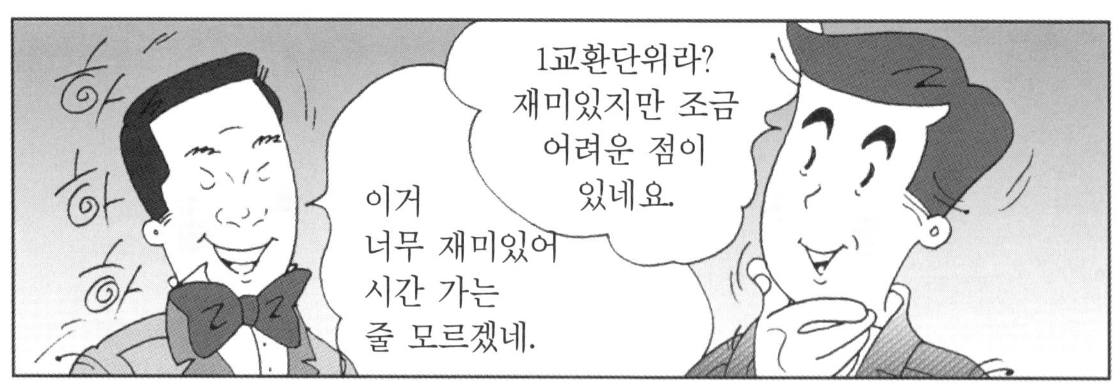

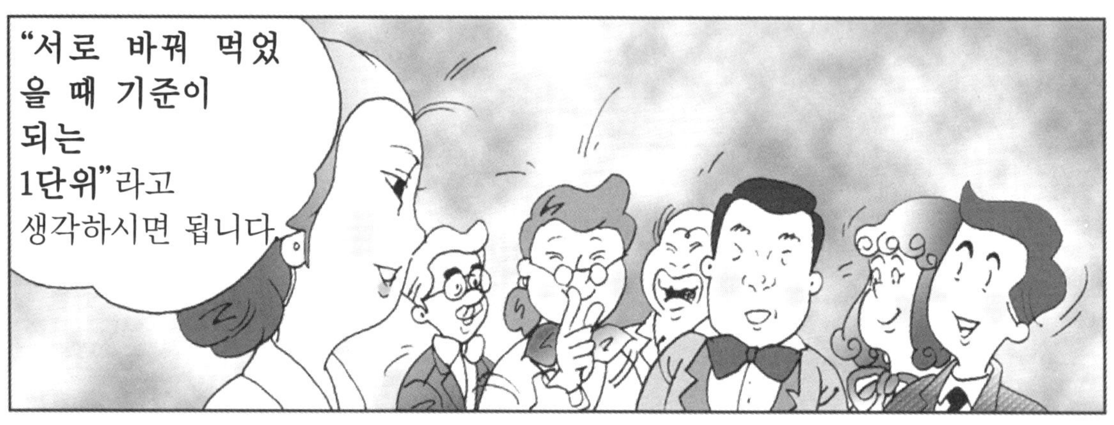

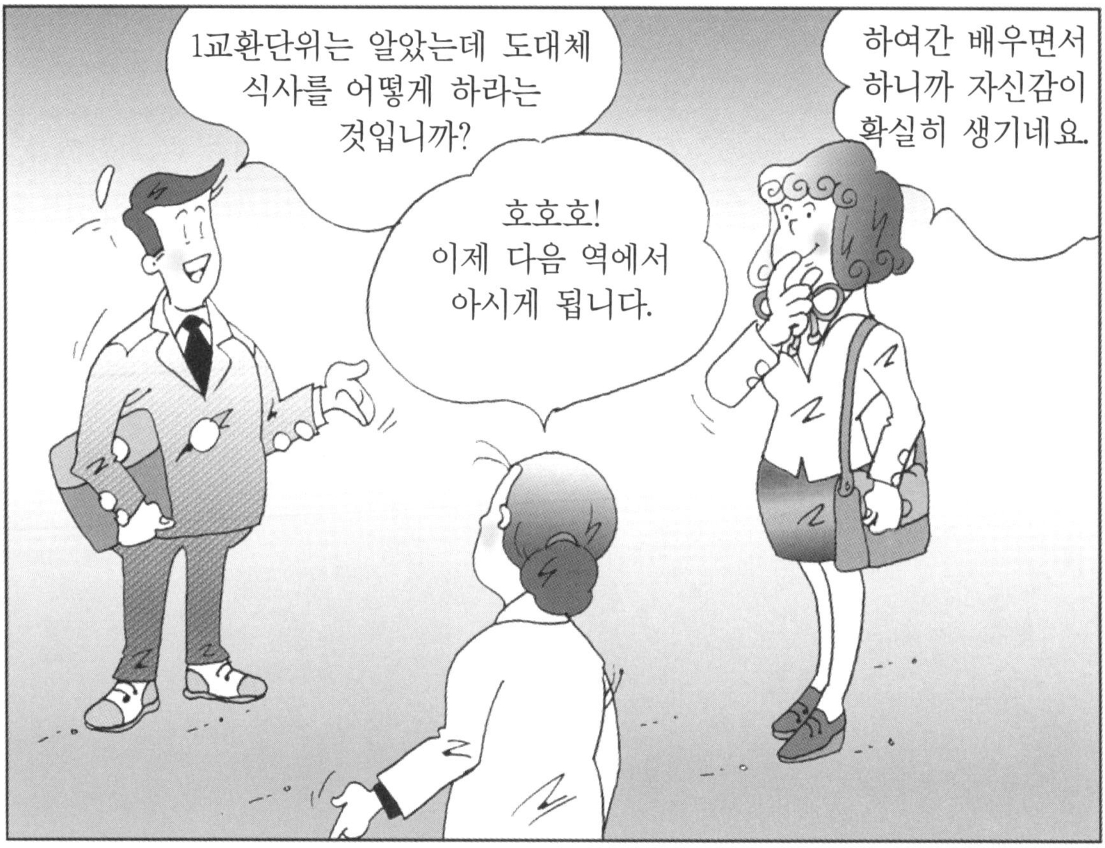

1교환단위는 알았는데 도대체 식사를 어떻게 하라는 것입니까?

호호호! 이제 다음 역에서 아시게 됩니다.

하여간 배우면서 하니까 자신감이 확실히 생기네요.

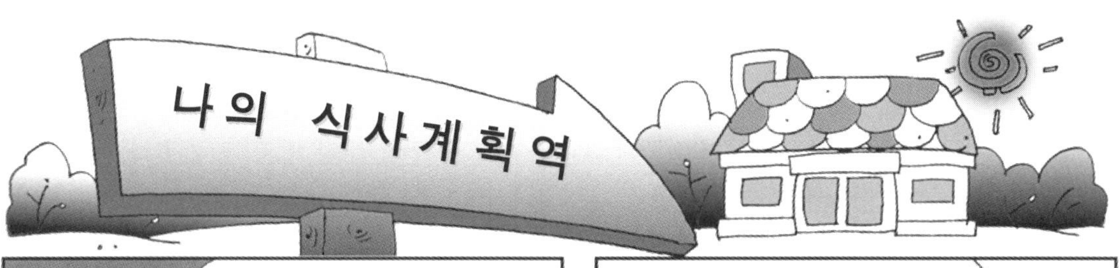
나의 식사계획역

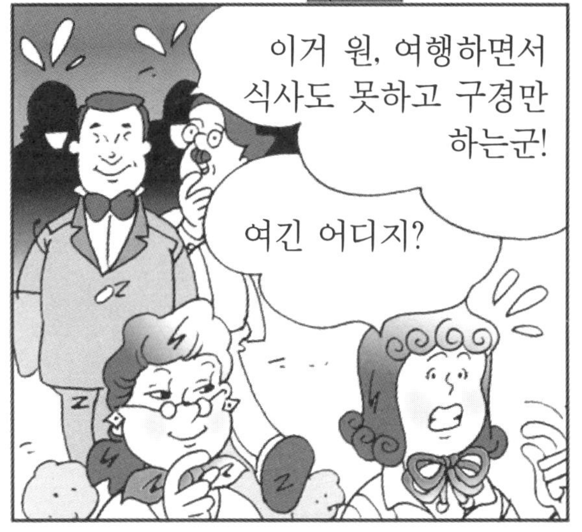
이거 원, 여행하면서 식사도 못하고 구경만 하는군!
여긴 어디지?

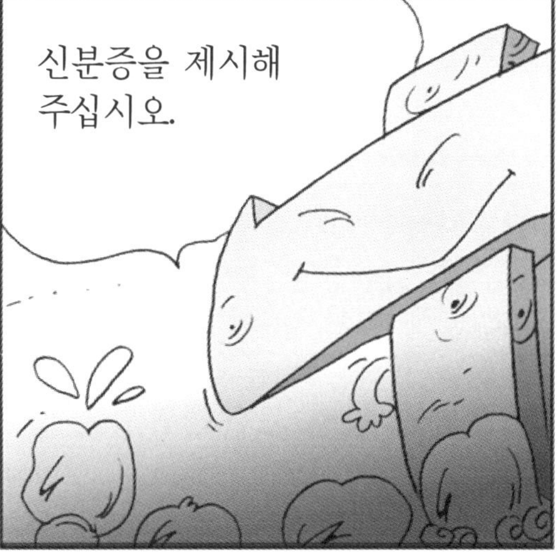
신분증을 제시해 주십시오.

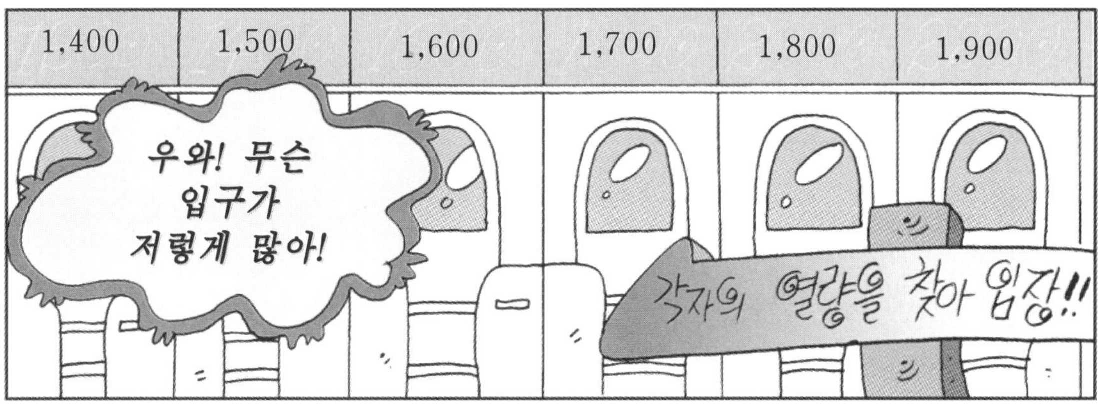
1,400
1,500
1,600
1,700
1,800
1,900
우와! 무슨 입구가 저렇게 많아!
각자의 열량을 찾아 입장!!

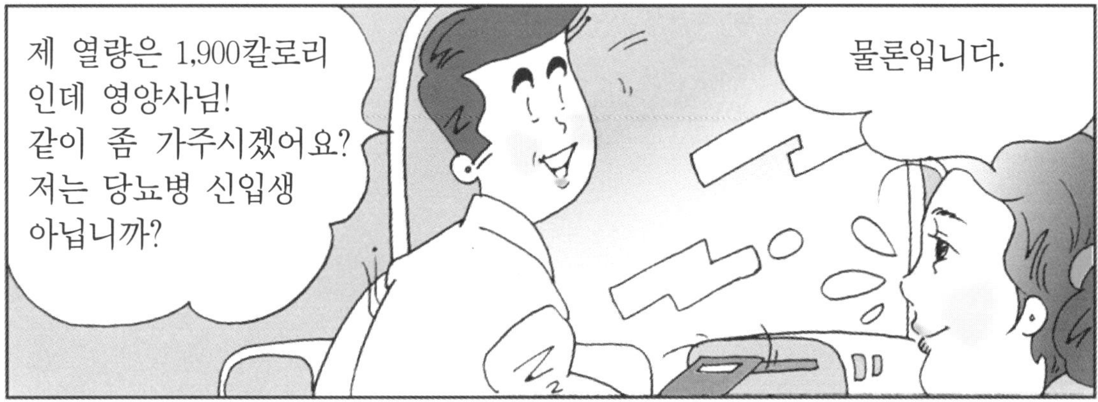
제 열량은 1,900칼로리인데 영양사님! 같이 좀 가주시겠어요? 저는 당뇨병 신입생 아닙니까?
물론입니다.

환영합니다. 안관리 씨!
여기는 1,900칼로리 번지입니다.

당신의 식사량은 곡류군 9교환단위
어육류군 5교환단위
채소군 7교환단위
지방군 4교환단위
우유군 2교환단위
과일군 2교환단위입니다.

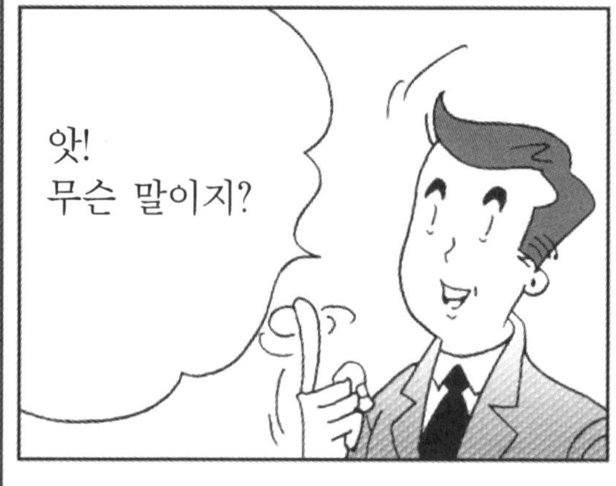

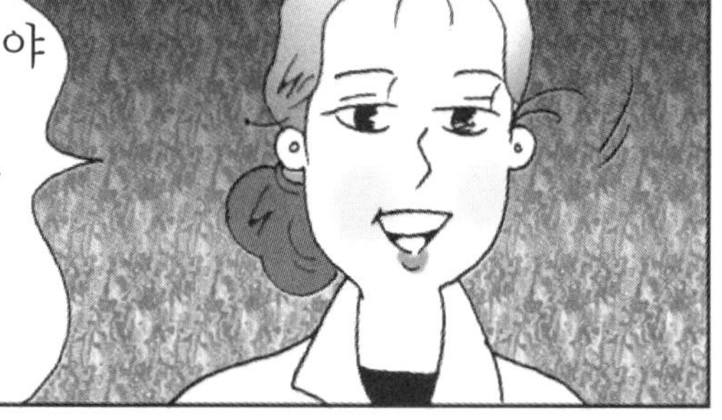

안관리님은 1,900칼로리를 하루에 섭취하셔야 곡류군, 어육류군, 채소군, 지방군, 우유군, 과일군을 위와 같은 숫자의 교환단위 만큼 드신다면 하루의 필요량이 됩니다.
칼로리별 일일 교환단위수를 살펴보면 다음과 같습니다.

칼로리별 일일 교환 단위 수

칼로리	곡류군	어육류군		채소군	지방군	우유군	과일군
		저지방	중지방				
1,000	4	1	2	7	2	1	1
1,100	5	1	2	7	2	1	1
1,200	5	1	3	7	3	1	1
1,300	6	1	3	7	3	1	1
1,400	7	1	3	7	3	1	1
1,500	7	2	3	7	4	1	1
1,600	8	2	3	7	4	1	1
1,700	8	2	3	7	4	2	1
1,800	8	2	3	7	4	2	2
1,900	9	2	3	7	4	2	2
2,000	10	2	3	7	4	2	2
2,100	10	2	4	7	4	2	2
2,200	11	2	4	7	4	2	2
2,300	12	2	4	7	4	2	2
2,400	12	3	4	7	5	2	2
2,500	13	3	4	7	5	2	2

그런데 하루의 총 교환단위 수를 3끼로 나누어야지요?
그럼요.

어떻게 나누어야 할까요?

3끼를 비슷하게 식사습관에 맞게 나누시면 됩니다.

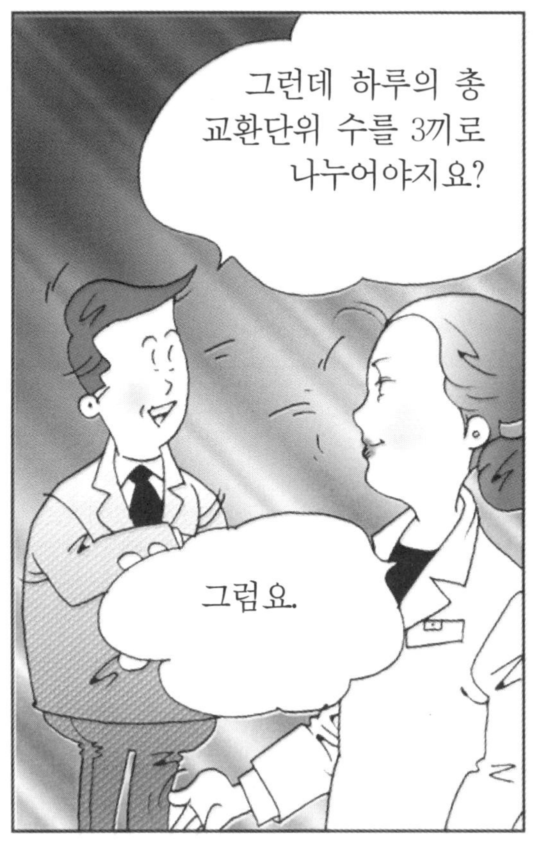

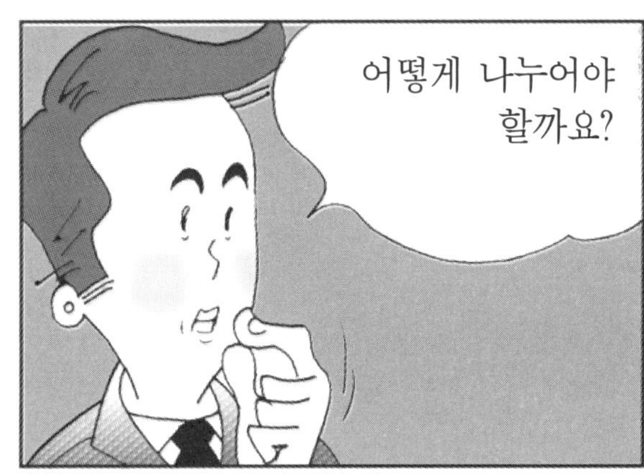

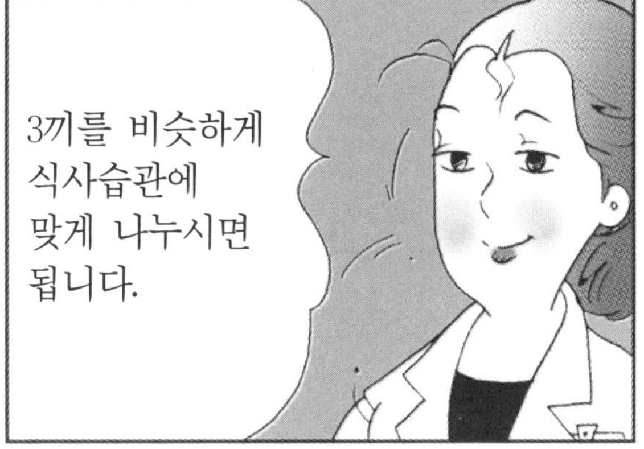

끼니별 열량배분표

	하루 허용교환 단위수	아침	점심	저녁	간식
곡류군	9	3	3	3	
어육류군	5	1	2	2	
채소군	7	3	2	2	
지방군	4	1	1	2	
우유군	2				2
과일군	2				2

비슷하게 나눈다?

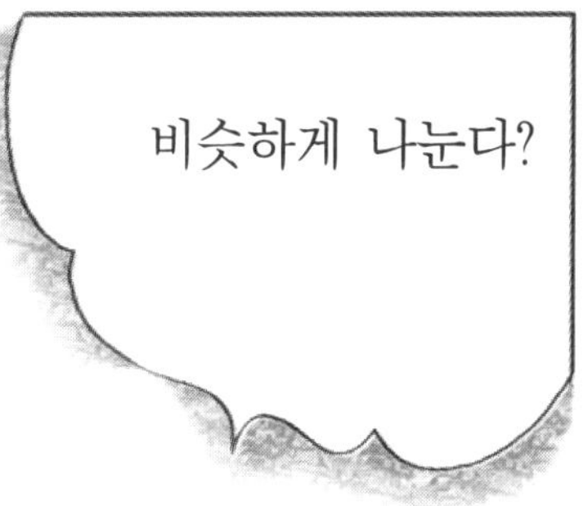

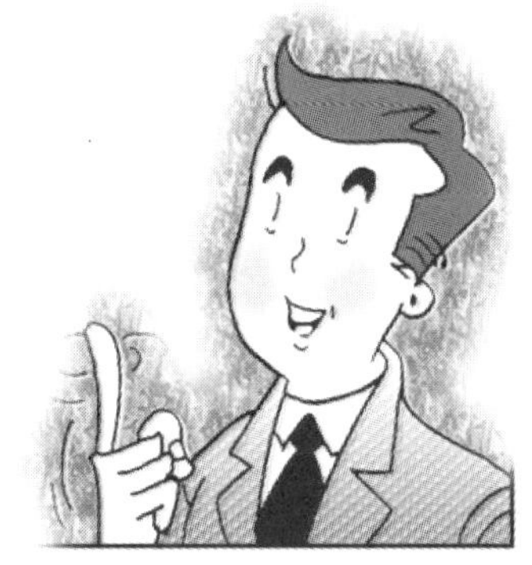

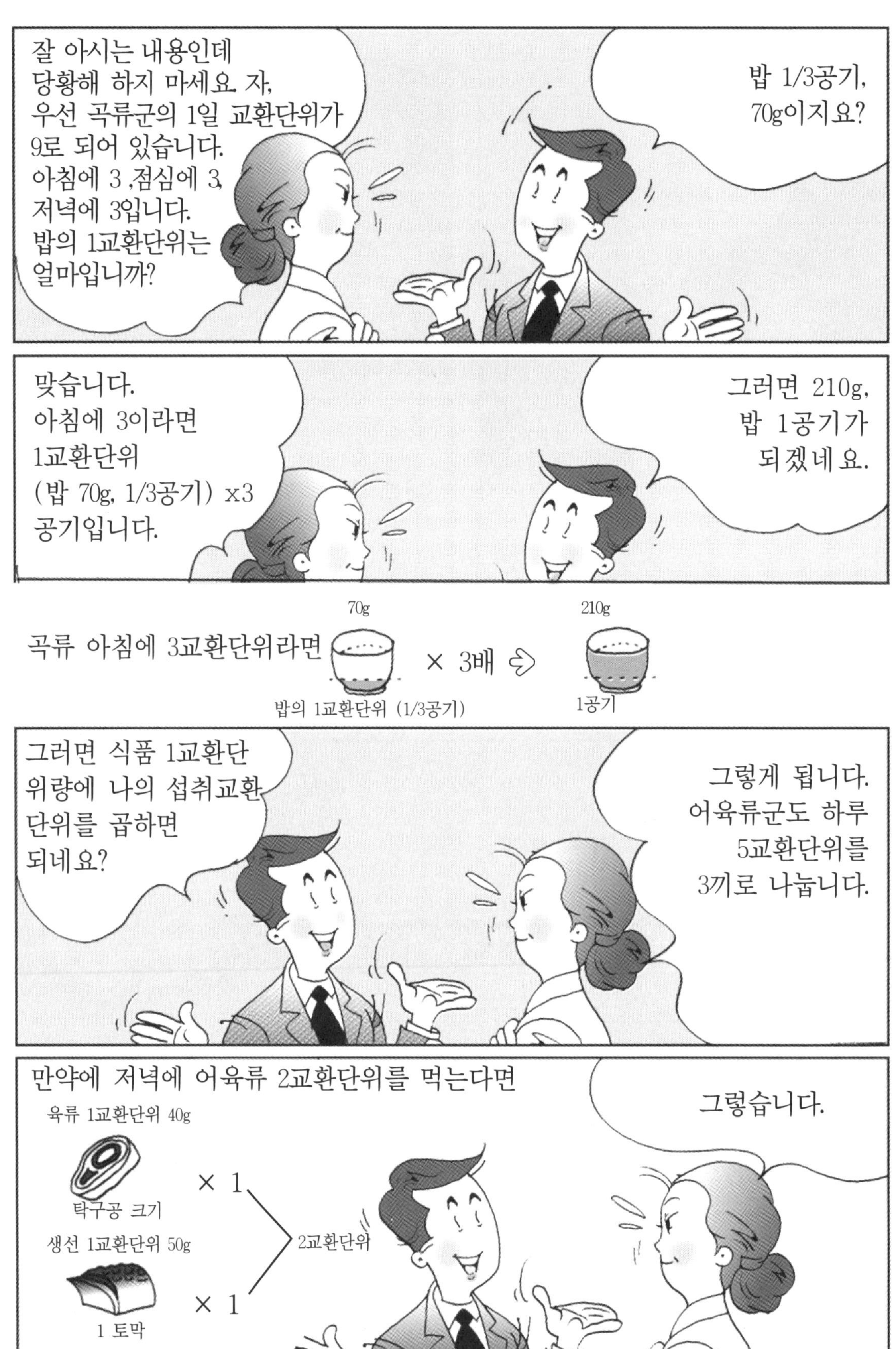
잘 아시는 내용인데
당황해 하지 마세요. 자,
우선 곡류군의 1일 교환단위가
9로 되어 있습니다.
아침에 3 ,점심에 3,
저녁에 3입니다.
밥의 1교환단위는
얼마입니까?
밥 1/3공기,
70g이지요?
맞습니다.
아침에 3이라면
1교환단위
(밥 70g, 1/3공기) x3
공기입니다.
그러면 210g,
밥 1공기가
되겠네요.
70g
210g
곡류 아침에 3교환단위라면
× 3배
밥의 1교환단위 (1/3공기)
1공기
그러면 식품 1교환단
위량에 나의 섭취교환
단위를 곱하면
되네요?
그렇게 됩니다.
어육류군도 하루
5교환단위를
3끼로 나눕니다.
만약에 저녁에 어육류 2교환단위를 먹는다면
육류 1교환단위 40g
탁구공 크기
× 1
생선 1교환단위 50g
1 토막
× 1
2교환단위
그렇습니다.

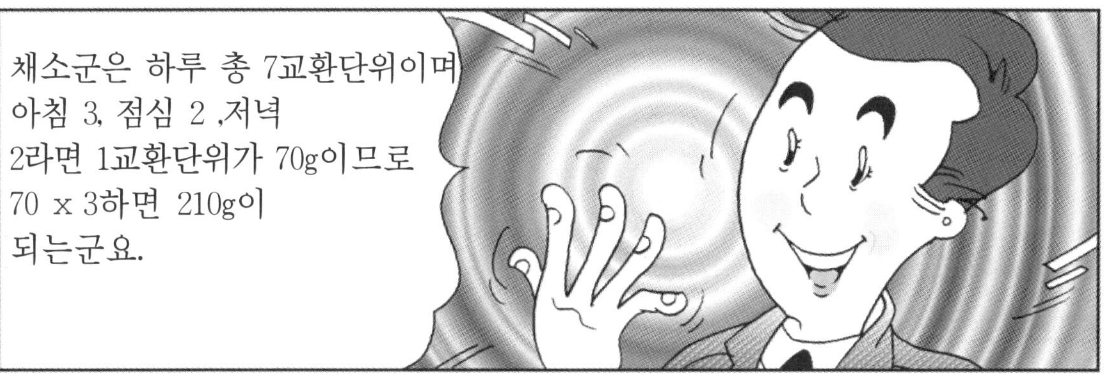
채소군은 하루 총 7교환단위이며
아침 3, 점심 2 ,저녁
2라면 1교환단위가 70g이므로
70 x 3하면 210g이
되는군요.

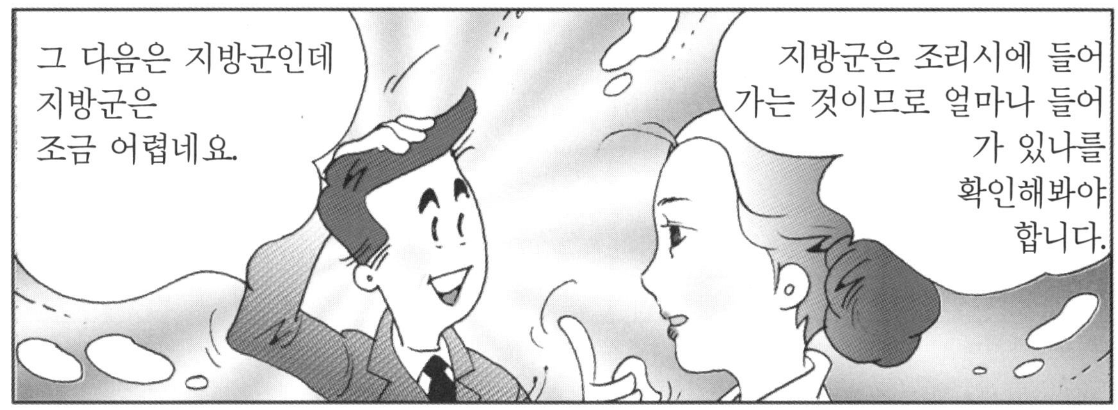
그 다음은 지방군인데
지방군은
조금 어렵네요.
지방군은 조리시에 들어
가는 것이므로 얼마나 들어
가 있나를
확인해봐야
합니다.

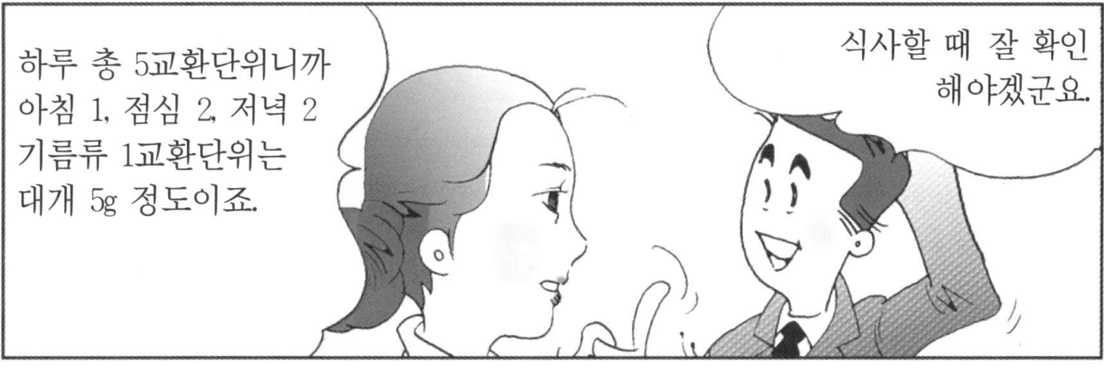
하루 총 5교환단위니까
아침 1, 점심 2, 저녁 2
기름류 1교환단위는
대개 5g 정도이죠.
식사할 때 잘 확인
해야겠군요.

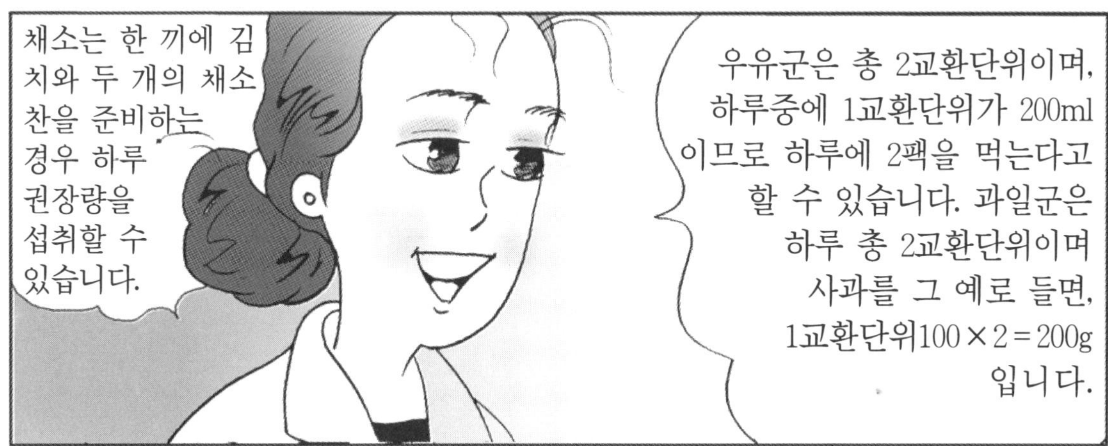
채소는 한 끼에 김
치와 두 개의 채소
찬을 준비하는
경우 하루
권장량을
섭취할 수
있습니다.
우유군은 총 2교환단위이며,
하루중에 1교환단위가 200ml
이므로 하루에 2팩을 먹는다고
할 수 있습니다. 과일군은
하루 총 2교환단위이며
사과를 그 예로 들면,
1교환단위100×2=200g
입니다.

숫자로 표현하기가
힘이 들긴 한데 결국은
하루의 식사량만
안다면 별 문제가
없겠군요.
바로 그것입니다.
나의 하루 식사량을
기억하는 것이죠.
다시 살펴볼까요?

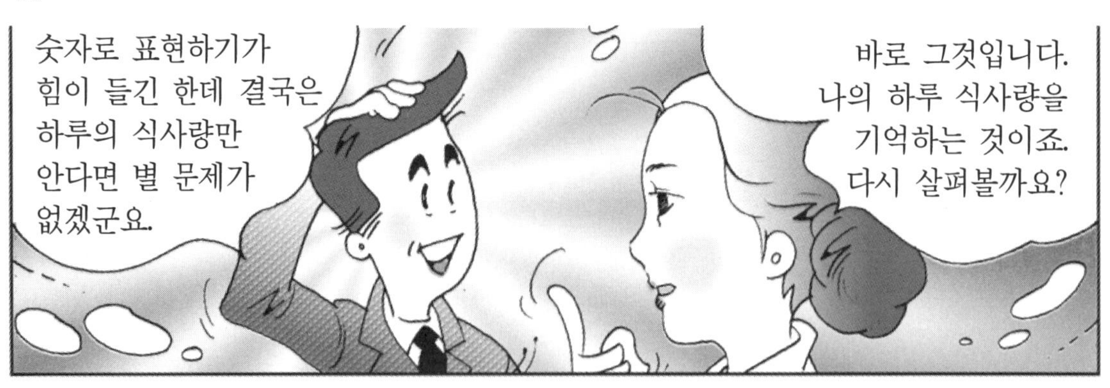

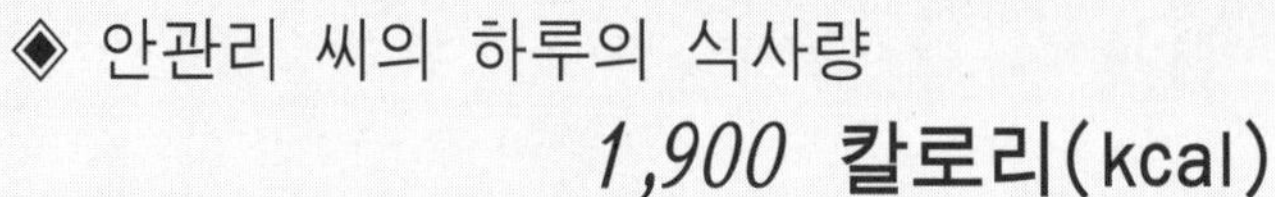

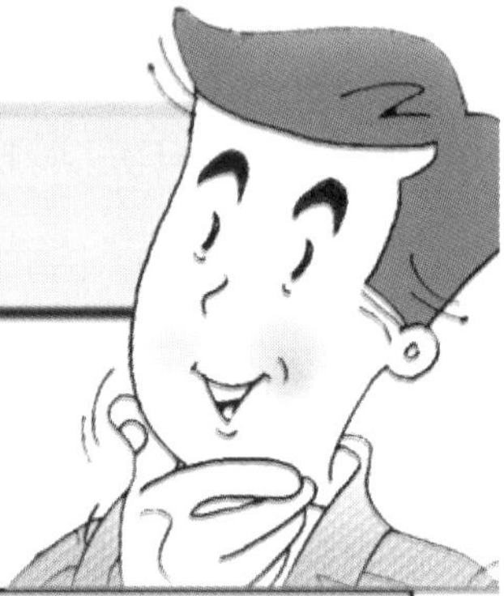

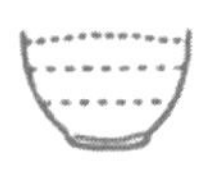

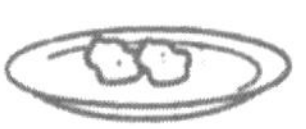

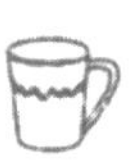

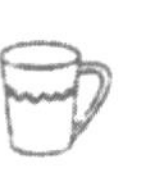

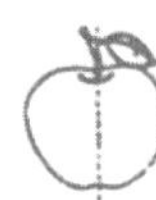

끼/구분	밥	고기/생선	채소
아침	1 공기	1 토막	3 접시
점심	1 공기	2 토막	2 접시
저녁	1 공기	2 토막	2 접시
간식	우유 (　시　분) 2 잔	과일 (　시　분) 2 쪽	

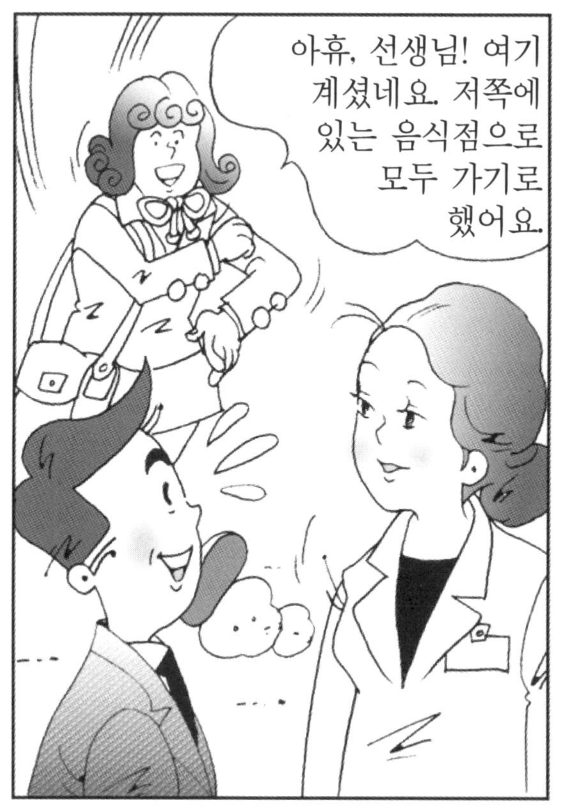
아휴, 선생님! 여기 계셨네요. 저쪽에 있는 음식점으로 모두 가기로 했어요.

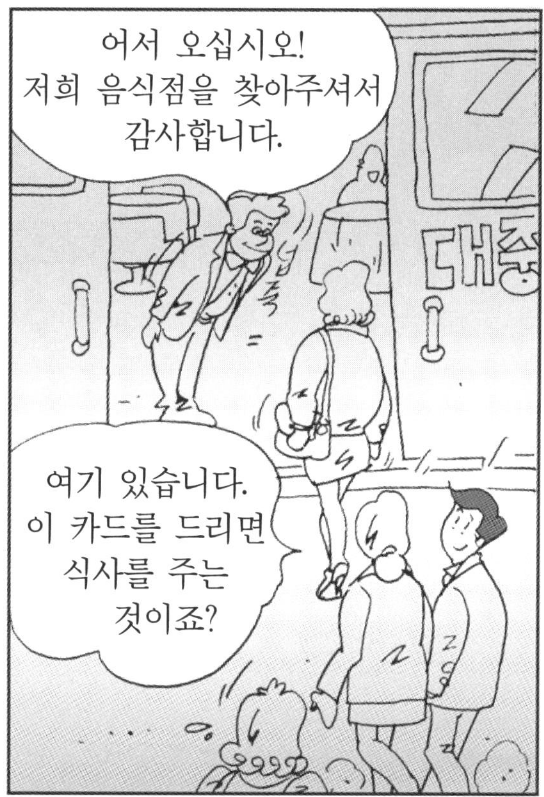
어서 오십시오! 저희 음식점을 찾아주셔서 감사합니다.
대중
여기 있습니다. 이 카드를 드리면 식사를 주는 것이죠?

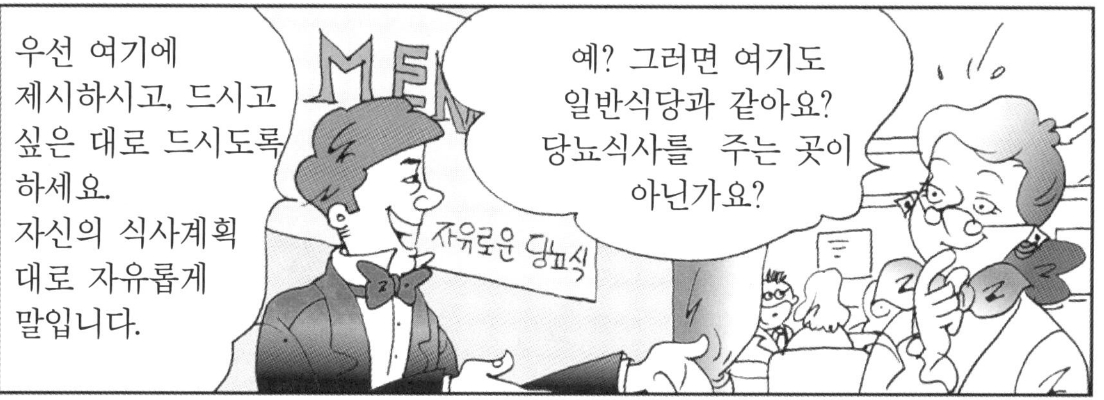
우선 여기에 제시하시고, 드시고 싶은 대로 드시도록 하세요. 자신의 식사계획 대로 자유롭게 말입니다.
자유로운 당뇨식
예? 그러면 여기도 일반식당과 같아요? 당뇨식사를 주는 곳이 아닌가요?

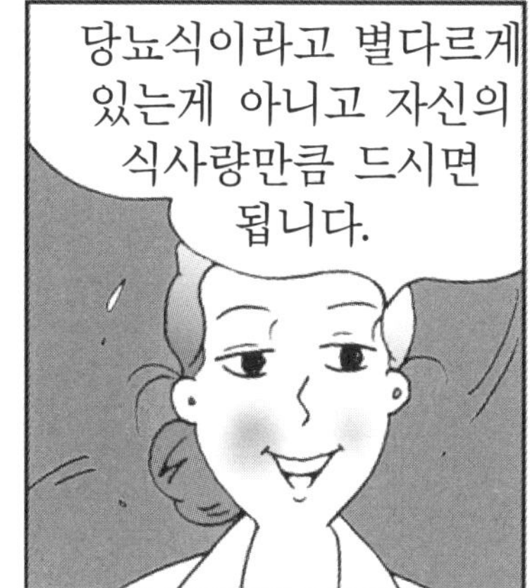
당뇨식이라고 별다르게 있는게 아니고 자신의 식사량만큼 드시면 됩니다.

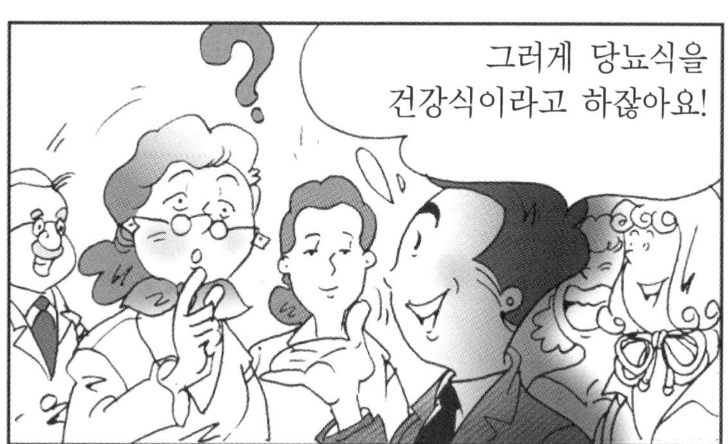
그러게 당뇨식을 건강식이라고 하잖아요!

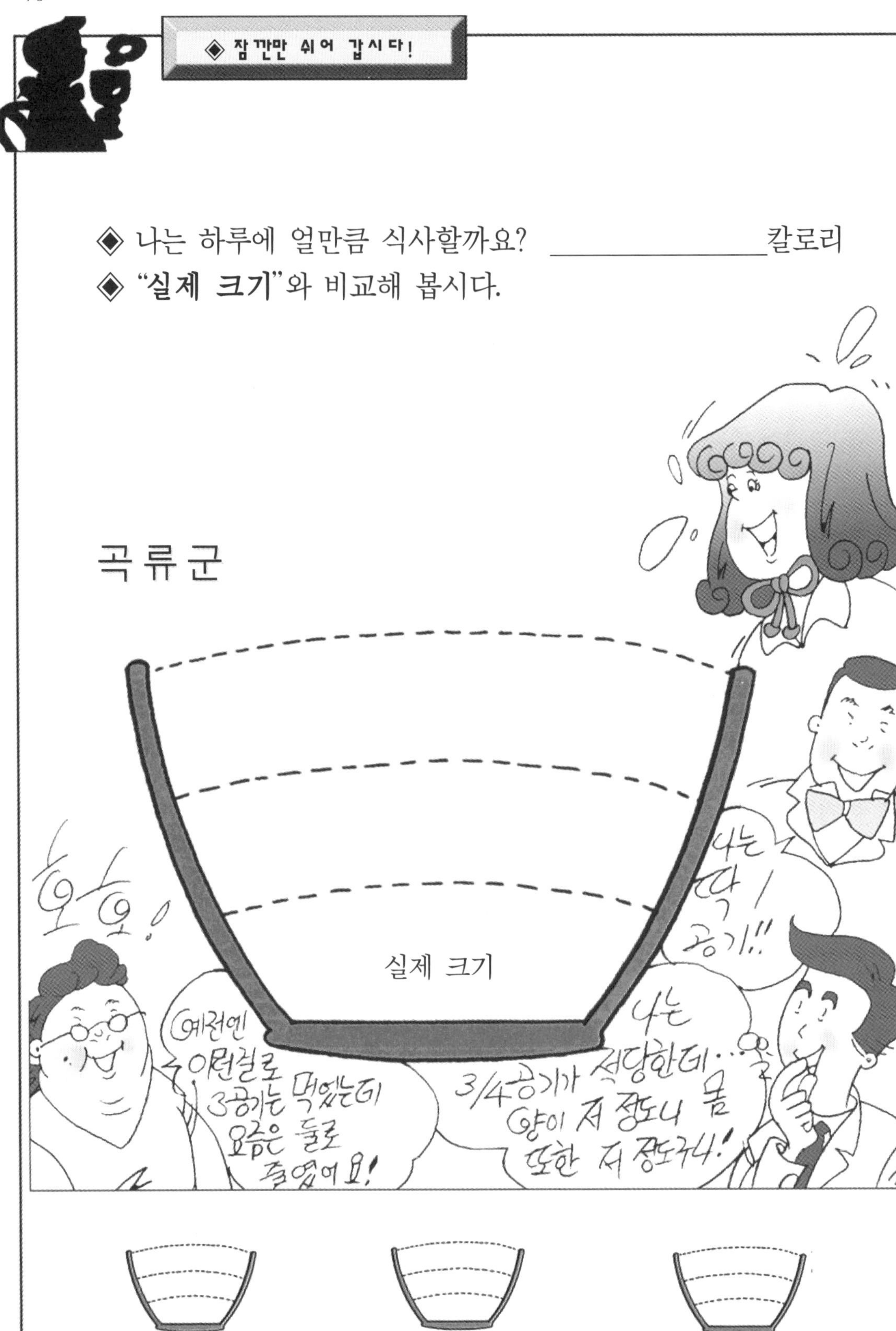
◈ 잠깐만 쉬어 갑시다!
◈ 나는 하루에 얼만큼 식사할까요? ______________칼로리
◈ "실제 크기"와 비교해 봅시다.
곡류군
실제 크기
호호호!
예전엔 이런걸로 3공기는 먹었는데 요즘은 둘로 줄였어요!
나는 딱 1공기!!
나는
3/4공기가 적당한데…
양이 저 정도니 몸
또한 저 정도구나!
아침 ( )공기
점심 ( )공기
저녁 ( )공기

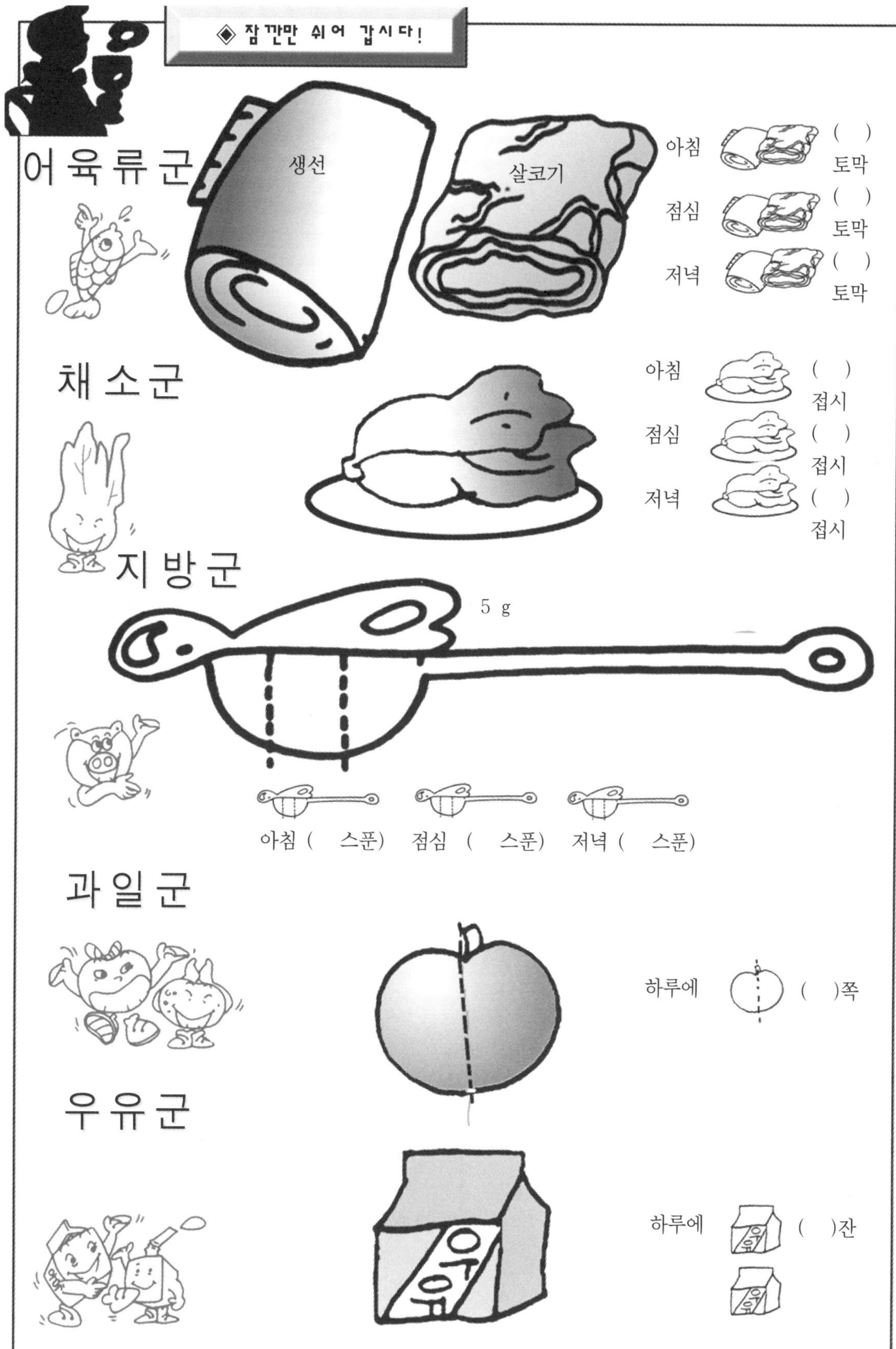
◈ 잠깐만 쉬어 갑시다!
어육류군
생선
살코기
아침
( )
토막
점심
( )
토막
저녁
( )
토막
채소군
아침
( )
접시
점심
( )
접시
저녁
( )
접시
지방군
5 g
아침 (스푼) 점심 (스푼) 저녁 (스푼)
과일군
하루에
( )쪽
우유군
우유
하루에
( )잔

소도시1 - 단순당

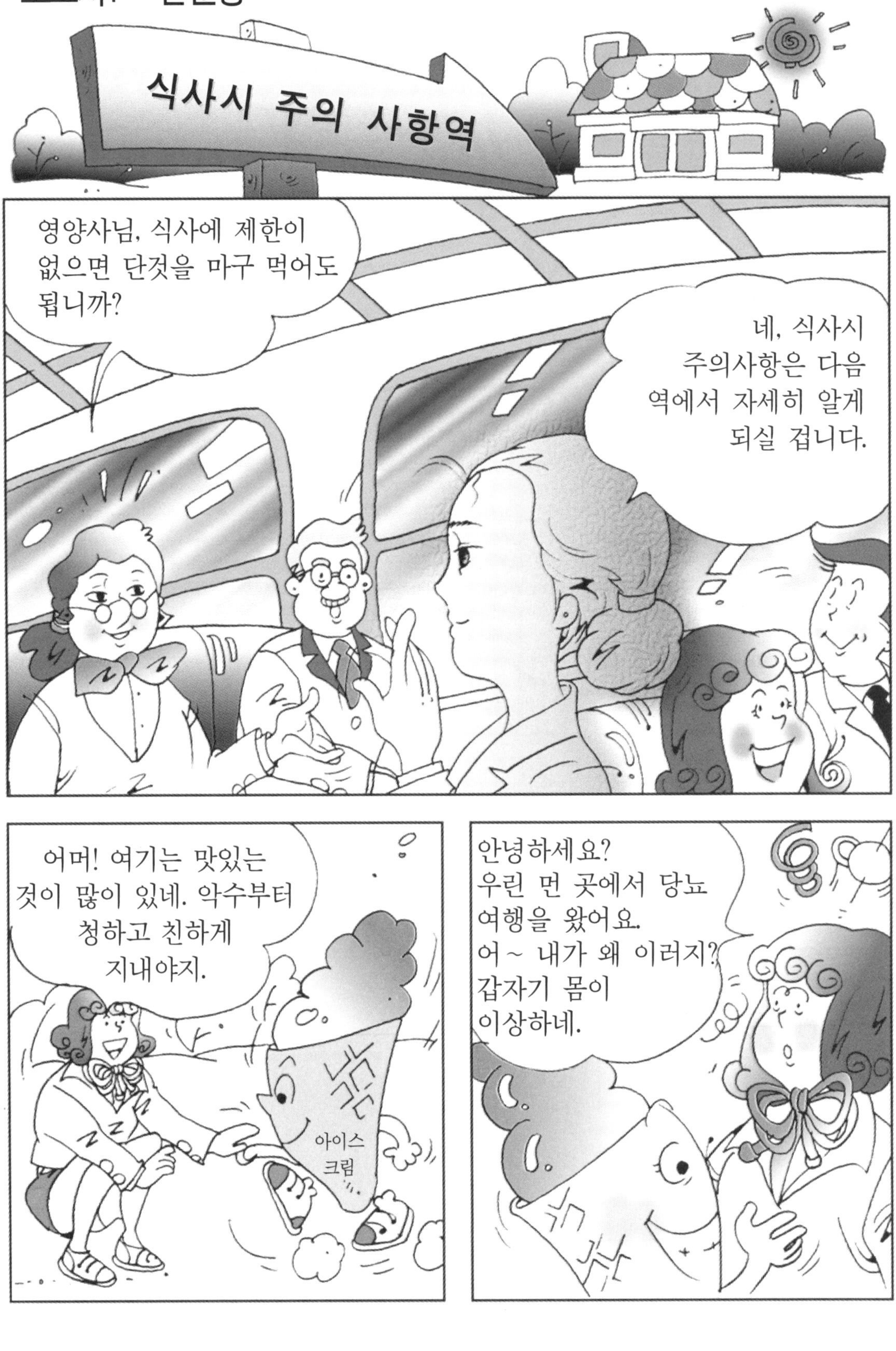

식사시 주의 사항역

영양사님, 식사에 제한이 없으면 단것을 마구 먹어도 됩니까?

네, 식사시 주의사항은 다음 역에서 자세히 알게 되실 겁니다.

어머! 여기는 맛있는 것이 많이 있네. 악수부터 청하고 친하게 지내야지.
아이스 크림

안녕하세요? 우린 먼 곳에서 당뇨 여행을 왔어요.
어~ 내가 왜 이러지? 갑자기 몸이 이상하네.

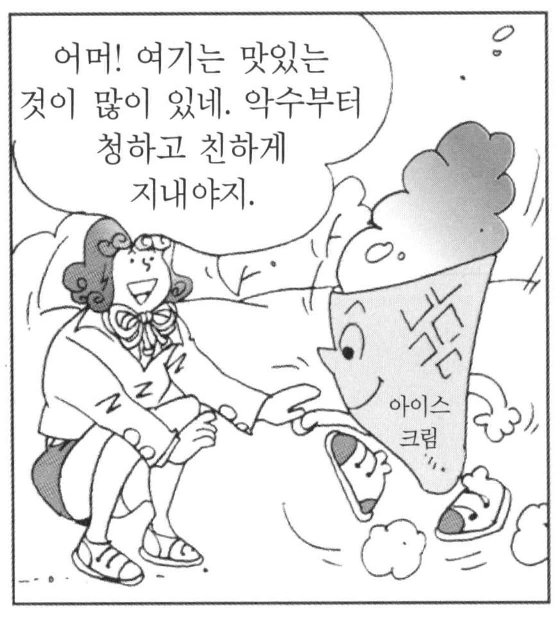

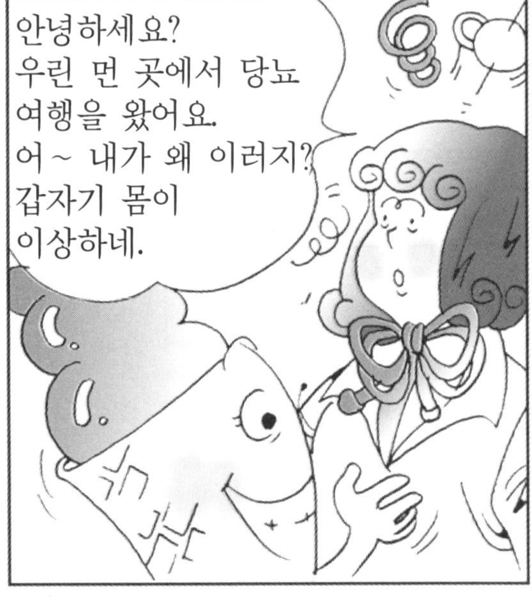

하하하! 놀라셨지요?
우리는 일반 아이스크림보다 몇 배의 당도를 지닌 특수한 아이스크림이며, 당신의 이상한 증세는 고혈당으로 인한 증세입니다.
저희는 단순당으로 이루어져 있고 당뇨병이 있으신 분이 섭취할 경우 혈당이 급격하게 상승합니다.

아! 이제 괜찮군요.
영양사 선생님, 단순당이 무엇이지요?

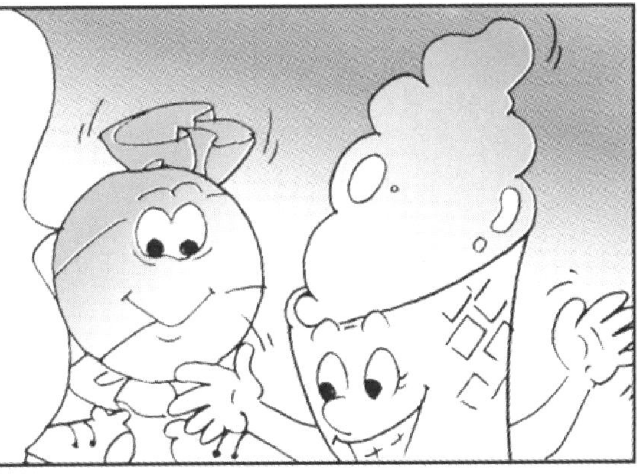

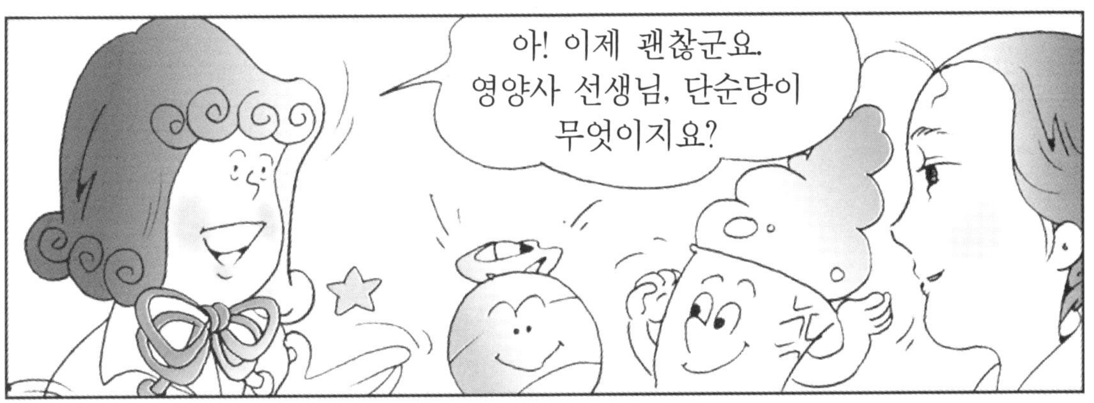

"단순당" 은 당분이란 영양소 중에서 우리 몸에 가장 빠르게 흡수될 수 있는 형태이므로 혈당을 급격하게 올리는 역할을 합니다.
그러므로 당뇨병이 있는 분은 삼가하는 것이 좋습니다.

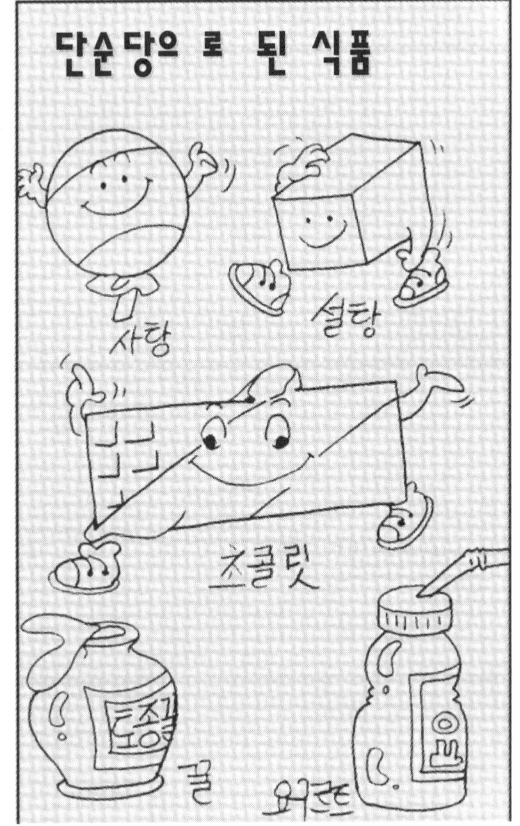

소도시2 - 염분

어머! 눈이 오네!
눈이 와요? 아이 짜~ 눈이 짠데요?

당뇨식에서 싱겁게 드시는 것은 합병증 예방을 위해 아주 중요합니다.
어머! 눈사람이 말을 하네. 정말 신기한 곳이네!

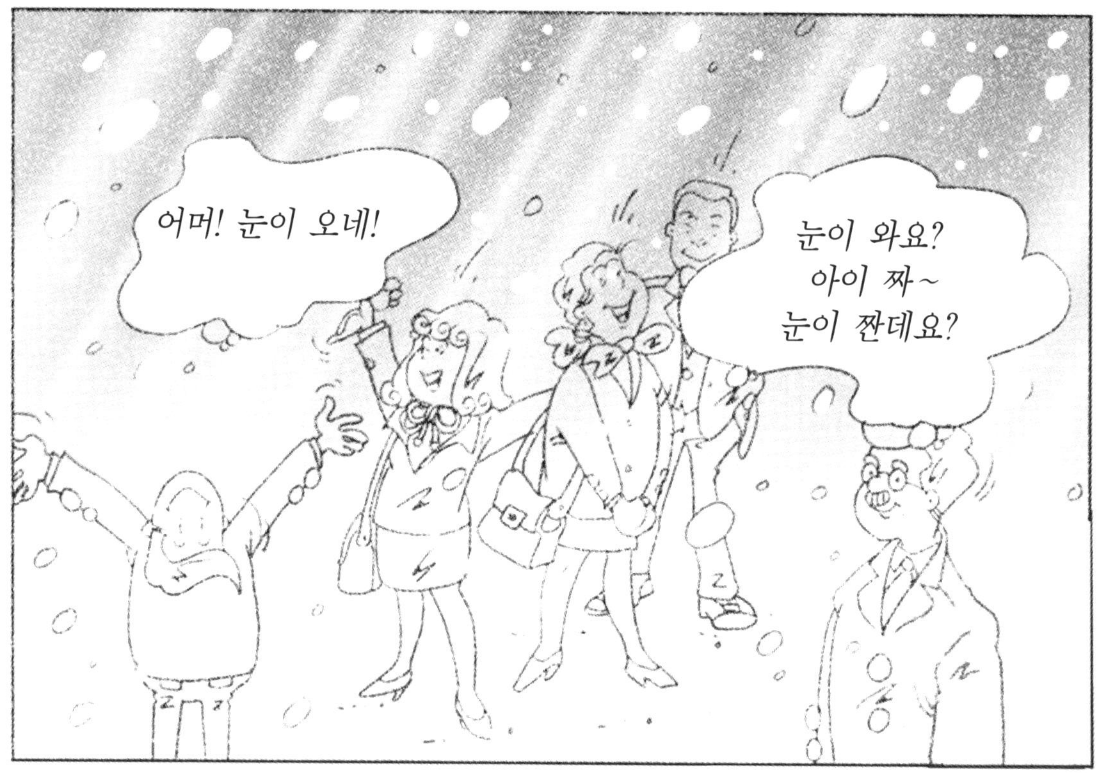

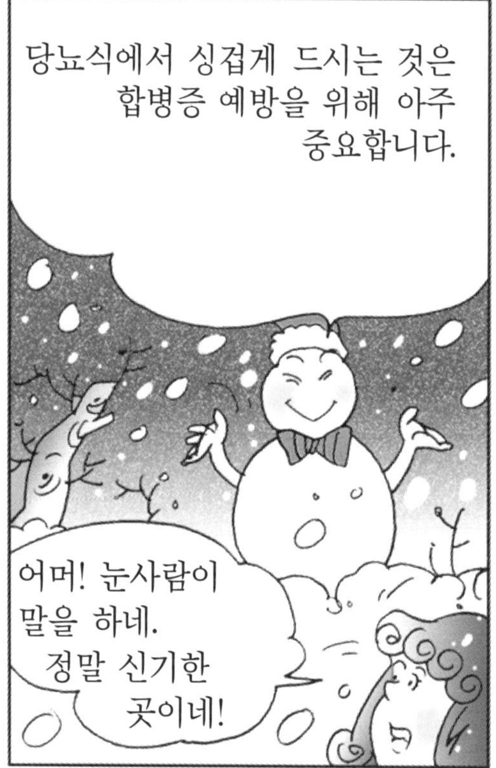

◈ 주의해야 할 식품은

- 베이컨, 햄, 프랑크소시지 등 소시지류, 통조림된 육류, 통조림된 생선류, 치즈
- 가염처리된 크래커류, 포테이토칩, 콘칩, 팝콘, 식빵, 콘프레이크
- 염장식품 (장아찌, 장류, 김치, 젓갈류)
- 마가린, 버터

◈ 싱겁지만 맛있게 먹는 법은

- 허용된 양념(고추, 후추, 마늘, 생강, 양파, 가레가루 등)을 사용합니다.
- 신맛과 단맛, 인공감미료를 적절하게 이용하여 소금을 넣지 않아도 되도록 합니다.
- 같은 양의 염분이라면 식사하기 바로 직전에 첨가하는 것이 짠맛을 더 느낄 수 있습니다. 또한 조리시에는 염분을 전혀 사용하지 말고, 따로 양념장을 만들어 허용된 염분을 첨가해서 드십시오.

소도시3 - 기름기

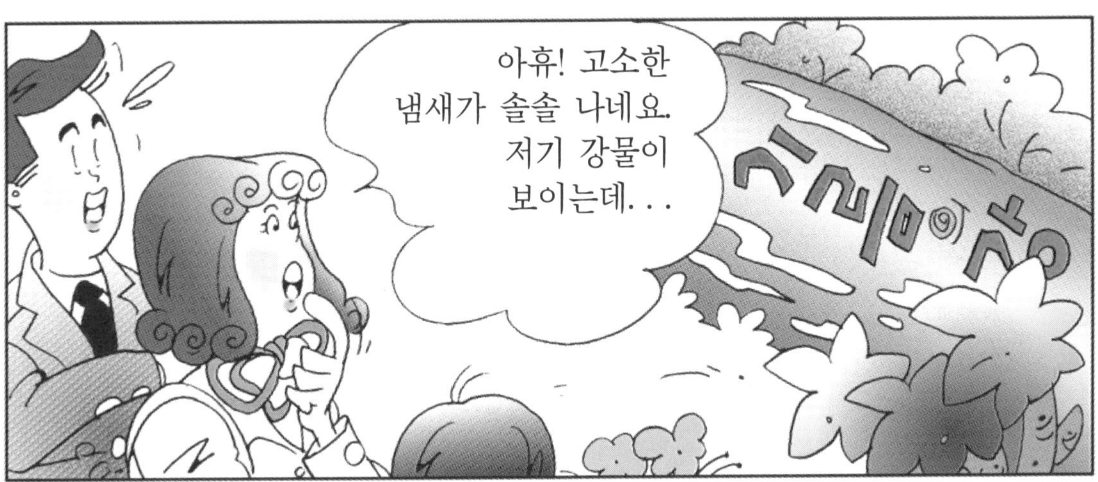
아휴! 고소한
냄새가 솔솔 나네요.
저기 강물이
보이는데...
시민의 강

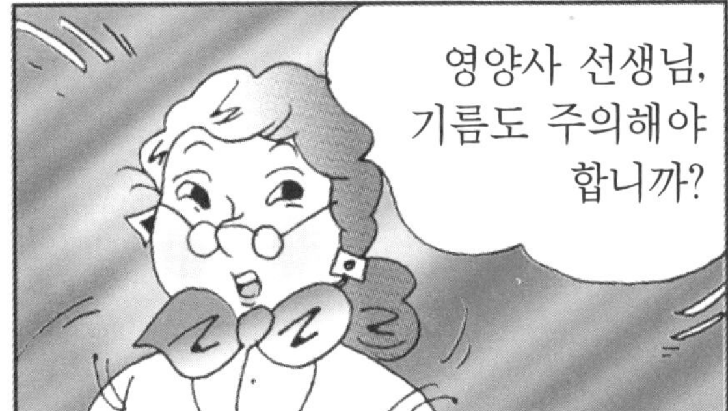
영양사 선생님,
기름도 주의해야
합니까?

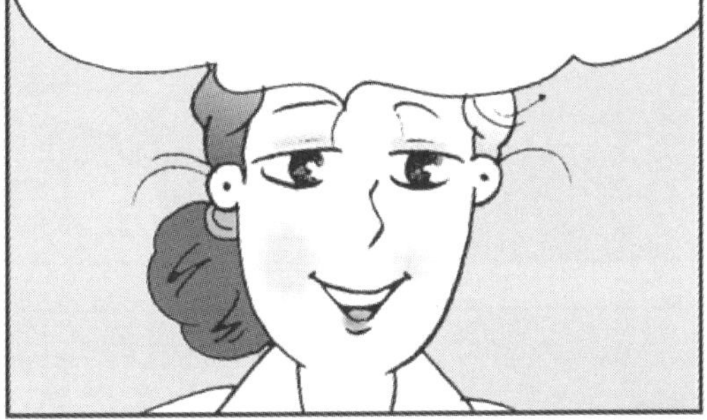
튀김류와 중국음식과 같은 기름이
많은 식품과 육류의 기름기 성분은
동맥경화증의 원인이 되고,
열량이 초과되기 쉬우므로
주의해야 합니다.

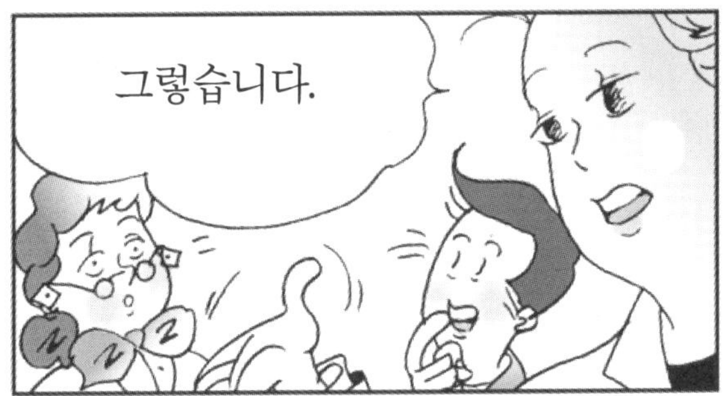
그렇습니다.

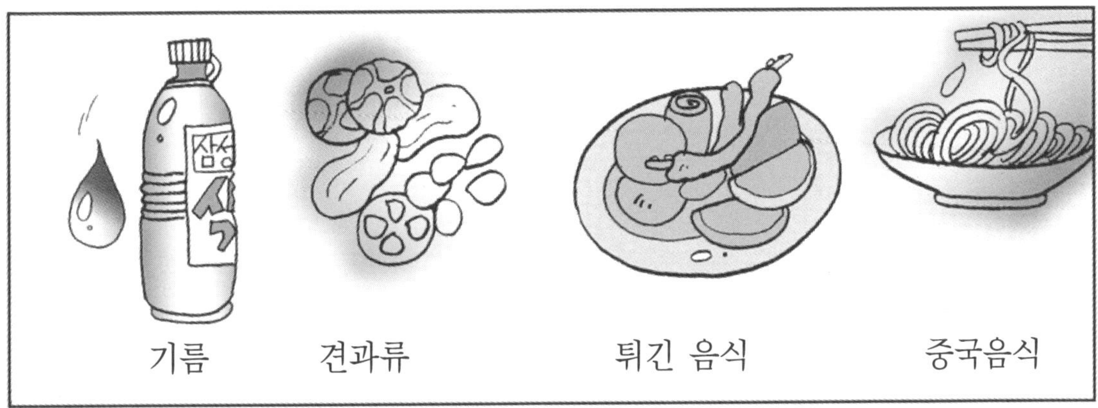
기름
견과류
튀긴 음식
중국음식

소도시4 - 섬유소

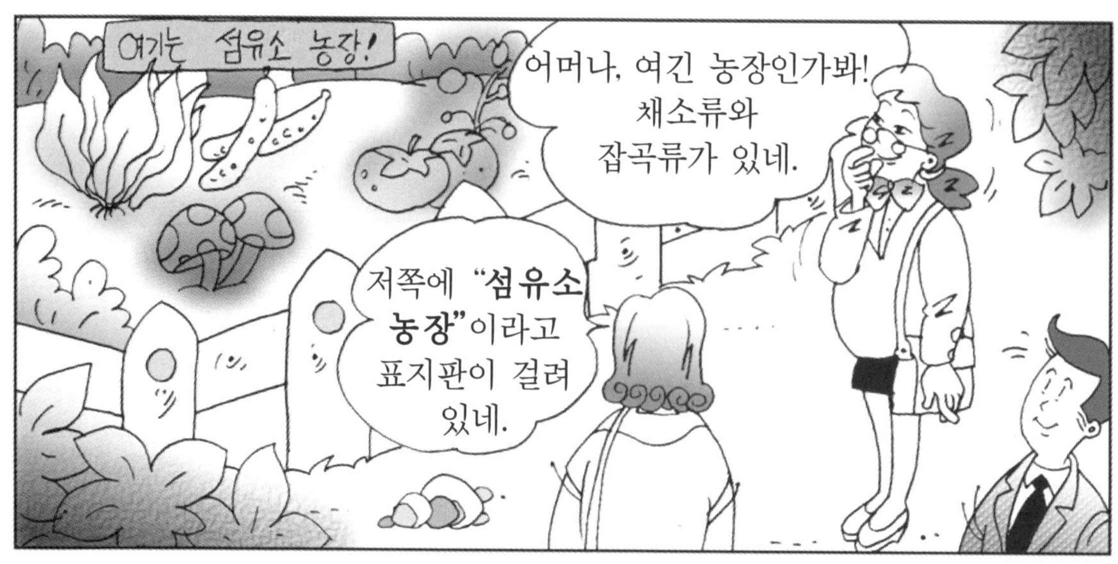
여기는 섬유소 농장!
어머나, 여긴 농장인가봐! 채소류와 잡곡류가 있네.
저쪽에 "섬유소 농장"이라고 표지판이 걸려 있네.

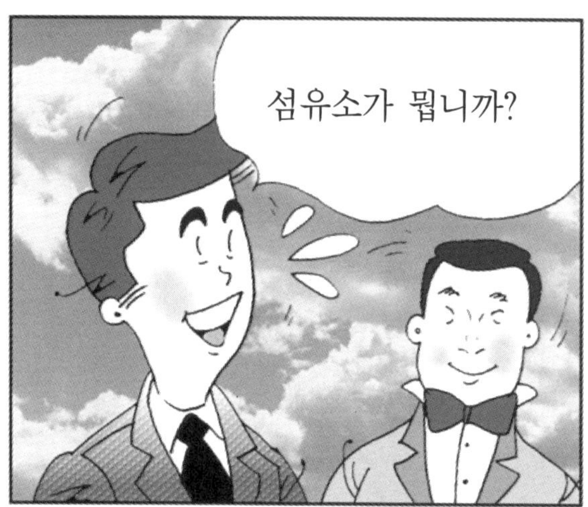
섬유소가 뭡니까?

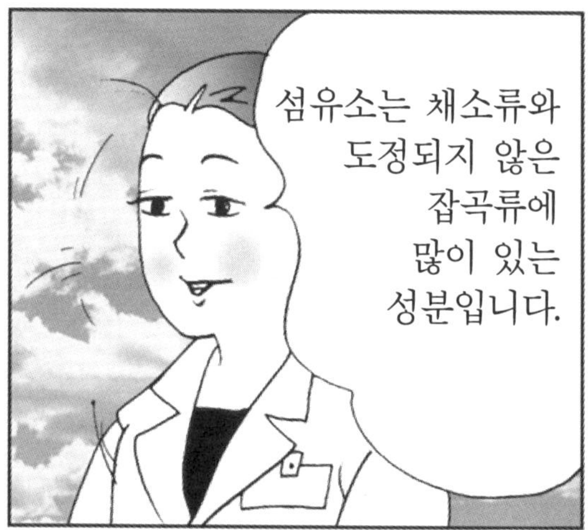
섬유소는 채소류와 도정되지 않은 잡곡류에 많이 있는 성분입니다.

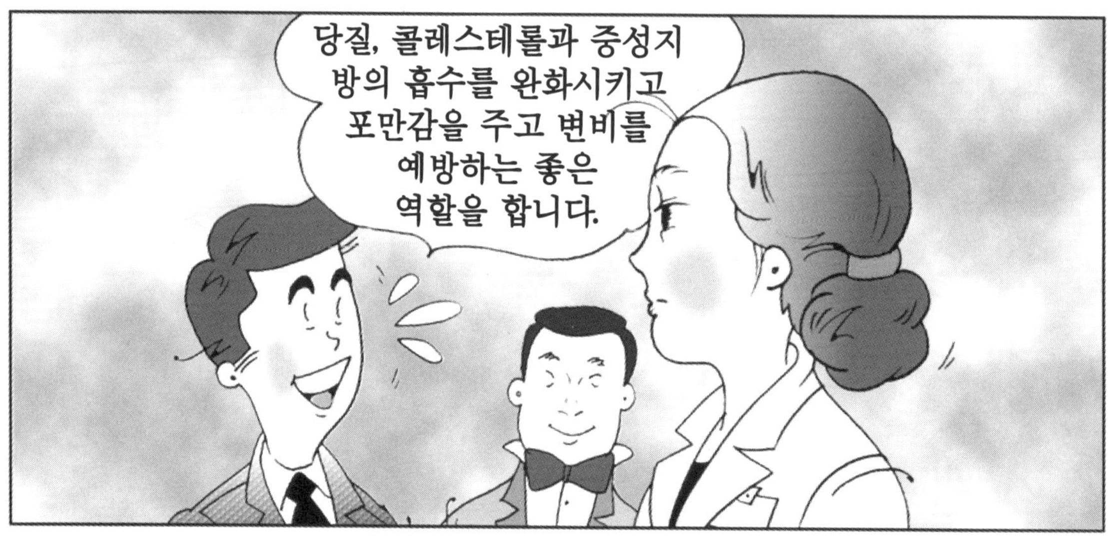
당질, 콜레스테롤과 중성지방의 흡수를 완화시키고 포만감을 주고 변비를 예방하는 좋은 역할을 합니다.

소도시5 - 콜레스테롤

어디서 음악소리가?
어! 저기 사람들이
모여 있네요.
여기는 콜레스테롤
소도시이지요.
신나게 음악에
맞추어 줄 밑으로 춤추며
가는 곳입니다.

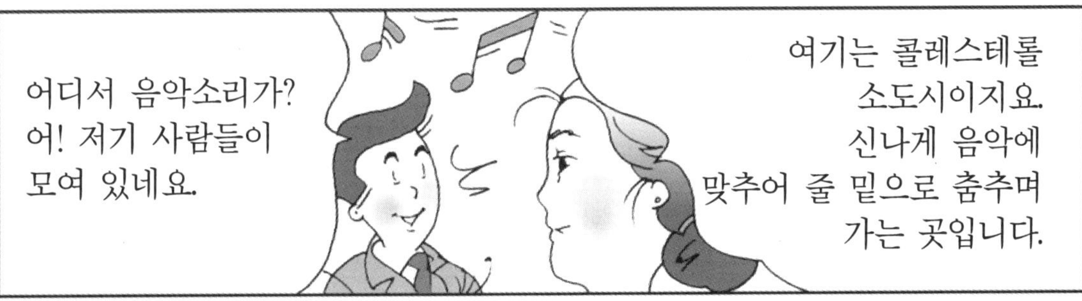

Q 콜레스테롤은 무엇입니까?

A **콜레스테롤이란 우리 몸에 필요한 물질이지만 혈중의 수치가 높으면 동맥경화증의 위험요인이 됩니다.**

Q 그러면 식사로 제한해야 합니까?

A 네, 하루 300mg 이하로 섭취하고 고콜레스테롤혈증이 있는 환자는 1,000 칼로리당 100mg 미만으로 제한합니다.

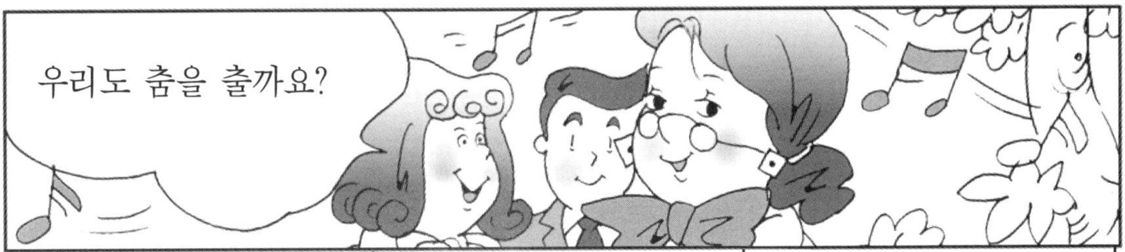

우리도 춤을 출까요?

콜레스테롤이 보통 있는 식품은 식사량에 맞게!	콜레스테롤이 중정도 있는 식품은 (50-100g) 1주일에 2~3회!	콜레스테롤이 높은 식품은 (100g 이상) 1주일에 1~2 회!
우유 생선 채소	뱀장어 전복 소간 새우	계란노른자 마른오징어 장어 명란젓
아싸!!	좀 힘이 드네!	어휴! 힘들어~

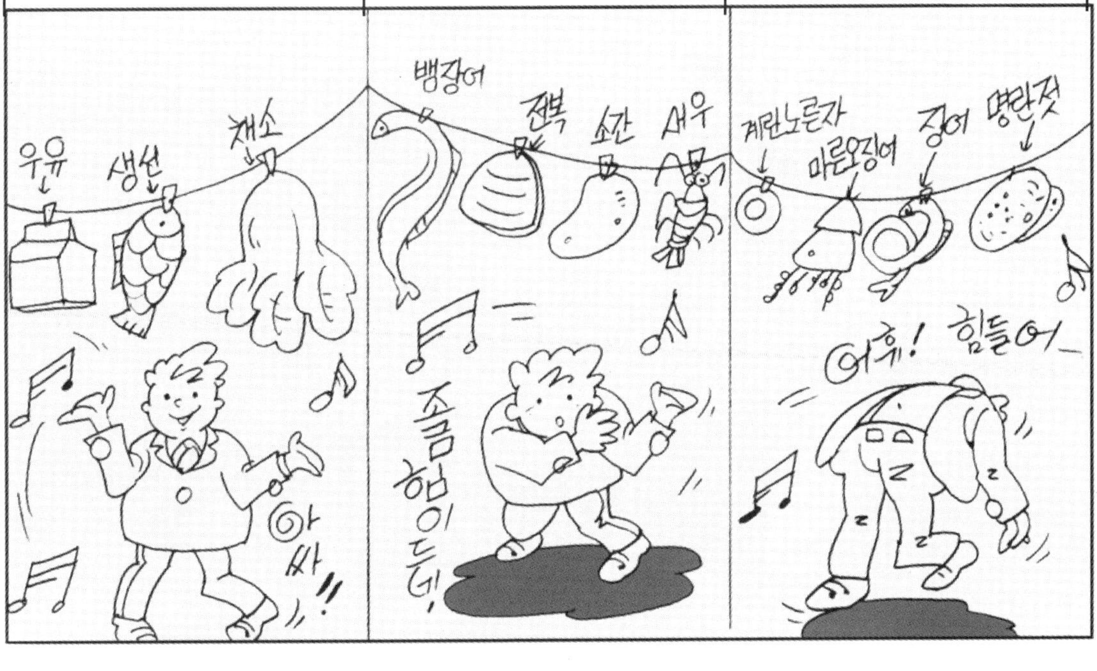

소도시1 - 술

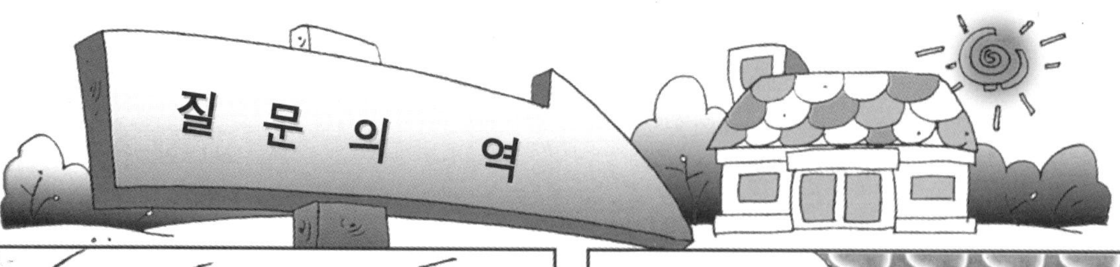
질문의 역

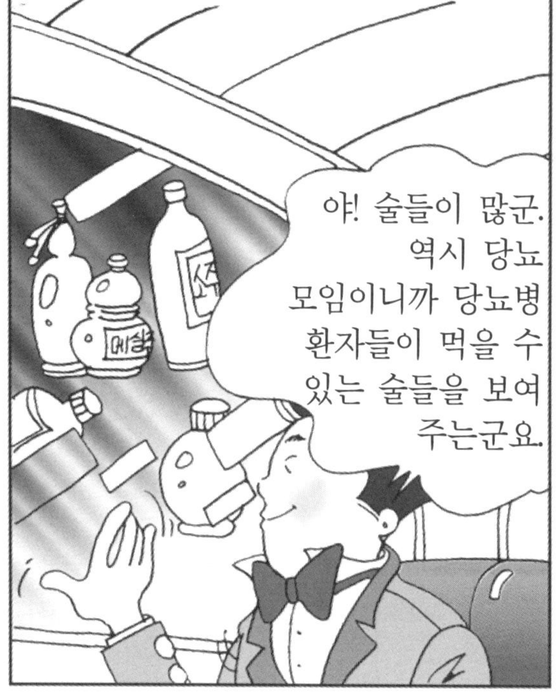
야! 술들이 많군. 역시 당뇨 모임이니까 당뇨병 환자들이 먹을 수 있는 술들을 보여 주는군요.

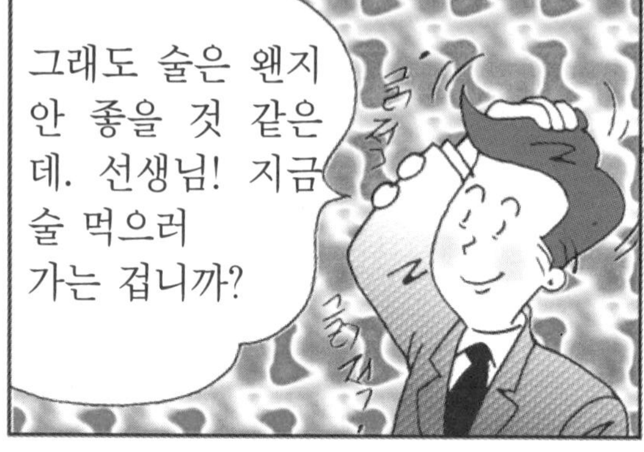
그래도 술은 왠지 안 좋을 것 같은데. 선생님! 지금 술 먹으러 가는 겁니까?

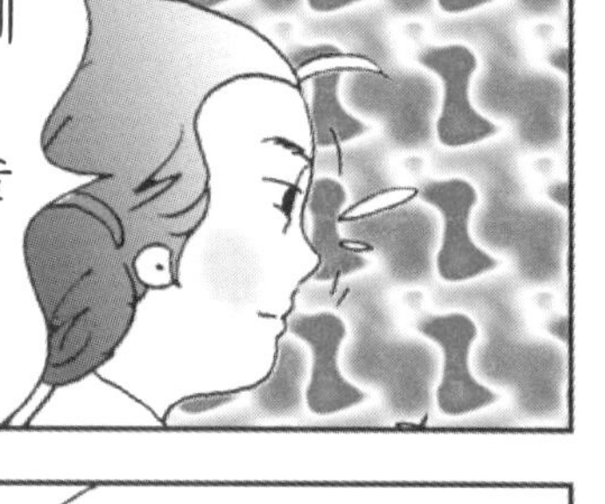
아닙니다. 술에 대한 의문을 해결하려고 술의 소도시로 가는 겁니다.

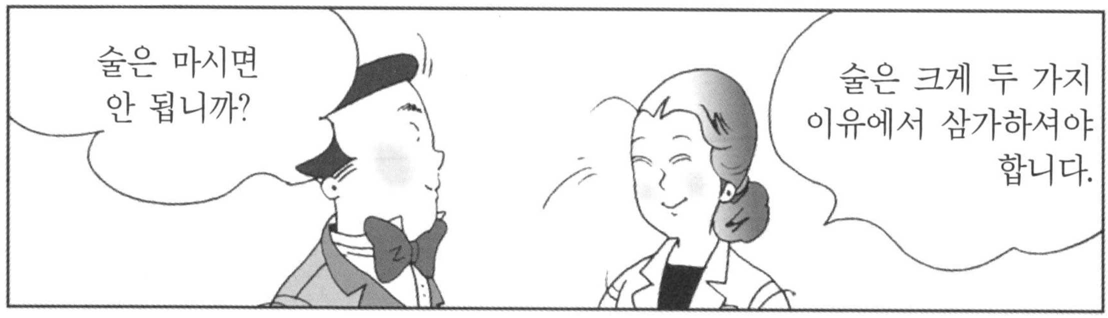
술은 마시면 안 됩니까?
술은 크게 두 가지 이유에서 삼가하셔야 합니다.

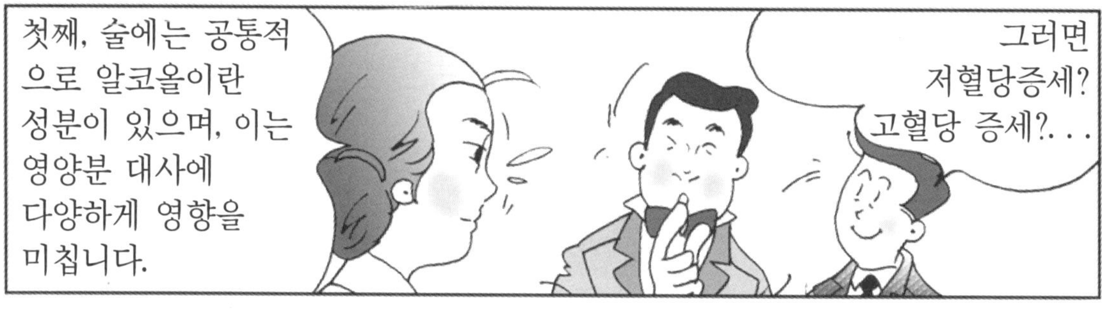
첫째, 술에는 공통적으로 알코올이란 성분이 있으며, 이는 영양분 대사에 다양하게 영향을 미칩니다.
그러면 저혈당증세? 고혈당 증세?...

두 가지 경우 모두 있을 수 있습니다. 술의 양 및 함께 섭취하는 음식의 종류에 따라 다릅니다. 경구혈당강하제나 인슐린요법을 하는 사람에게는 예측할 수 없는 혈당상태로 빠질 수 있습니다.

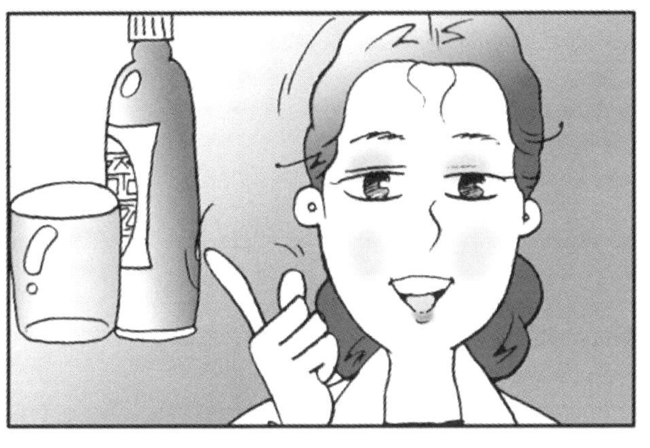

또한, 술에는 열량이 있습니다. 평균적으로 한 잔에 100칼로리의 열량을 냅니다. 그런데도 술에는 에틸 알코올 외에는 우리 몸에 필요한 필수 영양소가 없어서 비효율적입니다.

그럼 밥 대신 열량을 맞춰서 술을 먹어도 안되겠네요? 혈당을 내리려고 술을 먹으면요?

아! 위험하지요. 그건 약과 같은 혈당강하의 역할을 하는 것이 아니라 예측할 수 없는 것이니까요.

그럼 꼭 마셔도 되는 방법은요?
적어도 2~3 달 정도 혈당조절이 잘되고 경구혈당강하제나 인슐린요법을 하지 않는 경우 식후에 주 1회 1잔!

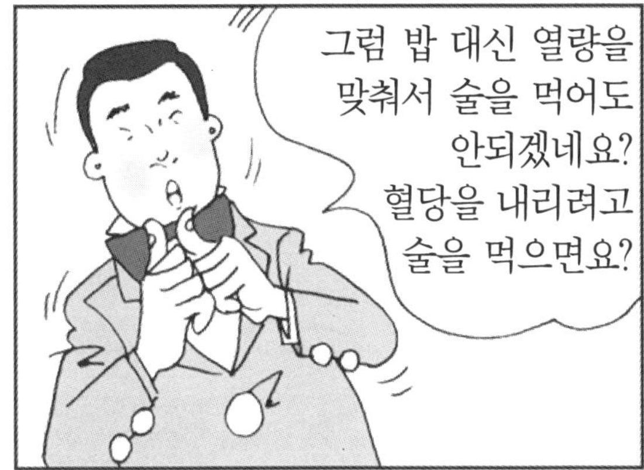

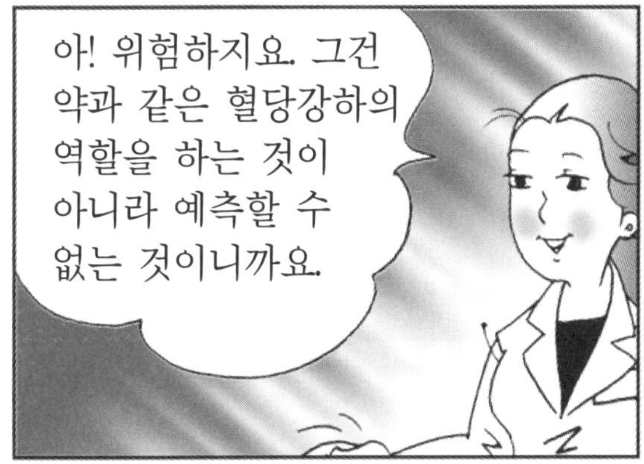

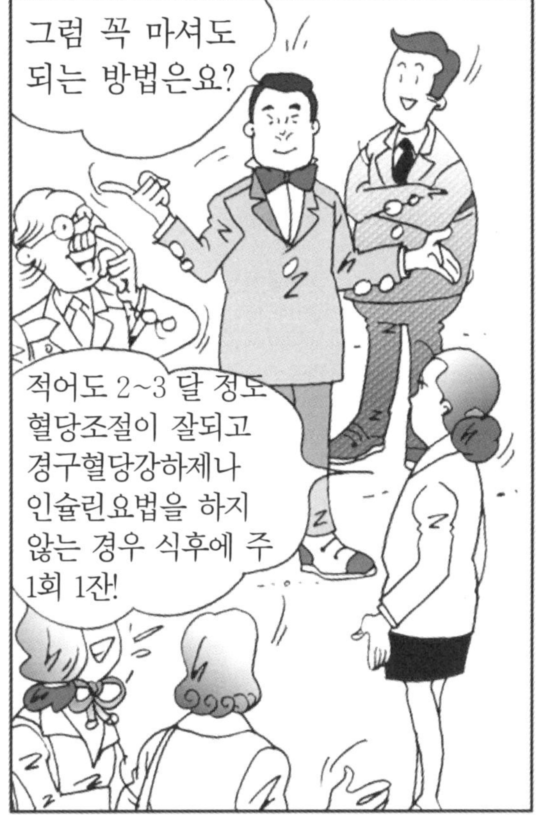

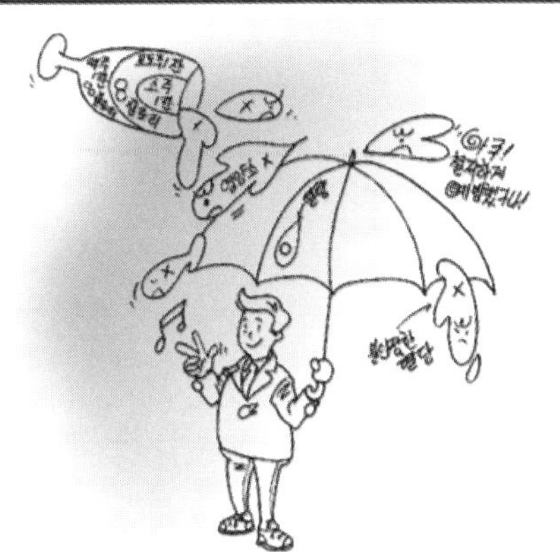

식후에 주 1회 1잔!

정도로 드실 수 있습니다.

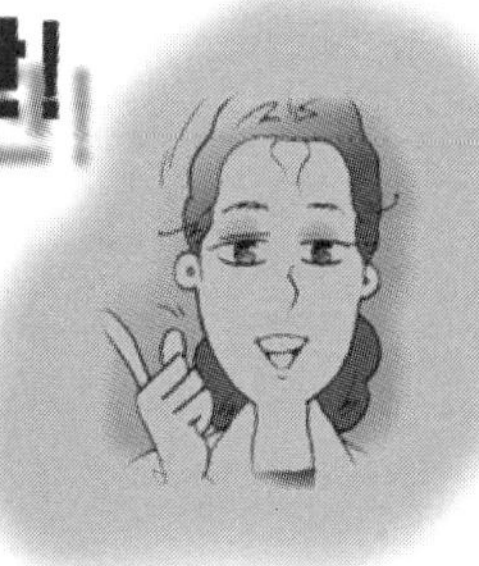

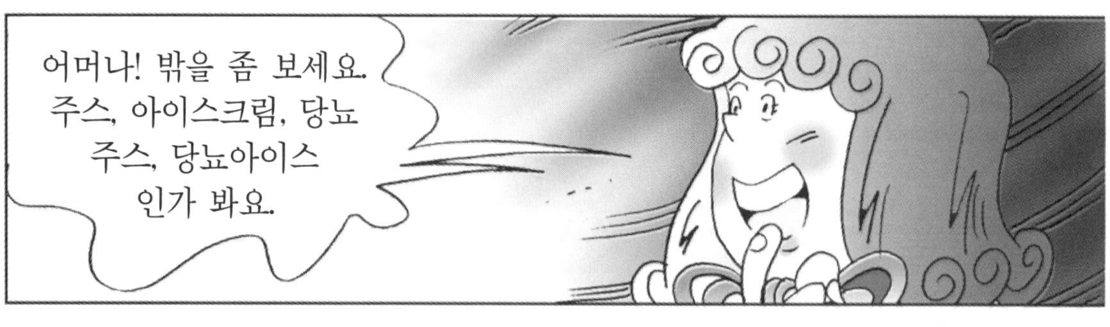
어머나! 밖을 좀 보세요.
주스, 아이스크림, 당뇨
주스, 당뇨아이스
인가 봐요.

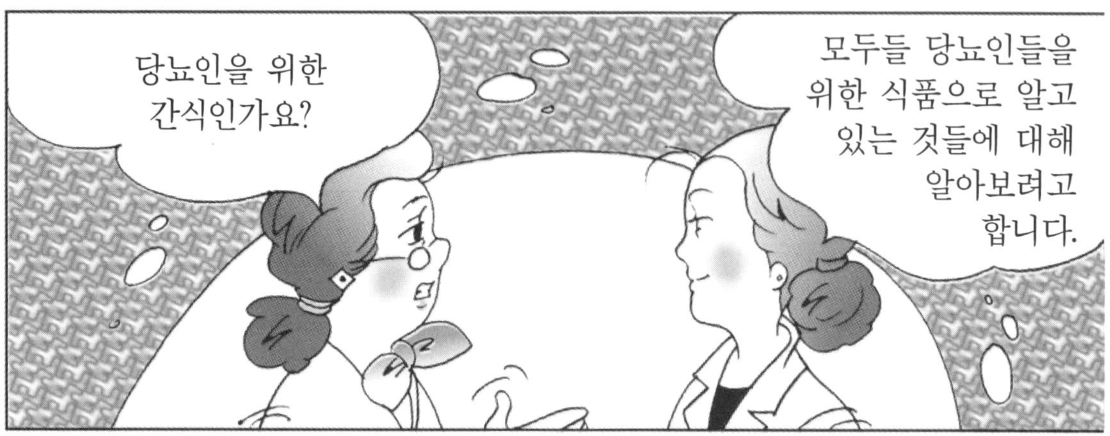
당뇨인을 위한
간식인가요?
모두들 당뇨인들을
위한 식품으로 알고
있는 것들에 대해
알아보려고
합니다.

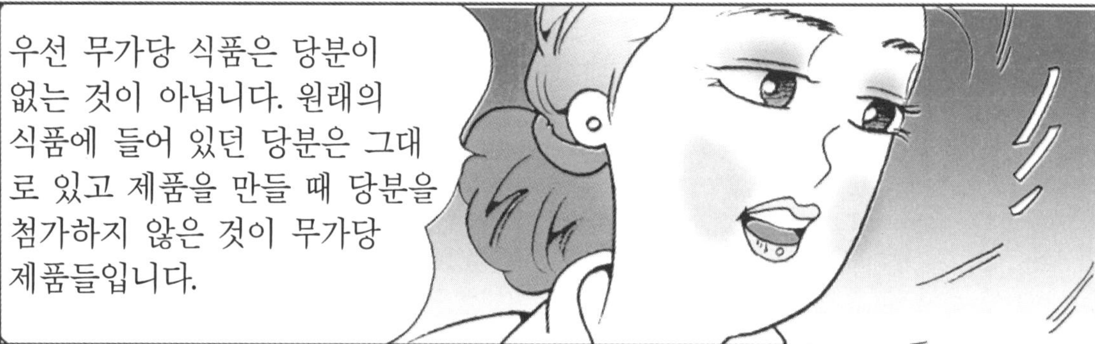
우선 무가당 식품은 당분이
없는 것이 아닙니다. 원래의
식품에 들어 있던 당분은 그대
로 있고 제품을 만들 때 당분을
첨가하지 않은 것이 무가당
제품들입니다.

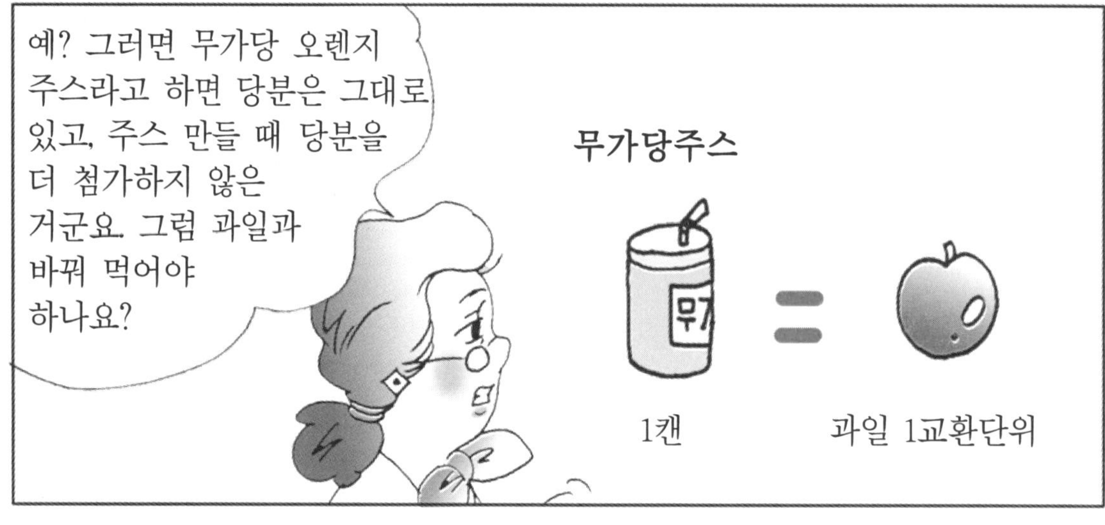
예? 그러면 무가당 오렌지
주스라고 하면 당분은 그대로
있고, 주스 만들 때 당분을
더 첨가하지 않은
거군요. 그럼 과일과
바꿔 먹어야
하나요?
무가당주스
1캔
과일 1교환단위

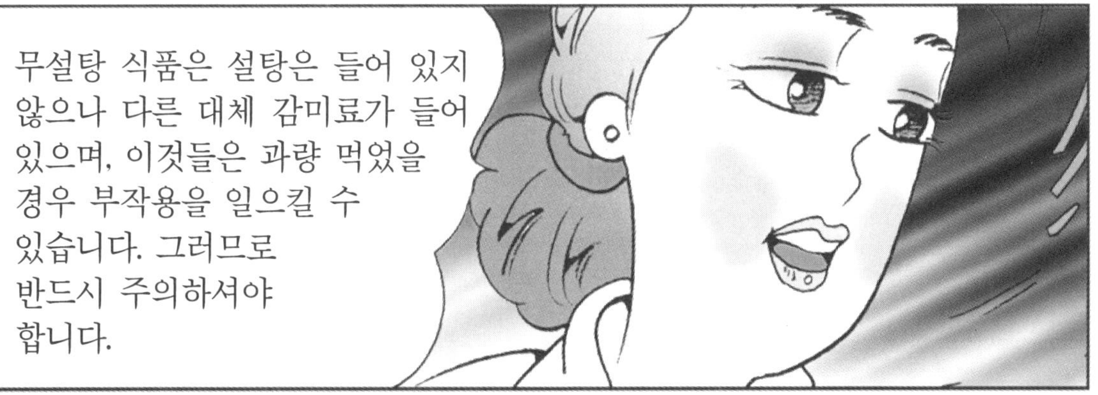
무설탕 식품은 설탕은 들어 있지 않으나 다른 대체 감미료가 들어 있으며, 이것들은 과량 먹었을 경우 부작용을 일으킬 수 있습니다. 그러므로 반드시 주의하셔야 합니다.

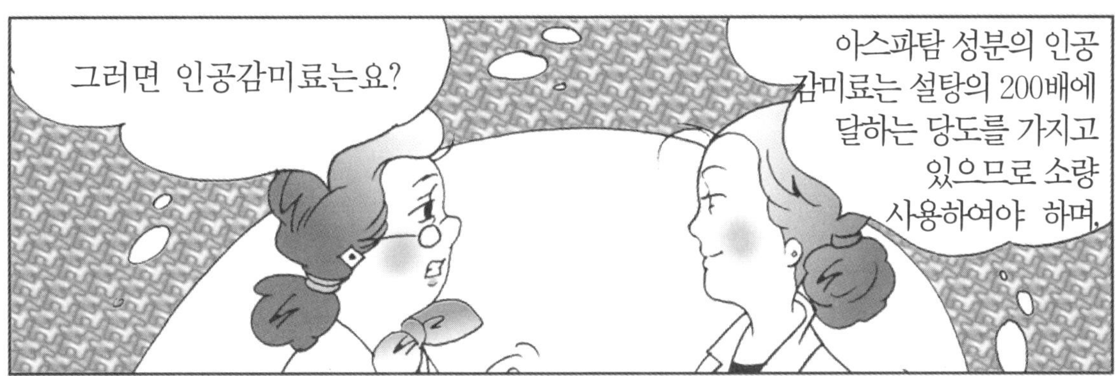
그러면 인공감미료는요?
아스파탐 성분의 인공 감미료는 설탕의 200배에 달하는 당도를 가지고 있으므로 소량 사용하여야 하며,

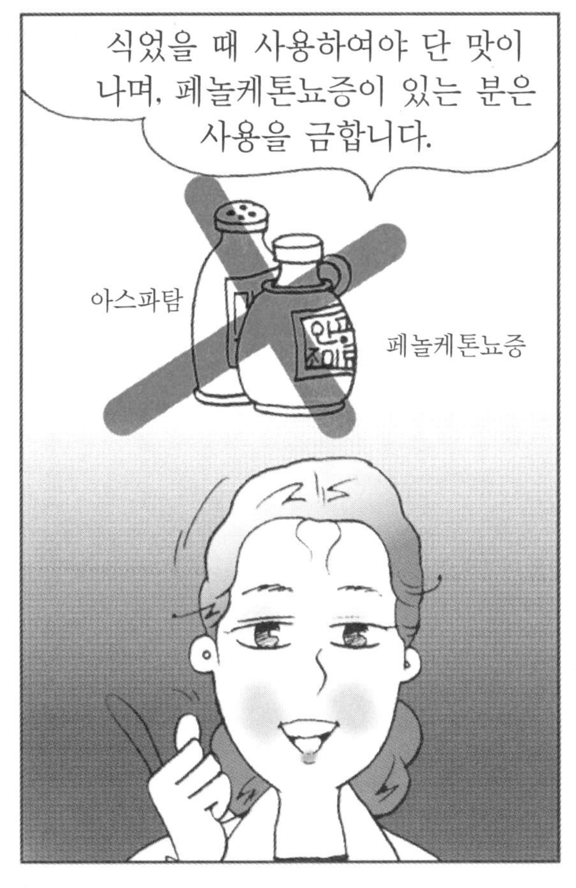
식었을 때 사용하여야 단 맛이 나며, 페놀케톤뇨증이 있는 분은 사용을 금합니다.
아스파탐
페놀케톤뇨증

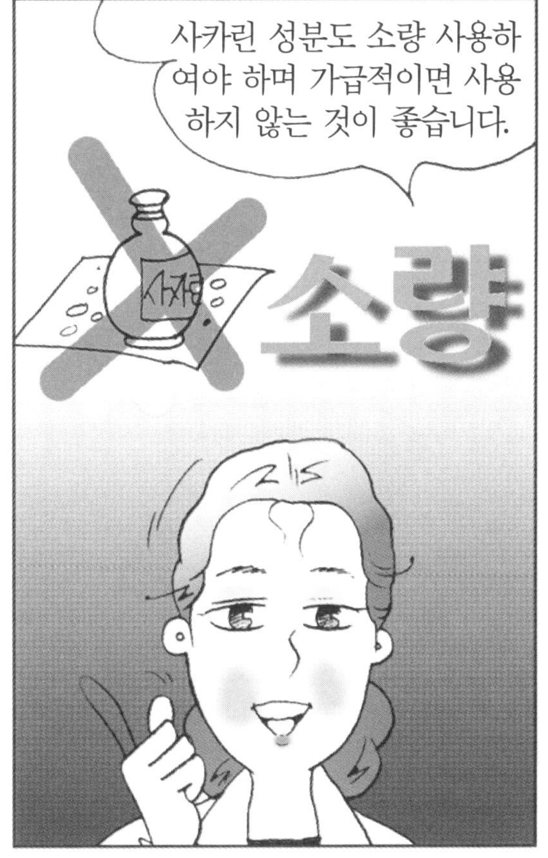
사카린 성분도 소량 사용하여야 하며 가급적이면 사용하지 않는 것이 좋습니다.
소량

선생님, 여기가 어디에요? 여행이 끝나서 파티를 하는 건가요? 화려한 뷔페상이 차려져 있네요.

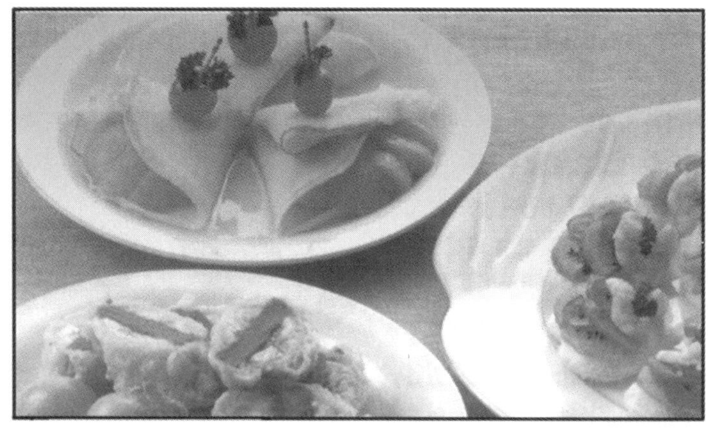

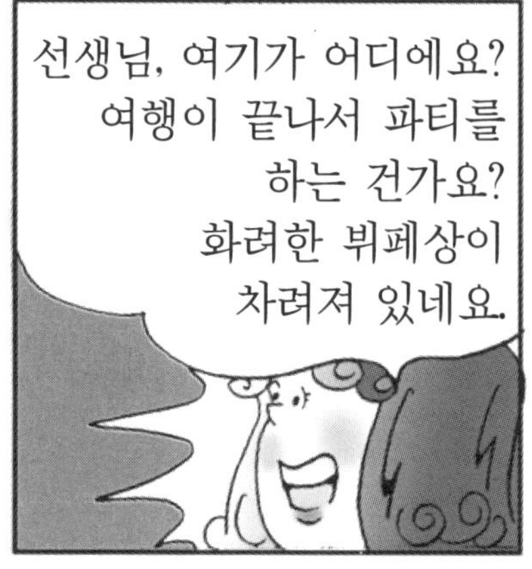

지금까지 여러분들이 열심히 배우셨으니 이제 실습을 하셔야 하지 않겠어요? 오늘 당뇨인 모임에서 당뇨중식회를 준비하고 있습니다.

어휴! 외식은 안 하는 걸로 해야지!

염려하지 마세요.

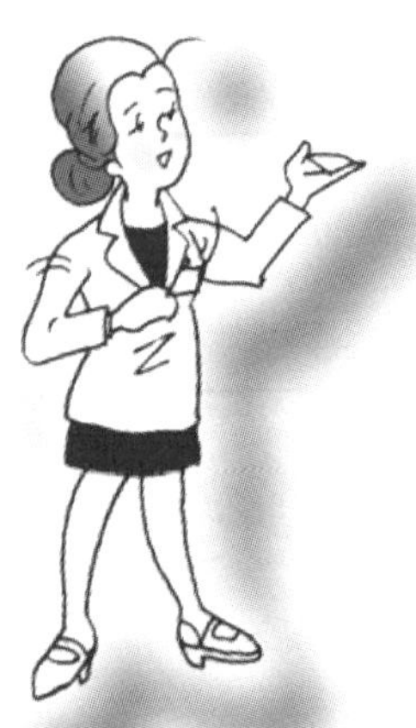

외식시 식사와의 인사 5단계

1단계; 언제, 어디서, 누구와?

2단계; 그 끼니의 나의 식사량은?

3단계; 식사가 차려져 있을 때 식품군은 골고루 있는가?

4단계; 주의할 식품 (당분, 기름이 많은 식품, 염분) 등은 없는가?

5단계; 식사는 천천히, 즐거운 마음으로!

◈ 잠깐만 쉬어 갑시다!

식사요법을 할 때의 주의사항은?

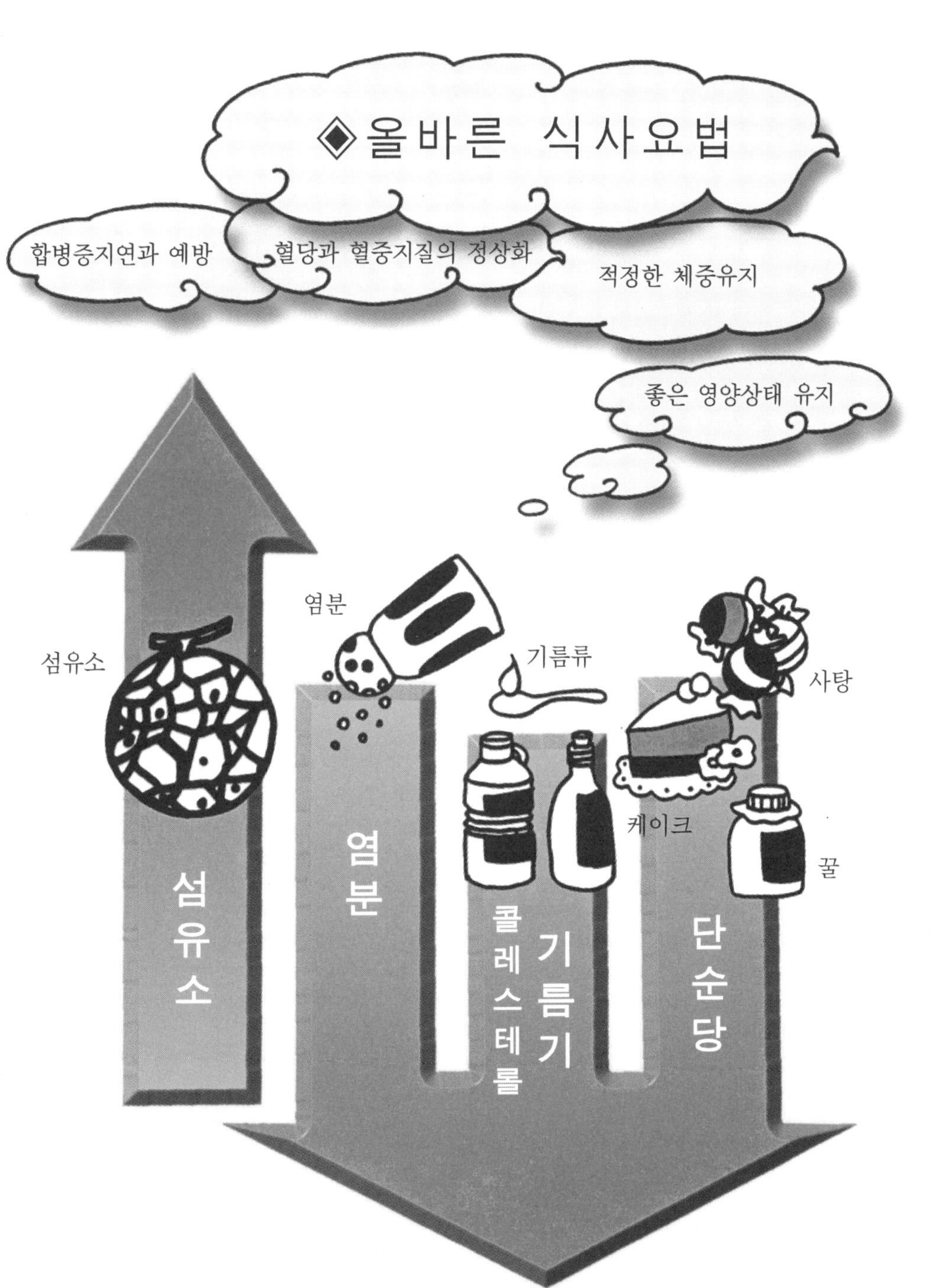

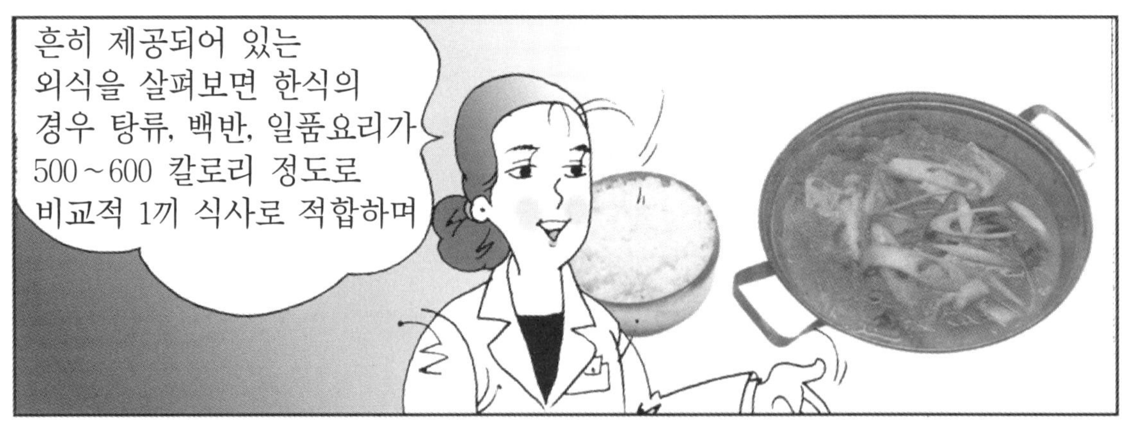
흔히 제공되어 있는
외식을 살펴보면 한식의
경우 탕류, 백반, 일품요리가
500~600 칼로리 정도로
비교적 1끼 식사로 적합하며

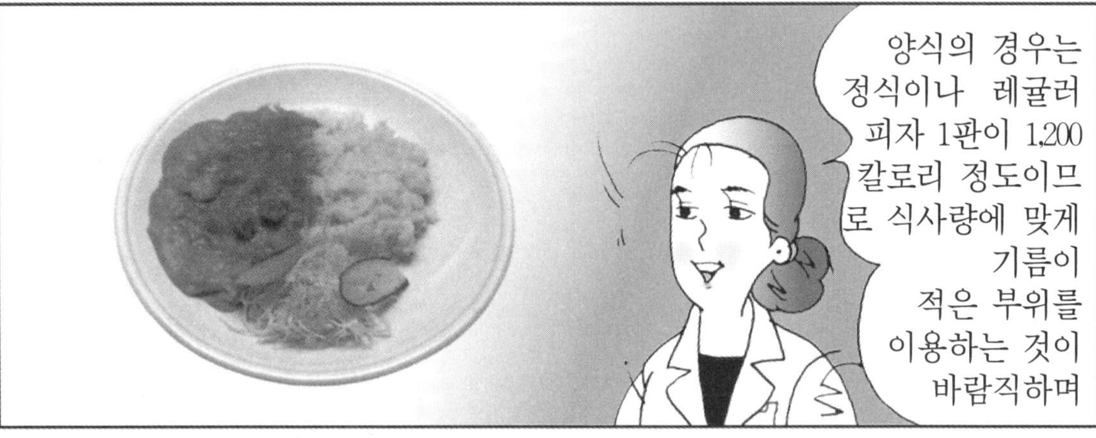
양식의 경우는
정식이나 레귤러
피자 1판이 1,200
칼로리 정도이므
로 식사량에 맞게
기름이
적은 부위를
이용하는 것이
바람직하며

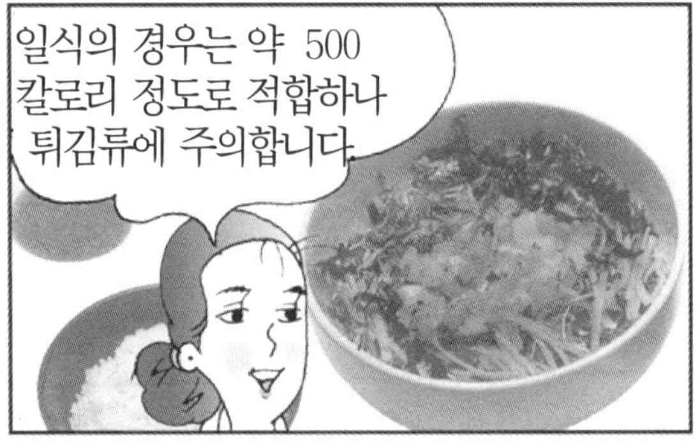
일식의 경우는 약 500
칼로리 정도로 적합하나
튀김류에 주의합니다.

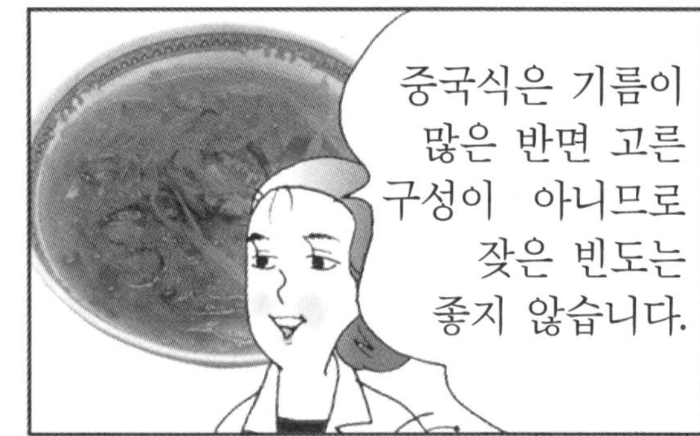
중국식은 기름이
많은 반면 고른
구성이 아니므로
잦은 빈도는
좋지 않습니다.

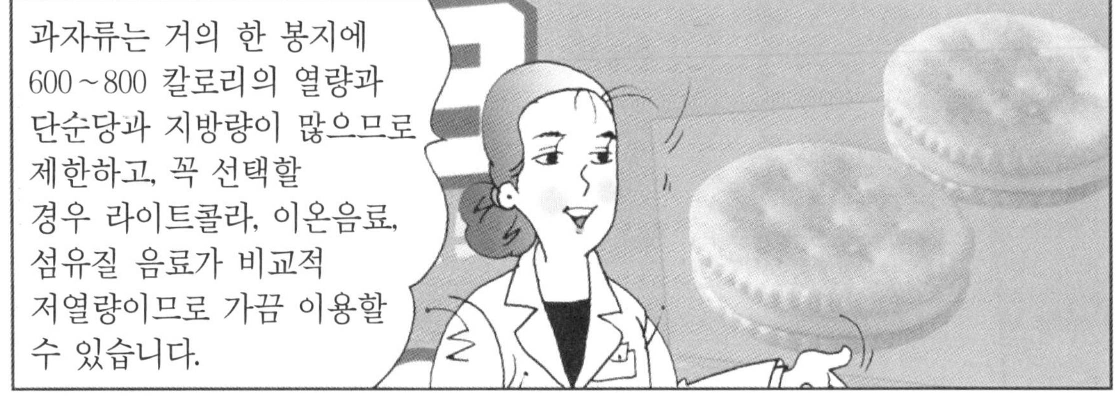
과자류는 거의 한 봉지에
600~800 칼로리의 열량과
단순당과 지방량이 많으므로
제한하고, 꼭 선택할
경우 라이트콜라, 이온음료,
섬유질 음료가 비교적
저열량이므로 가끔 이용할
수 있습니다.

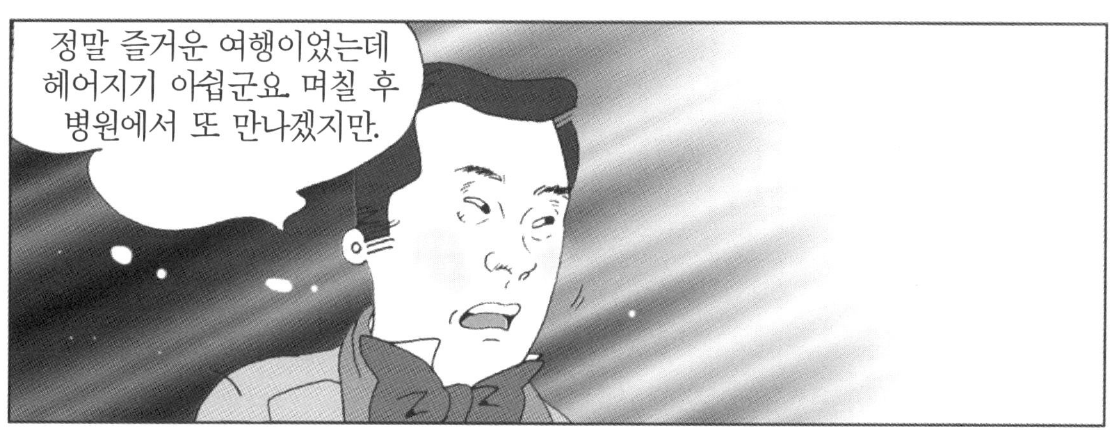
정말 즐거운 여행이었는데
헤어지기 아쉽군요. 며칠 후
병원에서 또 만나겠지만.

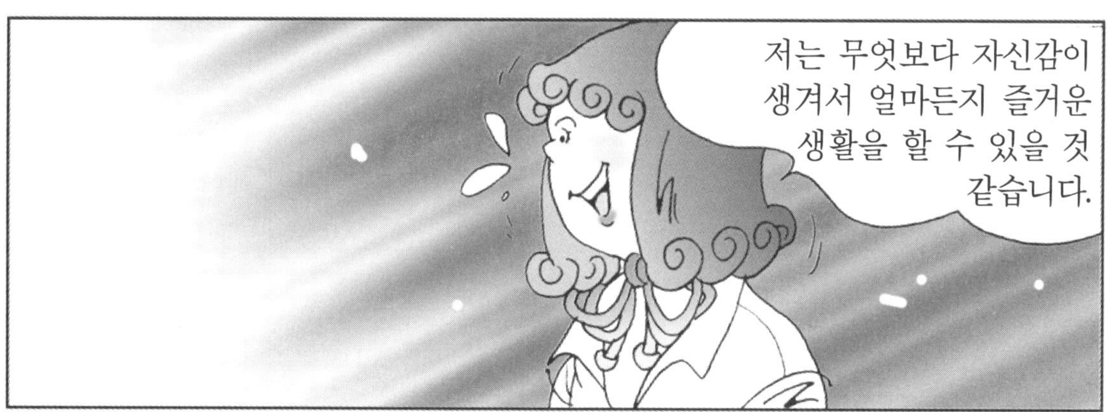
저는 무엇보다 자신감이
생겨서 얼마든지 즐거운
생활을 할 수 있을 것
같습니다.

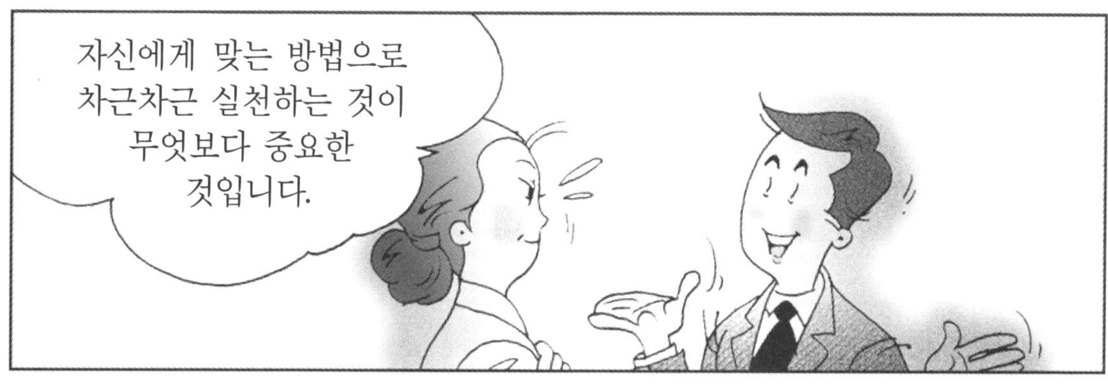
자신에게 맞는 방법으로
차근차근 실천하는 것이
무엇보다 중요한
것입니다.

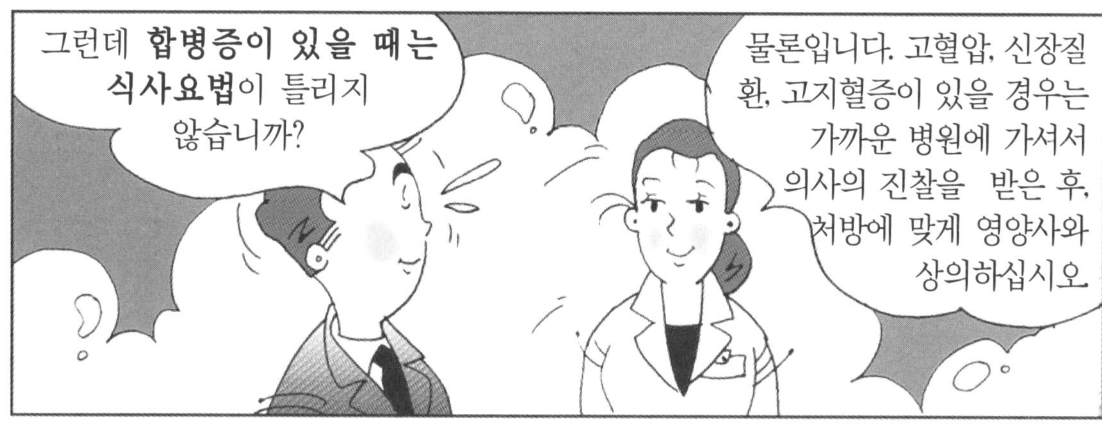
그런데 **합병증이 있을 때는**
식사요법이 틀리지
않습니까?
물론입니다. 고혈압, 신장질
환, 고지혈증이 있을 경우는
가까운 병원에 가셔서
의사의 진찰을 받은 후,
처방에 맞게 영양사와
상의하십시오.

선생님, 이런
여행에 초대해
주셔서 감사하고
다른 선배
어른들께도
감사드립니다.

여러분! 탐험 당뇨병 식사요법
여행을 무사히 마칩니다.
다음은 종착역인 서울역입니다.
수고들 하셨습니다.

잘가요 잘가..
모두들 잘 가시고 다음은
병원에서 또 만납시다.
안녕!

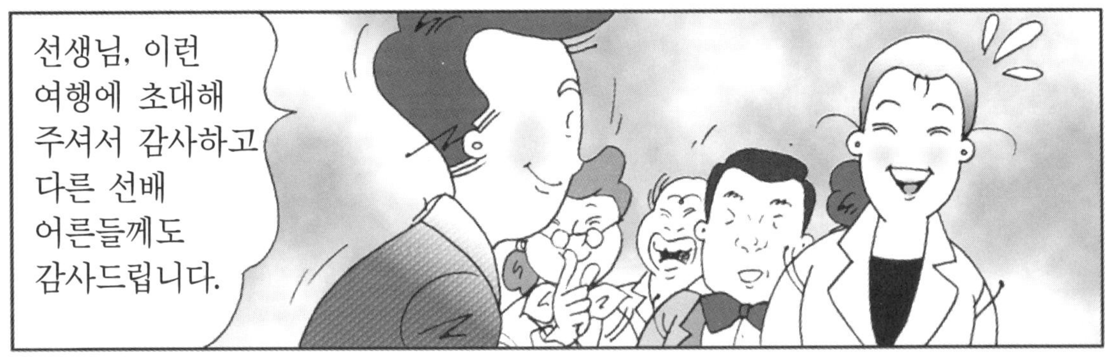

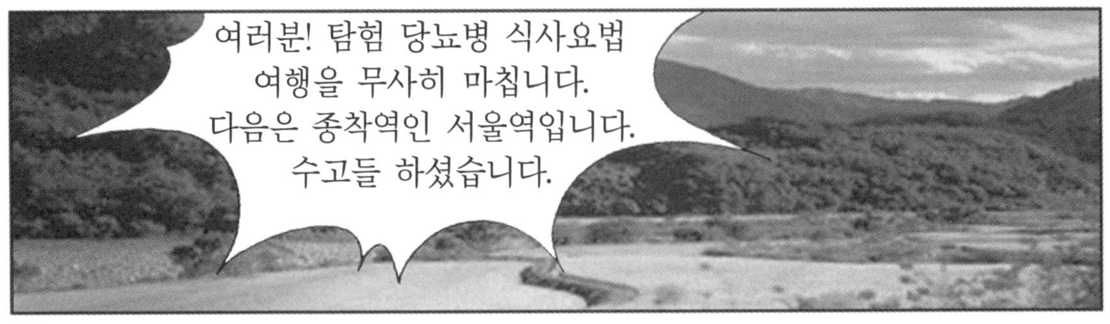

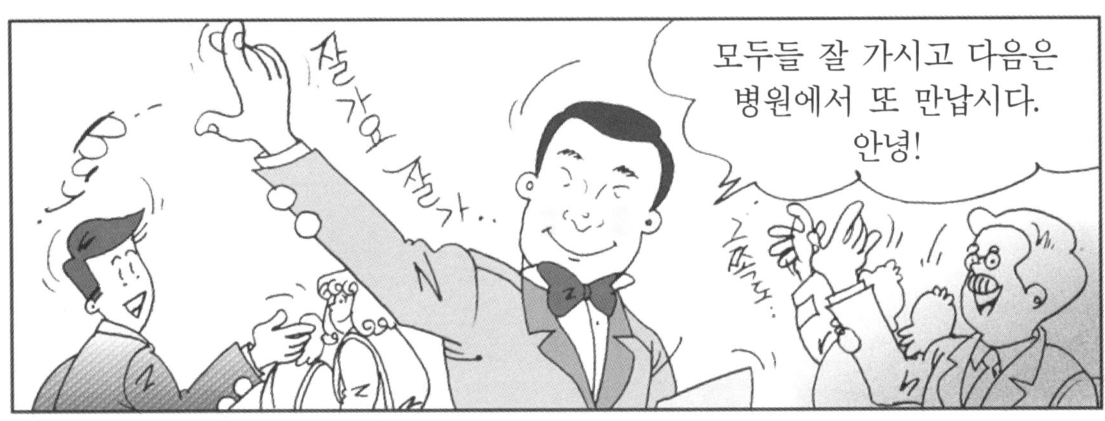

당뇨병과 함께 즐거운 인생을!

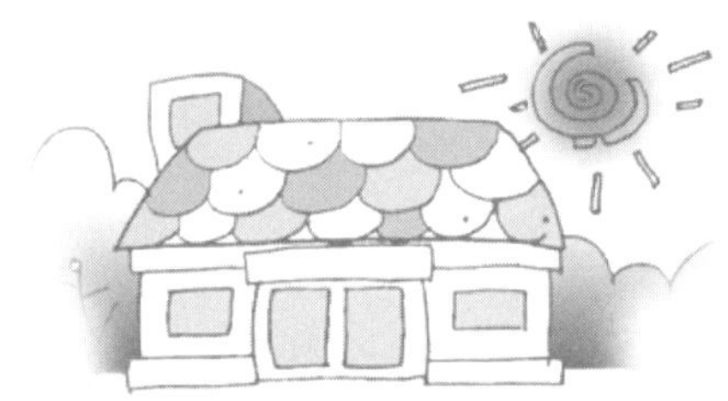

운 동 요 법

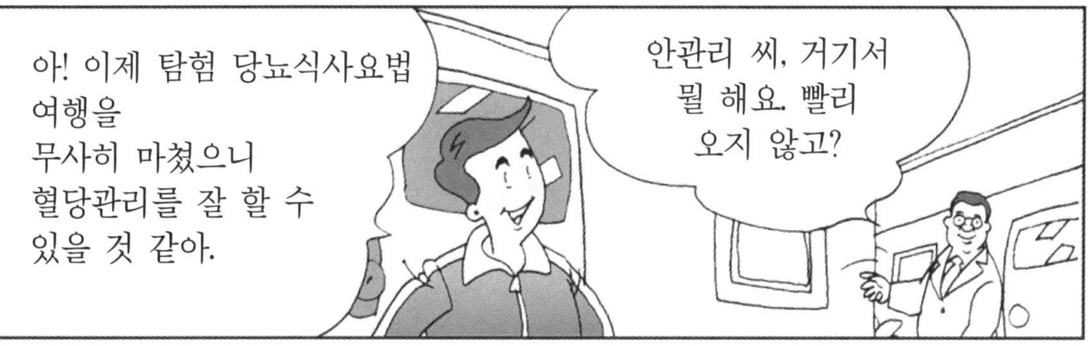
아! 이제 탐험 당뇨식사요법 여행을 무사히 마쳤으니 혈당관리를 잘 할 수 있을 것 같아.
안관리 씨, 거기서 뭘 해요. 빨리 오지 않고?

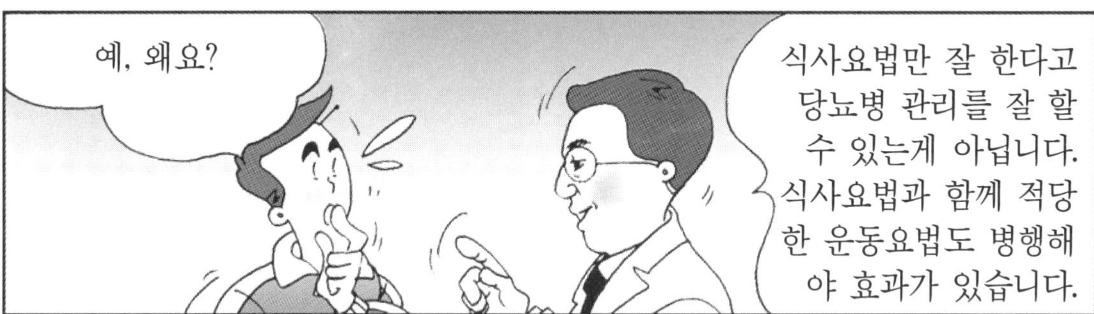
예, 왜요?
식사요법만 잘 한다고 당뇨병 관리를 잘 할 수 있는게 아닙니다. 식사요법과 함께 적당한 운동요법도 병행해야 효과가 있습니다.

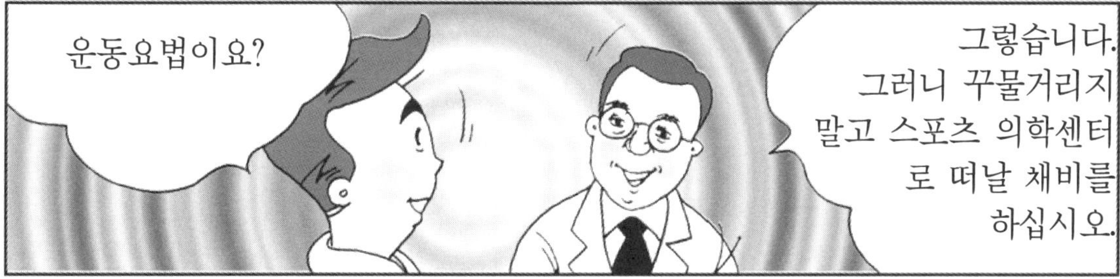
운동요법이요?
그렇습니다. 그러니 꾸물거리지 말고 스포츠 의학센터로 떠날 채비를 하십시오.

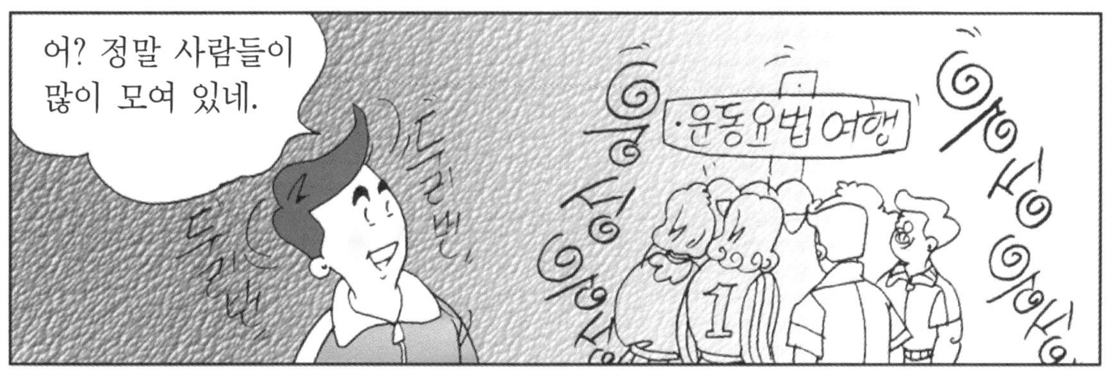
어? 정말 사람들이 많이 모여 있네.
·운동요법 여행

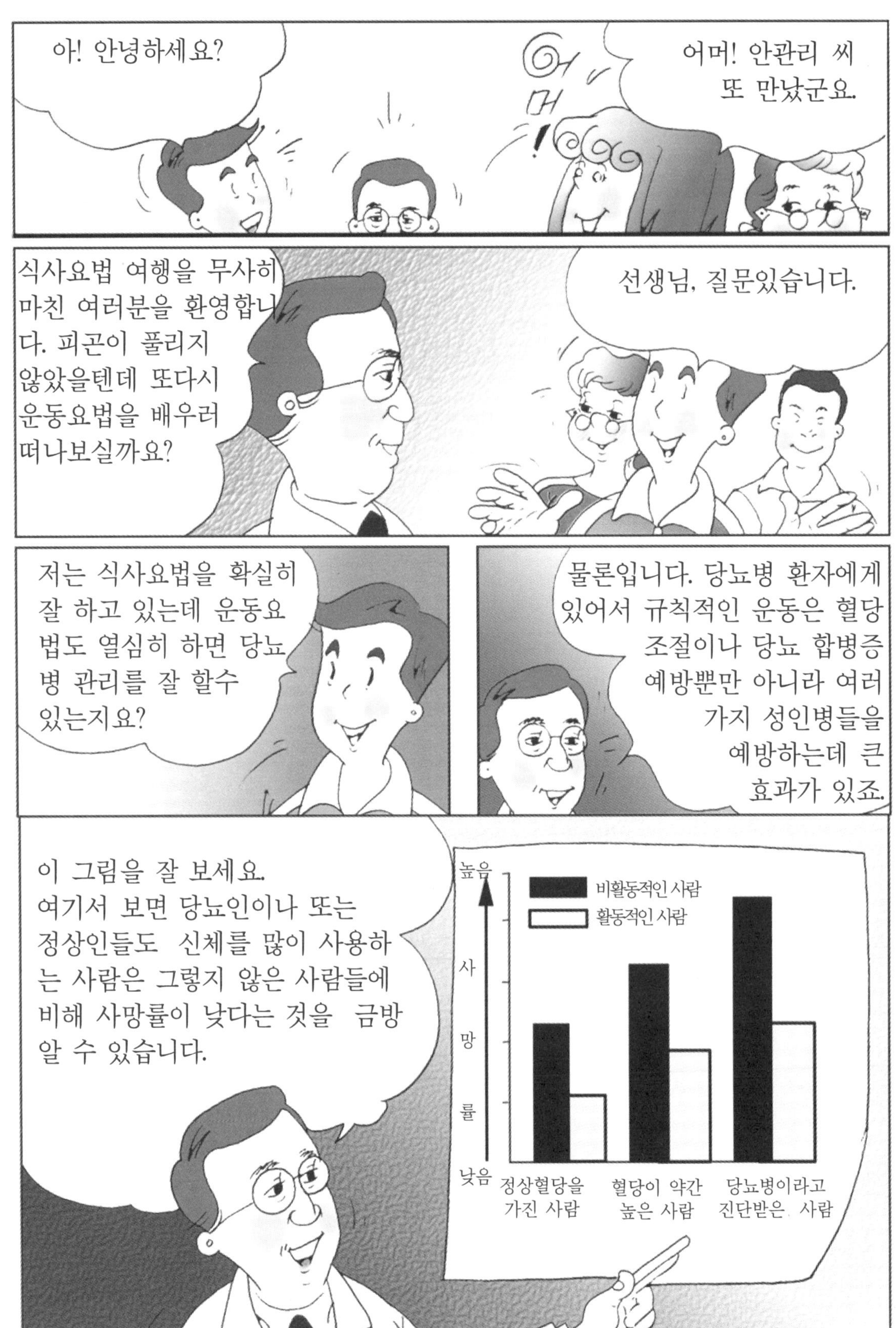

아! 안녕하세요?
어머!
어머! 안관리 씨 또 만났군요.
식사요법 여행을 무사히 마친 여러분을 환영합니다. 피곤이 풀리지 않았을텐데 또다시 운동요법을 배우러 떠나보실까요?
선생님, 질문있습니다.
저는 식사요법을 확실히 잘 하고 있는데 운동요법도 열심히 하면 당뇨병 관리를 잘 할수 있는지요?
물론입니다. 당뇨병 환자에게 있어서 규칙적인 운동은 혈당 조절이나 당뇨 합병증 예방뿐만 아니라 여러 가지 성인병들을 예방하는데 큰 효과가 있죠.
이 그림을 잘 보세요. 여기서 보면 당뇨인이나 또는 정상인들도 신체를 많이 사용하는 사람은 그렇지 않은 사람들에 비해 사망률이 낮다는 것을 금방 알 수 있습니다.
높음
사망률
낮음
비활동적인 사람
활동적인 사람
정상혈당을 가진 사람
혈당이 약간 높은 사람
당뇨병이라고 진단받은 사람

그러니까 운동은 당뇨인뿐 아니라 모든 사람들에게 필요하다는 것을 알 수 있겠죠?
끄덕
끄덕

아! 그렇군요. 그럼 이제부터 운동요법도 열심히 실천해야 겠군요.
잘 생각하셨습니다. 그러나 운동요법을 시작하기 전에 전문의를 만나 당뇨병으로 인한 합병증 진행 정도를 체크한 후에 운동처방사로 부터 처방을 받아 운동을 시작하는 것이 바람직합니다.

아유! 뭐가 그리 복잡한가요? 그냥 조깅이나 수영, 줄넘기 등을 적당히 하면 안되나요?
안됩니다.
하하!
하

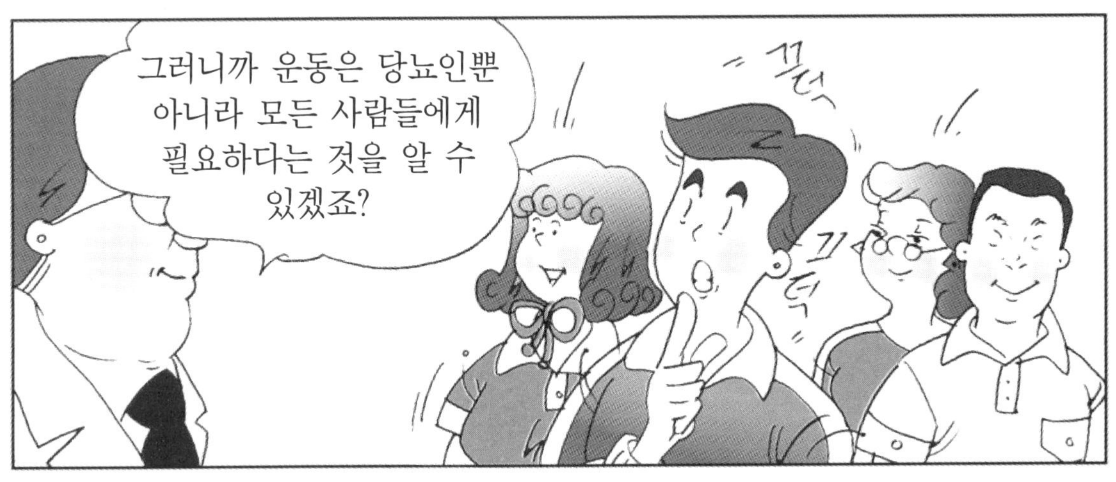

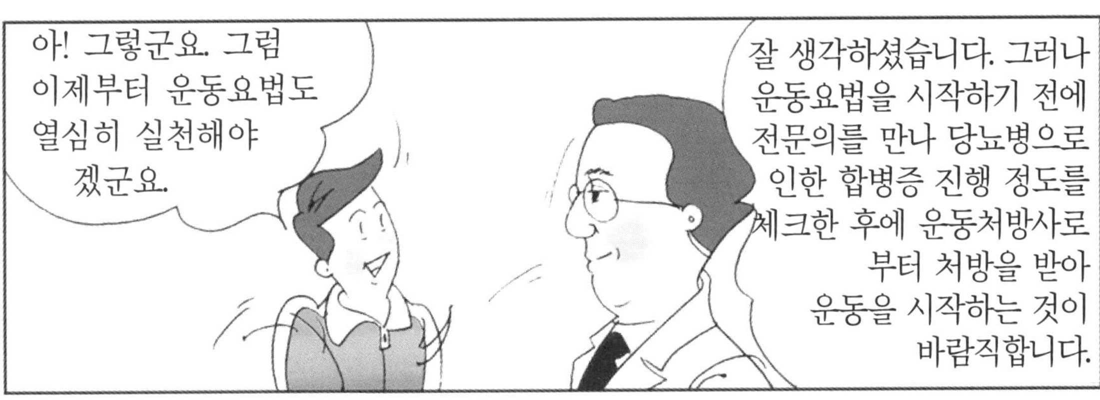

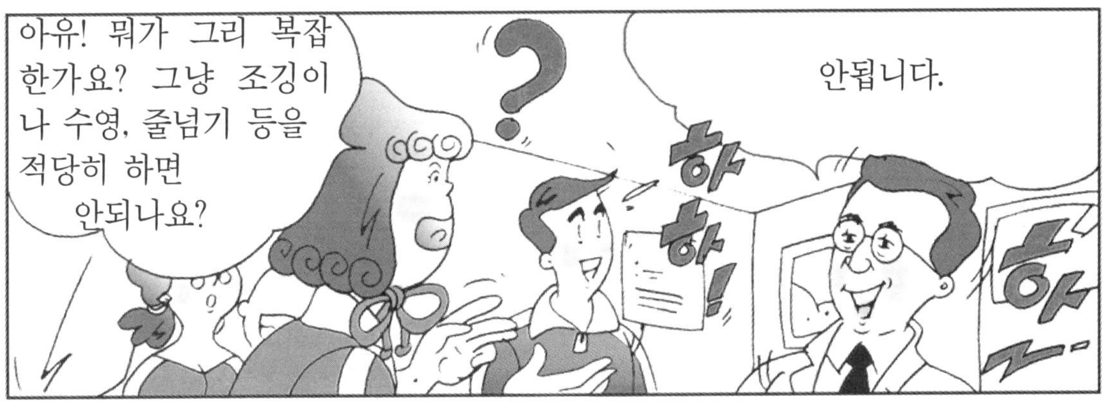

현재의 자기 몸 상태나 체력 정도를 고려하지 않고 무턱대고 운동을 시작하다가는 오히려 당뇨병을 더 악화시킬 수도 있기 때문입니다.

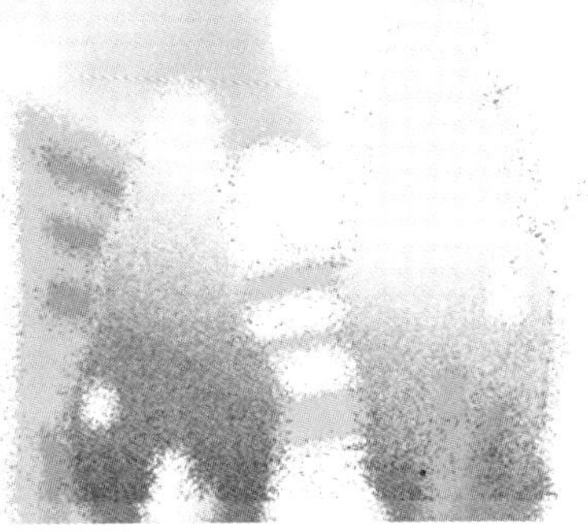

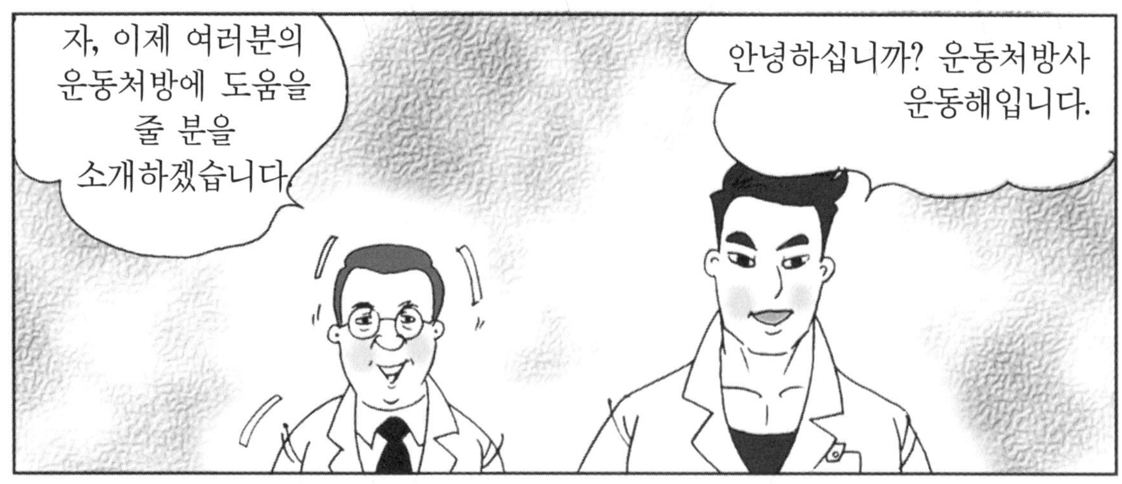
자, 이제 여러분의 운동처방에 도움을 줄 분을 소개하겠습니다.
안녕하십니까? 운동처방사 운동해입니다.

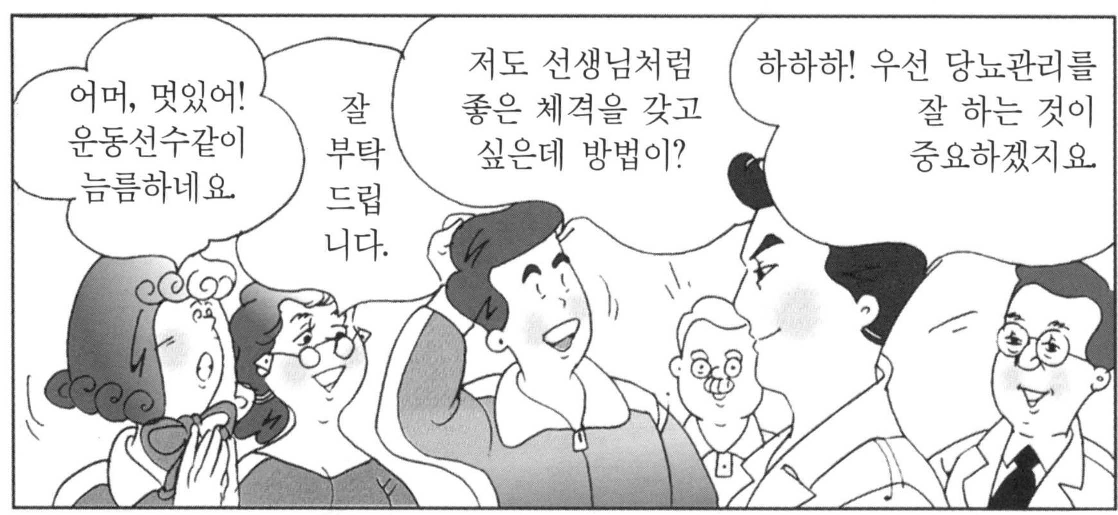
어머, 멋있어! 운동선수같이 늠름하네요.
잘 부탁 드립니다.
저도 선생님처럼 좋은 체격을 갖고 싶은데 방법이?
하하하! 우선 당뇨관리를 잘 하는 것이 중요하겠지요.

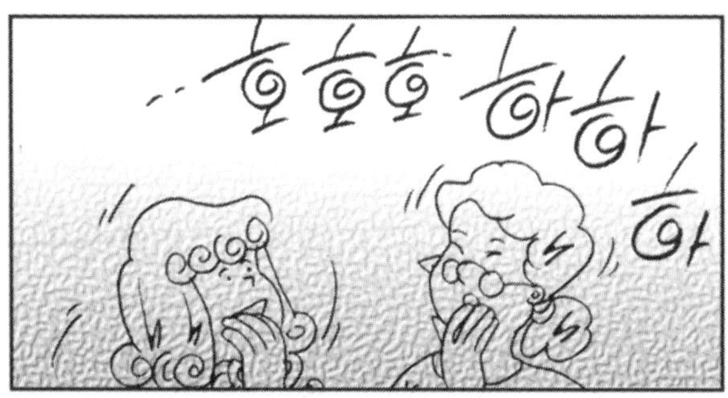
...호호호 하하하

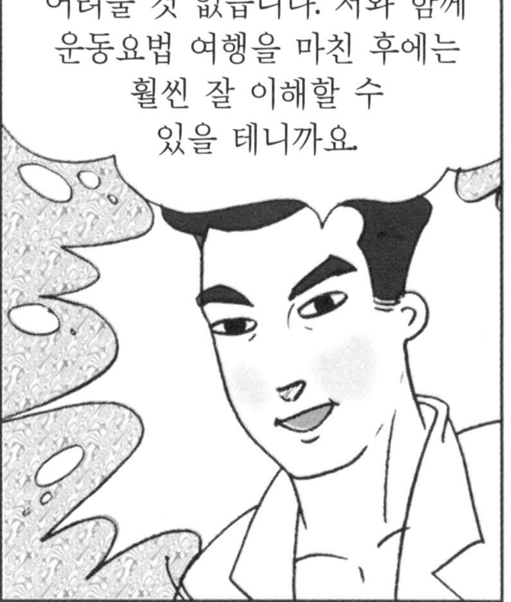
어려울 것 없습니다. 저와 함께 운동요법 여행을 마친 후에는 훨씬 잘 이해할 수 있을 테니까요.

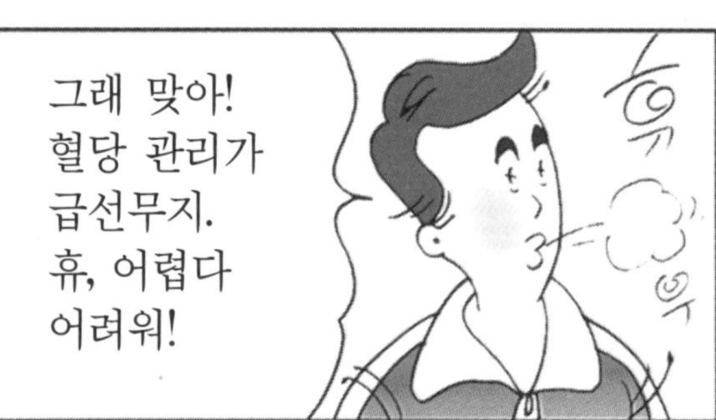
그래 맞아! 혈당 관리가 급선무지. 휴, 어렵다 어려워!
후유

운동 실시 전 준비사항

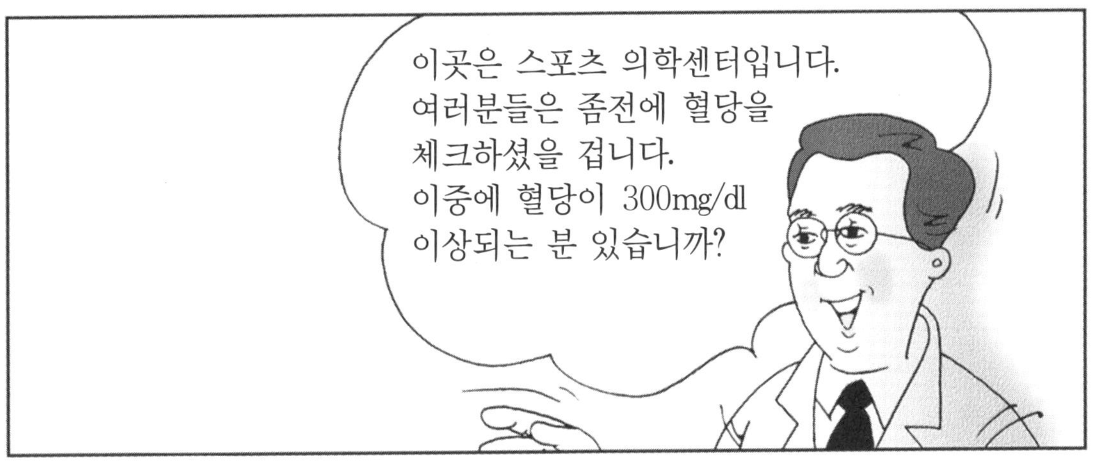
이곳은 스포츠 의학센터입니다.
여러분들은 좀전에 혈당을
체크하셨을 겁니다.
이중에 혈당이 300mg/dl
이상되는 분 있습니까?

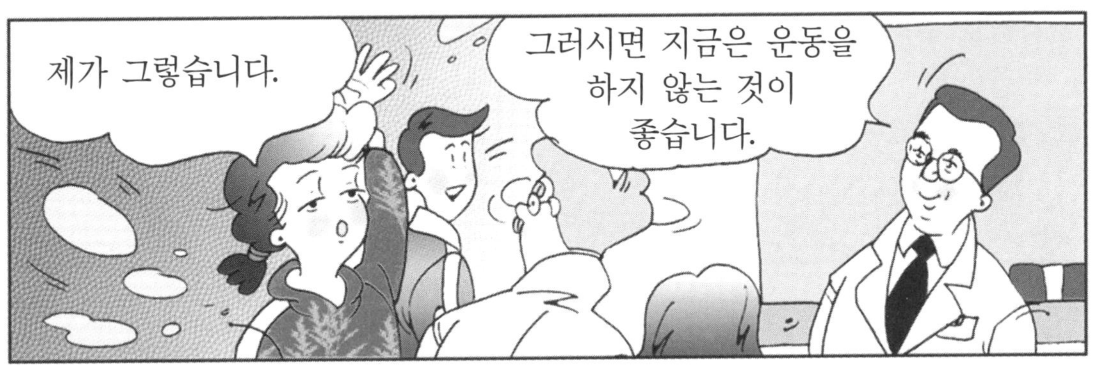
제가 그렇습니다.
그러시면 지금은 운동을
하지 않는 것이
좋습니다.

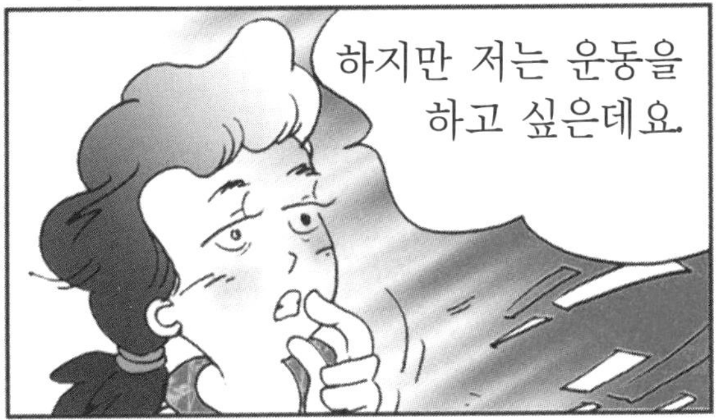
하지만 저는 운동을
하고 싶은데요.

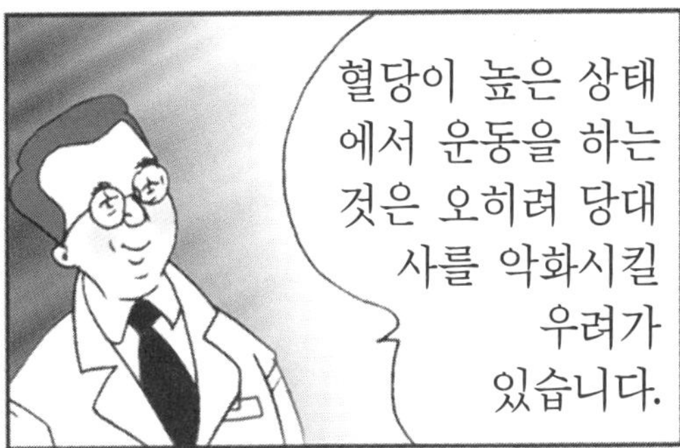
혈당이 높은 상태
에서 운동을 하는
것은 오히려 당대
사를 악화시킬
우려가
있습니다.

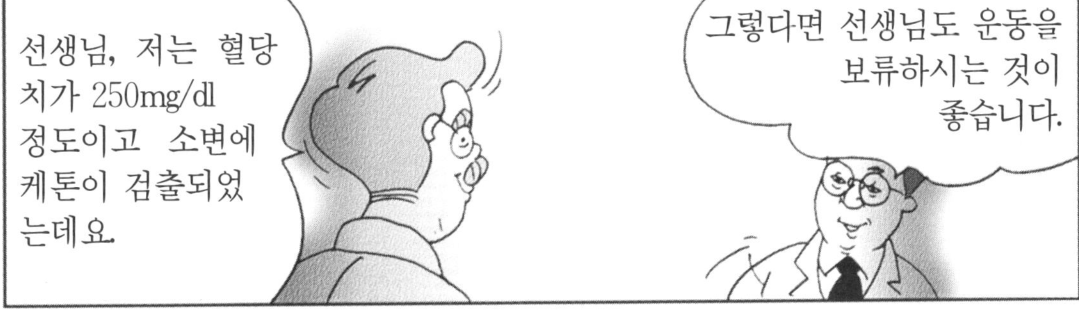
선생님, 저는 혈당
치가 250mg/dl
정도이고 소변에
케톤이 검출되었
는데요.
그렇다면 선생님도 운동을
보류하시는 것이
좋습니다.

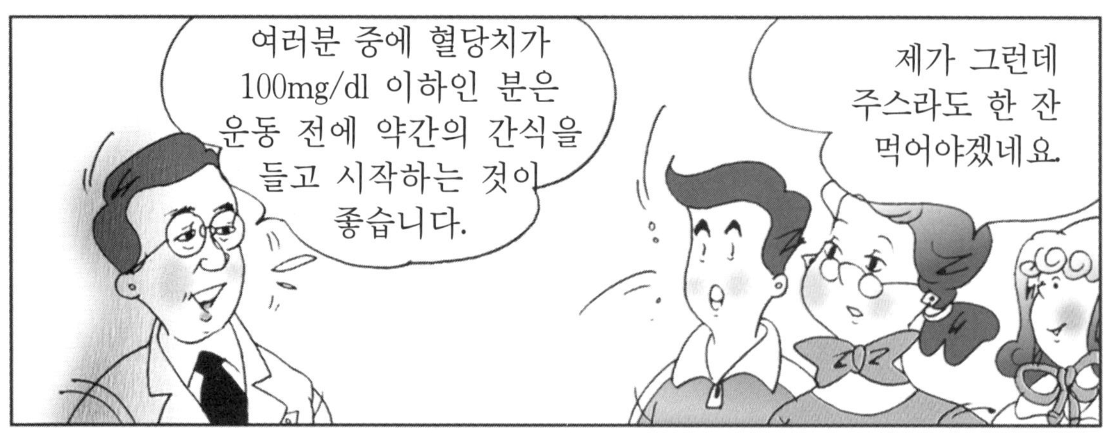
여러분 중에 혈당치가
100mg/dl 이하인 분은
운동 전에 약간의 간식을
들고 시작하는 것이
좋습니다.
제가 그런데
주스라도 한 잔
먹어야겠네요.

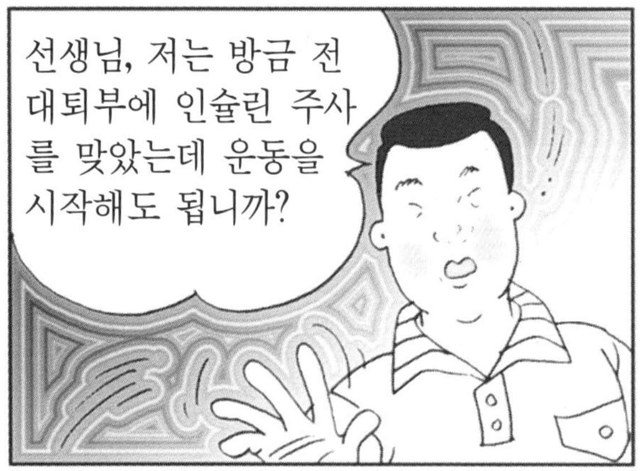
선생님, 저는 방금 전
대퇴부에 인슐린 주사
를 맞았는데 운동을
시작해도 됩니까?

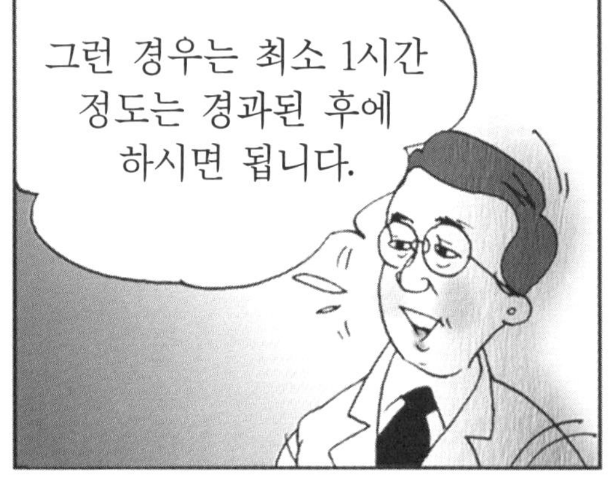
그런 경우는 최소 1시간
정도는 경과된 후에
하시면 됩니다.

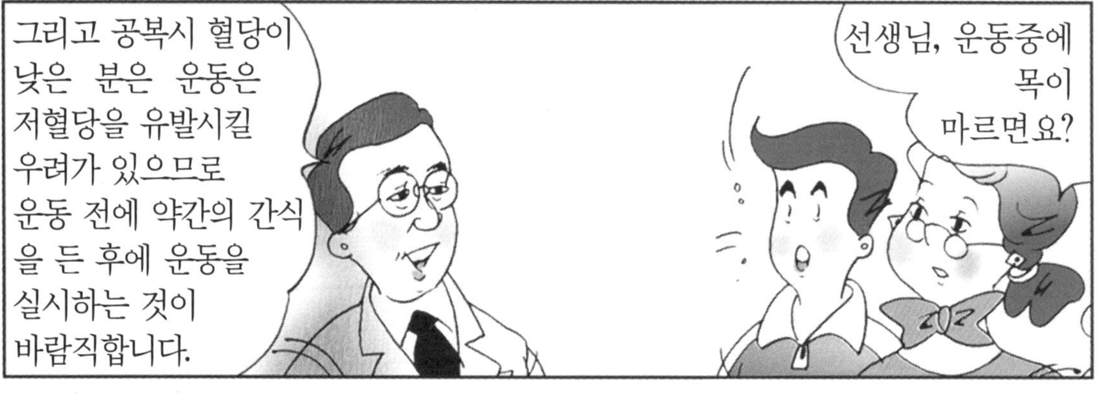
그리고 공복시 혈당이
낮은 분은 운동은
저혈당을 유발시킬
우려가 있으므로
운동 전에 약간의 간식
을 든 후에 운동을
실시하는 것이
바람직합니다.
선생님, 운동중에
목이
마르면요?

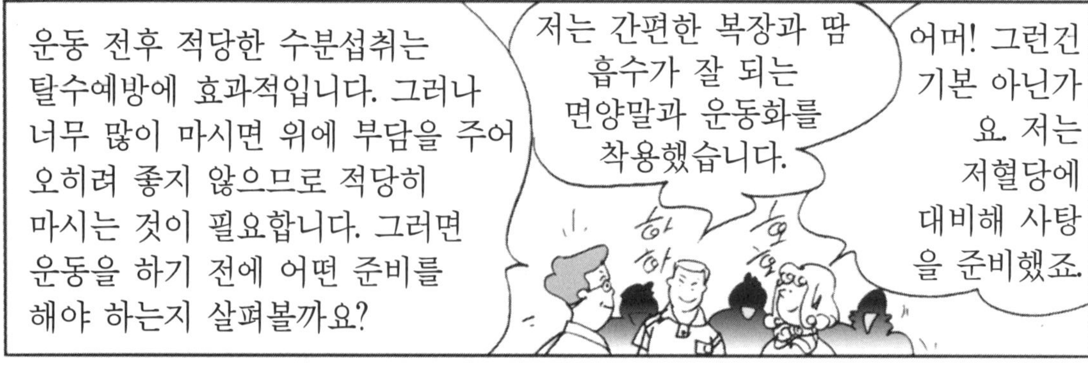
운동 전후 적당한 수분섭취는
탈수예방에 효과적입니다. 그러나
너무 많이 마시면 위에 부담을 주어
오히려 좋지 않으므로 적당히
마시는 것이 필요합니다. 그러면
운동을 하기 전에 어떤 준비를
해야 하는지 살펴볼까요?
저는 간편한 복장과 땀
흡수가 잘 되는
면양말과 운동화를
착용했습니다.
어머! 그런건
기본 아닌가
요. 저는
저혈당에
대비해 사탕
을 준비했죠.
하하
호호

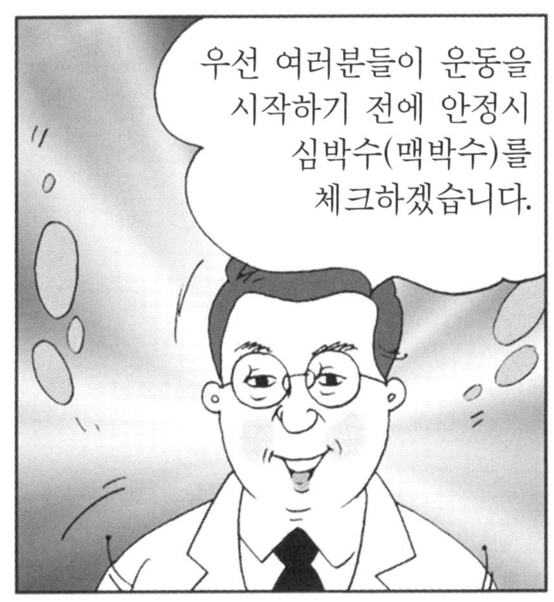
우선 여러분들이 운동을
시작하기 전에 안정시
심박수(맥박수)를
체크하겠습니다.

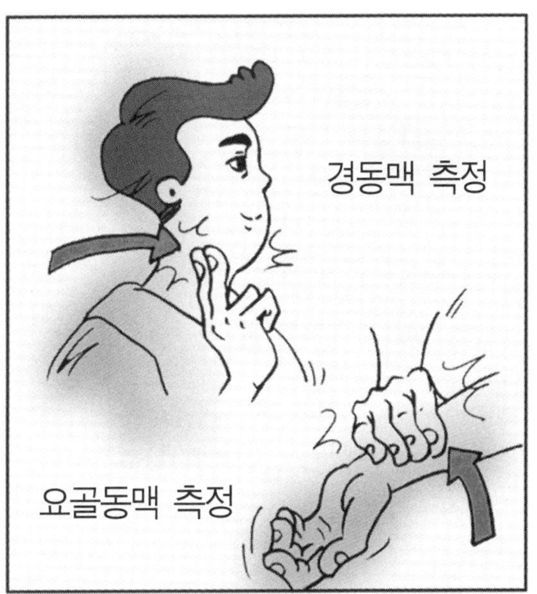
경동맥 측정
요골동맥 측정

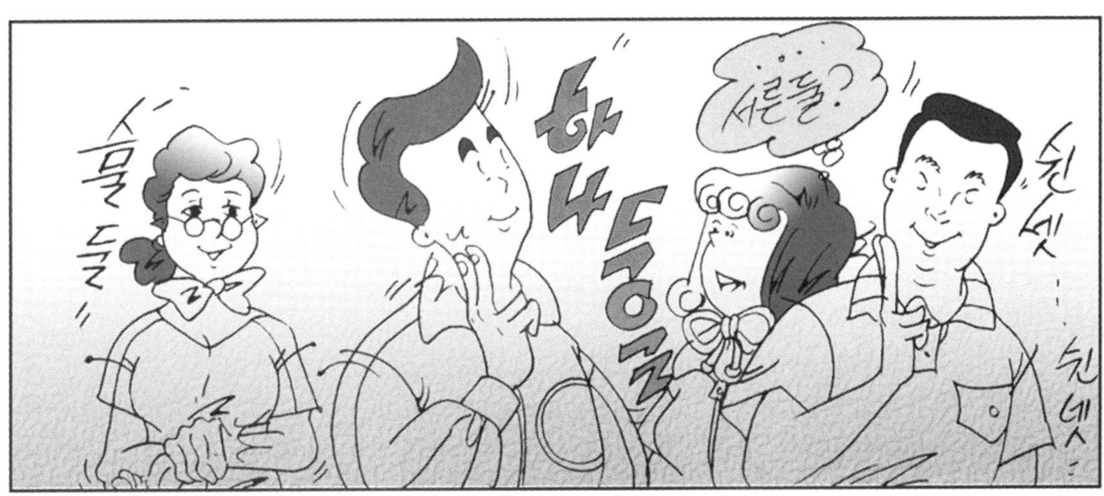
스물 둘
서른둘?
쉰 셋…
쉰 넷…

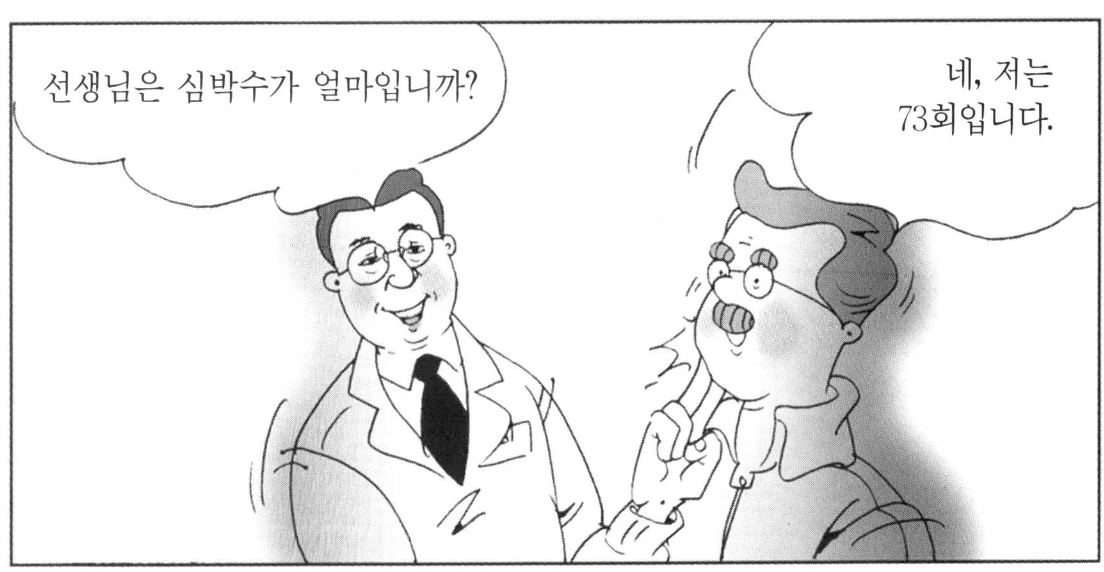
선생님은 심박수가 얼마입니까?
네, 저는
73회입니다.

나이는 어떻게
되십니까?

금년 52세 입니다.

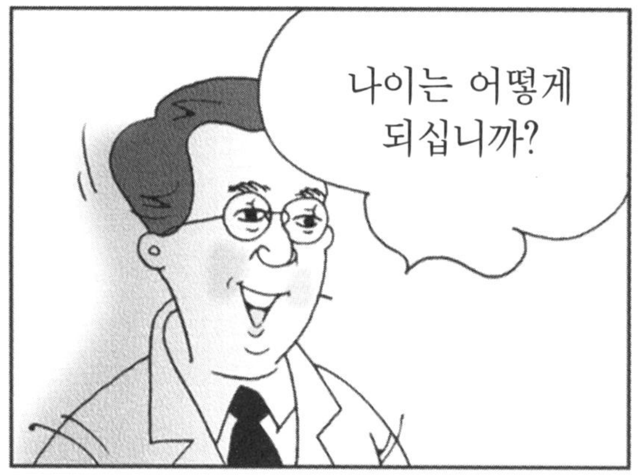

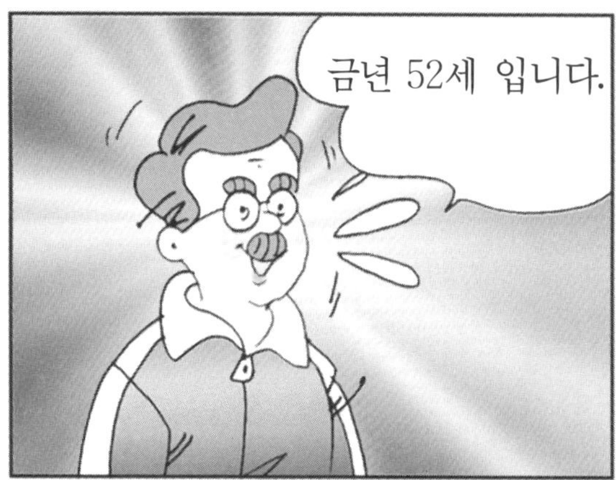

운동시 목표 심박수 계산방법:
(최대심박수 -안정시 심박수)x
운동강도+(안정시 심박수)

최대심박수: (220-나이)=168회
운동강도:최대 운동 강도의
60 ~ 75%로 함.
안정심박수:73회/분
운동시 목표 심박수

❶ (168-73)x0.6+73=130회/분
❷ (168-73)x0.75+73=144회/분

이렇게 계산됩니다.
그러니까 선생님은
운동중 목표 심박수가
130~144회입니다.
아! 그렇군요. 그러니까
운동 중간중간에
자주 맥박수를
체크하면서
운동하면
되겠군요.

여러분들도 이렇게
계산된 목표 심박수를
유지하면서 운동을
하셔야 혈당조절에
도움을 줄 수 있다는
것을 명심하십시오.

나는 목표 심박수가
150회네.

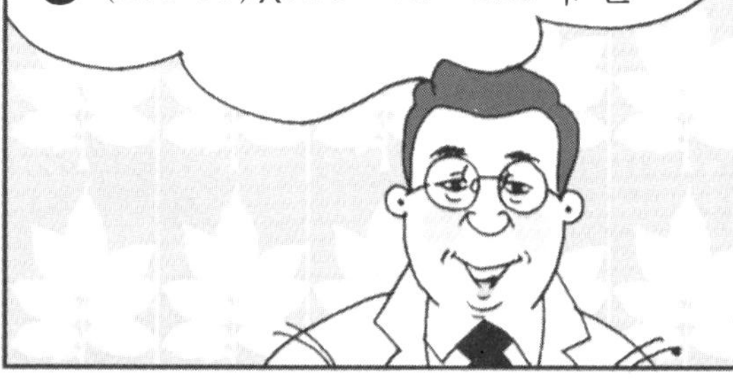

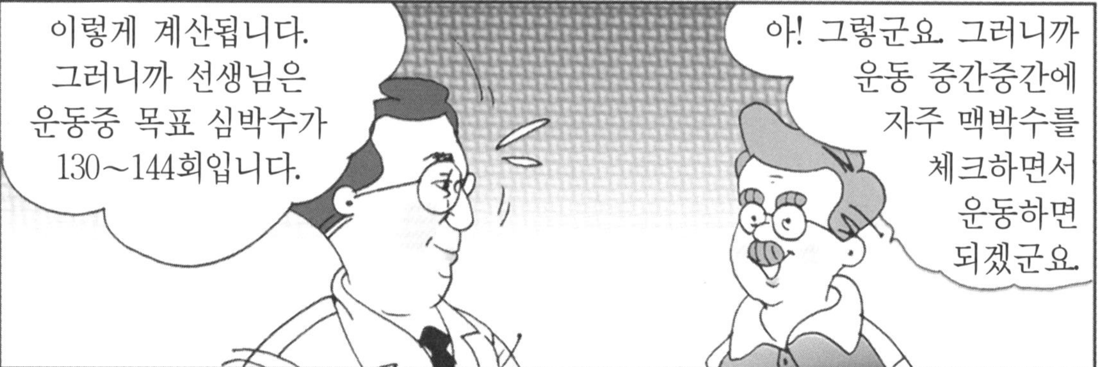

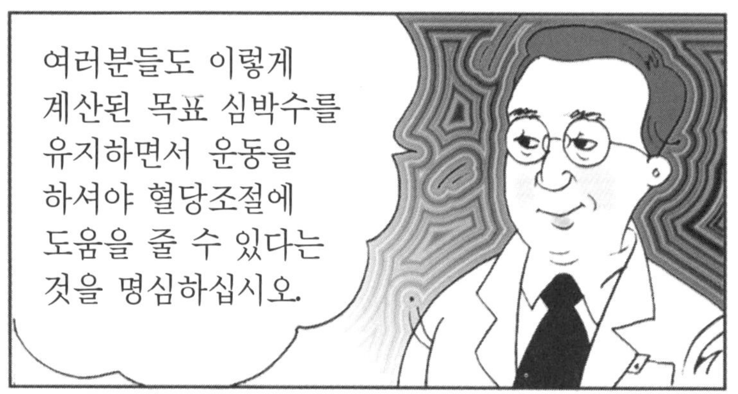

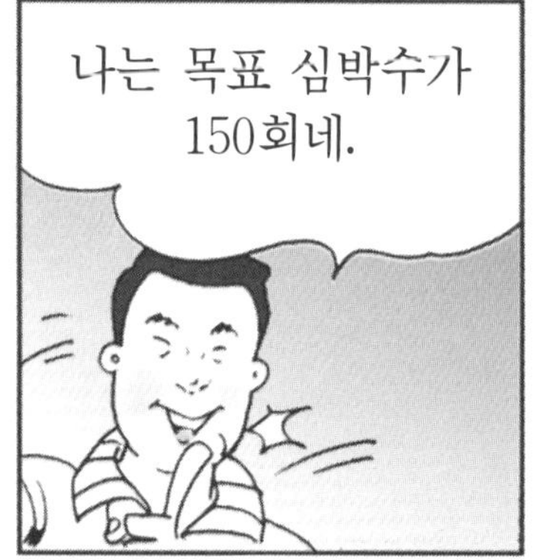

준비운동과 스트레칭

어머, 어디서
아름다운
음악소리가?
그러게
말이에요.

자, 이곳으로 오십시오.
이제부터 본격적인
운동요법으로의
여행이 시작됩니다.
와아!

으~ 나는 원래 운동을
못하는데다 힘드는건
딱 질색이야.
고민중
아, 운동 때문에
스트레스를
받으셨군요.

그러나 걱정 마십시오.
우선 준비운동으로
가벼운 스트레칭 운동
을 먼저 하겠습니다.
스트레칭 운동이
뭐야?

스트레칭은 근육을
늘려주는 체조인데
이것을 함으로써 근육
의 긴장을 완화시키고
관절 움직임의
동작범위를 넓혀주는
것입니다
아! 그렇군요.
스트레칭 체조가
준비 운동으로 매우
중요하네요.

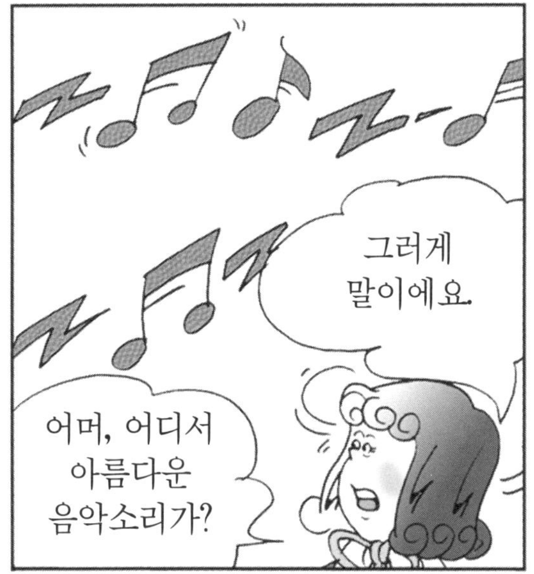

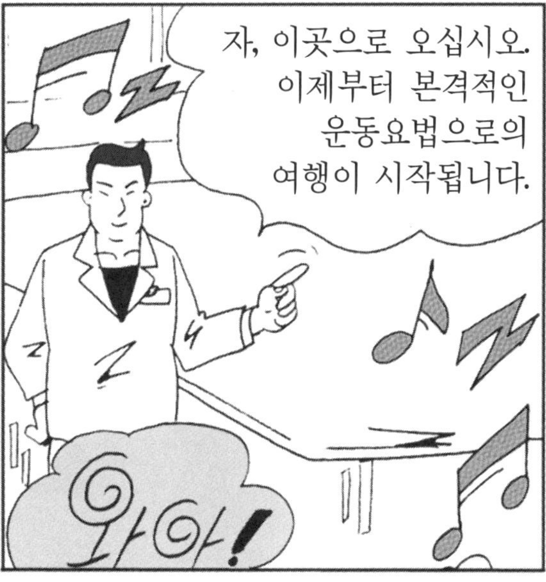

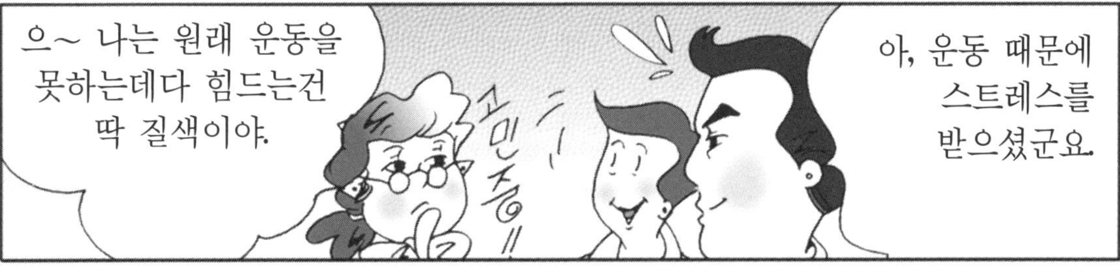

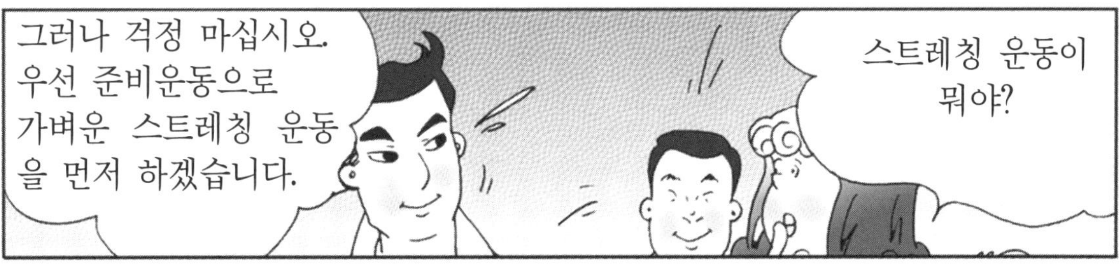

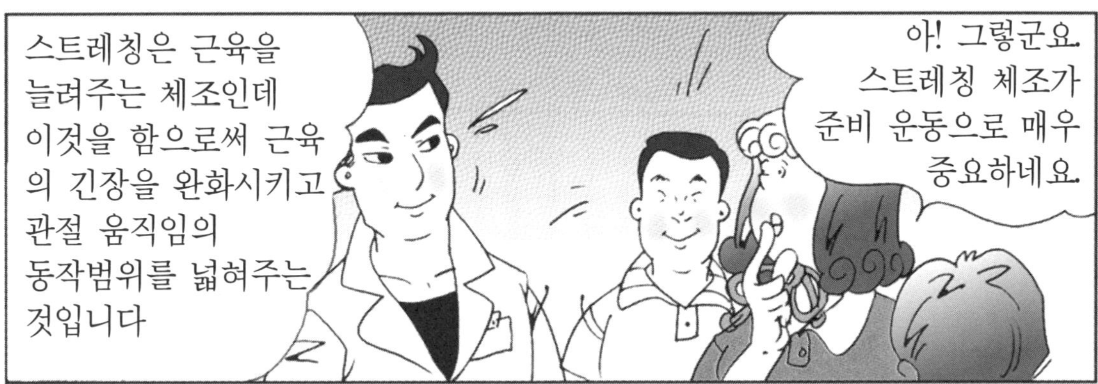

• 운동 전에 실시하는 스트레칭은 운동시 상해를 예방해 주고 운동 후의 스트레칭은 피로회복에 도움을 줍니다.

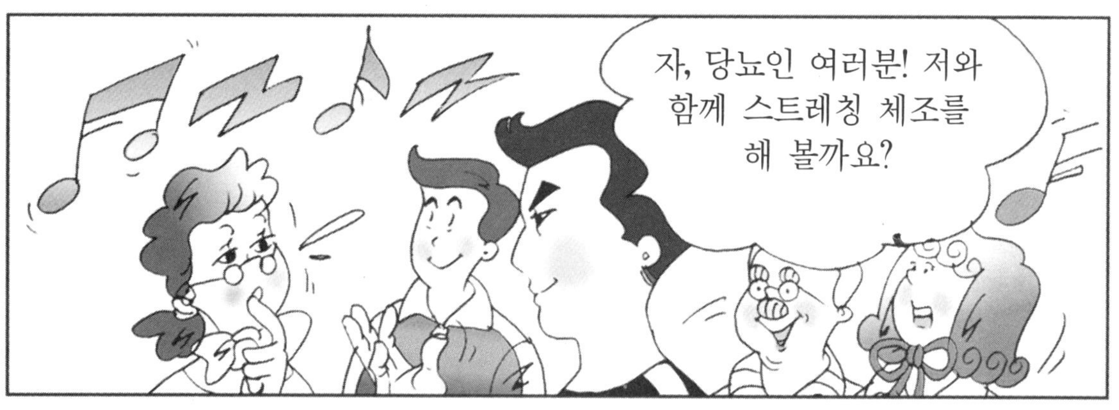
자, 당뇨인 여러분! 저와 함께 스트레칭 체조를 해 볼까요?

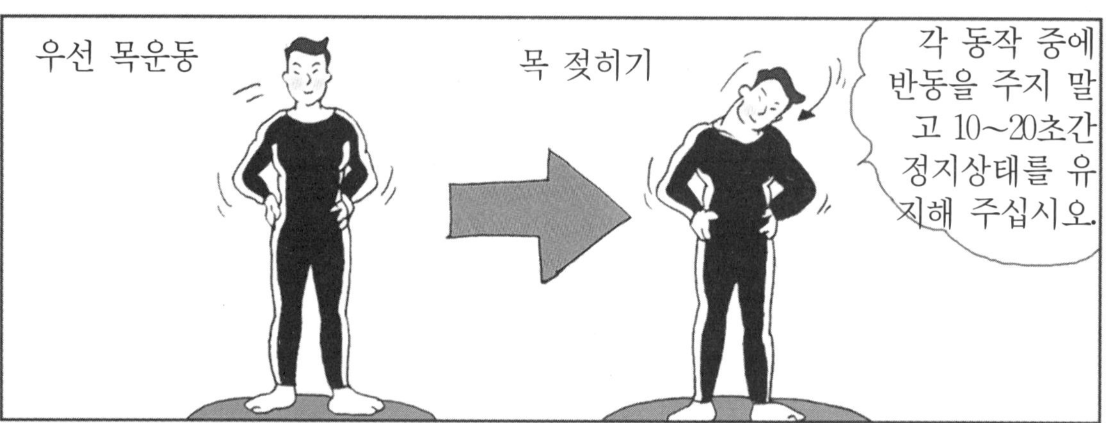
우선 목운동
목 젖히기
각 동작 중에 반동을 주지 말고 10~20초간 정지상태를 유지해 주십시오.

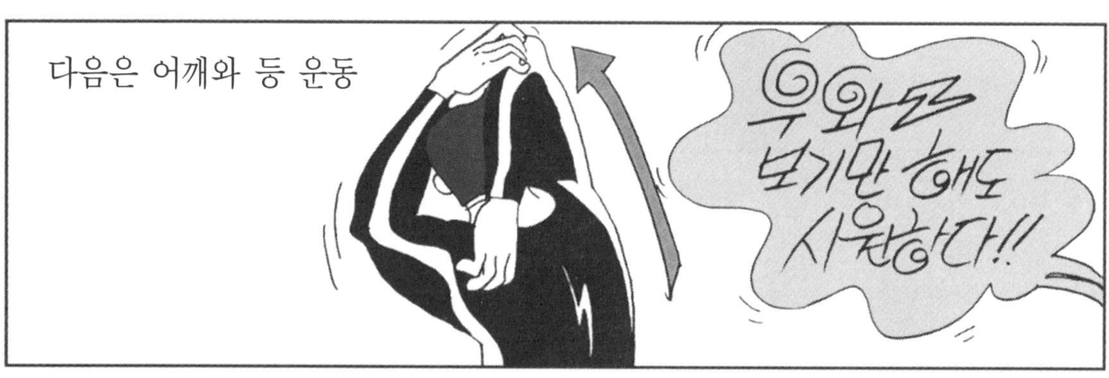
다음은 어깨와 등 운동
우와 보기만 해도 시원하다!!

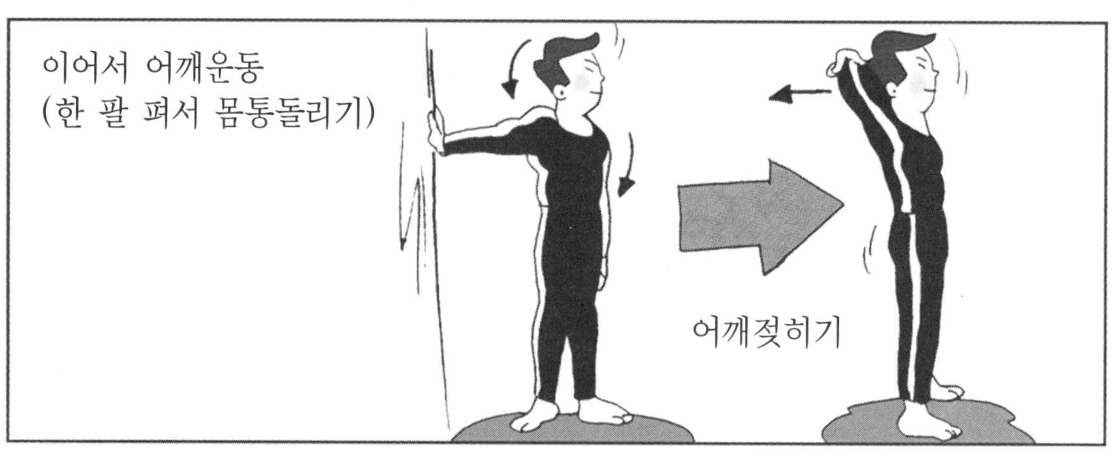
이어서 어깨운동
(한 팔 펴서 몸통돌리기)
어깨젖히기

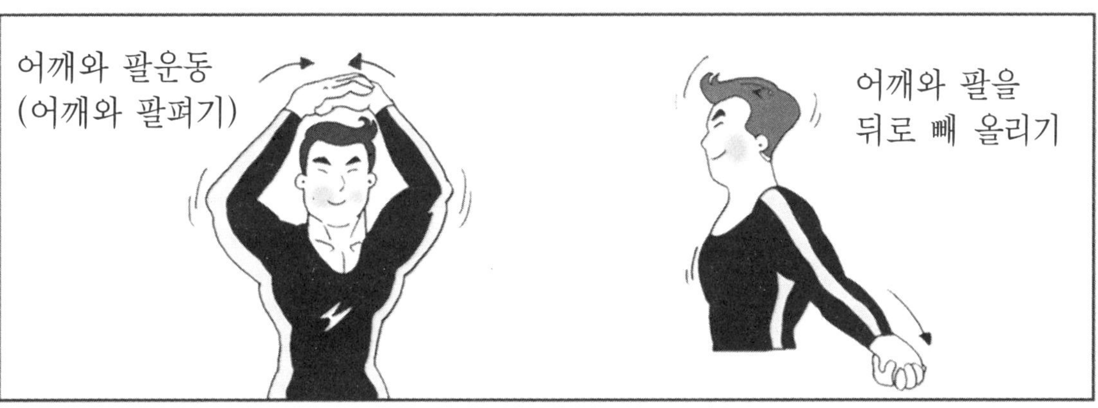
어깨와 팔운동
(어깨와 팔펴기)
어깨와 팔을
뒤로 빼 올리기

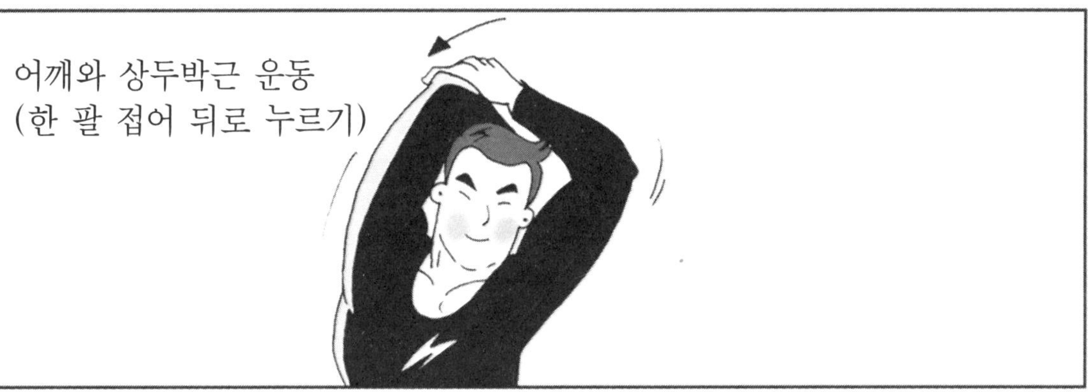
어깨와 상두박근 운동
(한 팔 접어 뒤로 누르기)

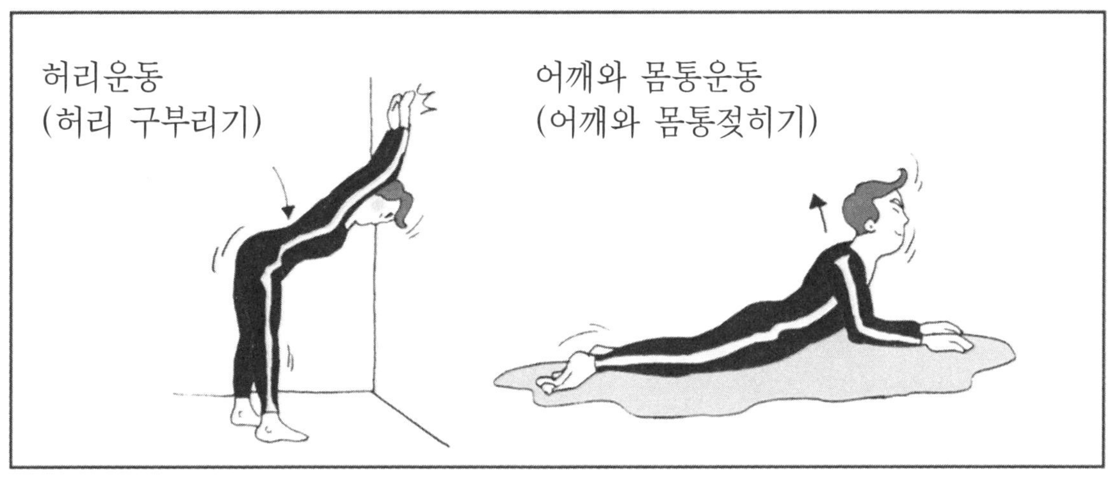
허리운동
(허리 구부리기)
어깨와 몸통운동
(어깨와 몸통젖히기)

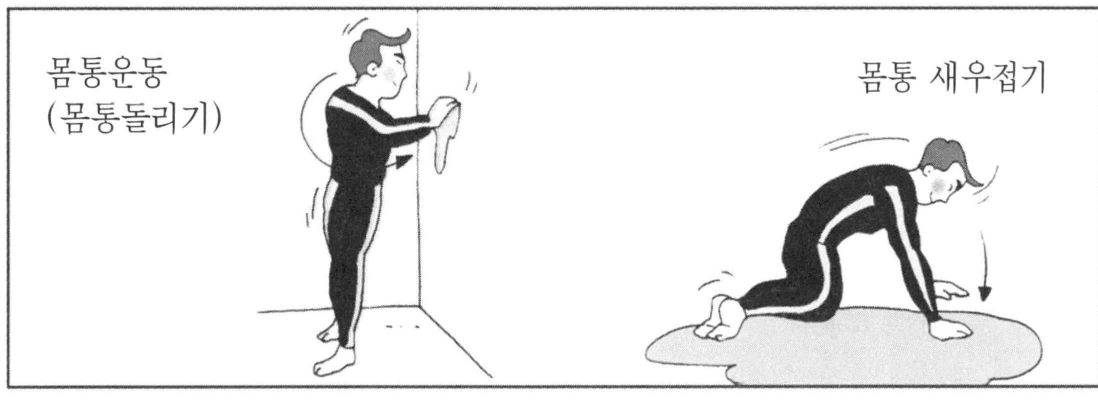
몸통운동
(몸통돌리기)
몸통 새우접기

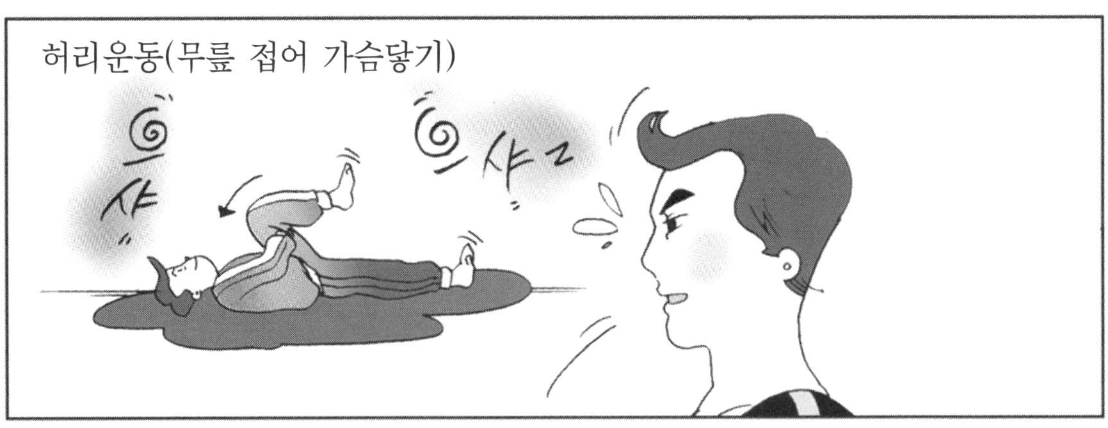
허리운동(무릎 접어 가슴당기)
으쌰

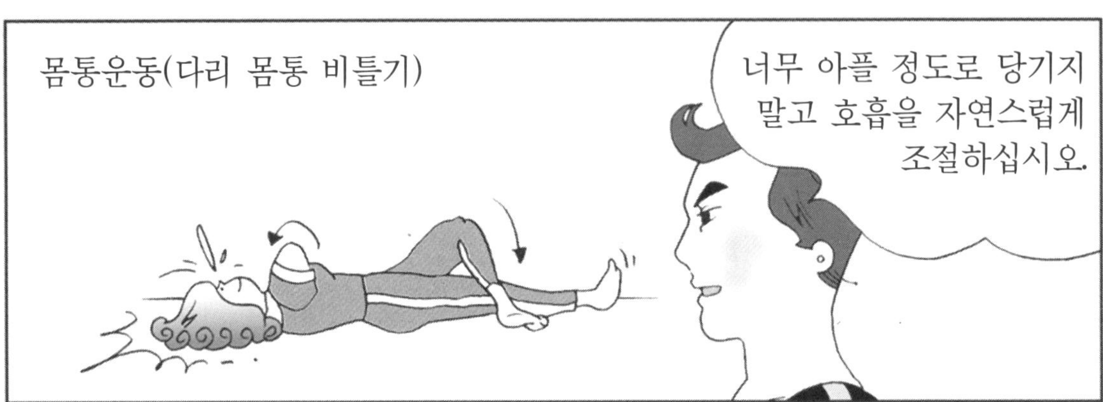
몸통운동(다리 몸통 비틀기)
너무 아플 정도로 당기지 말고 호흡을 자연스럽게 조절하십시오.

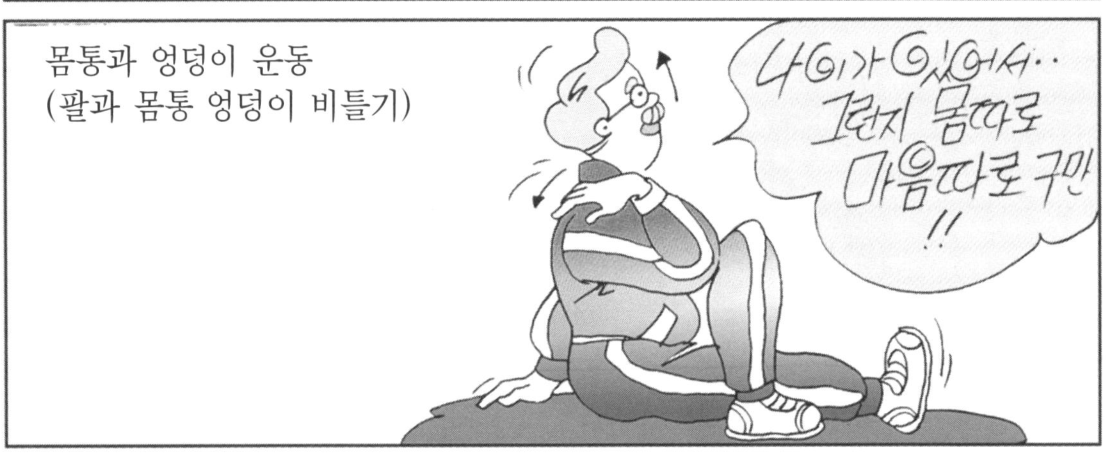
몸통과 엉덩이 운동
(팔과 몸통 엉덩이 비틀기)
나이가 있어서.. 그런지 몸따로 마음따로 구만!!

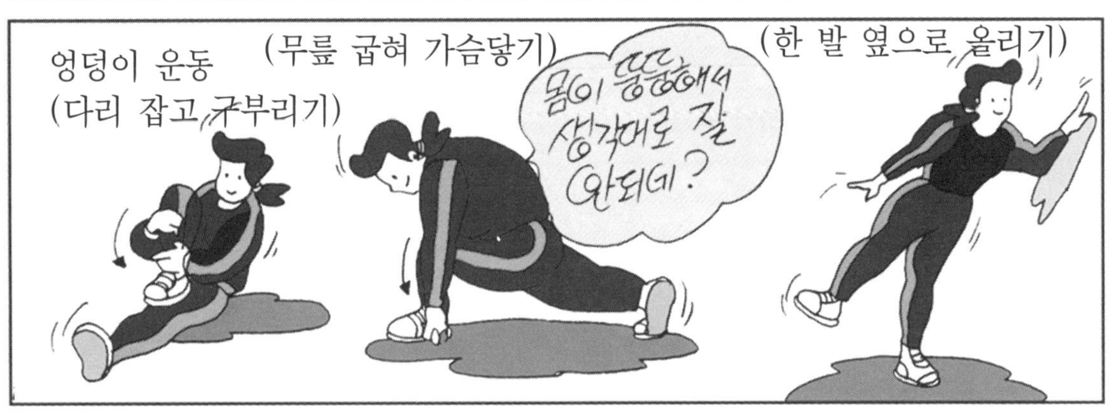
엉덩이 운동
(다리 잡고 구부리기)
(무릎 굽혀 가슴당기)
몸이 뚱뚱해서 생각대로 잘 안되네?
(한 발 옆으로 올리기)

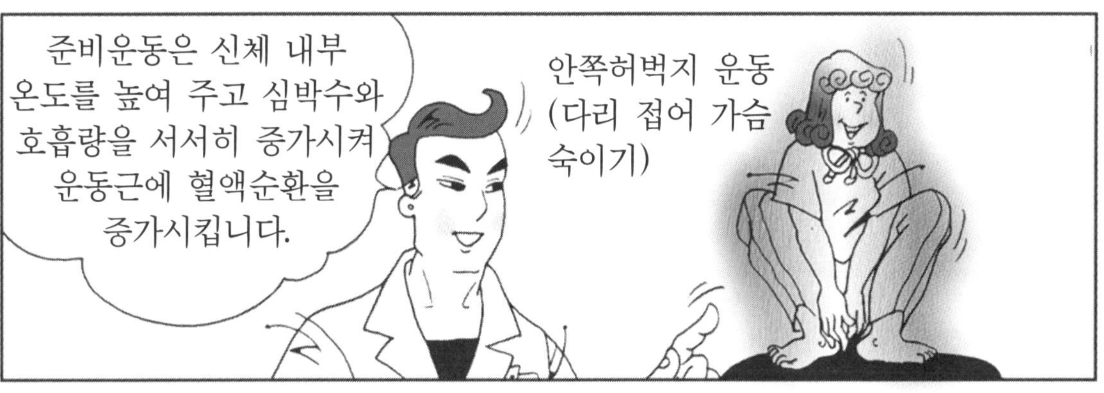
준비운동은 신체 내부 온도를 높여 주고 심박수와 호흡량을 서서히 증가시켜 운동근에 혈액순환을 증가시킵니다.
안쪽허벅지 운동 (다리 접어 가슴 숙이기)

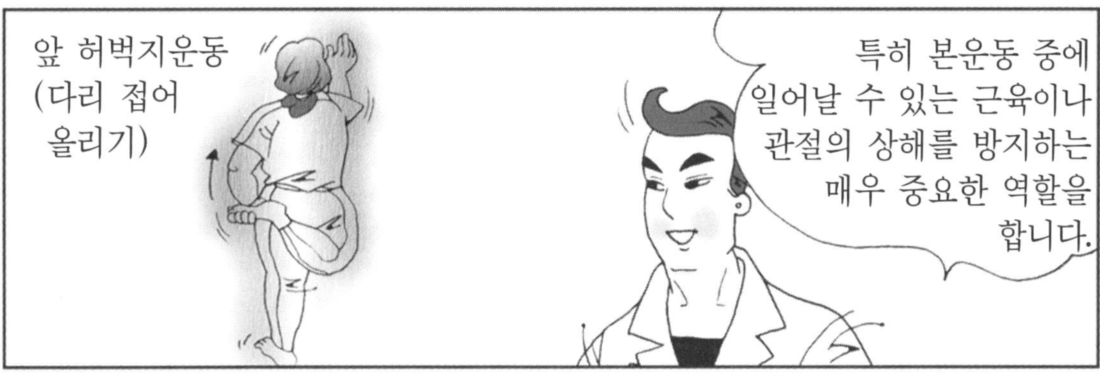
앞 허벅지운동 (다리 접어 올리기)
특히 본운동 중에 일어날 수 있는 근육이나 관절의 상해를 방지하는 매우 중요한 역할을 합니다.

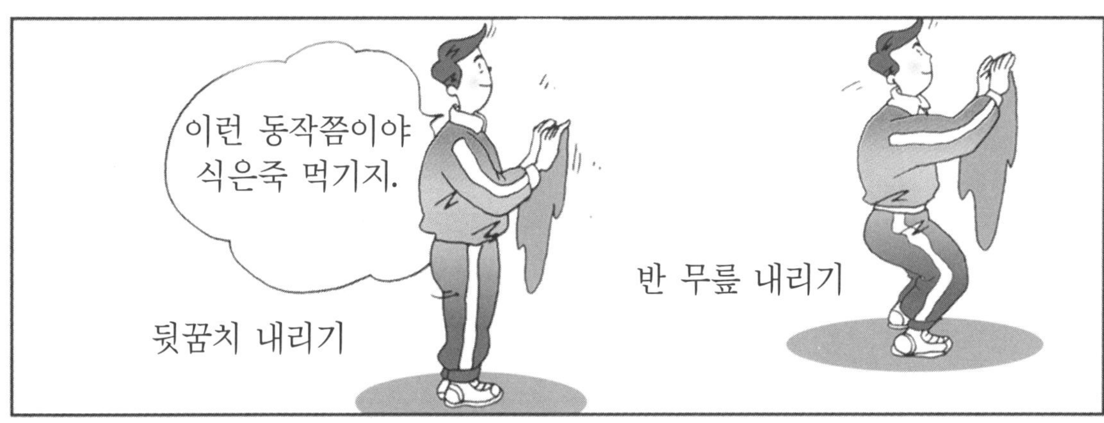
이런 동작쯤이야 식은죽 먹기지.
뒷꿈치 내리기
반 무릎 내리기

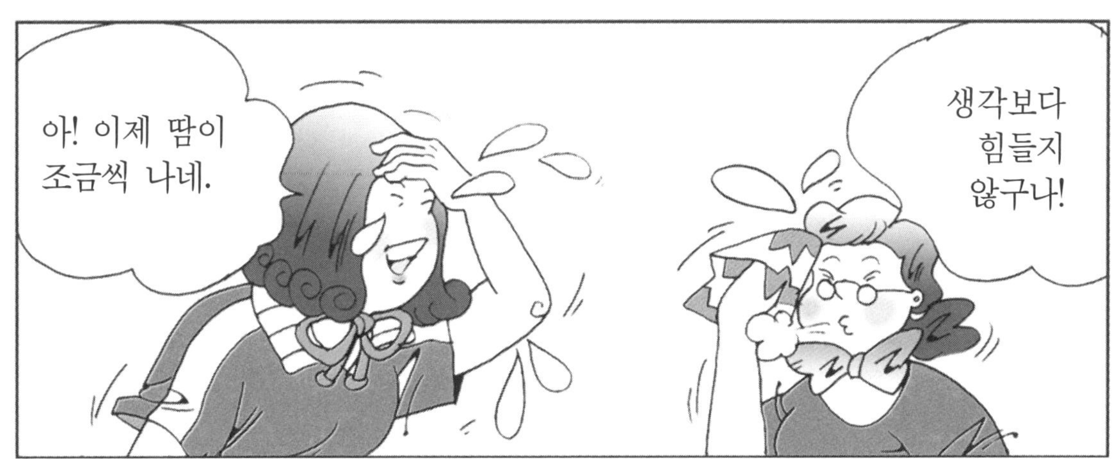
아! 이제 땀이 조금씩 나네.
생각보다 힘들지 않구나!

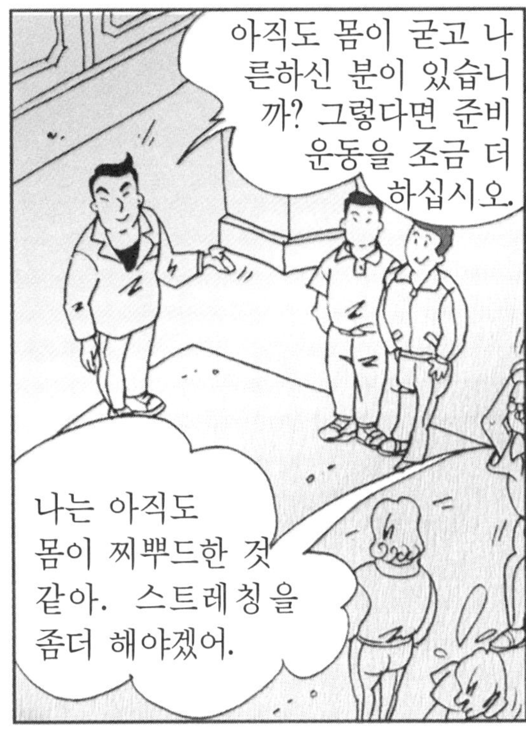
아직도 몸이 굳고 나른하신 분이 있습니까? 그렇다면 준비운동을 조금 더 하십시오.
나는 아직도 몸이 찌뿌드한 것 같아. 스트레칭을 좀더 해야겠어.

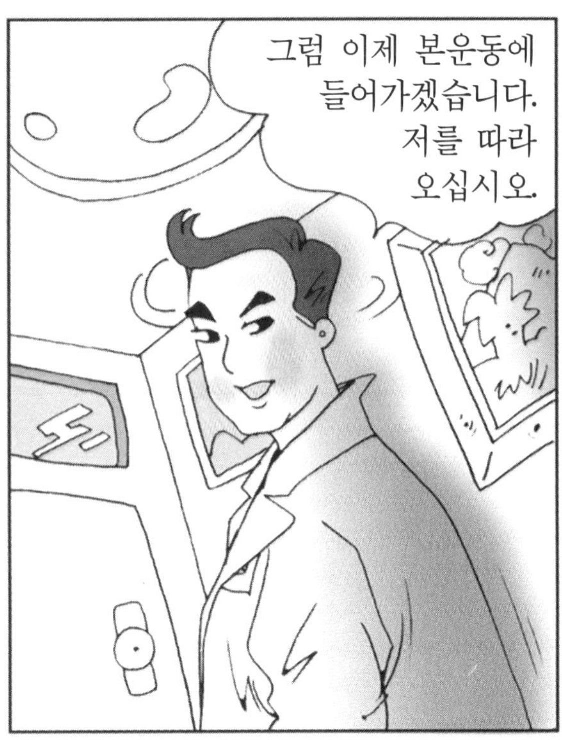
그럼 이제 본운동에 들어가겠습니다. 저를 따라 오십시오.

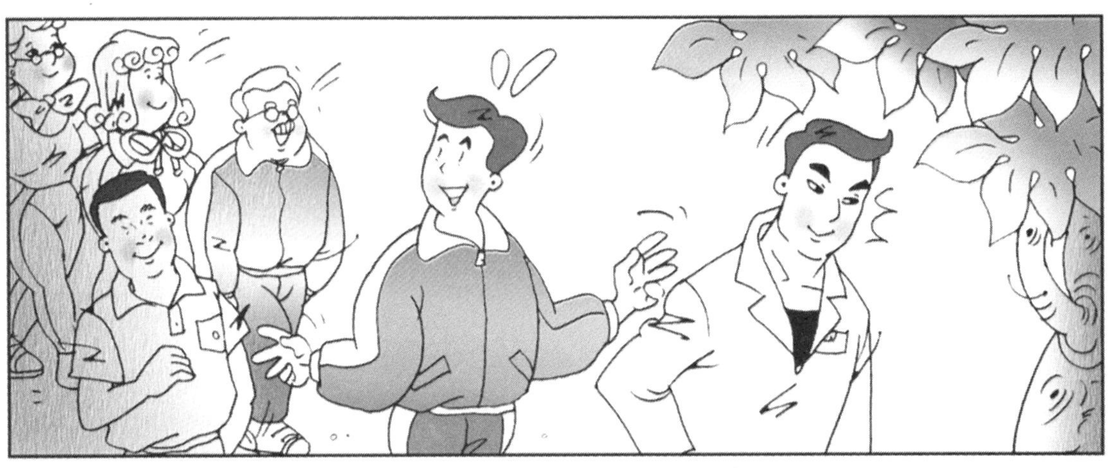

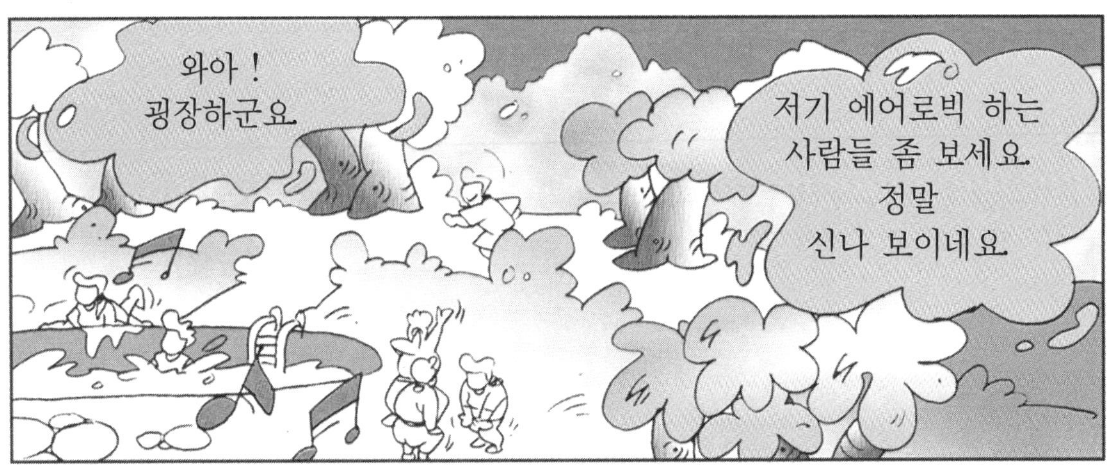
와아! 굉장하군요.
저기 에어로빅 하는 사람들 좀 보세요. 정말 신나 보이네요.

후다닥!
난 수영이 좋더라-
어때요 내 수영복
차림! 괜찮아요
히야
우와! 빠르다.
어느 틈에
수영복으로
갈아입었네.

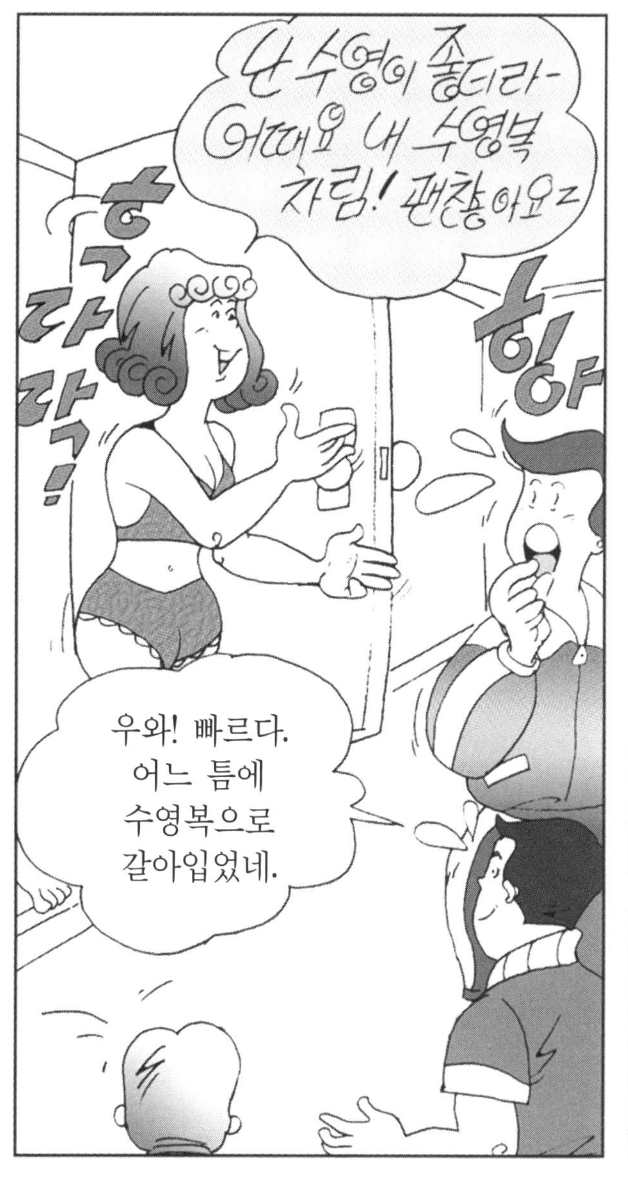

여러분들에게 적합한 운동은 가벼운 조깅, 수영, 자전거 타기, 빨리 걷기, 에어로빅 등입니다. 이런 운동들은 심폐기관을 강화하고 혈당조절에 도움을 줄 수 있습니다.

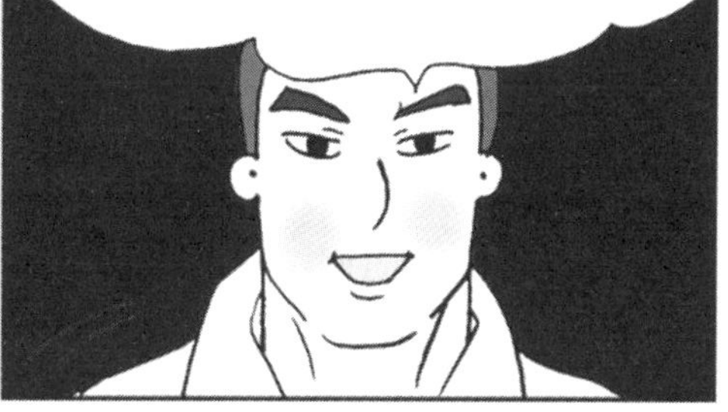

그런데 선생님, 운동을 어느 정도 힘들게 해야 효과가 있나요?

여러분이 체크한 목표 심박수에 맞게 운동을 하는 것이 적당하겠습니다.

그러나 운동 중 심박수
측정이 곤란하거나 어려운
사람의 경우에는 다른
방법이 있습니다.
이것은 운동 중 여러분들
스스로 느끼는 자신의
신체변화를 기준으로
할 수 있는 것입니다.

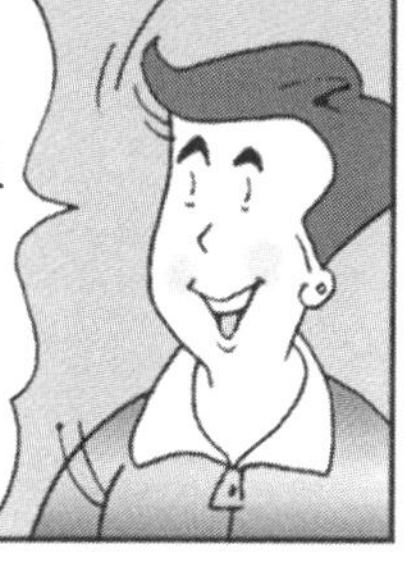

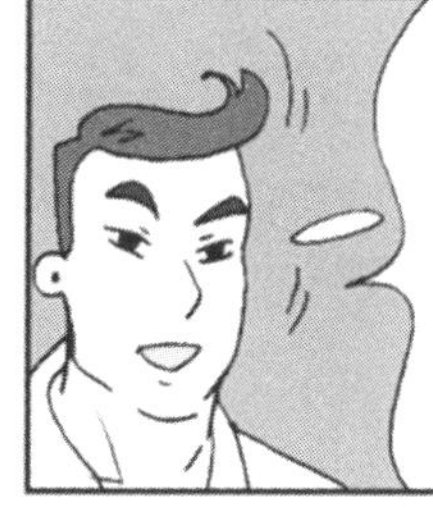

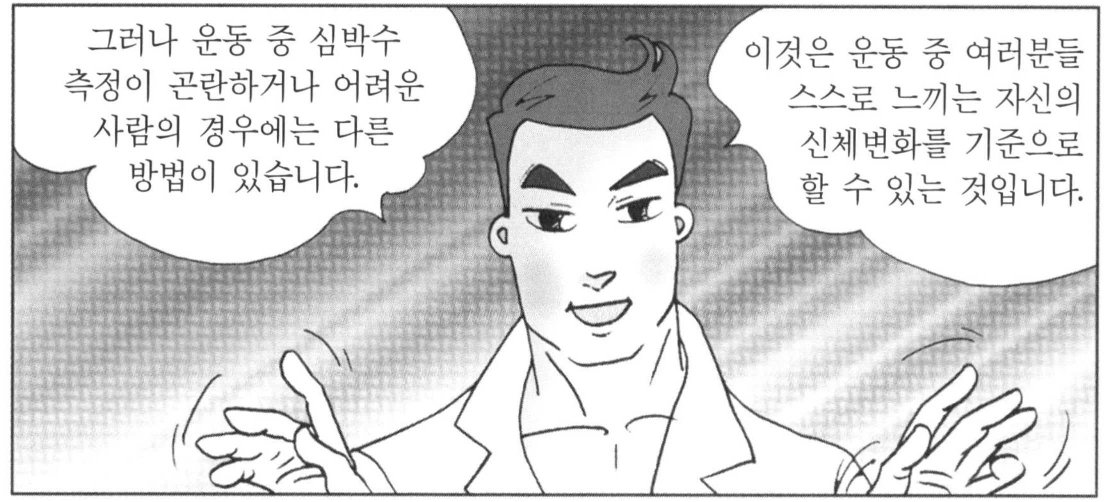

여기 도표를 보시면
운동강도를 구하는데
도움이 될 것입니다.
바람직한 운동강도는 12~14번
정도의 범위에서 하면
됩니다.

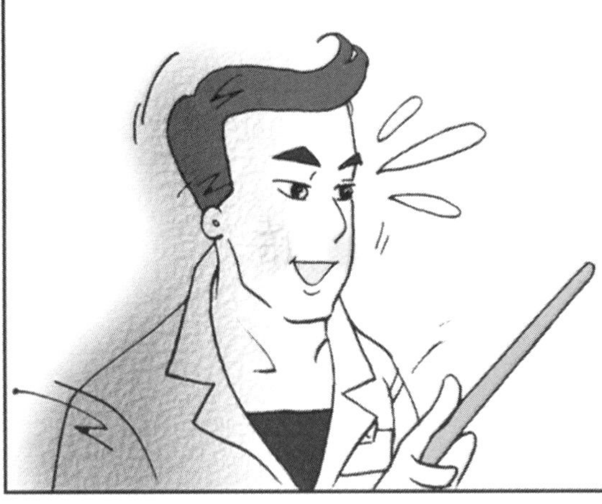

자각적 운동 강도표

운동 강도	강도에 따른 자각 증상	범 위
6		
7	전혀 힘들지 않다.	
8		운동의 효과가 부족한 범위
9	힘들지 않다.	
10		
11	보통이다.	
12		**안전하며 적절한 운동의 효과를 얻을 수 있는 범위**
13	**약간 힘들다.** (숨이 약간 차다)	
14		
15	힘들다.	
16		쉽게 지치며 운동으로 인해 위험이 생길 수 있는 범위
17	매우 힘들다.	
18		
19	매우매우 힘들다.	
20		

아! 그러니까 숨이 약간 차거나, 힘들 정도로 운동하면 되겠군요!

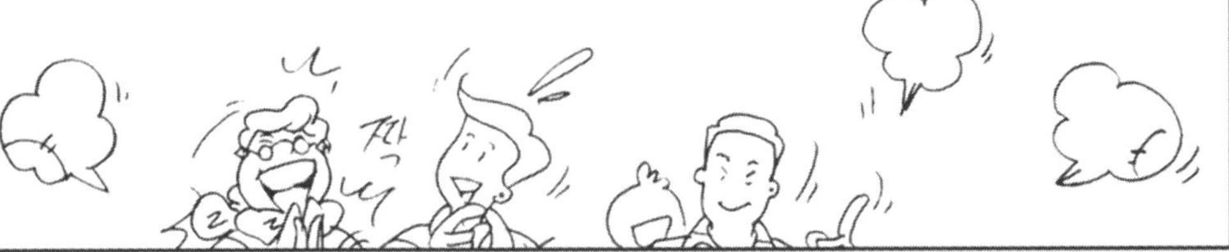

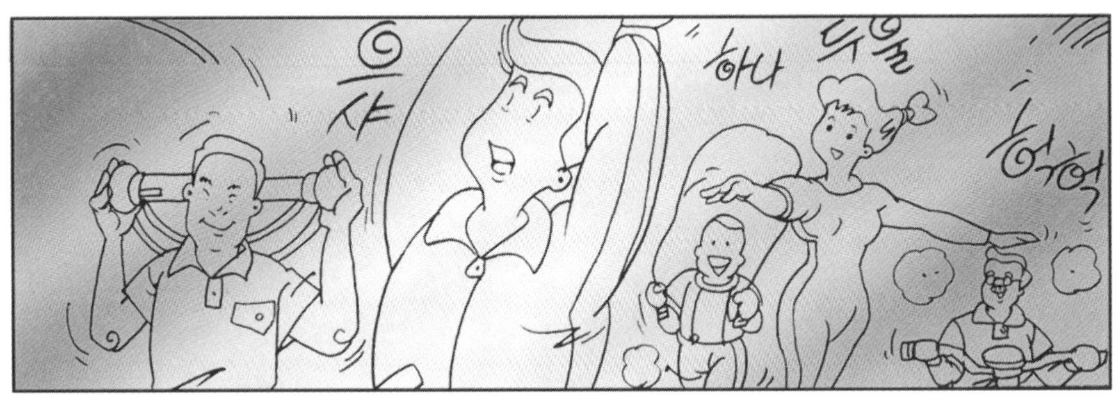

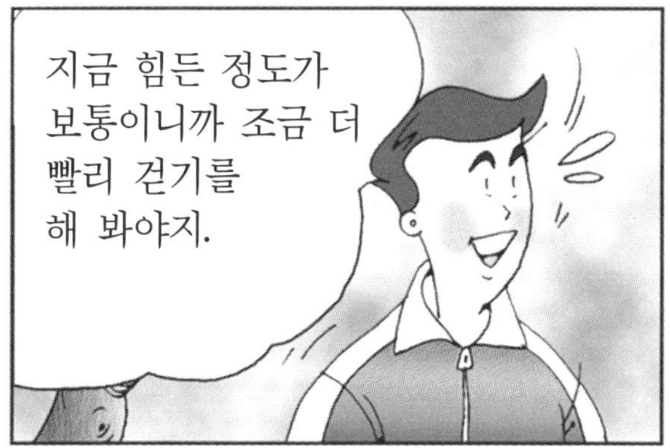
지금 힘든 정도가
보통이니까 조금 더
빨리 걷기를
해 봐야지.

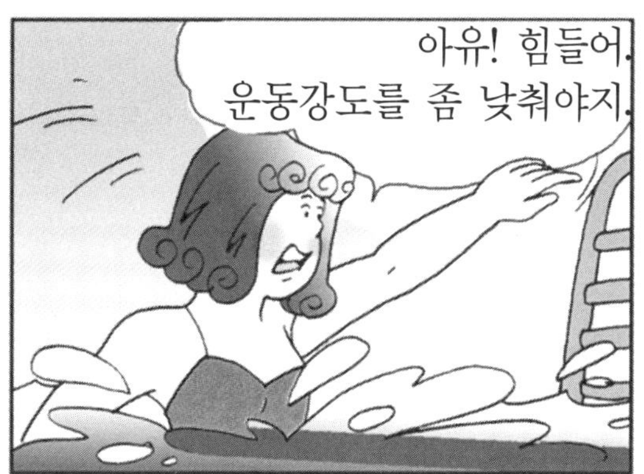
아유! 힘들어.
운동강도를 좀 낮춰야지.

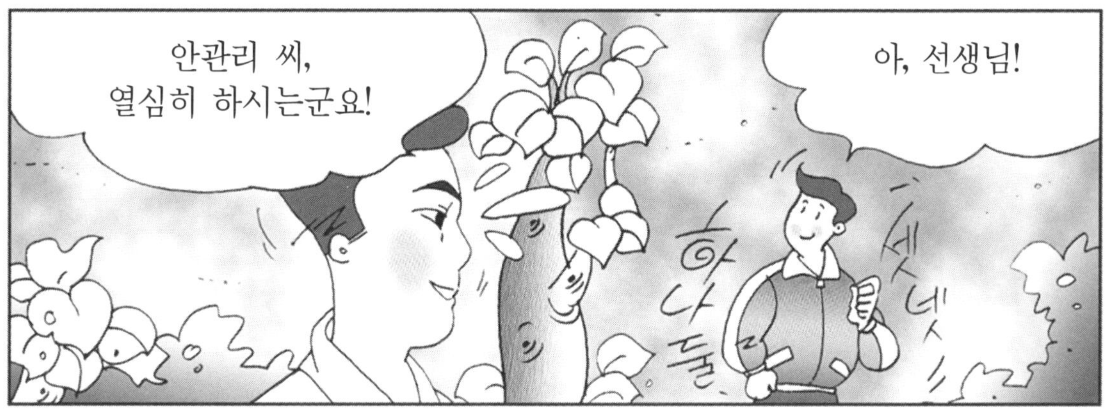
안관리 씨,
열심히 하시는군요!
아, 선생님!
하나 둘
셋 넷

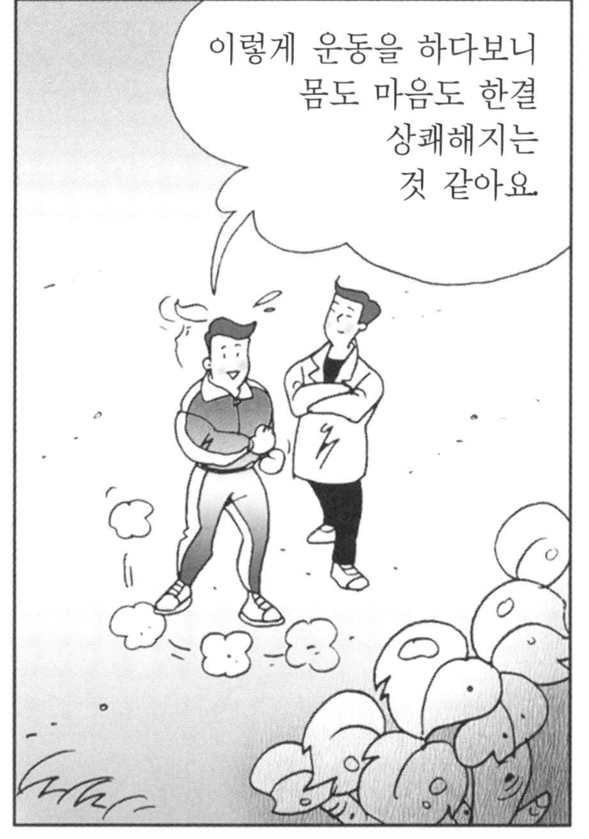
이렇게 운동을 하다보니
몸도 마음도 한결
상쾌해지는
것 같아요.

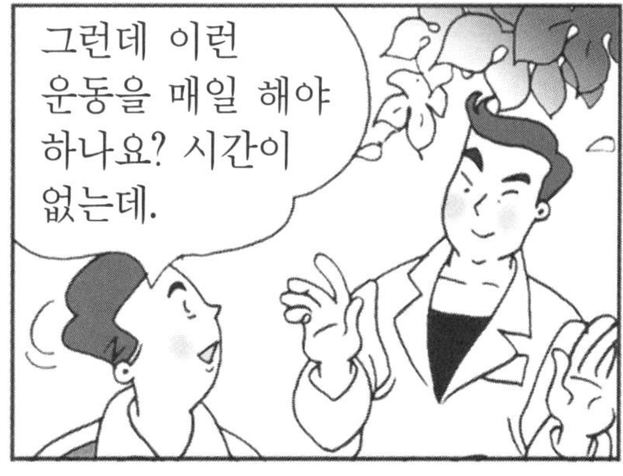
그런데 이런
운동을 매일 해야
하나요? 시간이
없는데.

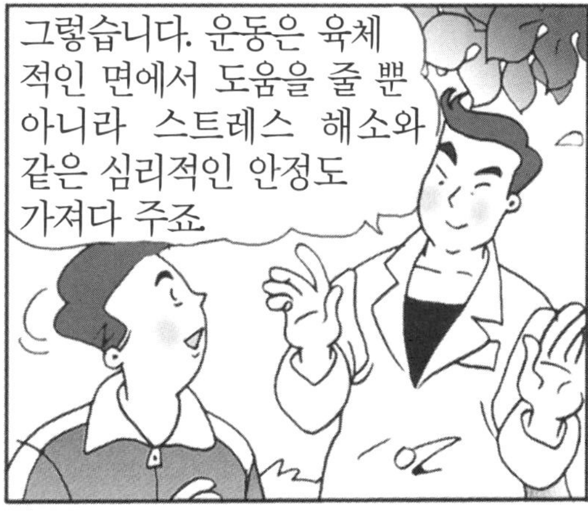
그렇습니다. 운동은 육체
적인 면에서 도움을 줄 뿐
아니라 스트레스 해소와
같은 심리적인 안정도
가져다 주죠.

운동은 이 원칙에 맞추어서 규칙적으로 해야 효과가 있습니다.

운동요법의 기본원칙

	인슐린 비의존성	인슐린 의존성
운동 형태	걷기, 조깅, 수영, 자전거 타기, 수중 걷기 등	인슐린 비의존성과 동일함
운동 빈도	일주일에 5일	매 일
운동 시간	40~60분/하루	20~30분/하루

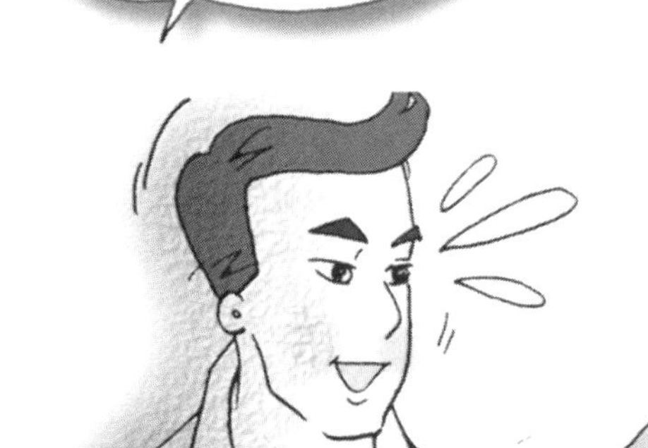

한 차례의 운동은 인슐린 민감도를 약간 증가시키지만 이것은 2~3일 정도밖에 지속되지 않기 때문에 주 5회 정도는 규칙적으로 해야 하는 겁니다.

네! 그렇군요. 그러면 난 시간이 없기 때문에 새벽에 할 방법을 택해야겠네요.

보통 식후 1~2시간 뒤 혈당치가 상승했을 때 실시하는 것이 효과적이나 시간이 없어 새벽 공복시에 운동을 할 때에는 저혈당 증세가 나타날지 모르니 주의하셔야 합니다.

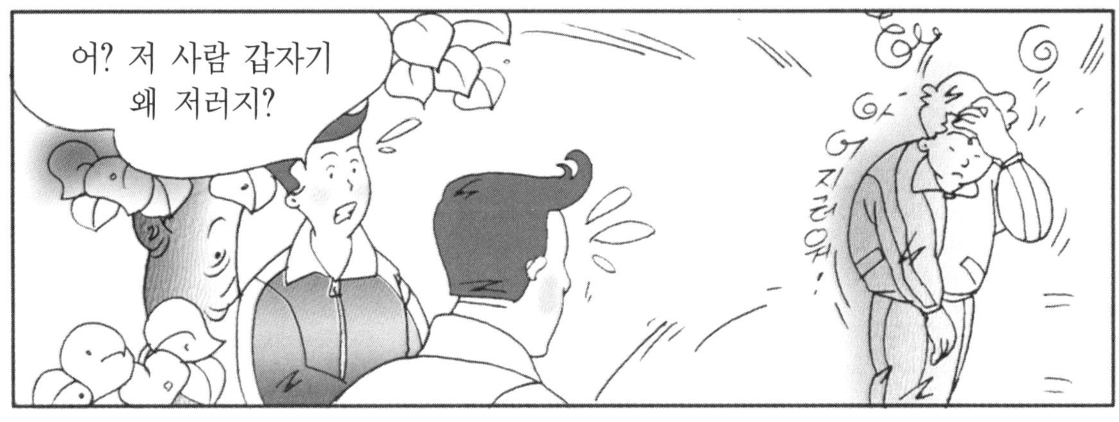

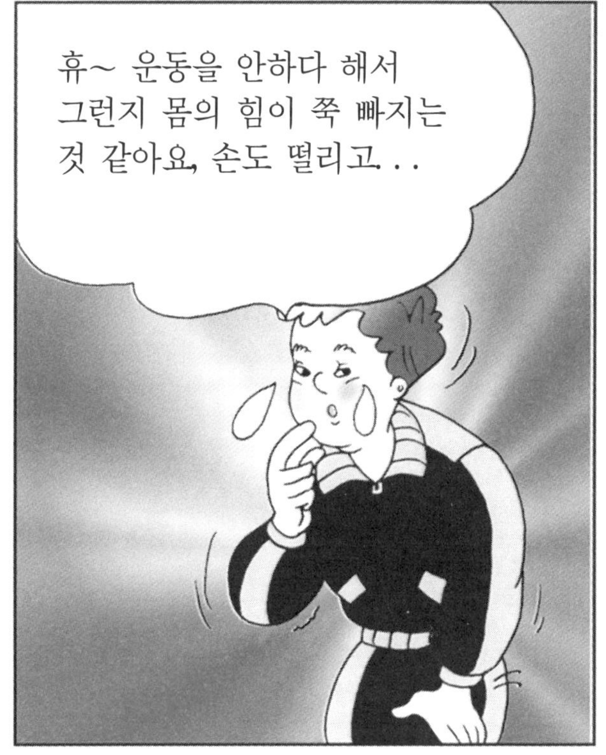
휴~ 운동을 안하다 해서
그런지 몸의 힘이 쭉 빠지는
것 같아요, 손도 떨리고...

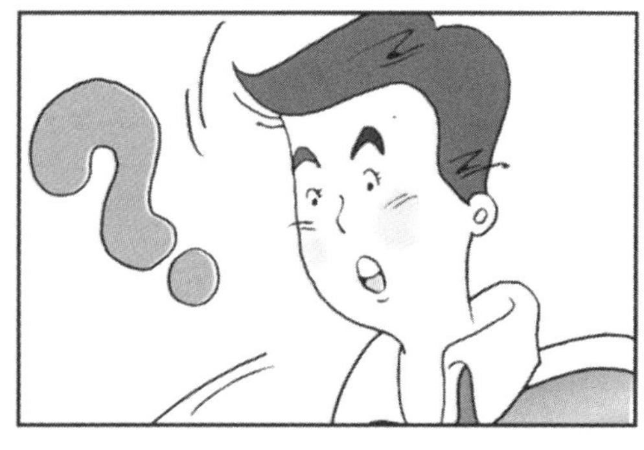

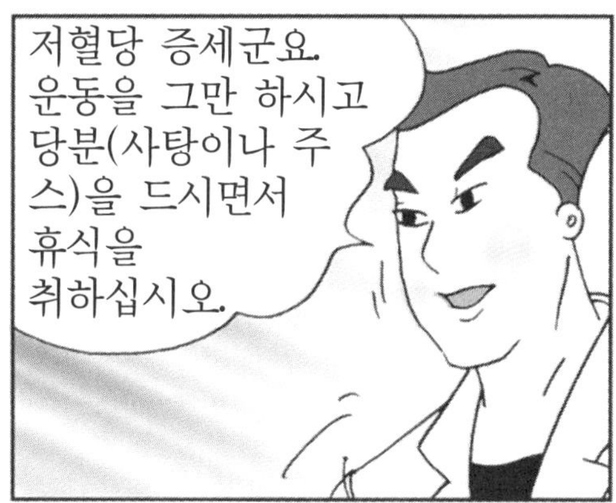
저혈당 증세군요.
운동을 그만 하시고
당분(사탕이나 주
스)을 드시면서
휴식을
취하십시오.

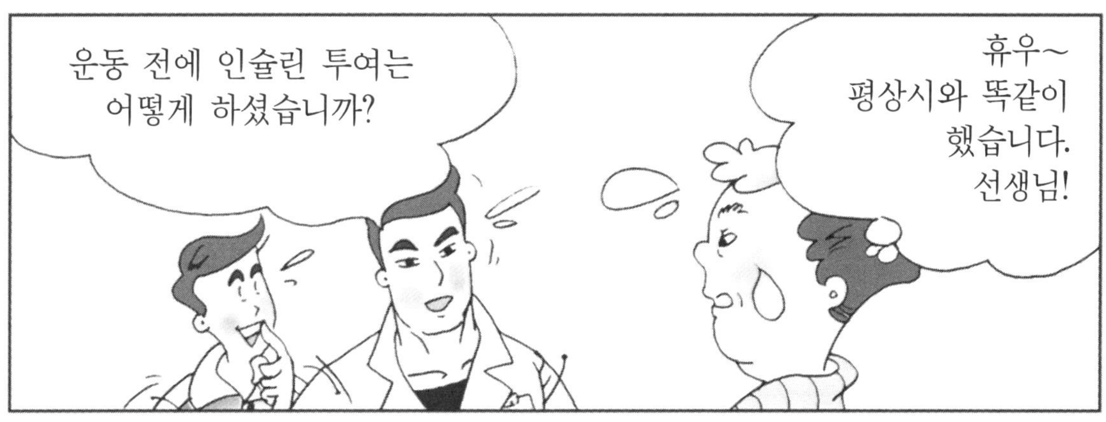
운동 전에 인슐린 투여는
어떻게 하셨습니까?
휴우~
평상시와 똑같이
했습니다.
선생님!

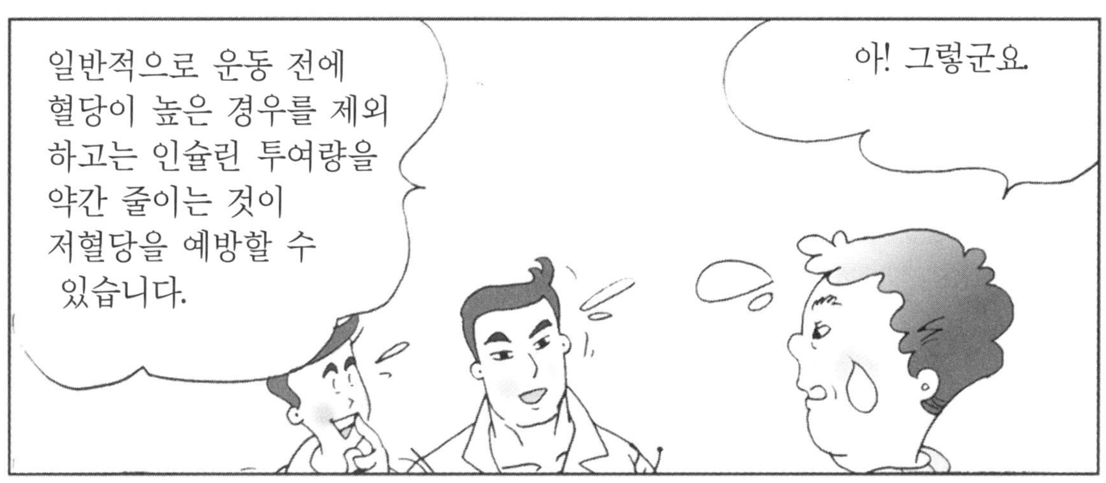
일반적으로 운동 전에
혈당이 높은 경우를 제외
하고는 인슐린 투여량을
약간 줄이는 것이
저혈당을 예방할 수
있습니다.
아! 그렇군요.

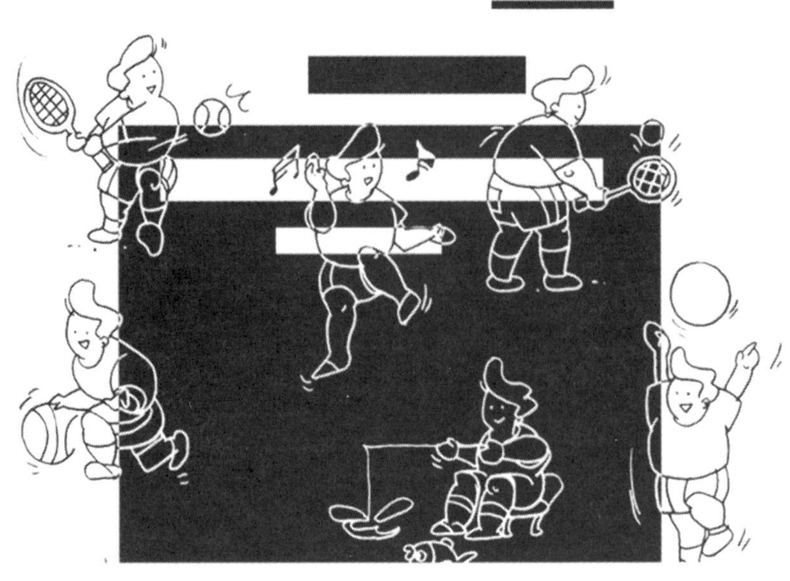

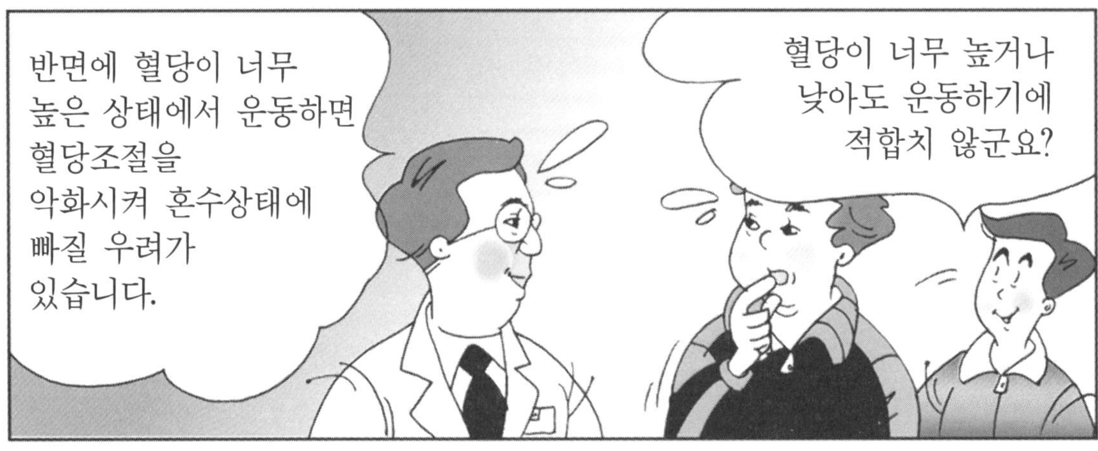
반면에 혈당이 너무
높은 상태에서 운동하면
혈당조절을
악화시켜 혼수상태에
빠질 우려가
있습니다.
혈당이 너무 높거나
낮아도 운동하기에
적합치 않군요?

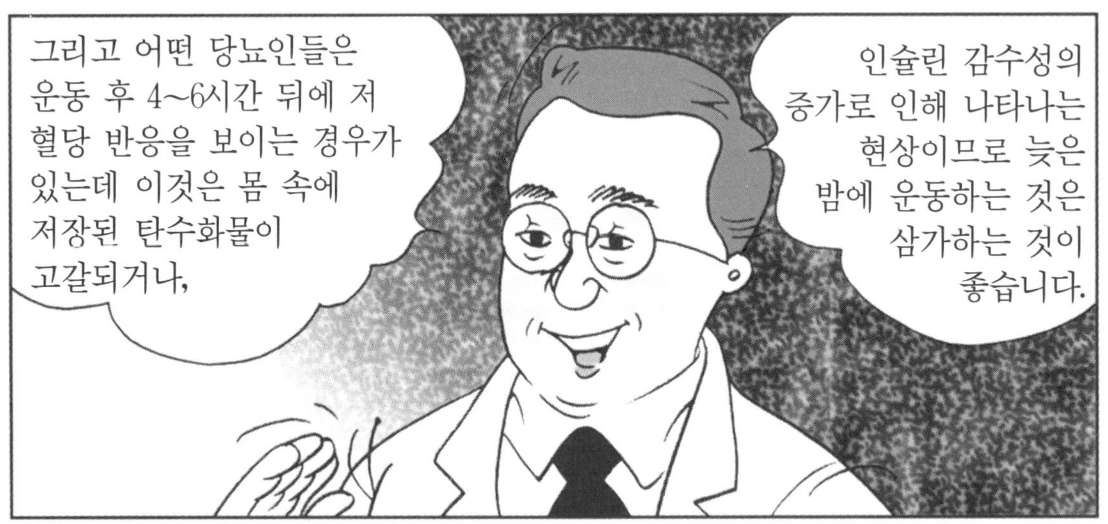
그리고 어떤 당뇨인들은
운동 후 4~6시간 뒤에 저
혈당 반응을 보이는 경우가
있는데 이것은 몸 속에
저장된 탄수화물이
고갈되거나,
인슐린 감수성의
증가로 인해 나타나는
현상이므로 늦은
밤에 운동하는 것은
삼가하는 것이
좋습니다.

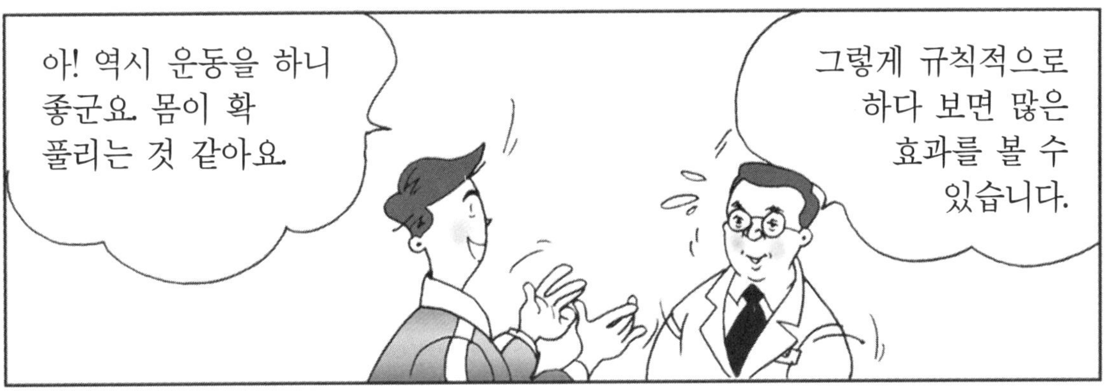
아! 역시 운동을 하니
좋군요. 몸이 확
풀리는 것 같아요.
그렇게 규칙적으로
하다 보면 많은
효과를 볼 수
있습니다.

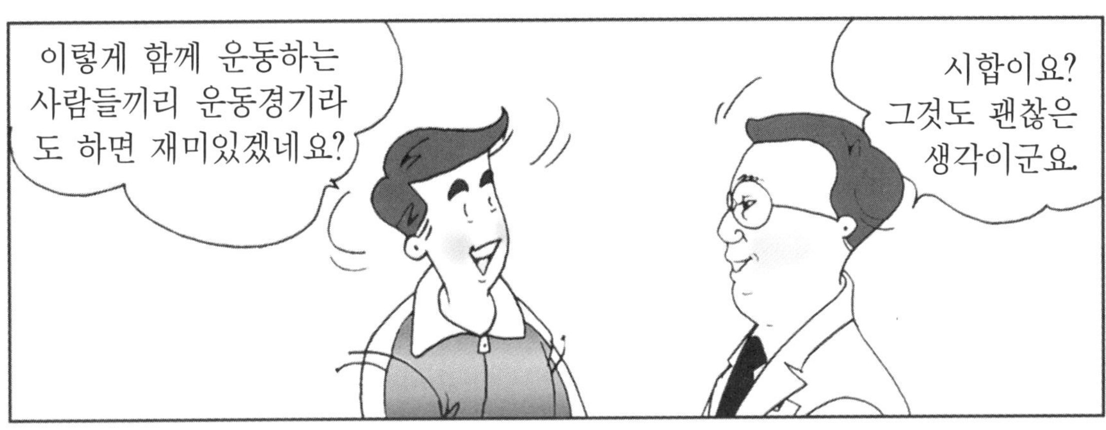
이렇게 함께 운동하는
사람들끼리 운동경기라
도 하면 재미있겠네요?
시합이요?
그것도 괜찮은
생각이군요.

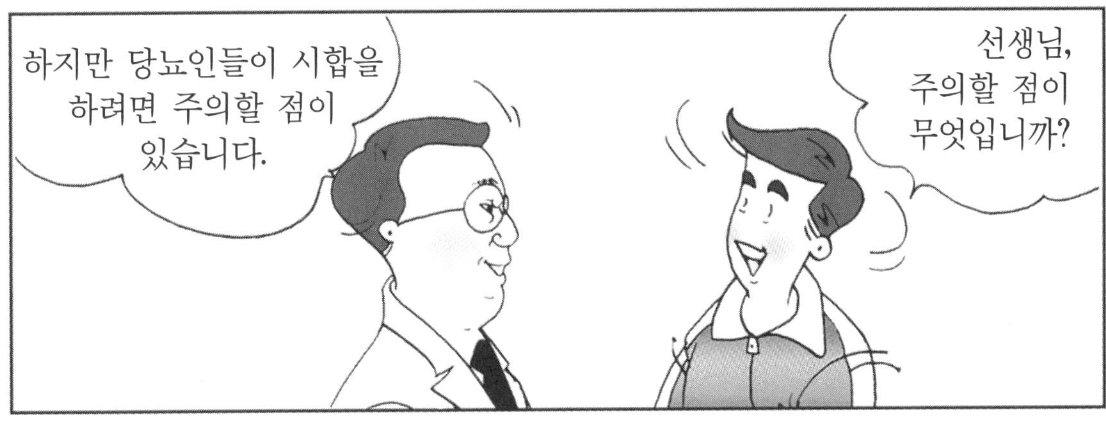
하지만 당뇨인들이 시합을
하려면 주의할 점이
있습니다.
선생님,
주의할 점이
무엇입니까?

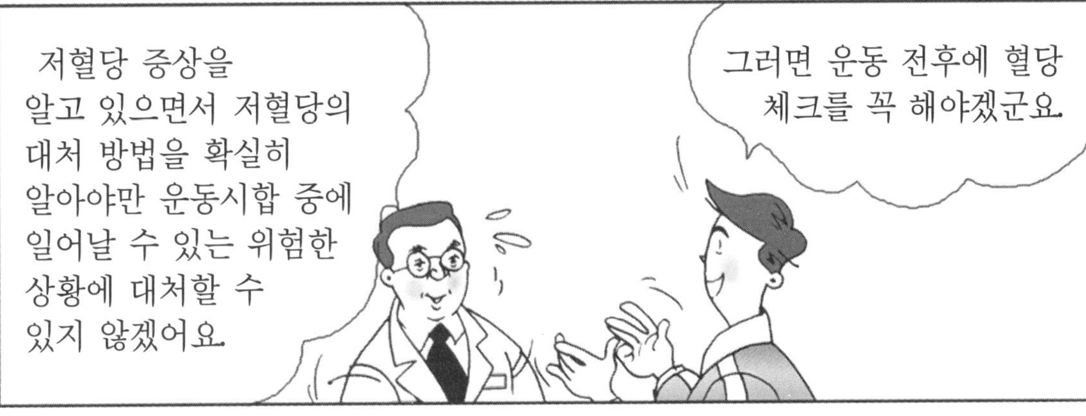
저혈당 증상을
알고 있으면서 저혈당의
대처 방법을 확실히
알아야만 운동시합 중에
일어날 수 있는 위험한
상황에 대처할 수
있지 않겠어요.
그러면 운동 전후에 혈당
체크를 꼭 해야겠군요.

신체활동에 따른 에너지 소비량(칼로리/시간)

신 체 활 동	50kg (체중)	70kg (체중)	90kg (체중)
양궁	150-200	210-280	270-360
볼링	100-200	140-280	180-360
배드민턴	200-450	280-630	360-810
농구	150-600	210-840	270-1080
에어로빅	200-500	280-700	360-900
골프(필드)	200-350	280-490	360-630
낚시	100-200	140-280	180-360
스키	250-400	350-560	540-720
축구	250-600	350-840	450-1080
탁구	150-250	210-350	270-450
테니스	200-450	280-630	360-810
배구	150-300	210-420	270-540
당구	125	175	225
라켓볼	400-600	560-840	720-1080

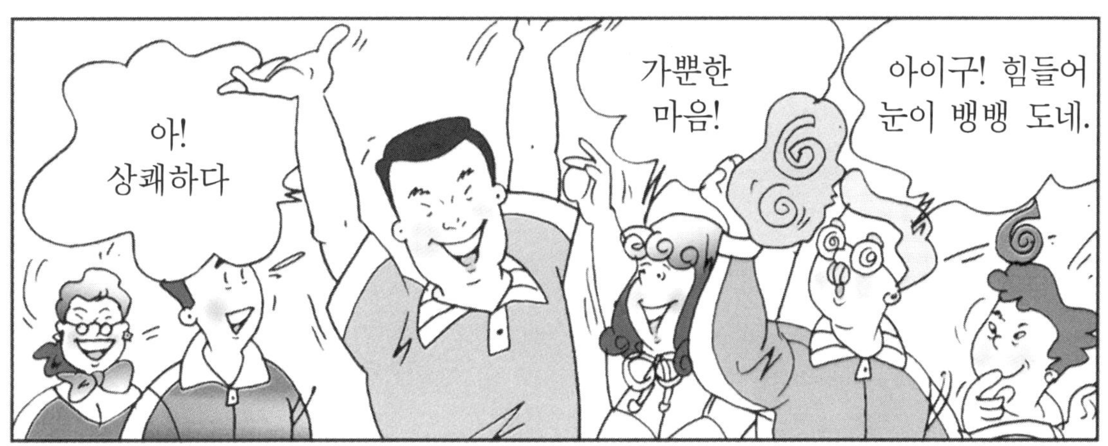
아!
상쾌하다
가뿐한
마음!
아이구! 힘들어
눈이 뱅뱅 도네.

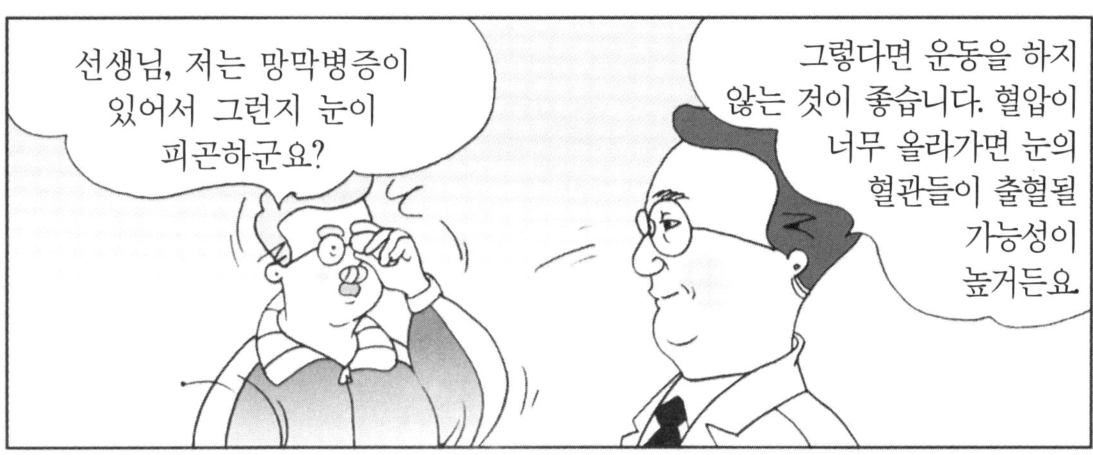
선생님, 저는 망막병증이
있어서 그런지 눈이
피곤하군요?
그렇다면 운동을 하지
않는 것이 좋습니다. 혈압이
너무 올라가면 눈의
혈관들이 출혈될
가능성이
높거든요.

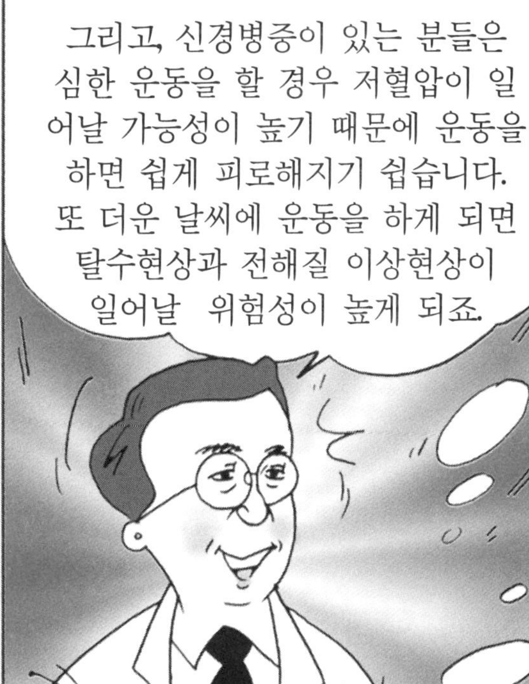
그리고, 신경병증이 있는 분들은
심한 운동을 할 경우 저혈압이 일
어날 가능성이 높기 때문에 운동을
하면 쉽게 피로해지기 쉽습니다.
또 더운 날씨에 운동을 하게 되면
탈수현상과 전해질 이상현상이
일어날 위험성이 높게 되죠.

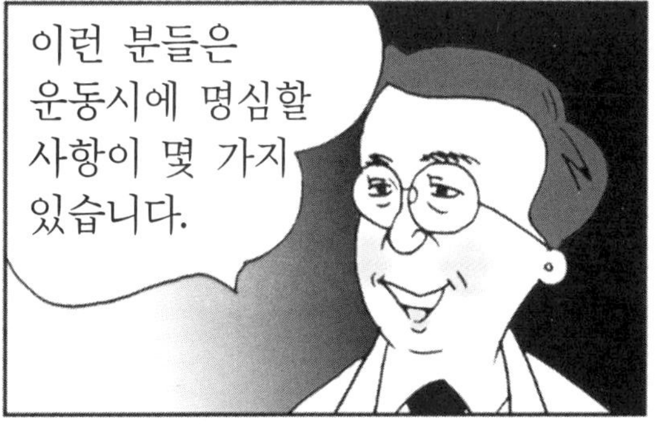
이런 분들은
운동시에 명심할
사항이 몇 가지
있습니다.

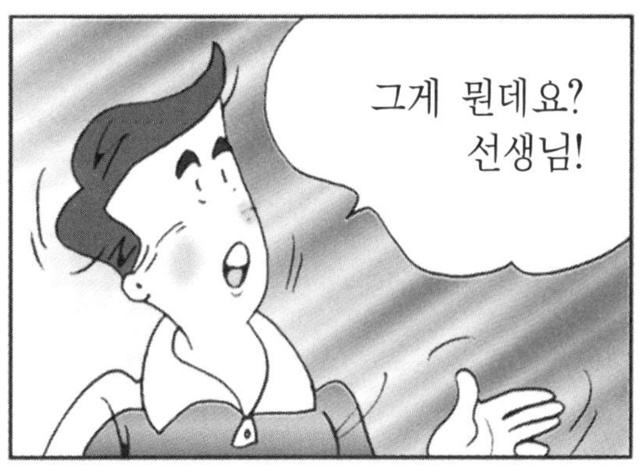
그게 뭔데요?
선생님!

첫째는, 갑자기 몸의 자세를 바꾼다든가 심박수와 혈압이 급격하게 상승하게 되는 운동은 피해야 합니다.

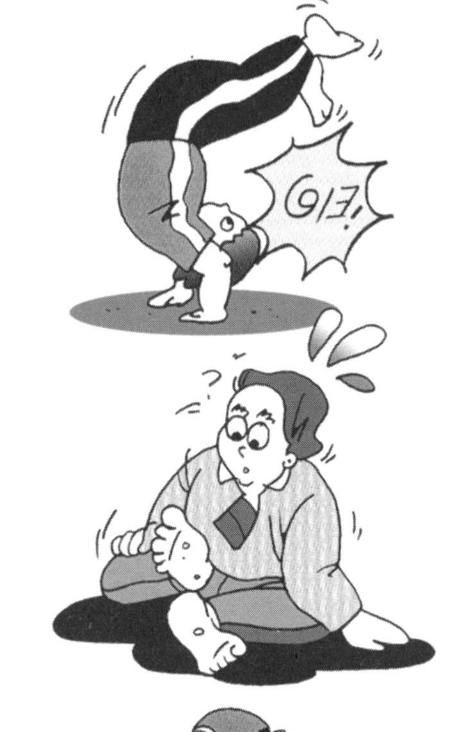

둘째는, 말초신경병증이 있는 분은 발목이나 발에 상처가 생길 가능성이 많기 때문에 운동 전후에 상처가 있는지 잘 살피고, 양말은 땀 흡수가 잘 되는 걸로 신고 발이 편한 신발을 선택해야 합니다. 축구와 같이 발에 충격을 주고 몸을 부딪치는 운동은 피하십시오.

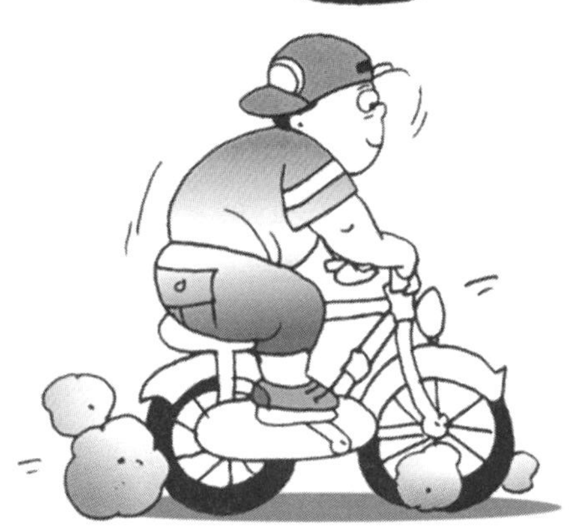

셋째는, 발목에 스트레스를 적게 주는 수영이나 자전거 타기 등과 같은 운동을 선택하는 것이 좋겠습니다.

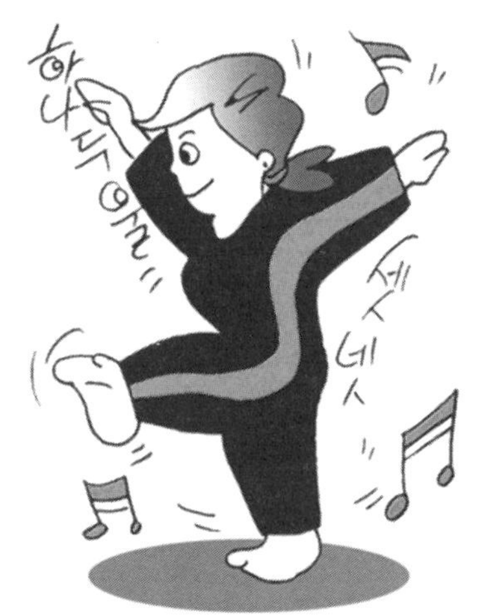

그리고 넷째는, 너무 과도한 스트레칭 운동은 하지 말고 가벼운 스트레칭 운동을 하는 것이 좋다는 것입니다.

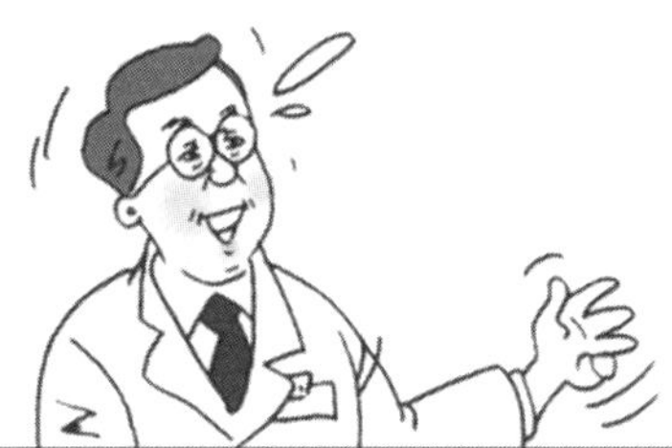

이제, 여러분들은
준비운동과 본운동을
무사히 마쳤습니다.
아! 거기 그냥
가시면 안 됩니다.
땀이 너무 흘러서
좀 씻으려고요?

씻기 전에 마지막
남은 정리운동을 하고
가셔야지요?
긁적
참! 그렇군요.
제가 잠깐 깜빡했어요.

정리체조는 몸을 운동
전의 상태로 만들어
주는 역할을
합니다.

선생님, 저는 고혈압이
있는데요?
아! 그렇습니까?
그러면 운동 전에
운동부하검사를
받으셨습니까?

예? 운동부하
검사가 뭐예요?

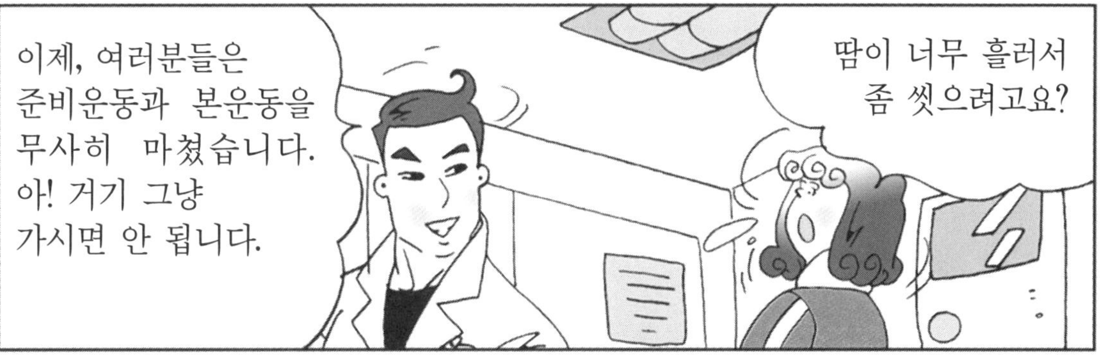

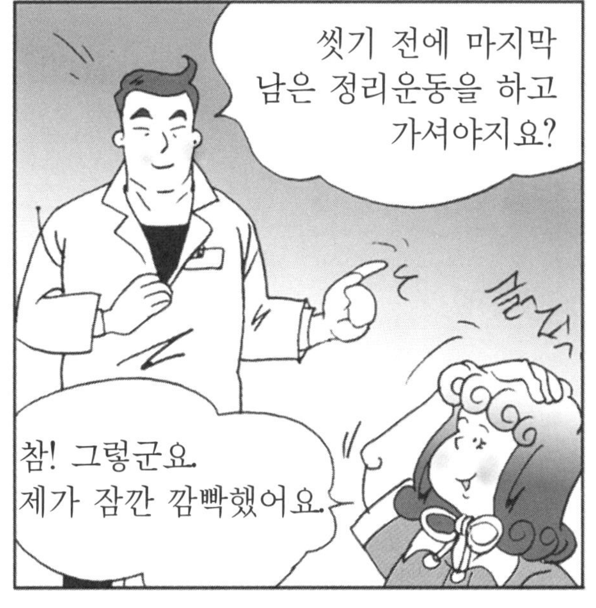

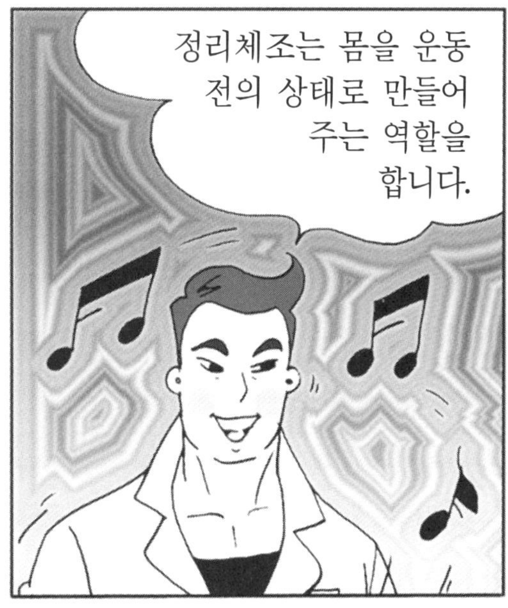

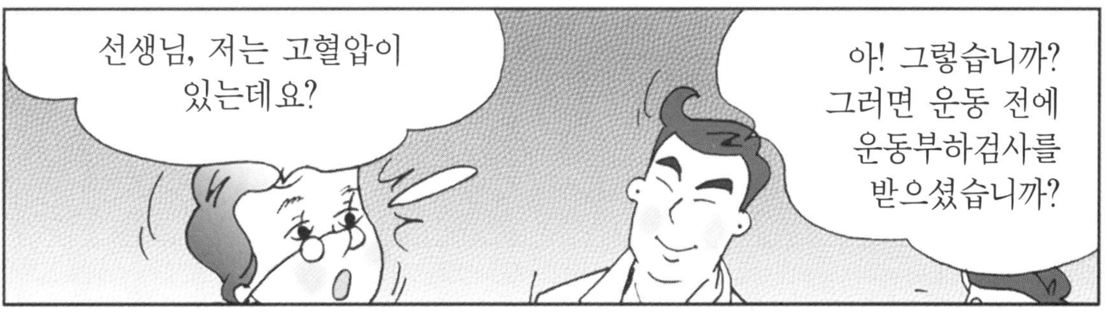

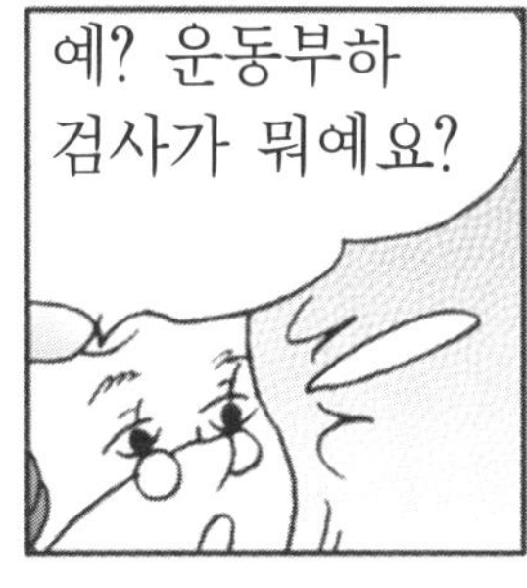

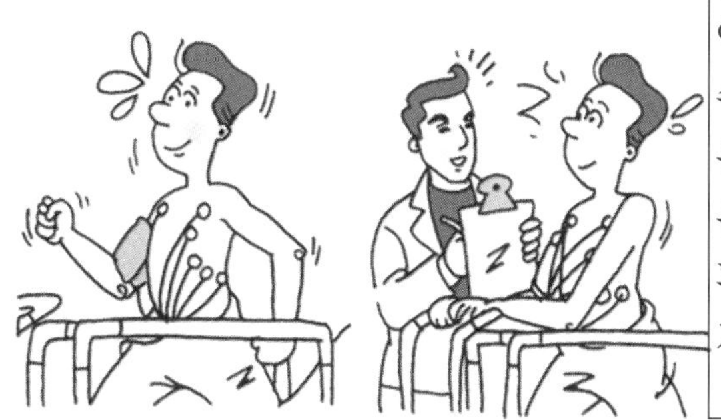

운동부하검사는 당뇨인들에게 잘 나타날 수 있는 심장병 유무를 체크하고, 또한 운동의 안전성 등을 평가해주는 중요한 검사죠.

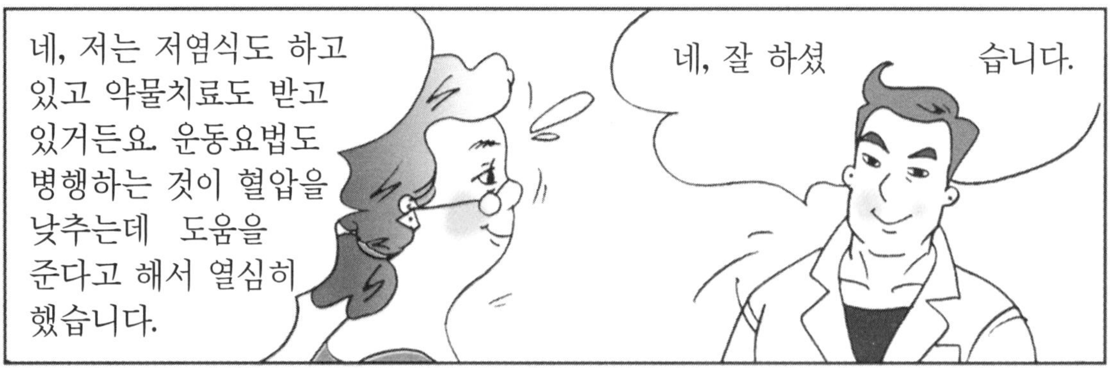
네, 저는 저염식도 하고 있고 약물치료도 받고 있거든요. 운동요법도 병행하는 것이 혈압을 낮추는데 도움을 준다고 해서 열심히 했습니다.
네, 잘 하셨 습니다.

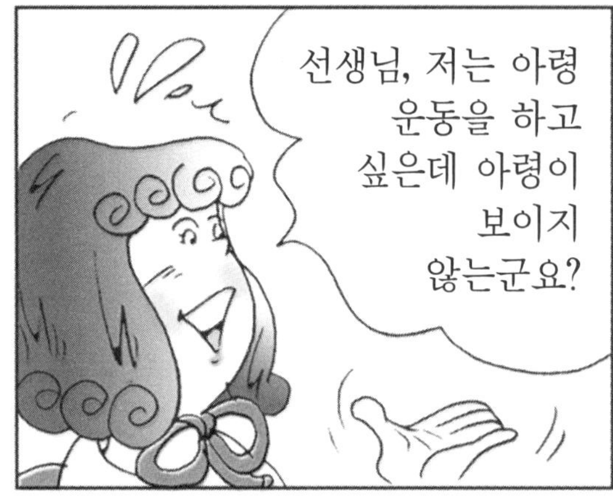
선생님, 저는 아령 운동을 하고 싶은데 아령이 보이지 않는군요?

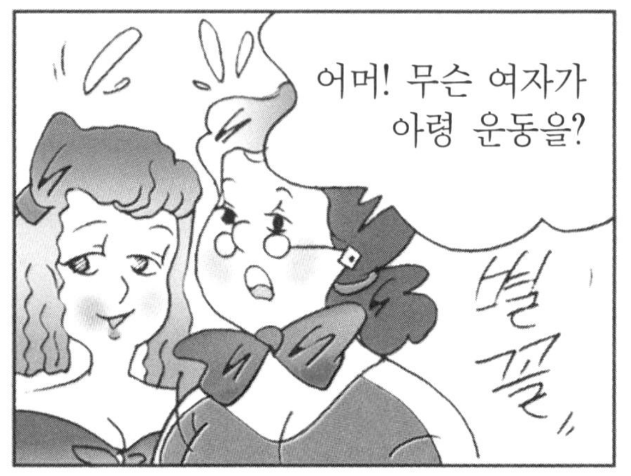
어머! 무슨 여자가 아령 운동을?
별꼴

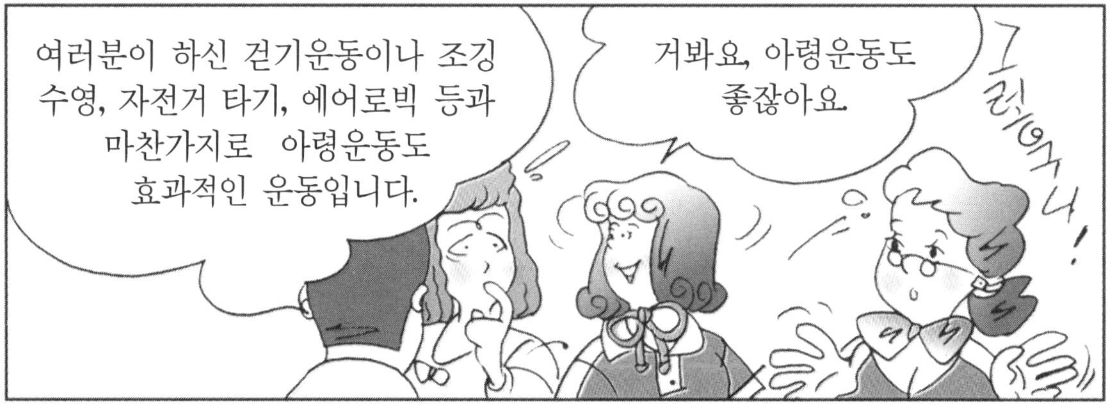
여러분이 하신 걷기운동이나 조깅 수영, 자전거 타기, 에어로빅 등과 마찬가지로 아령운동도 효과적인 운동입니다.
거봐요, 아령운동도 좋잖아요.
그렇구나!

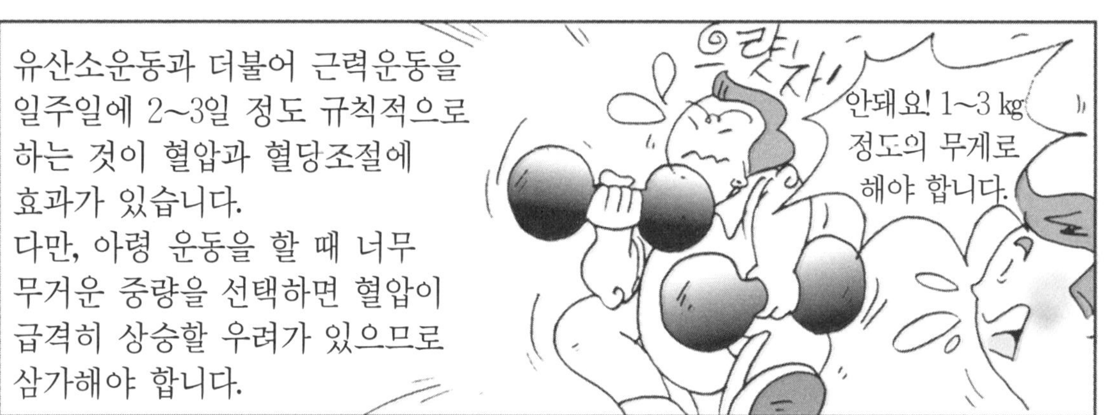
유산소운동과 더불어 근력운동을 일주일에 2~3일 정도 규칙적으로 하는 것이 혈압과 혈당조절에 효과가 있습니다.
다만, 아령 운동을 할 때 너무 무거운 중량을 선택하면 혈압이 급격히 상승할 우려가 있으므로 삼가해야 합니다.
으랏차!
안돼요! 1~3 ㎏ 정도의 무게로 해야 합니다.

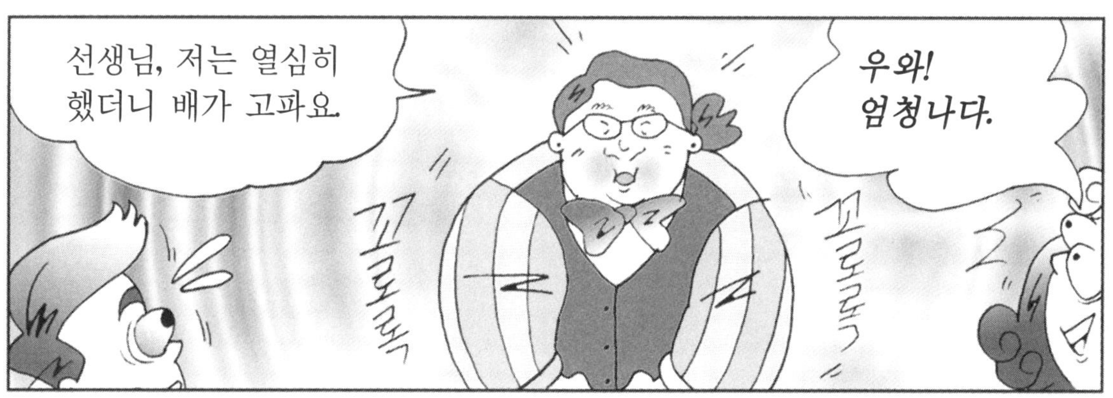
선생님, 저는 열심히 했더니 배가 고파요.
꼬로록
꼬로록
우와! 엄청나다.

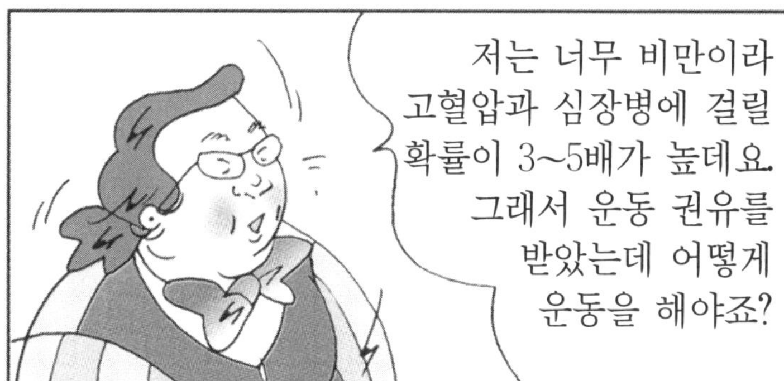
저는 너무 비만이라 고혈압과 심장병에 걸릴 확률이 3~5배가 높데요. 그래서 운동 권유를 받았는데 어떻게 운동을 해야죠?

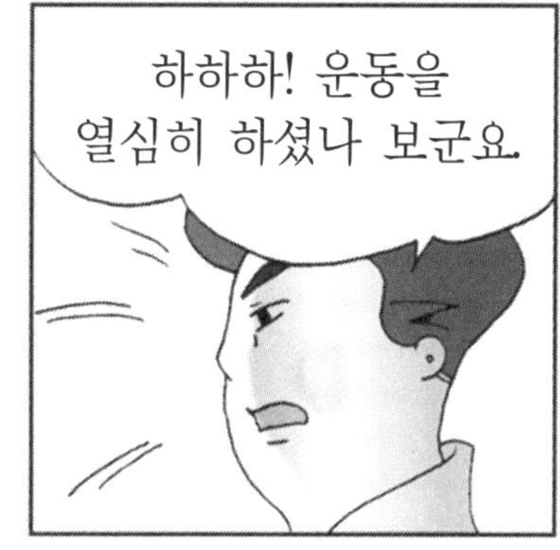
하하하! 운동을 열심히 하셨나 보군요.

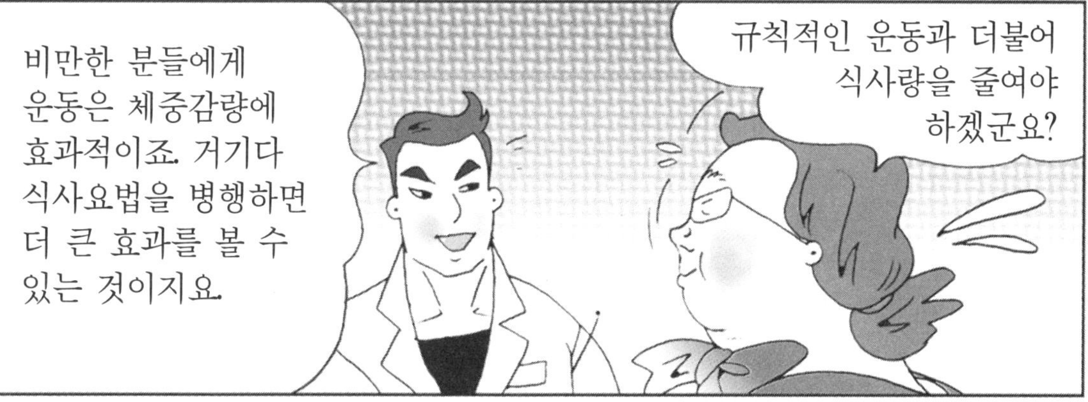
비만한 분들에게 운동은 체중감량에 효과적이죠. 거기다 식사요법을 병행하면 더 큰 효과를 볼 수 있는 것이지요.
규칙적인 운동과 더불어 식사량을 줄여야 하겠군요?

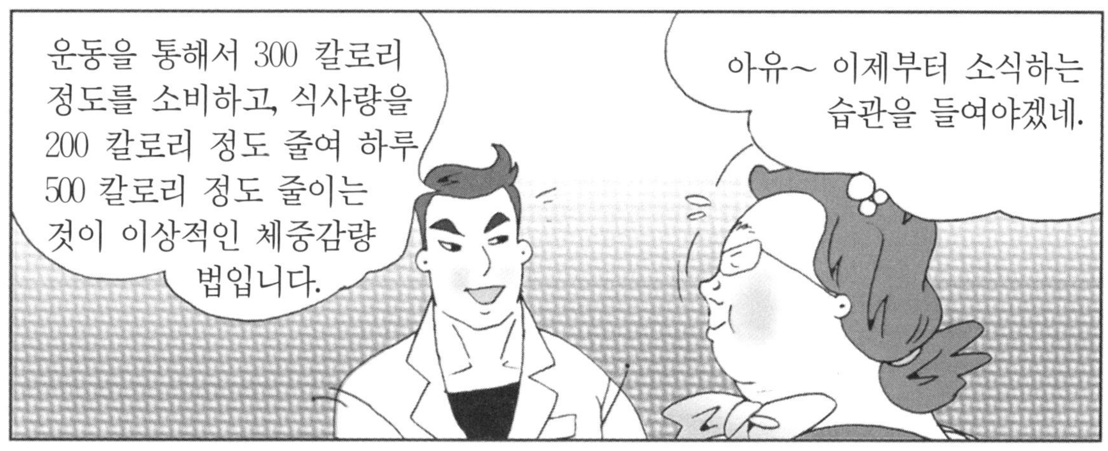
운동을 통해서 300 칼로리 정도를 소비하고, 식사량을 200 칼로리 정도 줄여 하루 500 칼로리 정도 줄이는 것이 이상적인 체중감량 법입니다.
아유~ 이제부터 소식하는 습관을 들여야겠네.

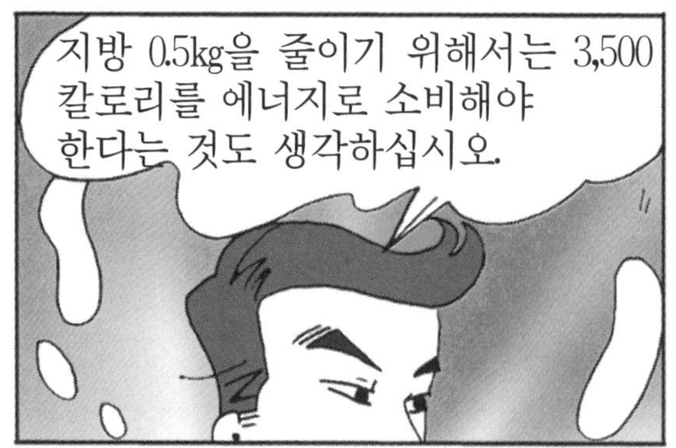
지방 0.5kg을 줄이기 위해서는 3,500 칼로리를 에너지로 소비해야 한다는 것도 생각하십시오.

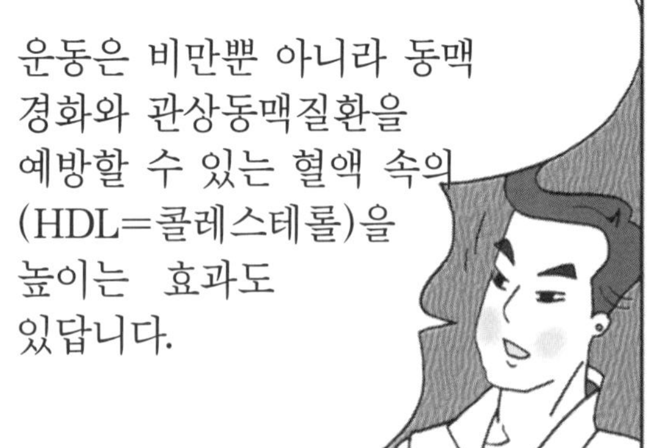
운동은 비만뿐 아니라 동맥 경화와 관상동맥질환을 예방할 수 있는 혈액 속의 (HDL=콜레스테롤)을 높이는 효과도 있답니다.

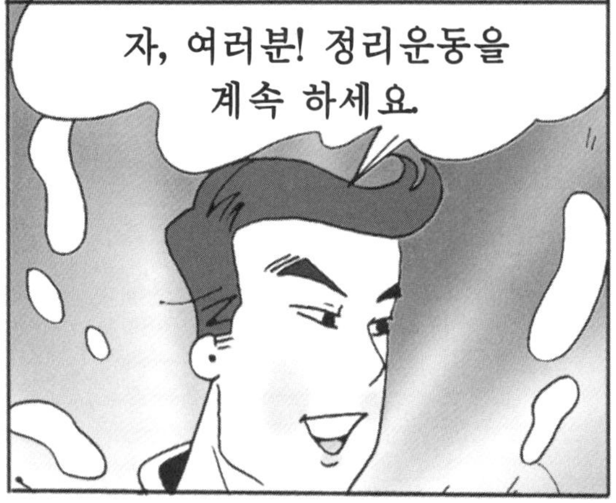
자, 여러분! 정리운동을 계속 하세요.

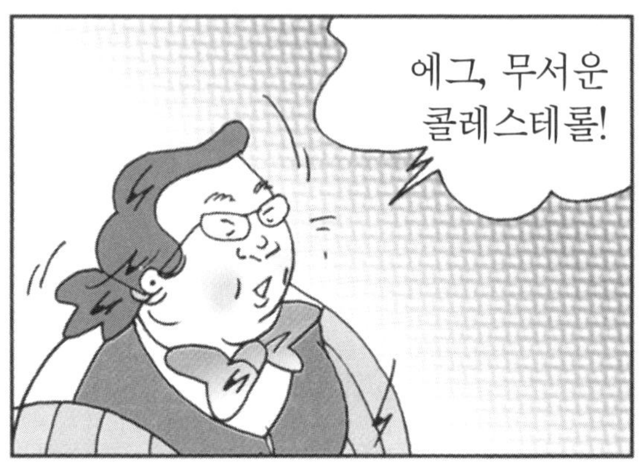
에그, 무서운 콜레스테롤!

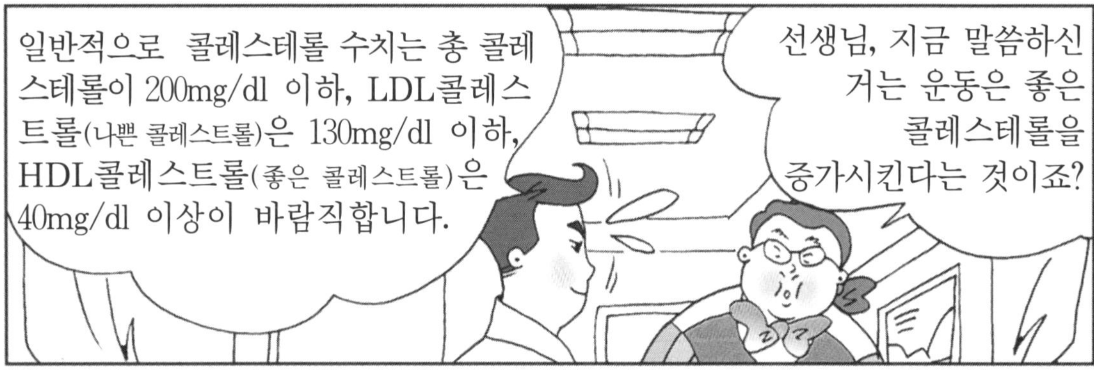
일반적으로 콜레스테롤 수치는 총 콜레스테롤이 200mg/dl 이하, LDL콜레스트롤(나쁜 콜레스트롤)은 130mg/dl 이하, HDL콜레스트롤(좋은 콜레스트롤)은 40mg/dl 이상이 바람직합니다.
선생님, 지금 말씀하신 거는 운동은 좋은 콜레스테롤을 증가시킨다는 것이죠?

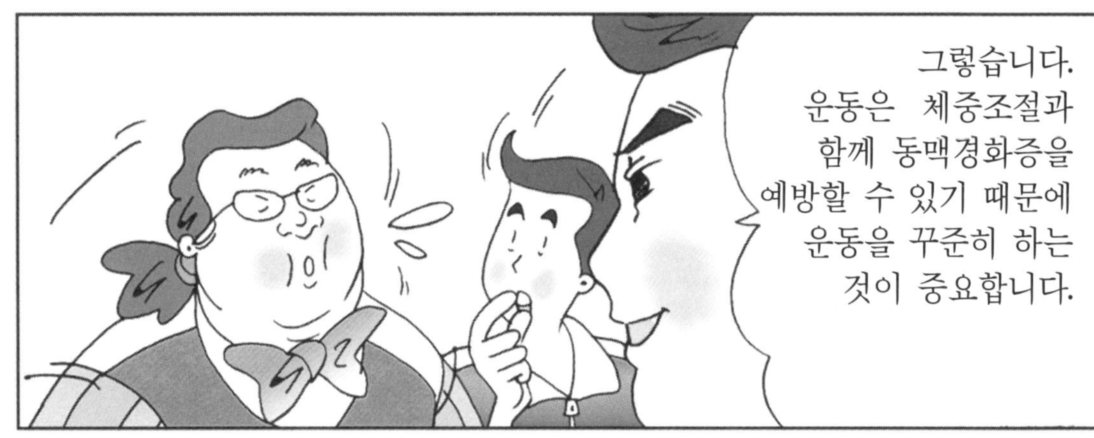
그렇습니다. 운동은 체중조절과 함께 동맥경화증을 예방할 수 있기 때문에 운동을 꾸준히 하는 것이 중요합니다.

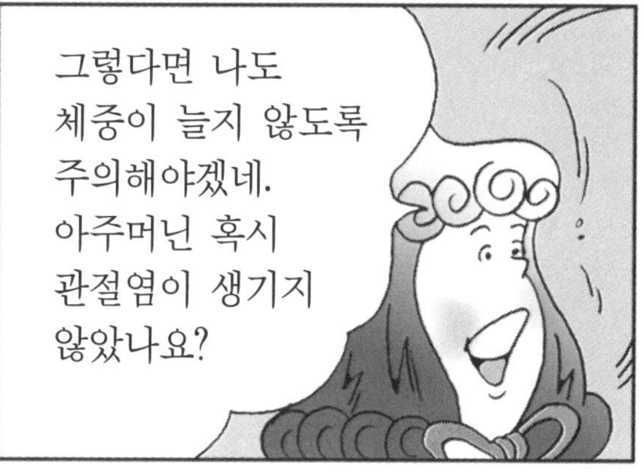
그렇다면 나도
체중이 늘지 않도록
주의해야겠네.
아주머닌 혹시
관절염이 생기지
않았나요?

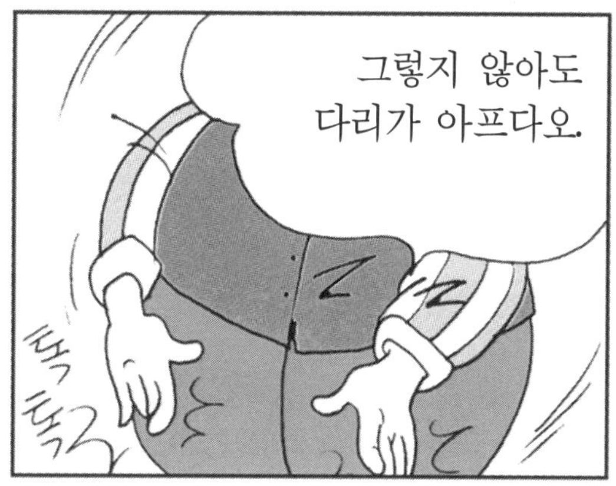
그렇지 않아도
다리가 아프다오.

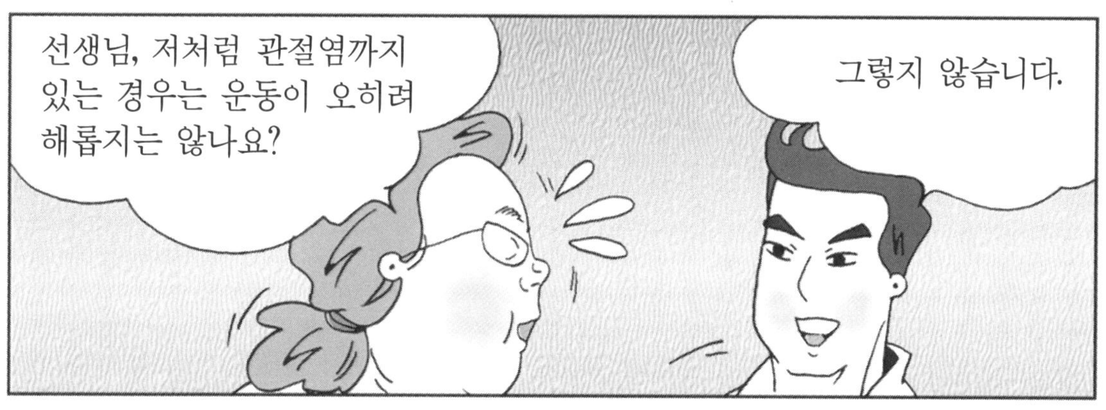
선생님, 저처럼 관절염까지
있는 경우는 운동이 오히려
해롭지는 않나요?
그렇지 않습니다.

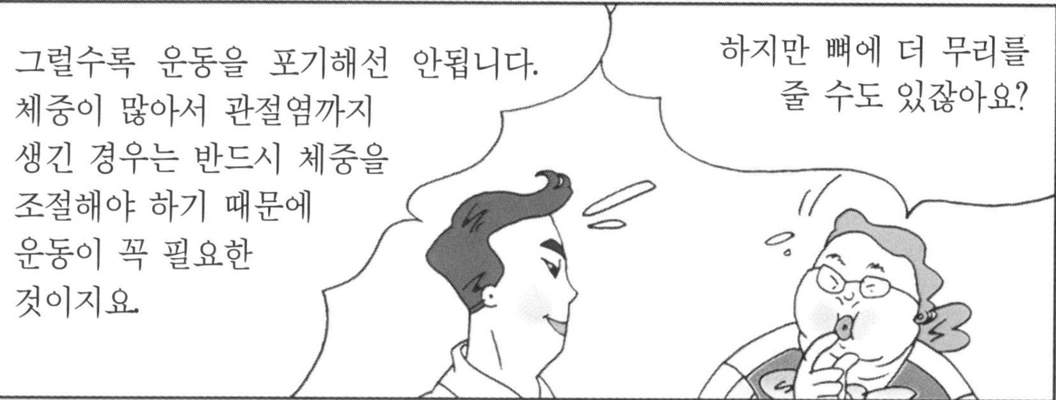
그럴수록 운동을 포기해선 안됩니다.
체중이 많아서 관절염까지
생긴 경우는 반드시 체중을
조절해야 하기 때문에
운동이 꼭 필요한
것이지요.
하지만 뼈에 더 무리를
줄 수도 있잖아요?

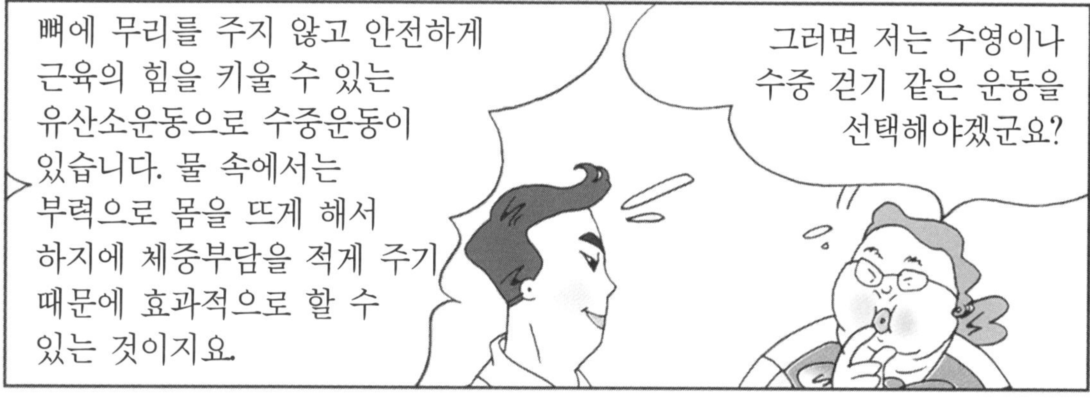
뼈에 무리를 주지 않고 안전하게
근육의 힘을 키울 수 있는
유산소운동으로 수중운동이
있습니다. 물 속에서는
부력으로 몸을 뜨게 해서
하지에 체중부담을 적게 주기
때문에 효과적으로 할 수
있는 것이지요.
그러면 저는 수영이나
수중 걷기 같은 운동을
선택해야겠군요?

예, 가벼운 스트레칭 체조와
고정식 자전거 타기,
산책 등도 효과적이라
할 수 있습니다.
그리고 늘 관절운동을
해주는 것이 좋습니다.
의자에 앉았을 때도 무릎을
굽혔다 폈다 하시면 일어날
때 훨씬 편안함을 느낄 수
있을 것입니다.

자! 이제 여러분들은 운동요법
체험 여행을 무사히 마쳤습니다.
운동은 당뇨인들뿐만 아니라
일반인들에게도 꼭 필요한
것이라는 것을 다시 한 번
명심하십시오.

감사합니다.
유쾌하고 즐거운
시간이었습니다.
운동할 때는 즐거운
마음가짐을 갖는 것이
중요하며 또한 규칙적으로
실시해야 보다 큰 효과를
얻을 수 있다는 것을
기억하십시오.

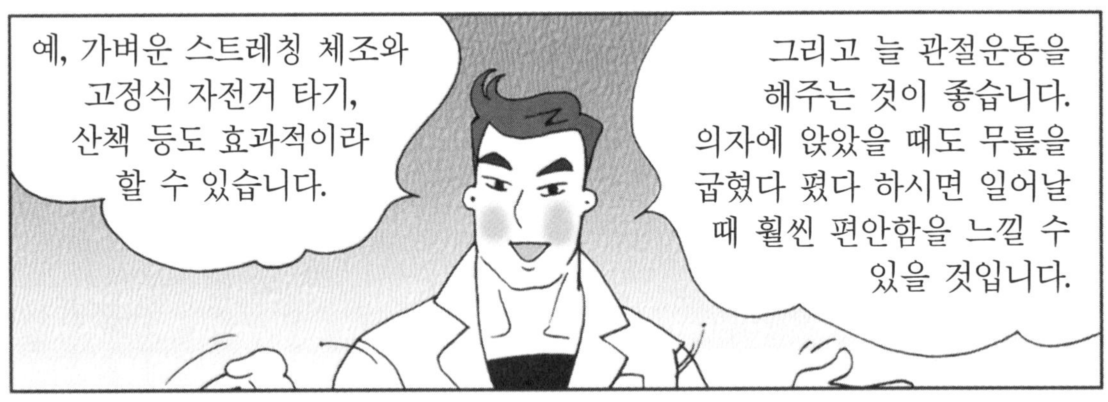

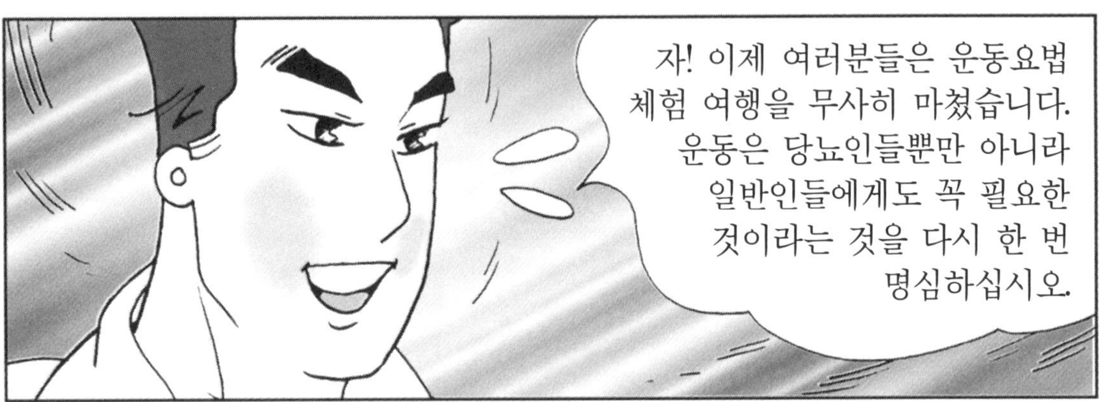

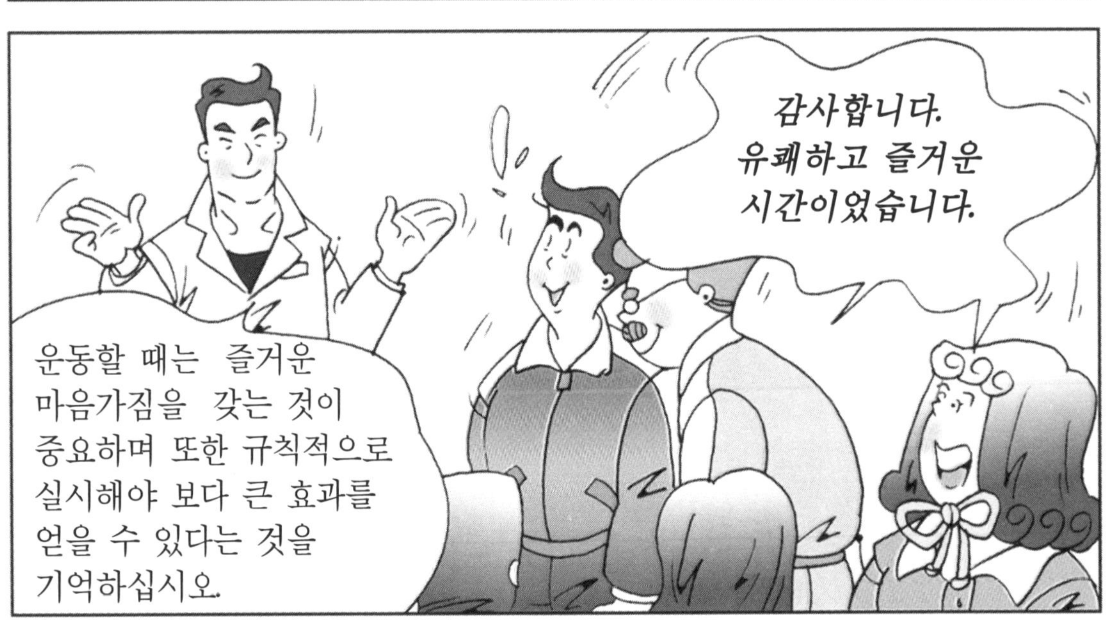

자, 여러분의 효과적인 당뇨관리는 운동으로!

당뇨병 검사법

당뇨병 관리는 여러분의 손에 달려 있습니다. 가정에서 혈당검사를 하고 당뇨수첩에 결과를 기록하여 보면 하루중에도 스트레스, 식사, 운동, 간식, 약물요법 등에 따라 수시로 변화하는 것을 파악하게 되고 이러한 패턴을 비교하다 보면 당뇨병 관리를 잘 할 수 있습니다.

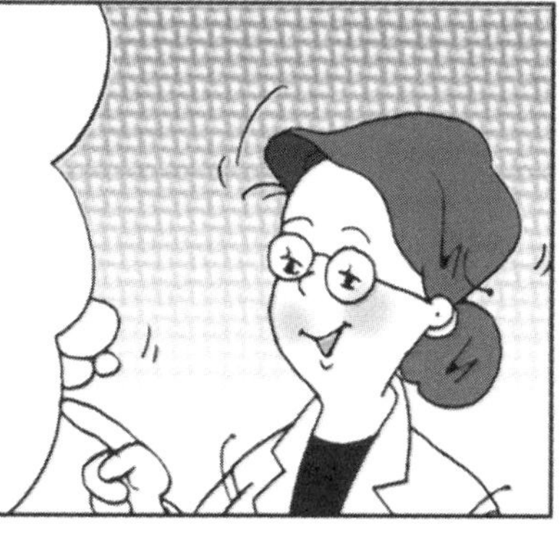

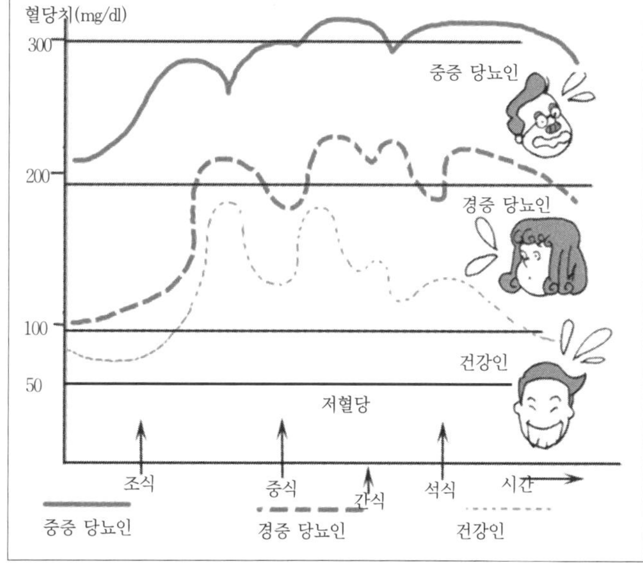

활기차고 건강한 모습으로 지내기 위해서는 고혈당과 저혈당을 피하시고 가능한 한 정상인과 같은 혈당수준을 목표로 세워주시기 바랍니다.

운동을 한 날과 하지 않은 날의 혈당의 변화

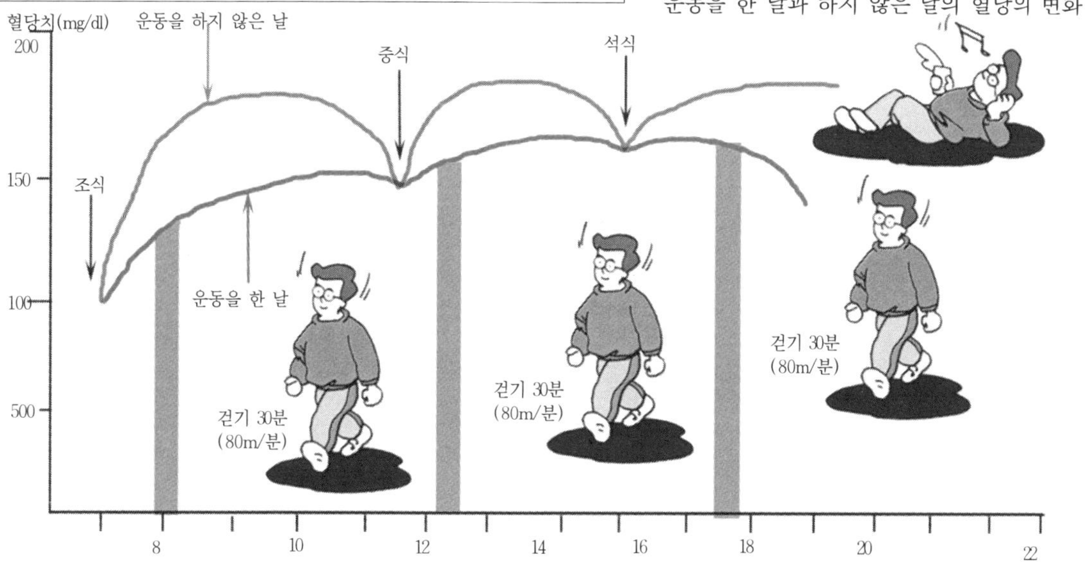

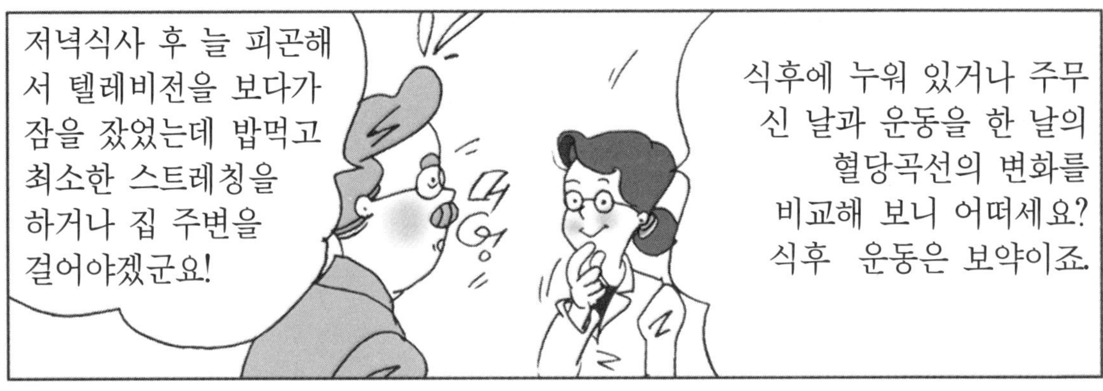
저녁식사 후 늘 피곤해 서 텔레비전을 보다가 잠을 잤었는데 밥먹고 최소한 스트레칭을 하거나 집 주변을 걸어야겠군요!
식후에 누워 있거나 주무신 날과 운동을 한 날의 혈당곡선의 변화를 비교해 보니 어떠세요? 식후 운동은 보약이죠.

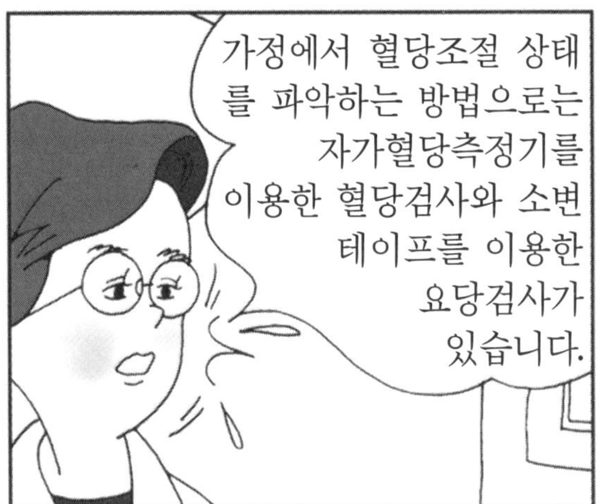
가정에서 혈당조절 상태를 파악하는 방법으로는 자가혈당측정기를 이용한 혈당검사와 소변 테이프를 이용한 요당검사가 있습니다.

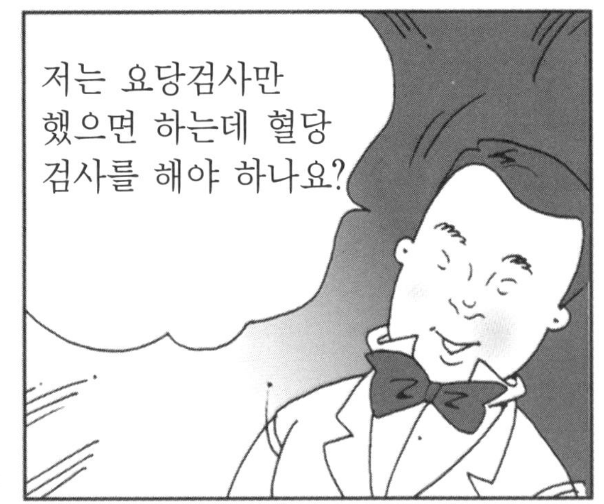
저는 요당검사만 했으면 하는데 혈당 검사를 해야 하나요?

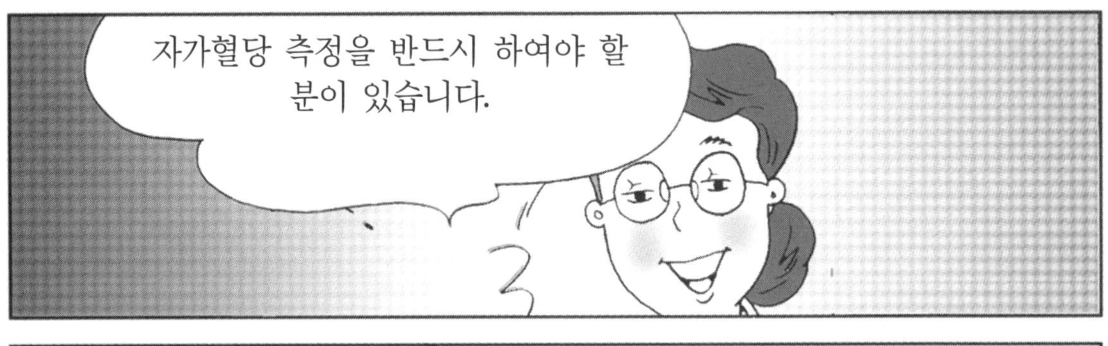
자가혈당 측정을 반드시 하여야 할 분이 있습니다.

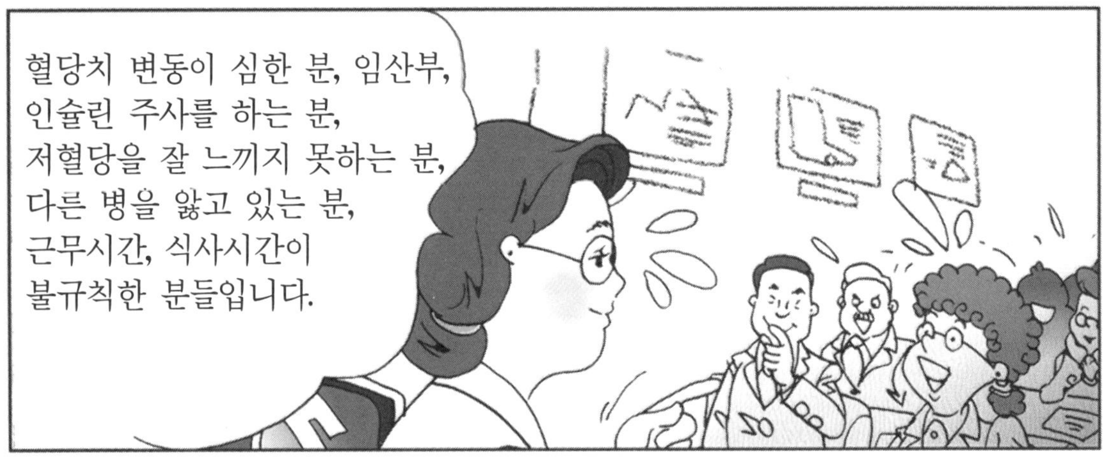
혈당치 변동이 심한 분, 임산부, 인슐린 주사를 하는 분, 저혈당을 잘 느끼지 못하는 분, 다른 병을 앓고 있는 분, 근무시간, 식사시간이 불규칙한 분들입니다.

정확한 자가혈당검사를 하기 위해서는?

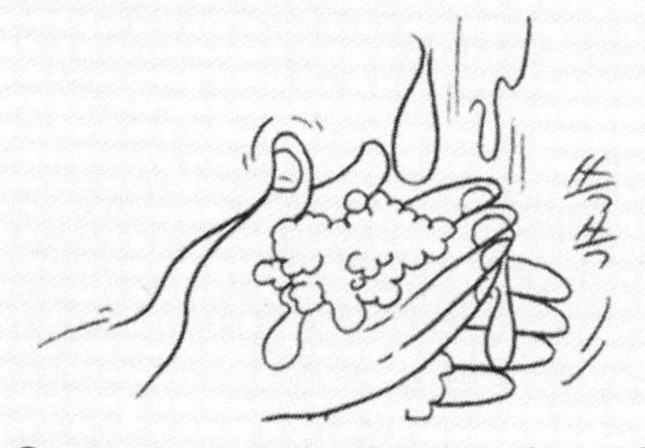

❶ 흐르는 물에 비누로 씻고 말린다(알코올솜으로 소독한 경우 알코올이 다 마른 후 한다.)

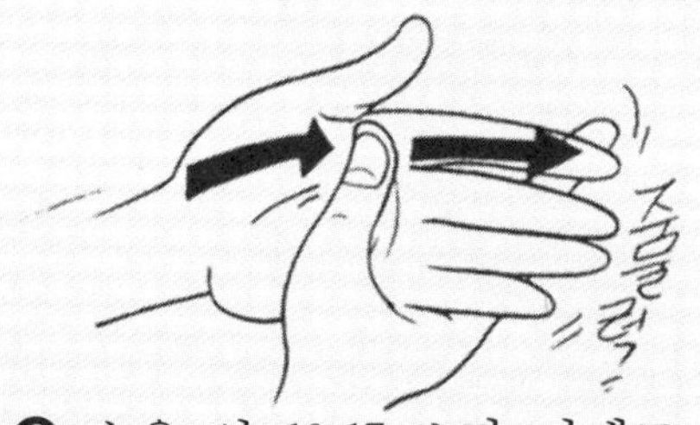

❷ 손을 약 10-15 초간 아래로 떨군 후 채혈부위를 선택한 후 손끝 방향으로 압박을 주면서 밀어 피를 모이게 한다.

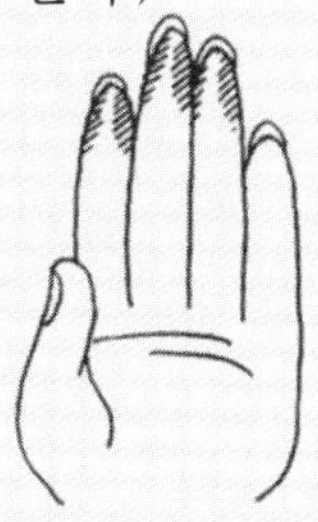

❸ 채혈부위는 손끝의 가장자리로 하고, 찌르는 부위는 돌아가면서 한다.

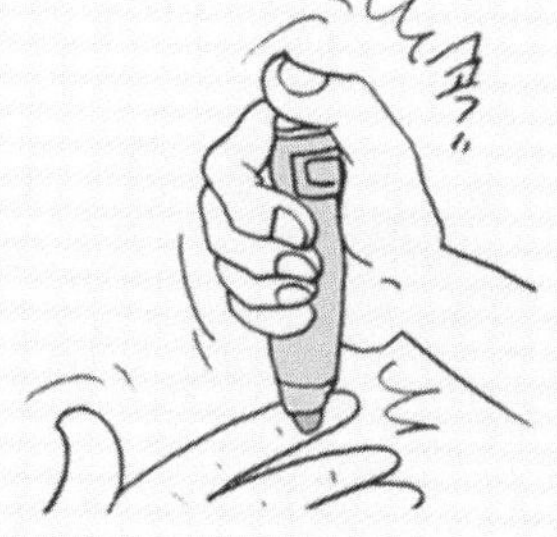

❹ 채혈침으로 손끝의 가장자리를 찌른다(가운데를 찌르는 것보다 통증이 덜함).

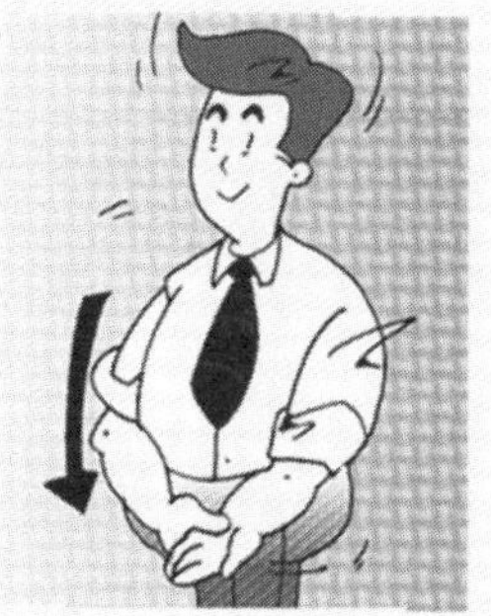

❺ 손가락을 심장보다 낮추어 피가 모이도록 한다.

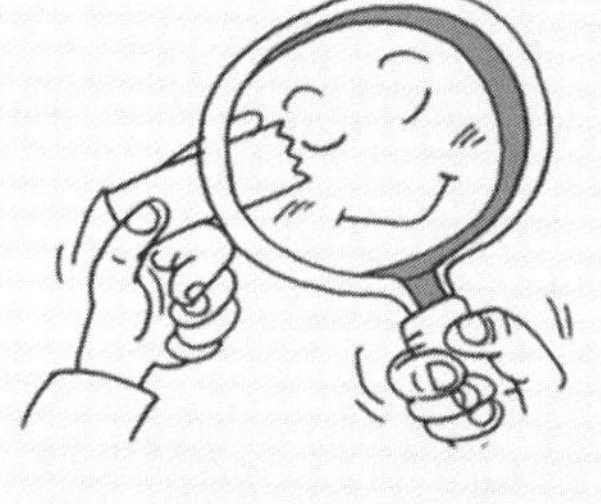

❻ 검사용 시험지의 유효기간을 확인하고 사용한다.

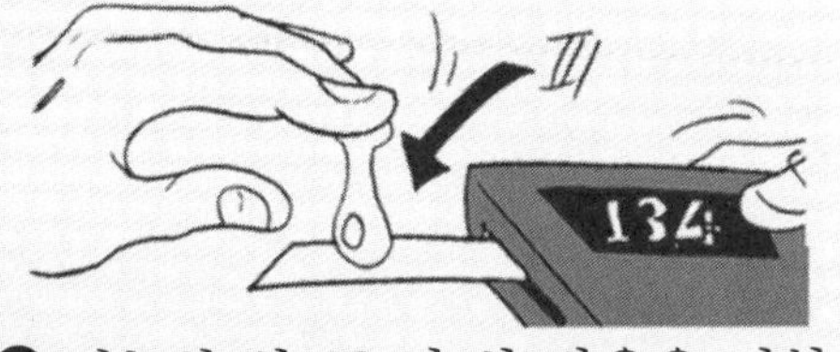

❼ 가능한 한 큰 피 한 방울을 시험지 반응 부위에 떨어뜨린다.

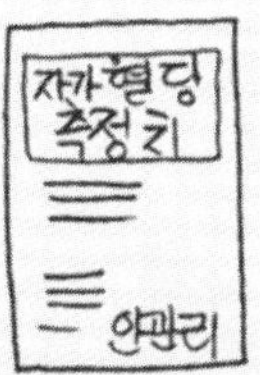

❽ 외래 방문시 병원의 혈당치와 비교해 혈당측정기를 점검한다.

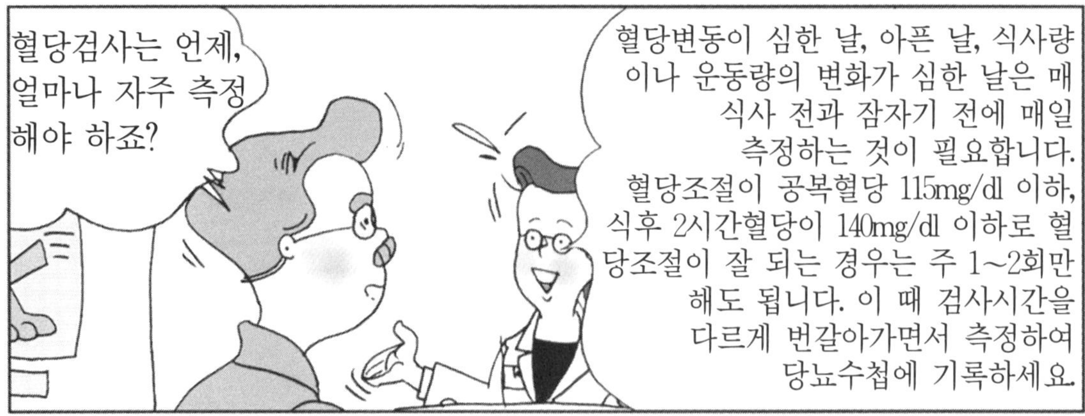
혈당검사는 언제, 얼마나 자주 측정해야 하죠?
혈당변동이 심한 날, 아픈 날, 식사량이나 운동량의 변화가 심한 날은 매 식사 전과 잠자기 전에 매일 측정하는 것이 필요합니다. 혈당조절이 공복혈당 115mg/dl 이하, 식후 2시간혈당이 140mg/dl 이하로 혈당조절이 잘 되는 경우는 주 1~2회만 해도 됩니다. 이 때 검사시간을 다르게 번갈아가면서 측정하여 당뇨수첩에 기록하세요.

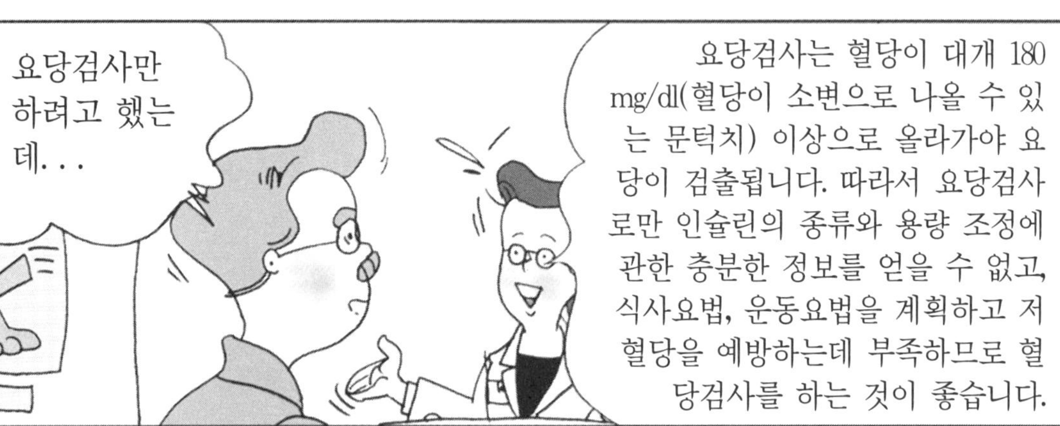
요당검사만 하려고 했는데. . .
요당검사는 혈당이 대개 180 mg/dl(혈당이 소변으로 나올 수 있는 문턱치) 이상으로 올라가야 요당이 검출됩니다. 따라서 요당검사로만 인슐린의 종류와 용량 조정에 관한 충분한 정보를 얻을 수 없고, 식사요법, 운동요법을 계획하고 저혈당을 예방하는데 부족하므로 혈당검사를 하는 것이 좋습니다.

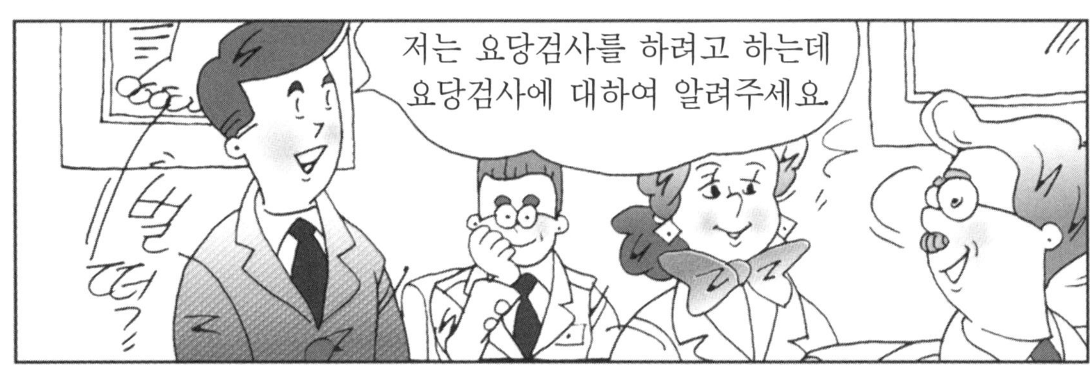
저는 요당검사를 하려고 하는데 요당검사에 대하여 알려주세요.
벌떡

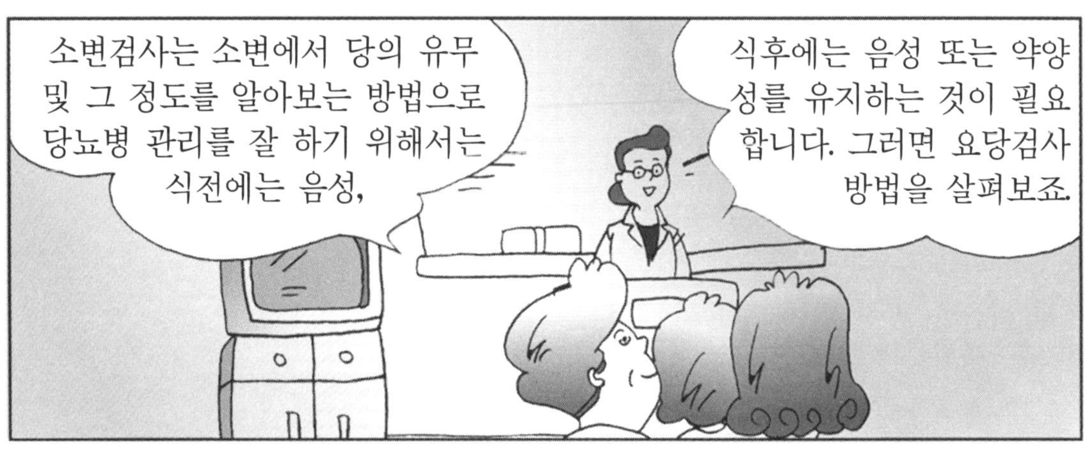
소변검사는 소변에서 당의 유무 및 그 정도를 알아보는 방법으로 당뇨병 관리를 잘 하기 위해서는 식전에는 음성,
식후에는 음성 또는 약양성를 유지하는 것이 필요합니다. 그러면 요당검사 방법을 살펴보죠.

W·C

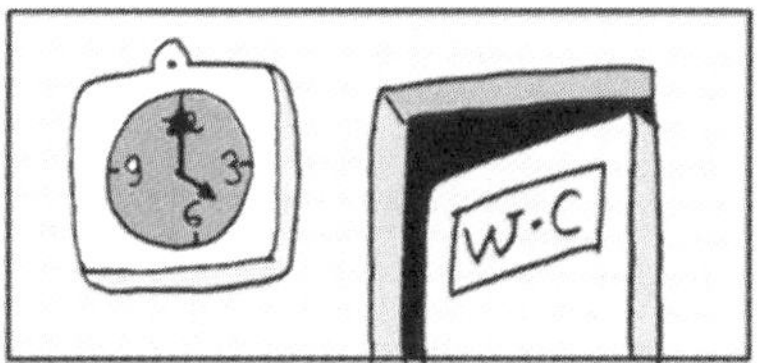

❶ 처음 본 소변에는 농축된 당분이 배설되므로 검사하기 전에 소변을 본다.

W·C

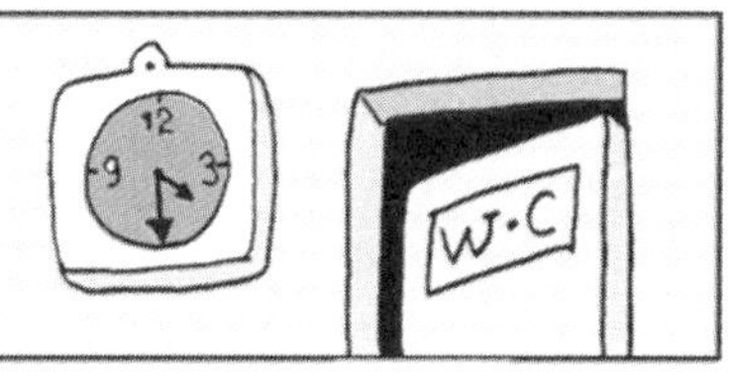

❷ 20~30 분 후 다시 소변을 받아서 검사한다.

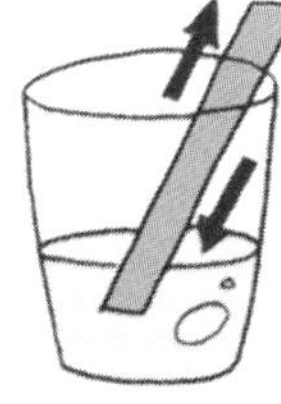

❸ 중간 소변을 받아서 해야 한다.

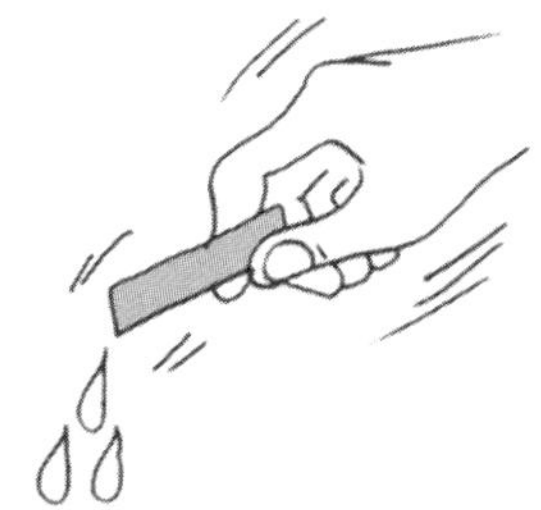

❹ 요당검사 테이프를 소변에 적신 후 사용설명서에서 지시한 시간만큼 기다린 후 색깔을 대조한다.

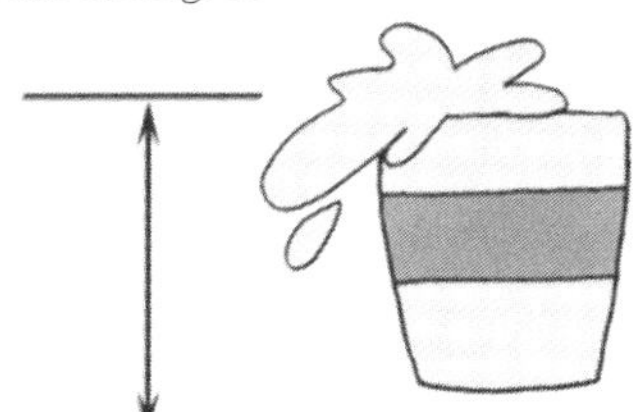

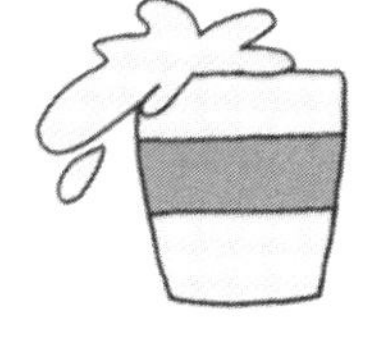

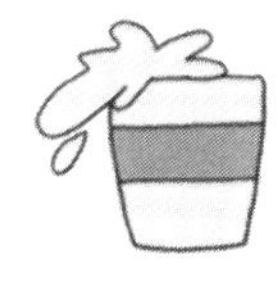

❺ 검사 결과를 볼 때 개인마다 문턱치가 다르므로 신장의 한계를 고려해야 한다.

요당검사에서 음성이 나왔는데 기운이 없고, 안절부절하고, 식은땀이 난다면 무엇을 예측할 수 있을까요?
그야 저혈당이죠!

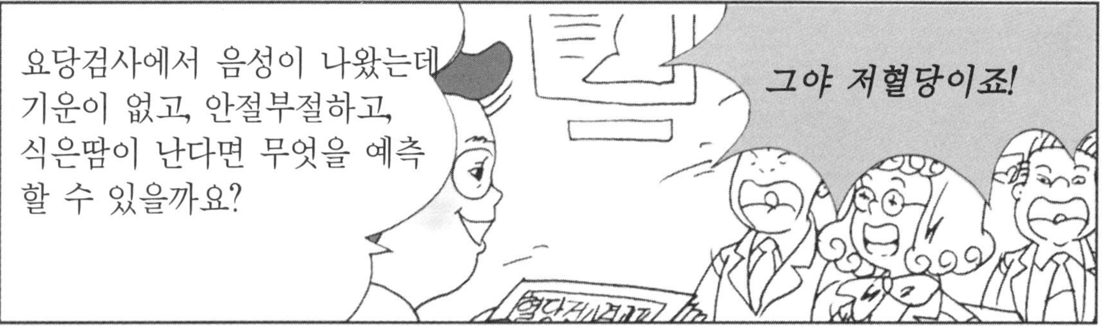

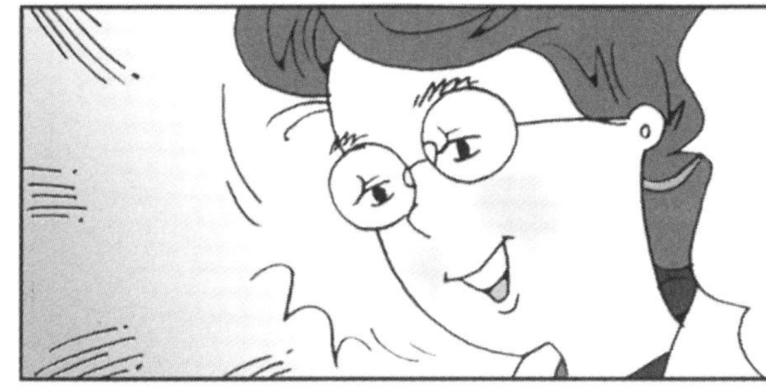

잘 아시는군요! 이렇게 저혈당을 느끼시는 분은 문제가 없지만 저혈당을 잘 못 느끼는 분은 요당검사로는 저혈당을 알아낼 수 없으므로 반드시 혈당검사가 필요한 것입니다.

당뇨수첩에는 당뇨병 관리를 위해 시행하신 혈당검사 또는 요당검사의 결과, 운동요법, 식사요법, 약물요법, 체중, 혈압, 기타 특이사항을 기록하여 진료 또는 교육시 보여주시면 최적의 치료계획을 수립하는데 도움이 됩니다.
정기검진 할 때는 자신의 목표와 비교하여 당뇨관리가 잘 이루어지고 있는지 점검해 보시기 바랍니다.

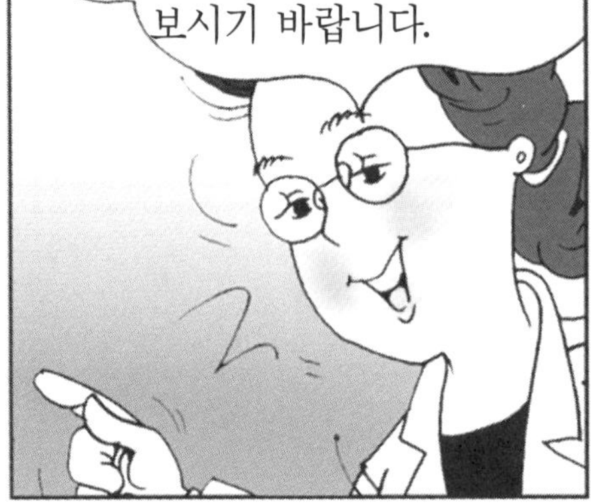

□ 표준체중: 60 kg □ 열량: 1800 칼로리

월	일	소변 또는 혈당검사 아침전	점심전	저녁전	취침전	당화혈색소 (%)	인슐린 주사 주사량	부위	약품명 및 처방량	혈압	체중	비고
95 7	1	90	50	110	195	7.3			다오닐 5mg [illegible]	125/85	65kg	[illegible]
7	2	—	±	++	—							
7	3	+++	+++	±	++							[illegible]
7	4	120	140	130	140							
7	6		150									
7	8			140								
7	9				130							

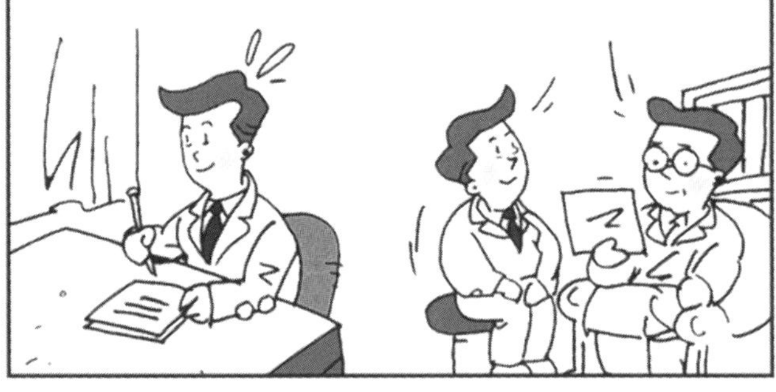

당뇨수첩에 당화혈색소라고 나와 있는데 무엇을 뜻합니까?

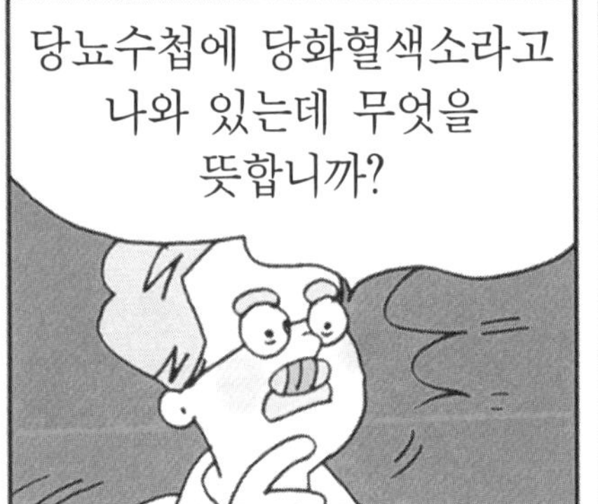

적혈구내에는 혈색소(헤모글로빈)라고 하는 산소 운반에 중요한 단백질이 있는데 혈당이 높아지면, 포도당의 일부가 혈색소에 결합하게 되고 이것을 당화혈색소라고 합니다. 정상인의 당화혈색소는 4~6%인데 혈중에 당이 많으면 많을수록 혈색소에 달라붙는 당이 더 많아져 혈당조절이 안되는 경우는 당화혈색소가 10~15%에 이릅니다.

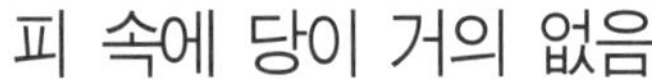

피 속에 당이 많음

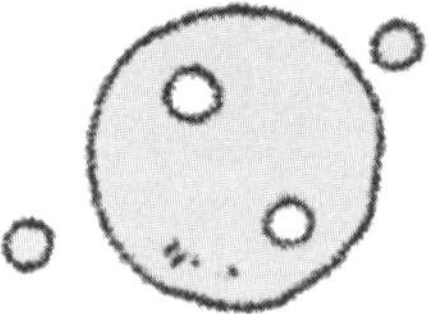

낮은 당화혈색소 (HbA1c)

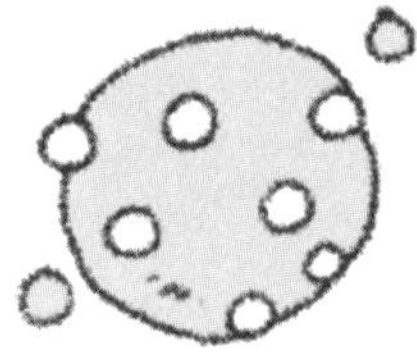

보통의 당화혈색소 (HbA1c)

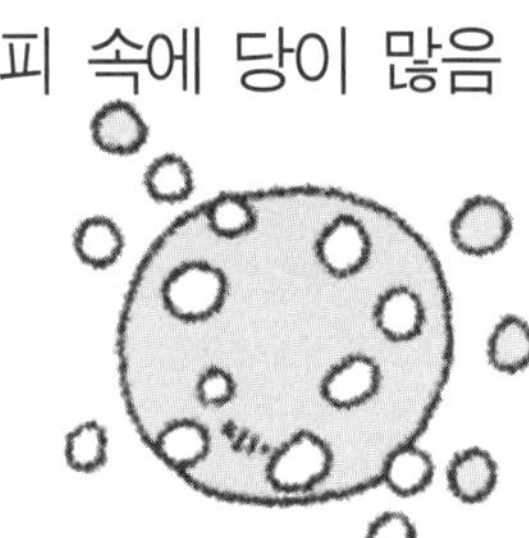

높은 당화혈색소 (HbA1c)

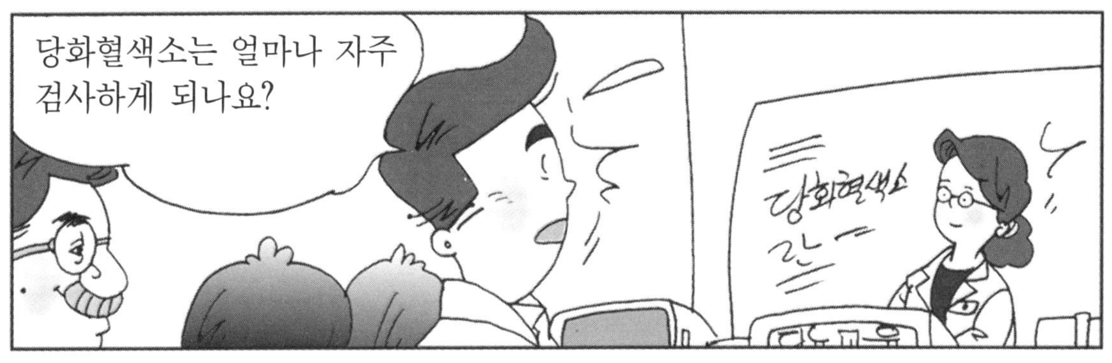
당화혈색소는 얼마나 자주
검사하게 되나요?
당화혈색소
란 ~

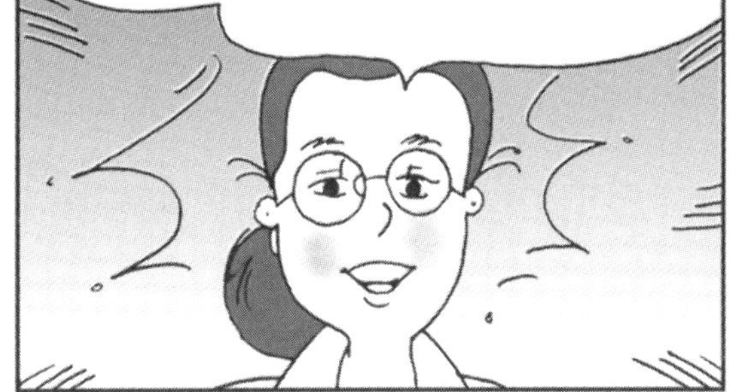
혈당검사가 매일의 혈당상태를 알 수
있는 반면에 당화혈색소는 측정한
시간보다 과거 6주~10주 동안의 평
균혈당 조절상태를 반영합니다.
따라서 병원에서는,

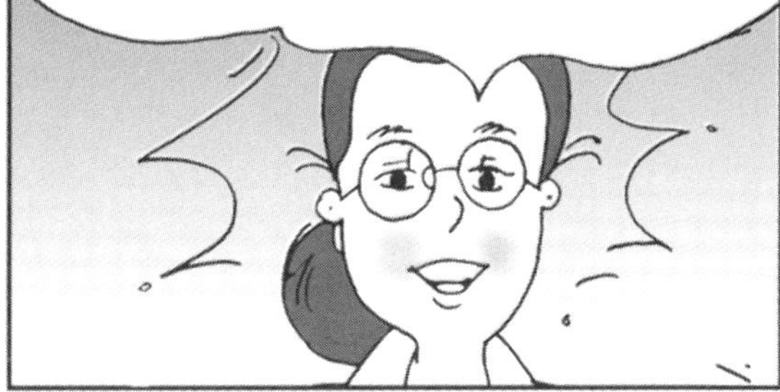
2~3달마다 채혈검사를 통하여 측정
하게 됩니다. 여러분의 당화혈색소는
전체 혈당검사의 평균치와 대체로
일치합니다.

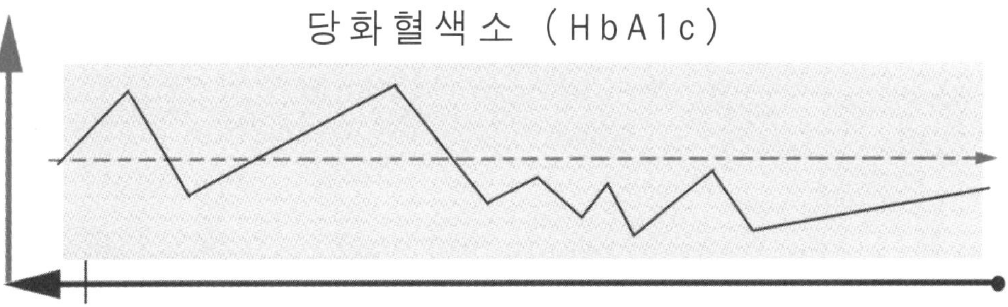
당화혈색소 (HbA1c)

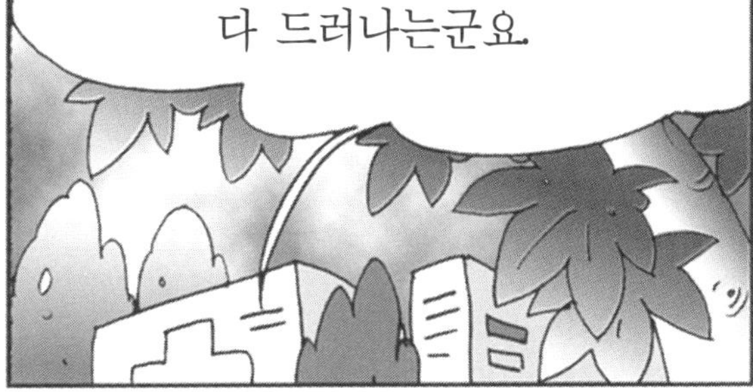
당화혈색소 결과가 8.5%라고 하던데.
당뇨병 입원교육 받으러 오기 전에
혈당관리가 안 되었던 것이
다 드러나는군요.

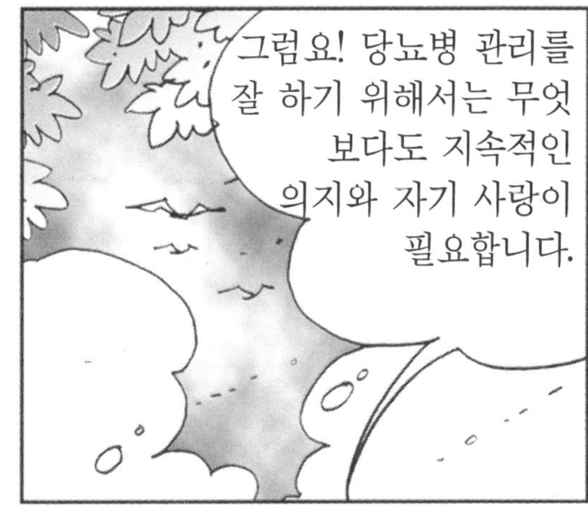
그럼요! 당뇨병 관리를
잘 하기 위해서는 무엇
보다도 지속적인
의지와 자기 사랑이
필요합니다.

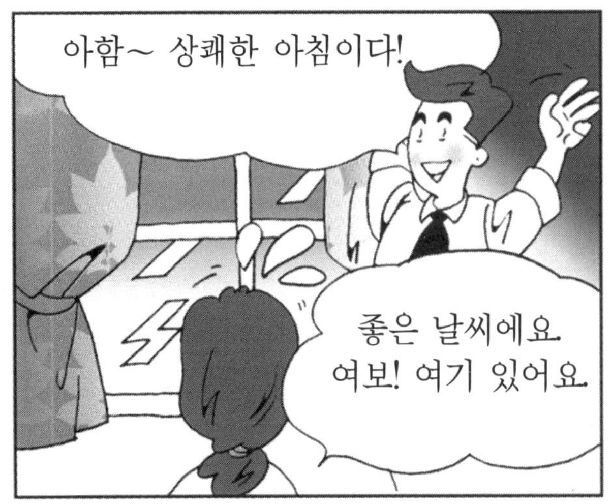
아함~ 상쾌한 아침이다!
좋은 날씨에요. 여보! 여기 있어요.

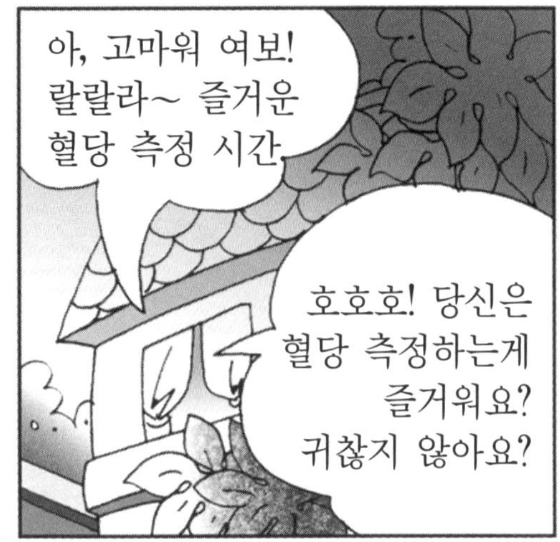
아, 고마워 여보! 랄랄라~ 즐거운 혈당 측정 시간.
호호호! 당신은 혈당 측정하는게 즐거워요? 귀찮지 않아요?

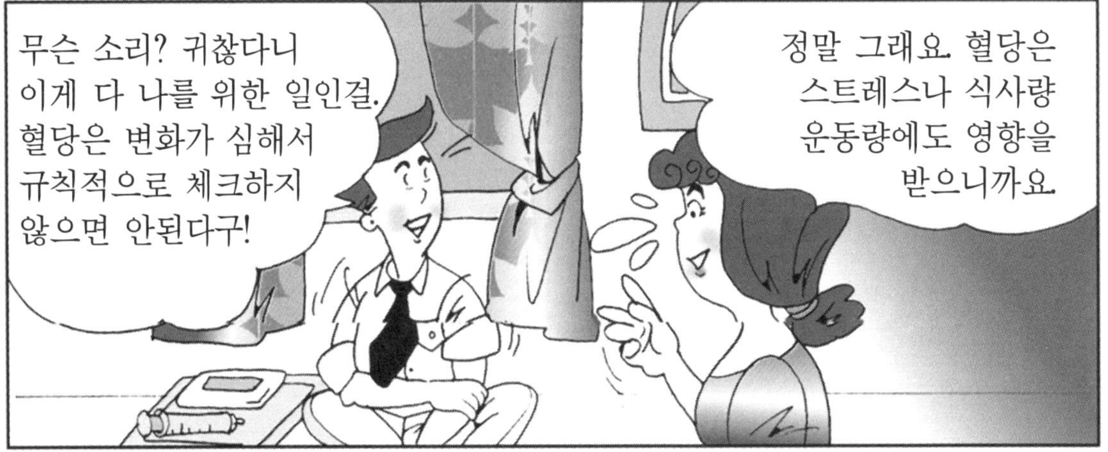
무슨 소리? 귀찮다니 이게 다 나를 위한 일인걸. 혈당은 변화가 심해서 규칙적으로 체크하지 않으면 안된다구!
정말 그래요. 혈당은 스트레스나 식사량 운동량에도 영향을 받으니까요.

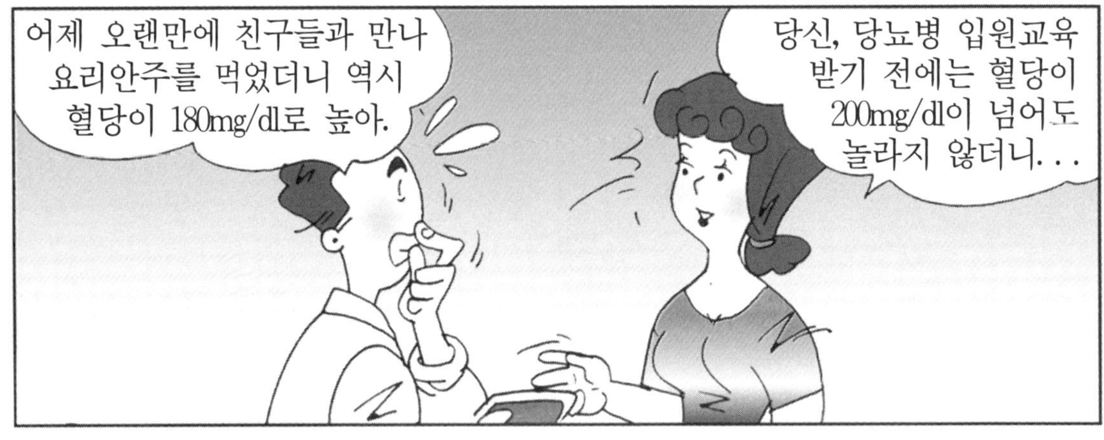
어제 오랜만에 친구들과 만나 요리안주를 먹었더니 역시 혈당이 180mg/dl로 높아.
당신, 당뇨병 입원교육 받기 전에는 혈당이 200mg/dl이 넘어도 놀라지 않더니...

아참, 당신한테 병원에서
편지 왔어요. 당신 글씨체
던데 무슨 내용이예요?
당뇨병 입원 교육기간 중에
나한테 쓴
자기관리 일지야!
여보, 이것은 당신한테
쓴 편지야!

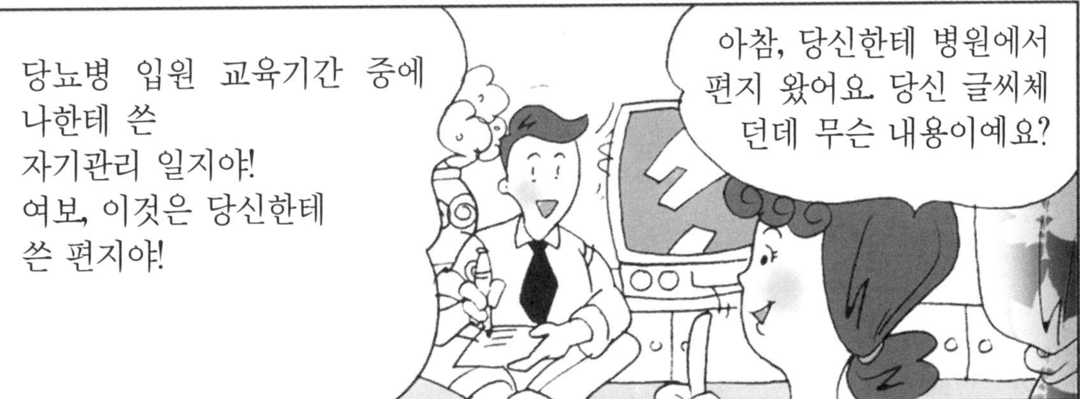

사랑하는 아내에게!
그 동안 나의 건강을 위해 얼마나 수고가 많았소? 우리 가족의 행복을 위해 열심히 식사요법하고, 운동요법도 하며 즐겁게 살겠소, 당신과 아이들에게 나의 사랑을!!

여보! 고마워요.
당신의 건강을 위해
가족 모두가 함께
할께요.
사랑해요.
톡톡

당뇨병 입원교육을
받았을 때가
생각나는구려.

아빠! 여기 당화혈색소
예측표요?
아니, 저녀석까지
하하하. .

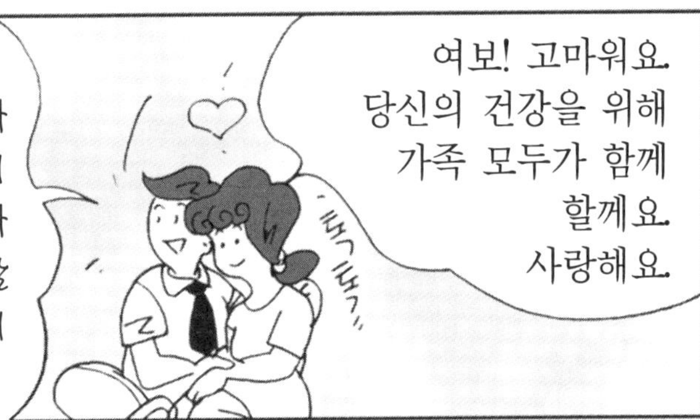

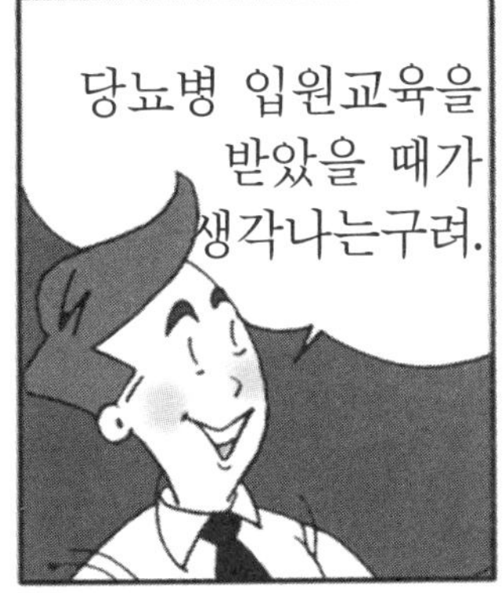

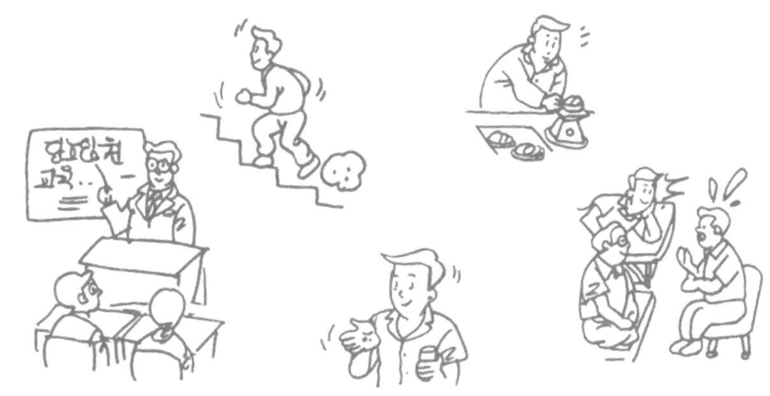

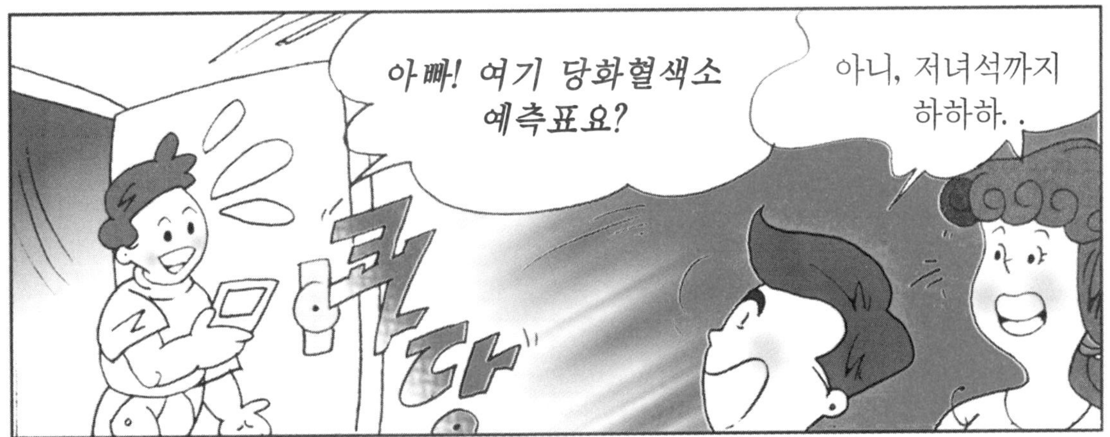

당뇨병 치료는 가족 모두가 노력해야 하는 거잖아요?
하하하

당화혈색소 결과는 정상범위를 유지하는 것이 바람직하고 최소한 7% 이하로 유지될 수 있도록 관리해 주세요. 아빠!
어머! 재도 당뇨병 박사가 다 됐네. 호호호!

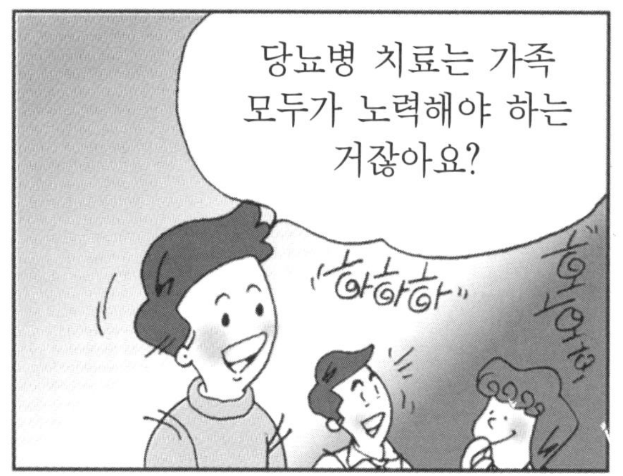

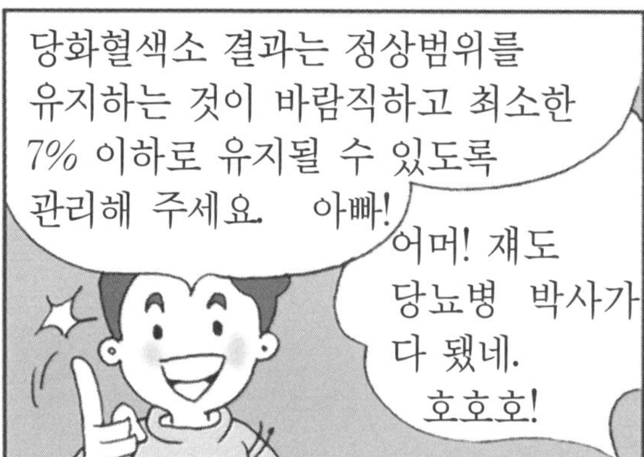

평균 혈당과 예측 되는 당화혈색소

평균혈당 (mg/dl)	예측되는 당화혈색소 (%)
〈 100	〈 6.5
100-120	〈 6.5 - 7.0
120-140	〈 7.0 - 7.5
140-160	〈 7.5 - 8.0
160-180	〈 8.0 - 8.5
〉 150	〉 8.5

당뇨 조식회 하는 날

간호사님, 안녕하셨어요?
어서 오세요. 그 동안 혈당관리는 잘 하셨겠죠?
당뇨

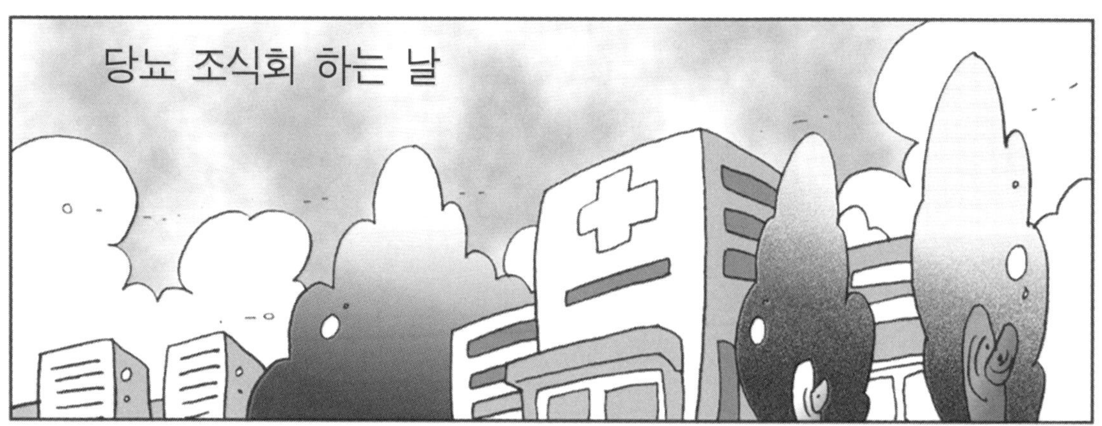

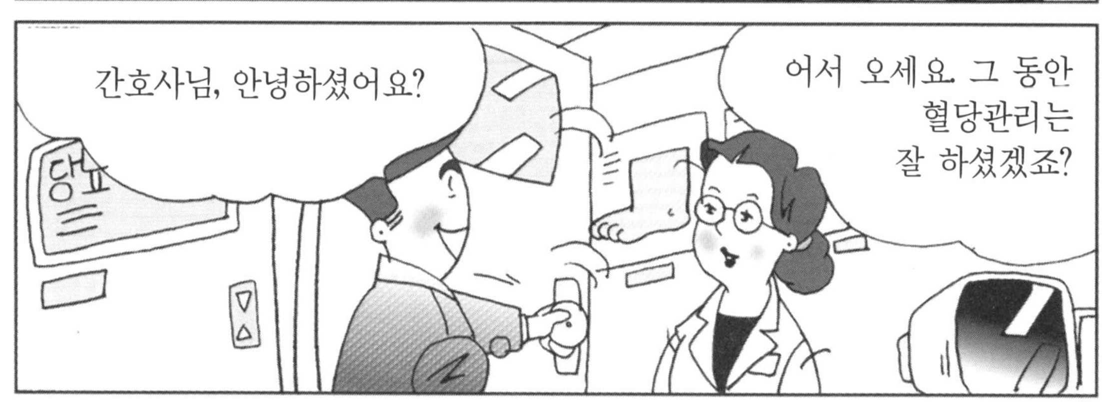

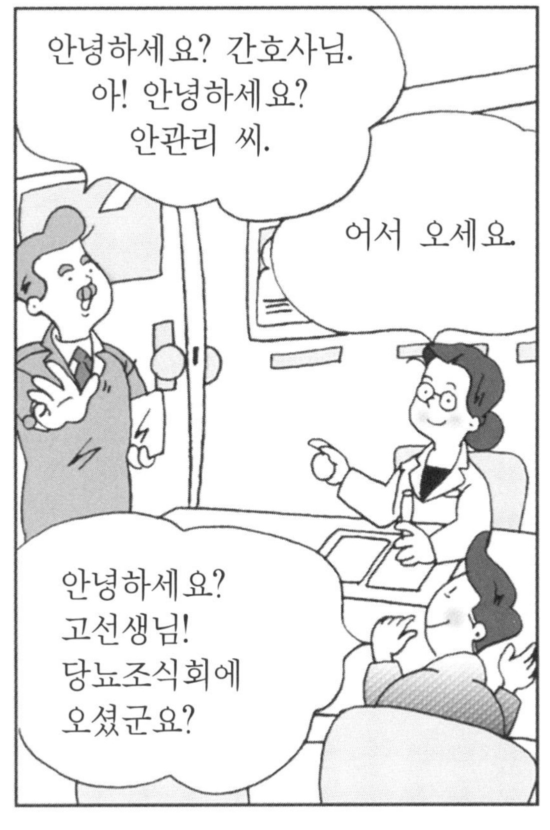
안녕하세요? 간호사님.
아! 안녕하세요?
안관리 씨.
어서 오세요.
안녕하세요?
고선생님!
당뇨조식회에
오셨군요?

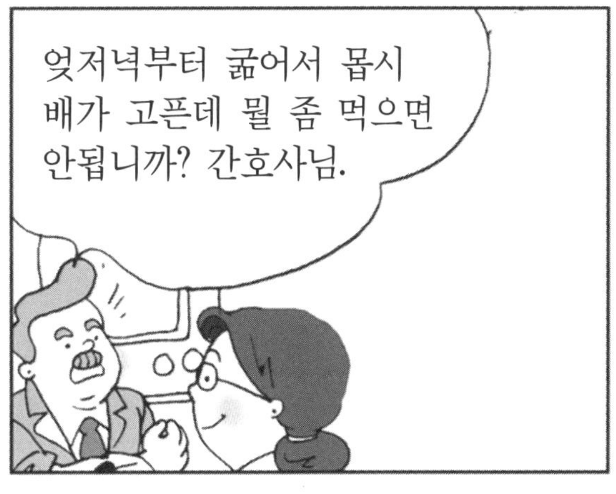
엊저녁부터 굶어서 몹시
배가 고픈데 뭘 좀 먹으면
안됩니까? 간호사님.

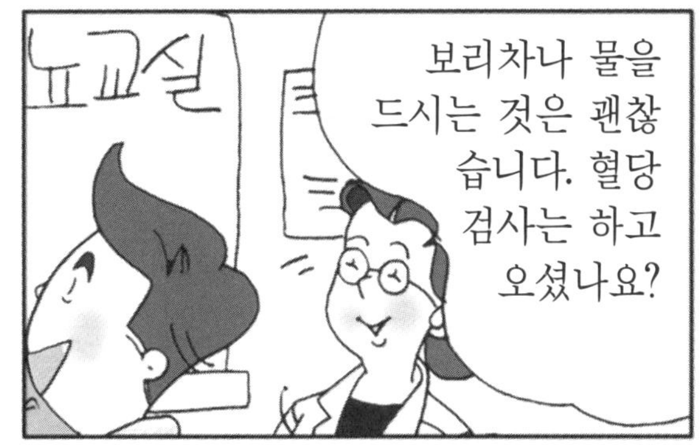
뇨교실
보리차나 물을
드시는 것은 괜찮
습니다. 혈당
검사는 하고
오셨나요?

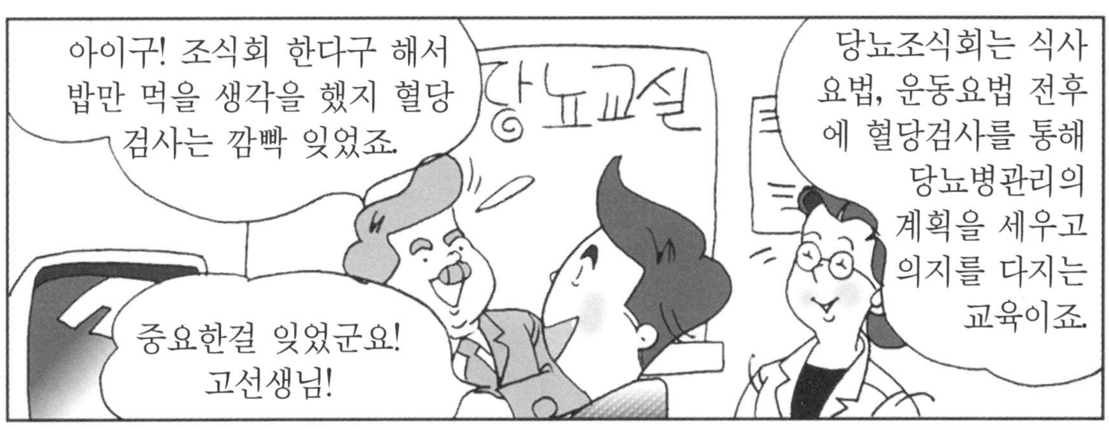
아이구! 조식회 한다구 해서
밥만 먹을 생각을 했지 혈당
검사는 깜빡 잊었죠.
당뇨교실
당뇨조식회는 식사
요법, 운동요법 전후
에 혈당검사를 통해
당뇨병관리의
계획을 세우고
의지를 다지는
교육이죠.
중요한걸 잊었군요!
고선생님!

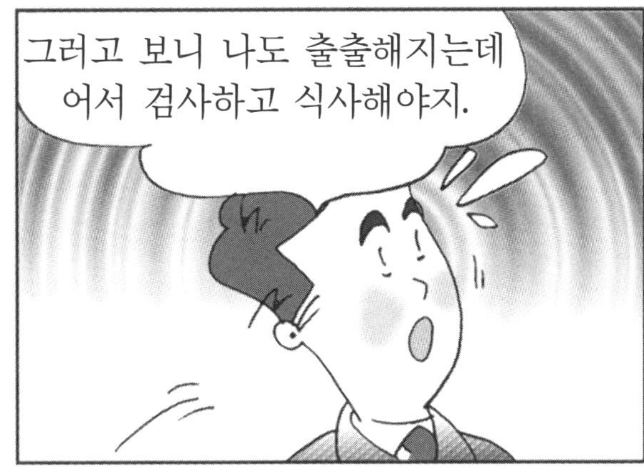
그러고 보니 나도 출출해지는데
어서 검사하고 식사해야지.

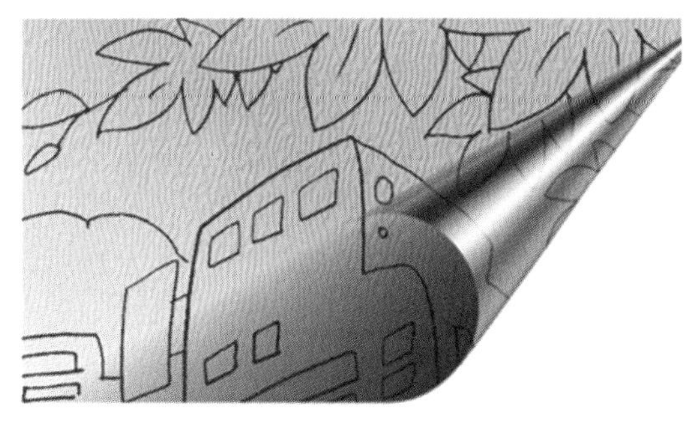

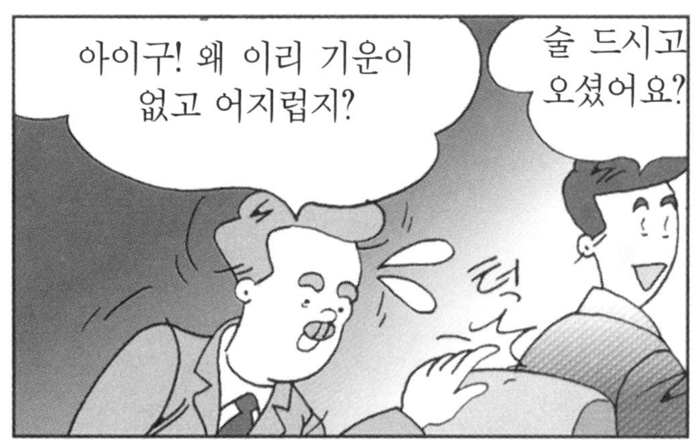
아이구! 왜 이리 기운이 없고 어지럽지?
술 드시고 오셨어요?

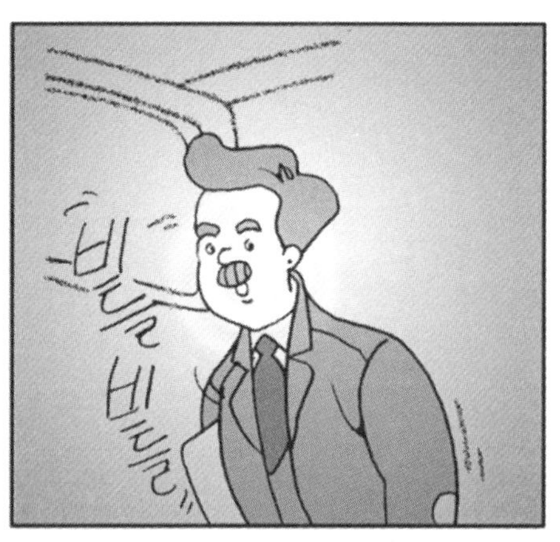
비틀비틀

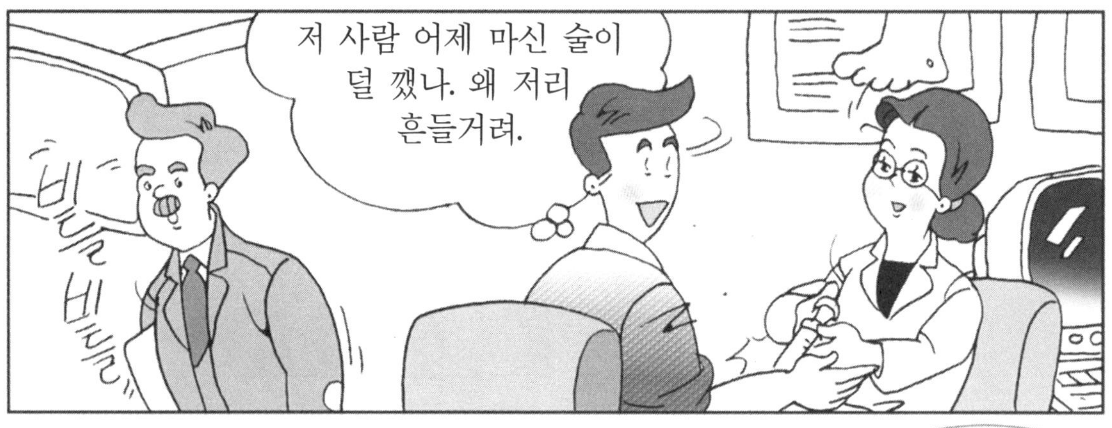
비틀비틀
저 사람 어제 마신 술이 덜 깼나. 왜 저리 흔들거려.

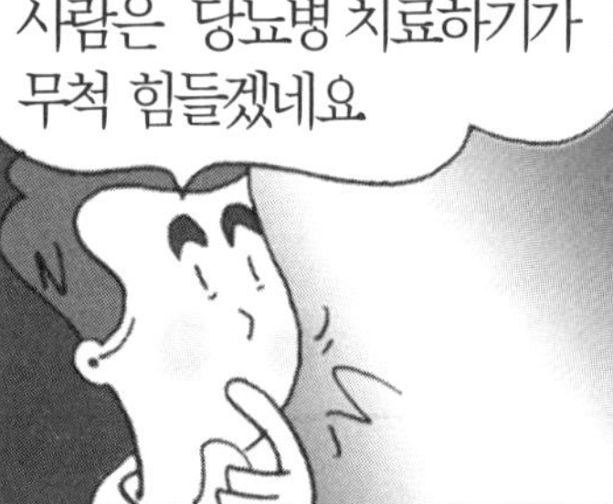
간호사님, 저 고선생님처럼 술을 좋아하는 사람은 당뇨병 치료하기가 무척 힘들겠네요.

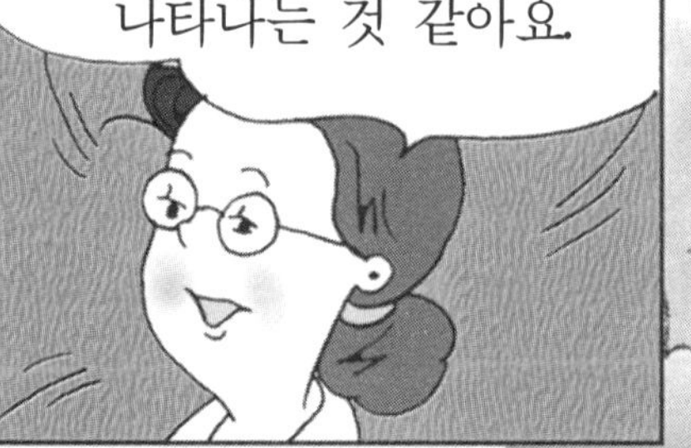
고선생님은 술 때문이 아니라 저혈당 증상이 나타나는 것 같아요.
고선생님, 혈당검사를 해봐야겠습니다. 50mg/dl로 저혈당입니다.

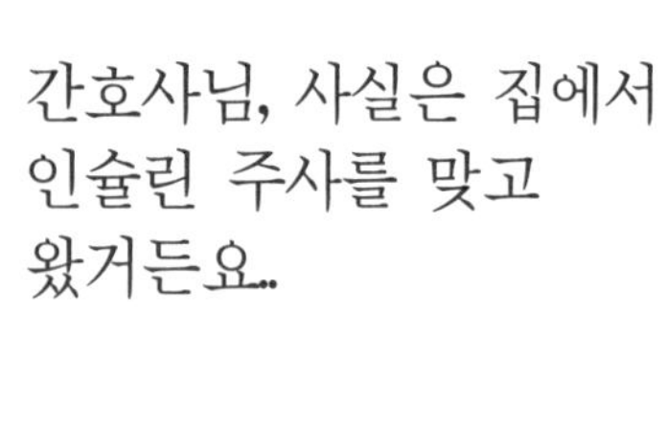
간호사님, 사실은 집에서 인슐린 주사를 맞고 왔거든요..
병원에 오시는 날은 인슐린이나 경구혈당강하제를 갖고 오셔서 채혈 후에 복용하셔야 합니다. 자, 주스 반컵입니다. 드세요.

◈ 저혈당에 대하여

원 인

1) 인슐린 주사시 처방받은 용량보다 많이 맞았거나 경구 혈당강하제를 너무 많이 쓴 경우.
2) 식사량이 갑자기 줄었거나 식사시간이 늦어진 경우.
3) 운동을 장시간 했거나 갑자기 일을 많이 한 경우.

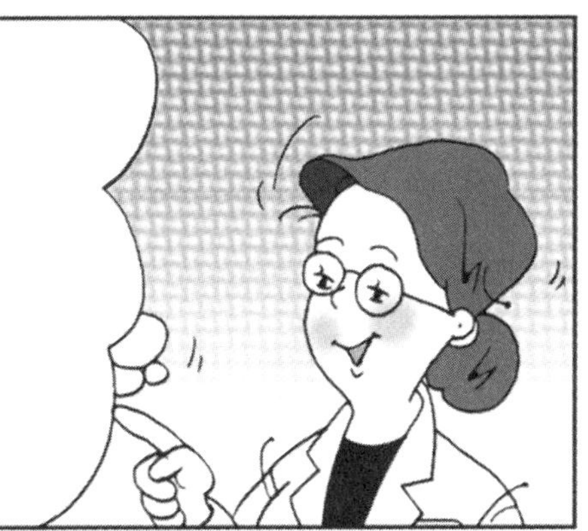

증 상

1)초기증상

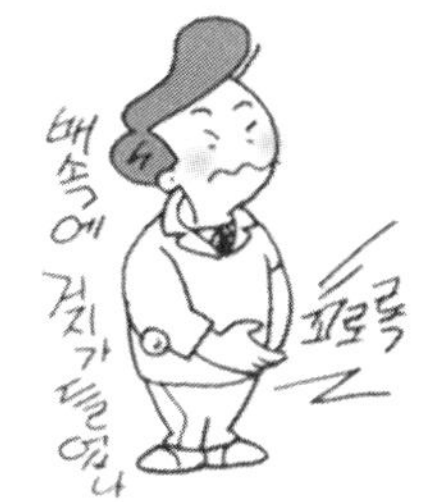

배속에 거지가 들었나
꼬르륵
공복감

비오듯 땀이네!
몸이 떨리고 기운이 쫙 빠짐

덜덜
식은땀이 난다

찌릿 찌릿
손끝이 저려 오는 느낌

빙빙
어지러움

짜증이 남

2) 진행증상

열받네
울면서 화를 낸다

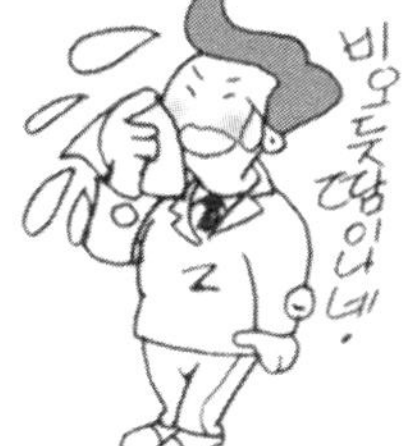

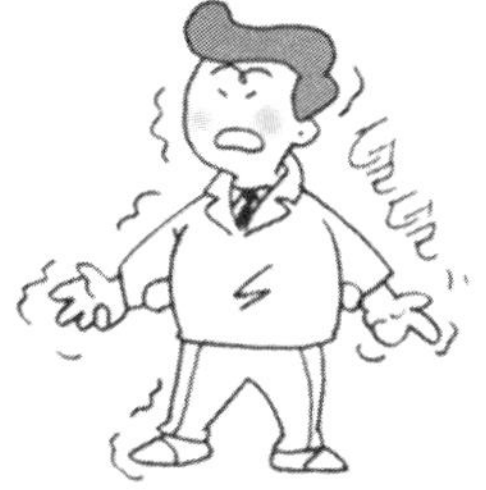

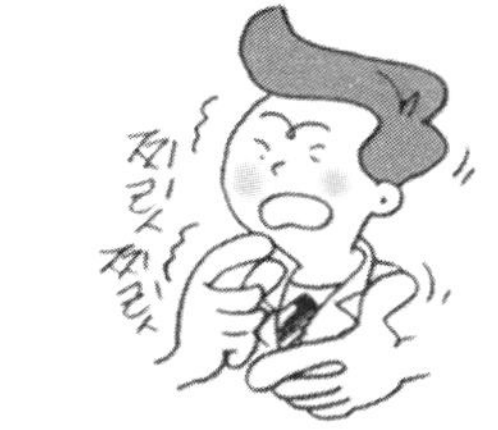

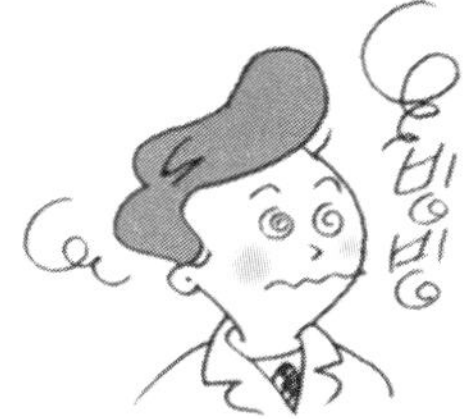

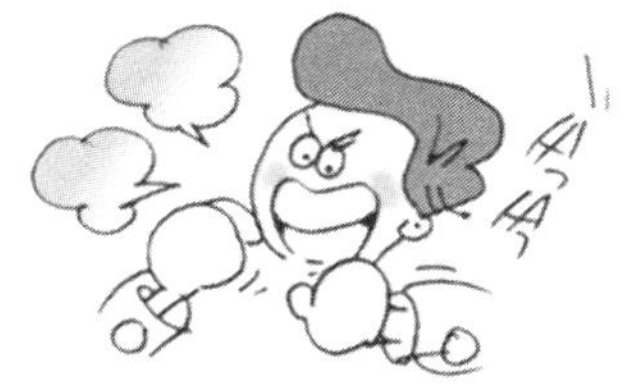

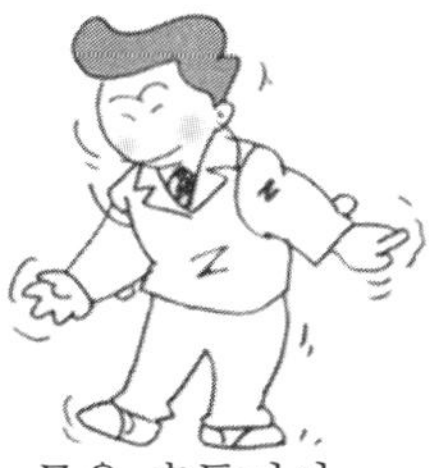

몸을 흔들면서
똑바로 설 수 없다

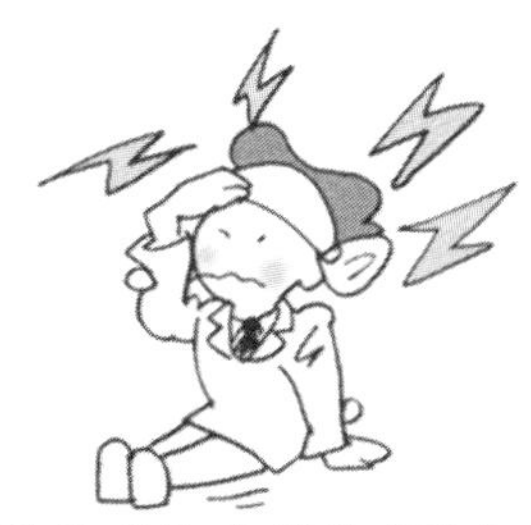

일에 의욕이 없어지고 눈이
아프며 두통이 자주 온다

3) 위험한 증상

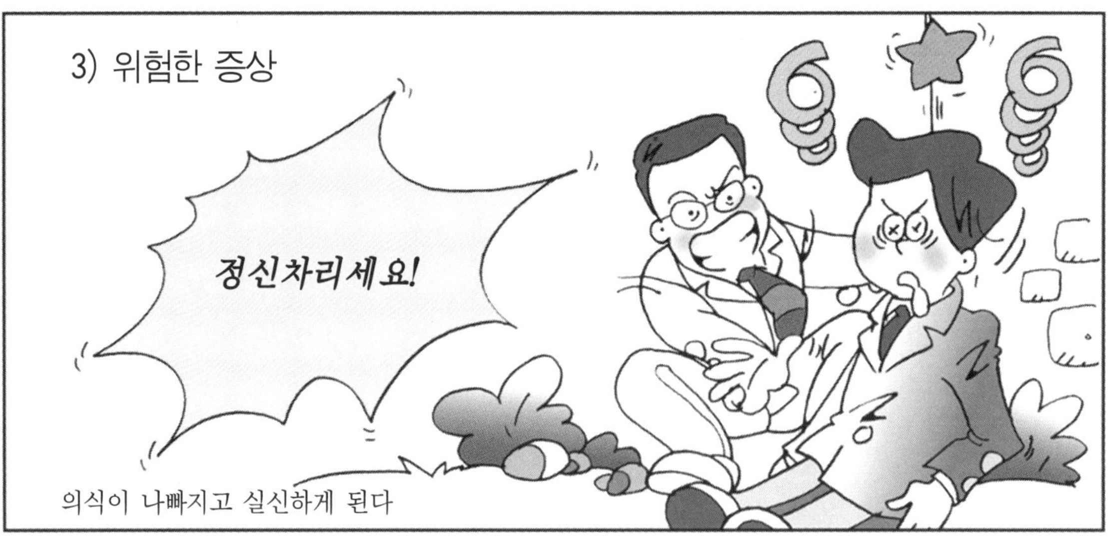

의식이 나빠지고 실신하게 된다

치 료

1) 저혈당의 증상을 느끼면 혈당을 측정한다. 혈당이 70mg/dl 이하이면 ❶의 당질을 섭취하고 15분 정도 쉬면 혈당이 약 50-70mg/dl 상승하게 된다.

❶ 주스 1/2잔, 콜라 1/2잔, 알사탕 3~4알, 초콜릿 4쪽, 꿀 1숟가락, 설탕 1숟가락 요구르트 1병, 아이스크림 1/2개, 우유 1개

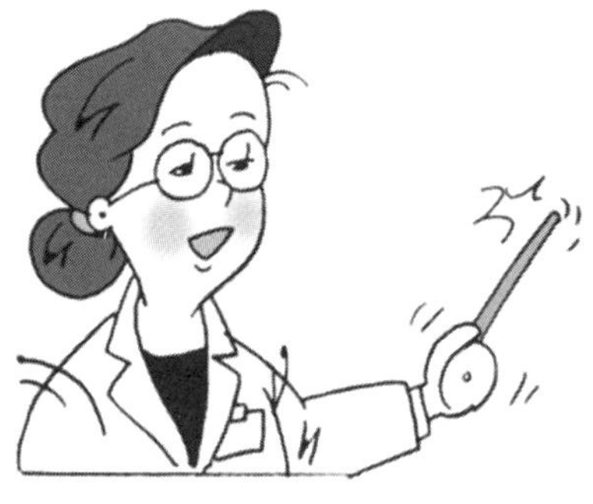

2) 15분 후 혈당을 다시 한 번 측정하여 70mg/dl 이하이면 한번 더 섭취한다.
3) 만약 의식이 없을 때는 무리하게 음식을 섭취하다 폐렴을 일으킬 수 있으므로 즉시 병원으로 옮겨 포도당 주사를 맞도록 한다.

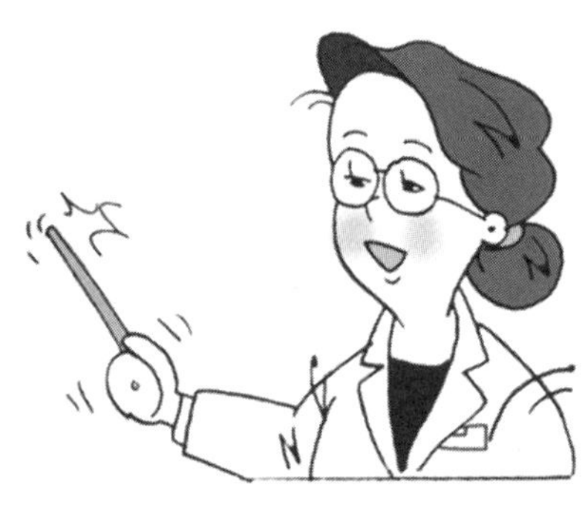

인슐린 주사법

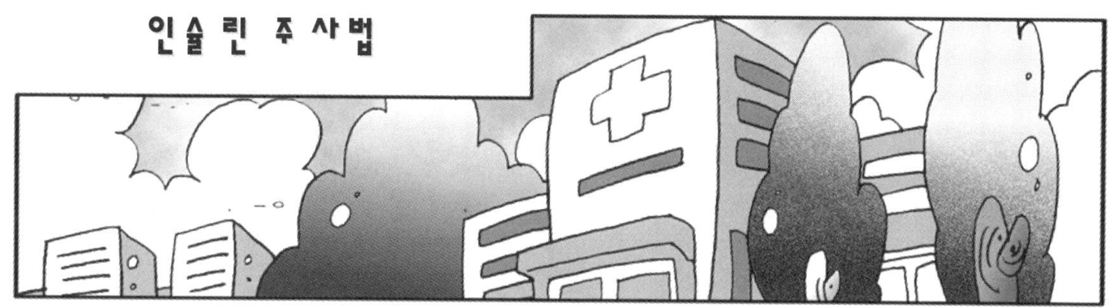

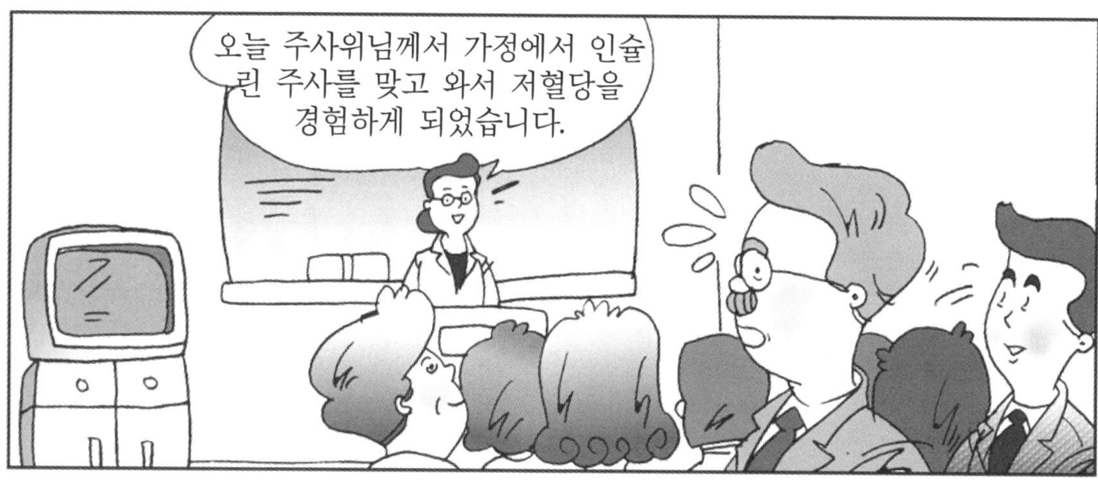

저혈당 예방을 위해서는 정확한 시간에
주사를 놓는 것이 필요합니다.
아래의 표는 식전 45분에 자가혈당측정기로
혈당검사를 한 후 그 결과에 따라
인슐린 주사기간을 결정하는 내용입니다.

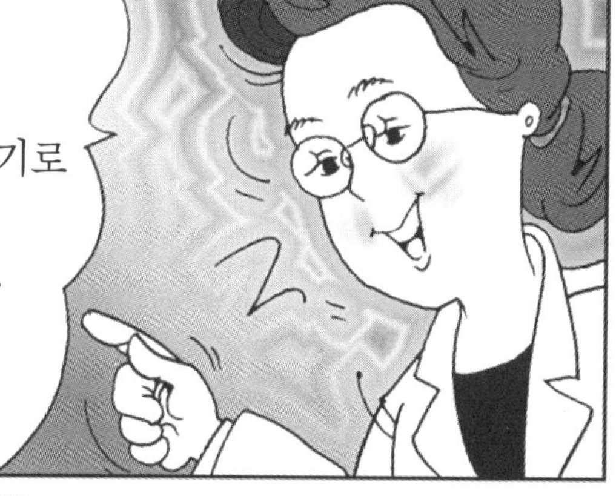

혈당검사 결과		주사 시간
1	50mg/dl 이하인 경우	식사를 마친 후
2	50-70mg/dl 사이인 경우	식사시간에
3	70-120mg/dl 사이인 경우	식사 15분 전에
4	120-180mg/dl 사이인 경우	식사 30분 전에
5	180mg/dl 이상인 경우	식사 45분 전에

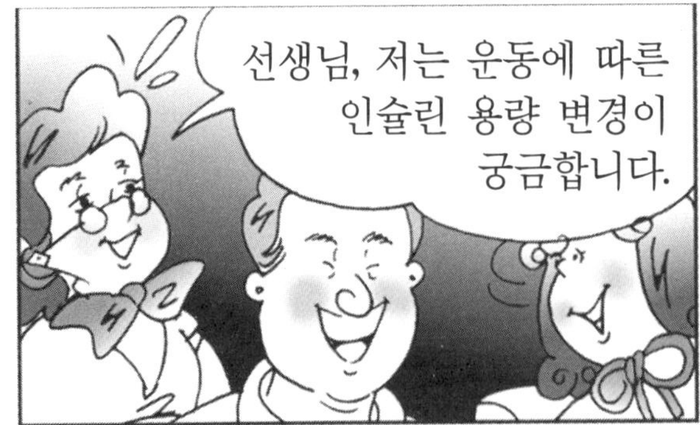
선생님, 저는 운동에 따른
인슐린 용량 변경이
궁금합니다.

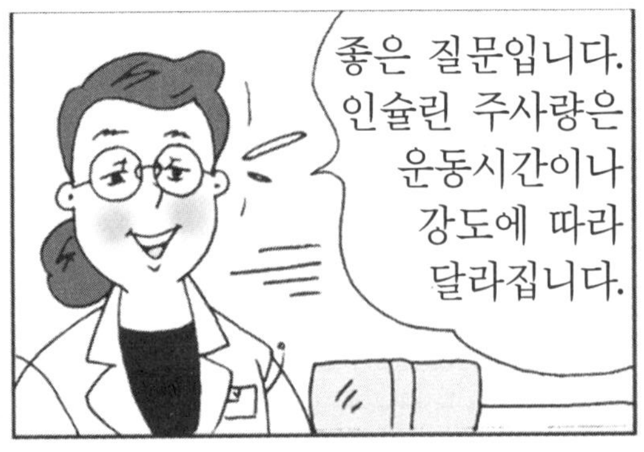
좋은 질문입니다.
인슐린 주사량은
운동시간이나
강도에 따라
달라집니다.

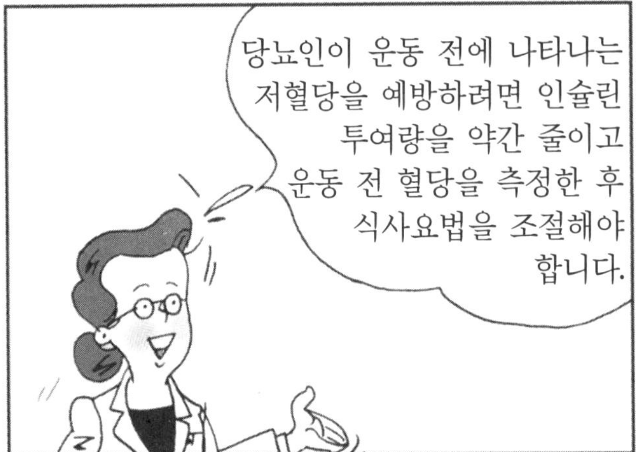
당뇨인이 운동 전에 나타나는
저혈당을 예방하려면 인슐린
투여량을 약간 줄이고
운동 전 혈당을 측정한 후
식사요법을 조절해야
합니다.

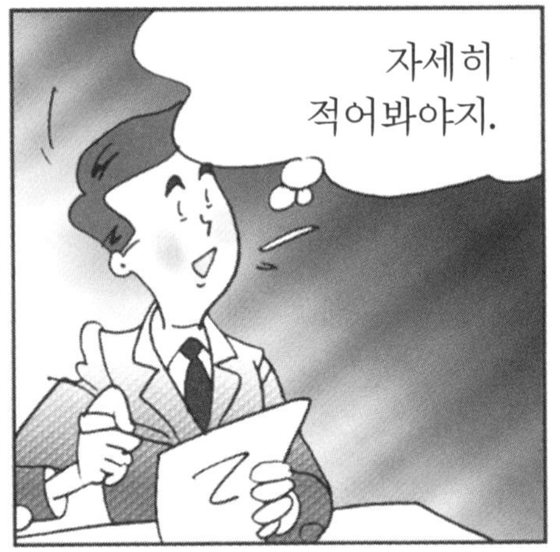
자세히
적어봐야지.

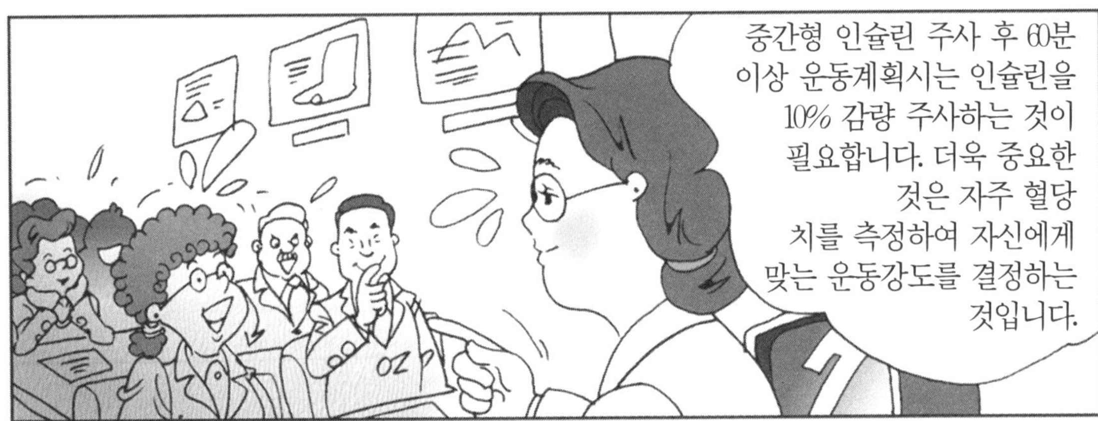
중간형 인슐린 주사 후 60분
이상 운동계획시는 인슐린을
10% 감량 주사하는 것이
필요합니다. 더욱 중요한
것은 자주 혈당
치를 측정하여 자신에게
맞는 운동강도를 결정하는
것입니다.

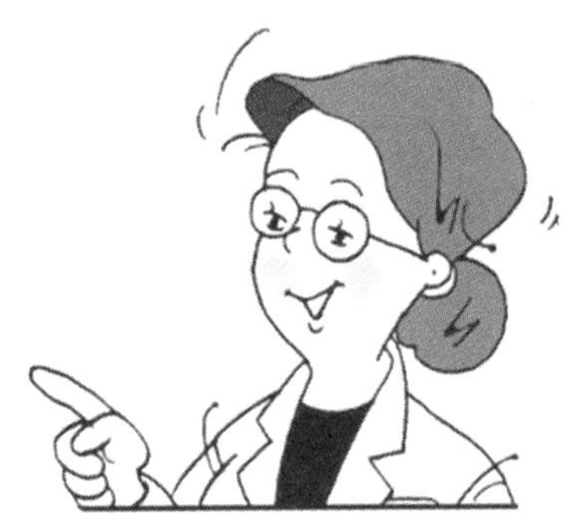

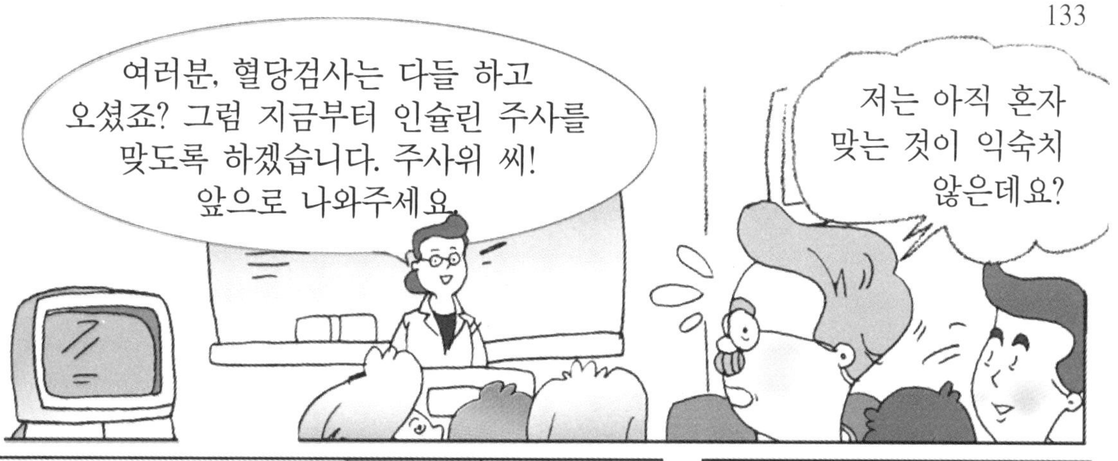
여러분, 혈당검사는 다들 하고 오셨죠? 그럼 지금부터 인슐린 주사를 맞도록 하겠습니다. 주사위 씨! 앞으로 나와주세요.
저는 아직 혼자 맞는 것이 익숙치 않은데요?

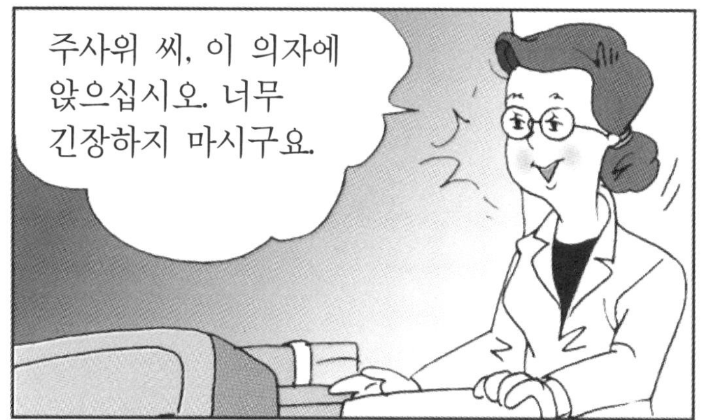
주사위 씨, 이 의자에 앉으십시오. 너무 긴장하지 마시구요.

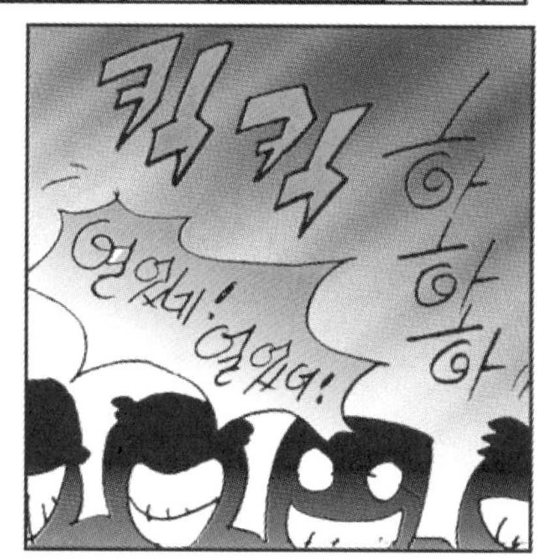
킥킥
하하하
얼었네! 얼었네!

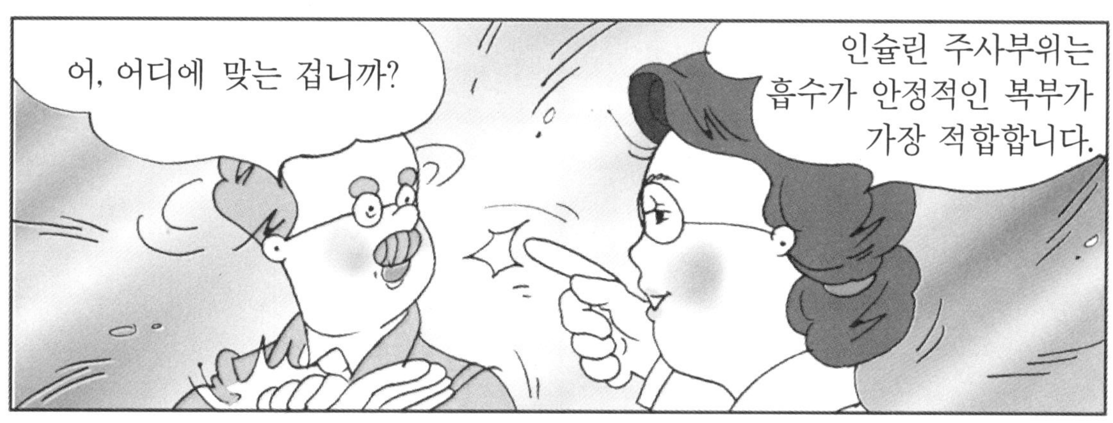
어, 어디에 맞는 겁니까?
인슐린 주사부위는 흡수가 안정적인 복부가 가장 적합합니다.

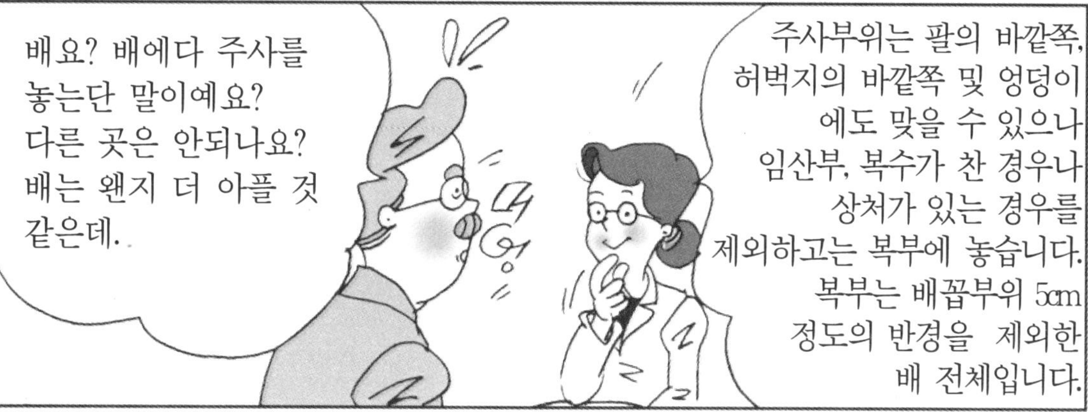
배요? 배에다 주사를 놓는단 말이예요? 다른 곳은 안되나요? 배는 왠지 더 아플 것 같은데..
주사부위는 팔의 바깥쪽, 허벅지의 바깥쪽 및 엉덩이에도 맞을 수 있으나 임산부, 복수가 찬 경우나 상처가 있는 경우를 제외하고는 복부에 놓습니다. 복부는 배꼽부위 5cm 정도의 반경을 제외한 배 전체입니다.

주사 가능한 부위

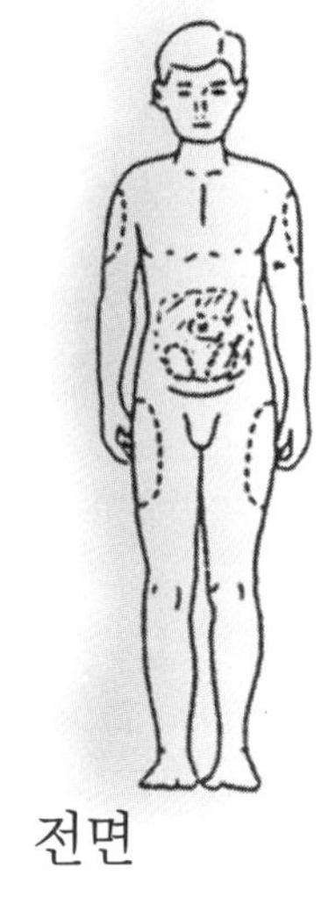

전면

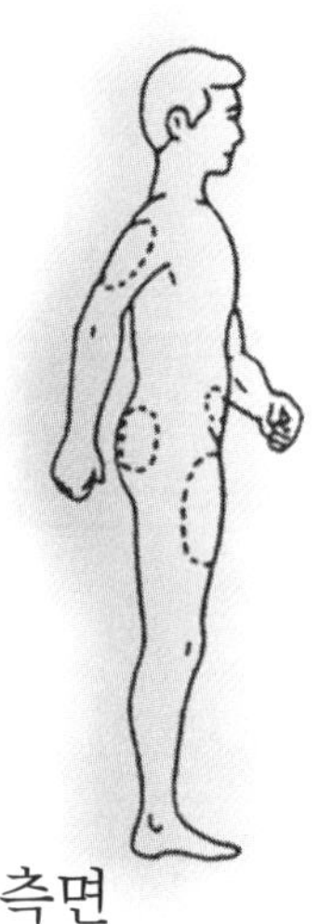

측면

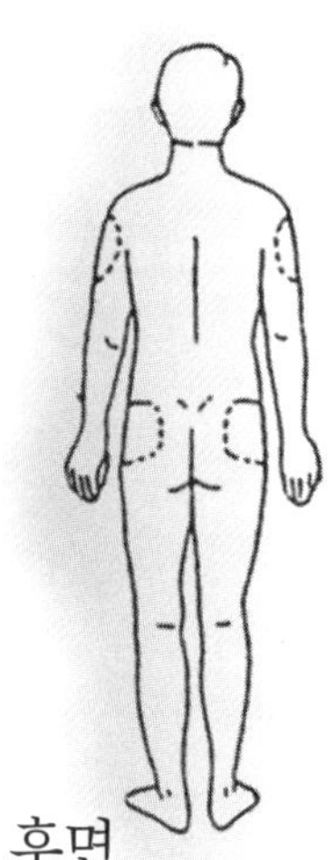

후면

복부의 인슐린 주사부위 및 순서

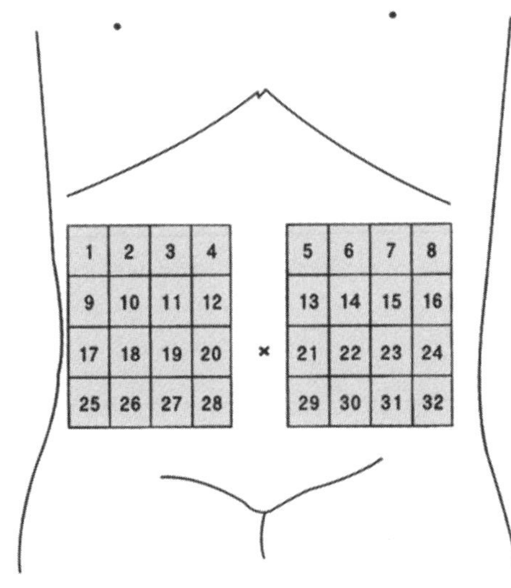

상완부 및 대퇴부의 인슐린 주사부위 및 순서 Ⅰ

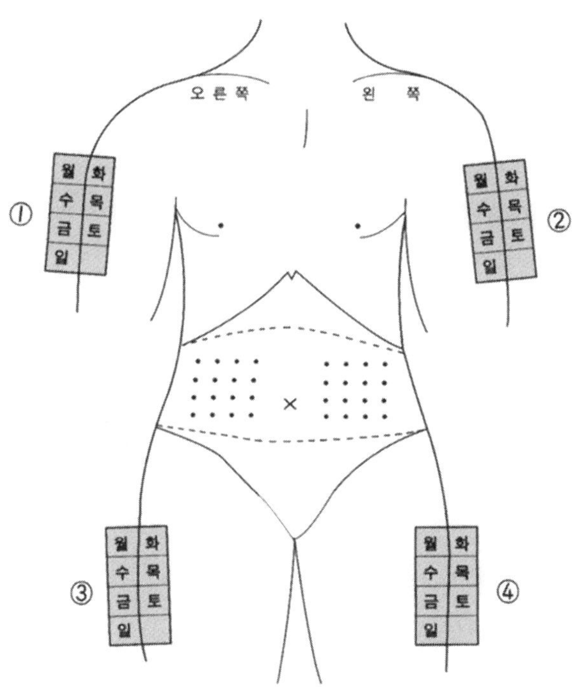

상완부 및 대퇴부의 인슐린 주사부위 및 순서 Ⅱ

주사부위는 일곱 군데를
한 세트로 묶어
1~2㎝ 간격을 두고
이동하여
주사합니다.

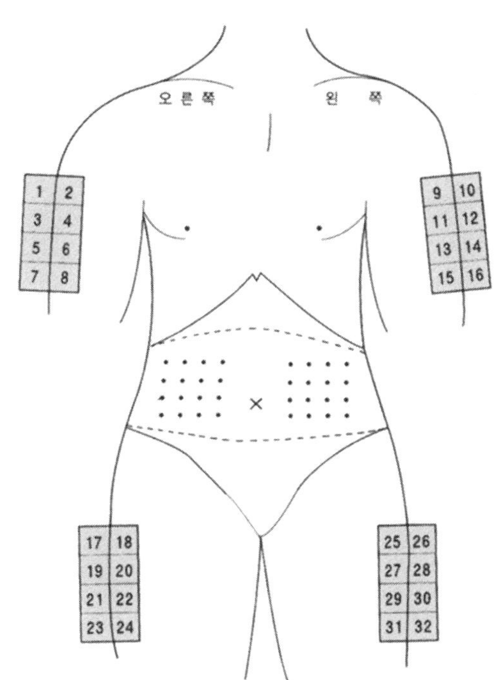

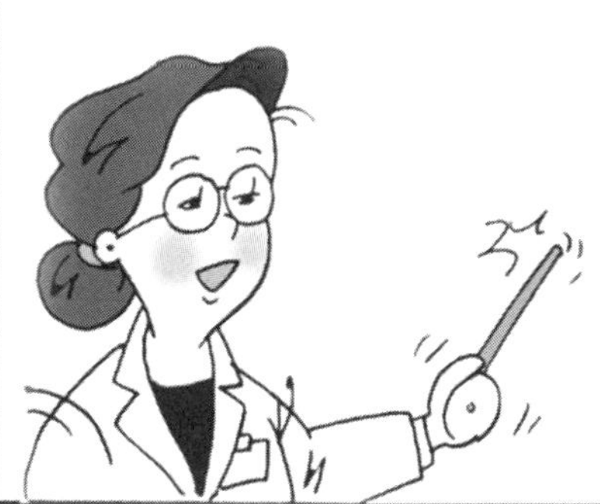

◈ 1회용 주사기를 이용한 인슐린 준비과정

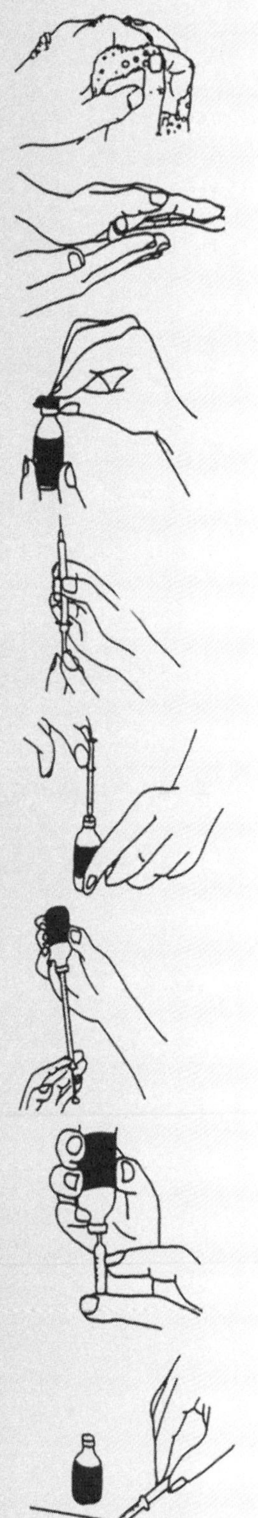

❶ 손을 깨끗이 씻고 청결한 타월로 물기를 닦아줍니다.

❷ 인슐린병을 양손바닥 안에 넣고 그림과 같이 천천히 굴려 인슐린이 섞이도록 합니다. 단 절대로 인슐린병을 흔들어서는 안됩니다.

❸ 알코올솜으로 인슐린병의 고무마개 부분을 닦습니다.

❹ 주사기 플린저(Plunger)에 맞을 인슐린 양 눈금까지 잡아당겨 주사기 내로 공기를 넣습니다.

❺ 인슐린병을 그림과 같이 하여 주사바늘을 병의 고무마개 속으로 꽂고 플린저를 눌러 공기를 병 안에 밀어 넣습니다. 그러면 인슐린을 빼기가 쉽습니다.

❻ 인슐린병과 주사기를 거꾸로 쥐고서, 플린저를 서서히 당깁니다. 이 때 주사기내에 공기가 없으면 플린저 끝을 투여량 눈금까지 밀어 올립니다.

❼ 만약 주사기 내에 공기가 있으면 제거합니다. 즉, 손가락으로 공기 있는 부분을 가볍게 칩니다. 공기가 주사기 끝으로 올라가면 플린저 끝을 투여량 끝까지 밀어 올립니다.

❽ 그 다음 주사기를 인슐린병에서 빼내 주사할 때까지 평면상에 둡니다. 주사기가 다른 곳에 오염되지 않도록 주의하십시오.

◈ 펜형 주사기를 이용한 인슐린 준비과정

❶ 캡을 잡아당겨 위로 뺀다.

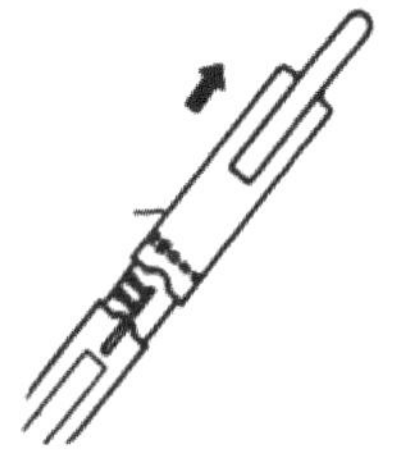

❷ 인슐린을 혼합하기 위하여 10 회 이상 상하로 움직인다(속효형은 혼합할 필요가 없다).

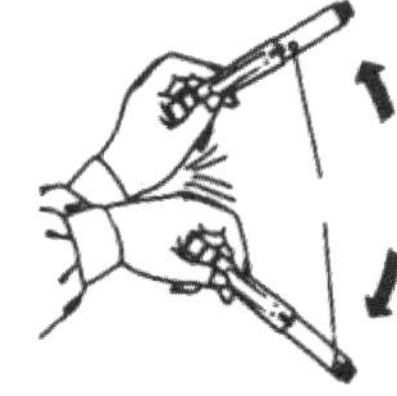

❸ 알코올솜으로 고무부분을 소독한다.

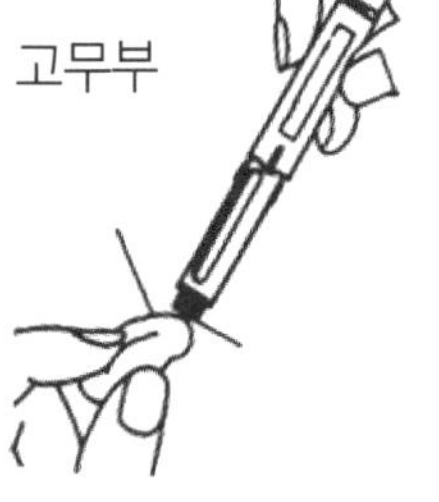

❹ 주사침의 종이덮개를 뗀다(반드시 새 주사침을 사용한다).

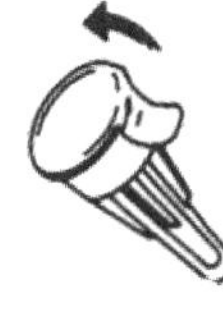

❺ 인슐린 용기를 잡고 주사침의 나사를 가볍게 돌려 끼운다

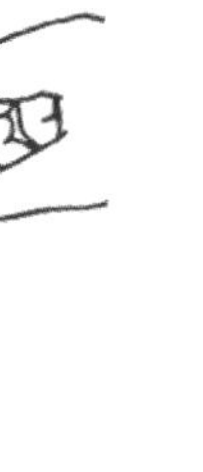

❻ 주사침의 바깥 뚜껑과 속 뚜껑을 모두 뺀다.

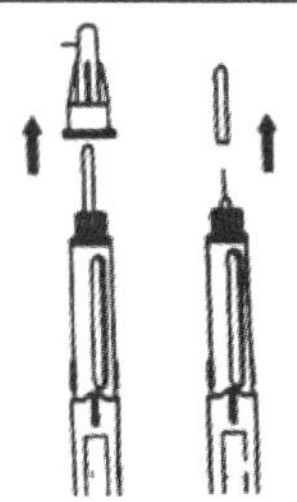

❼ 주사침을 위로 향하게 수직으로 세운 후, 윗부분을 3~4 회 톡톡 쳐서 공기가 위로 모이도록 한다.

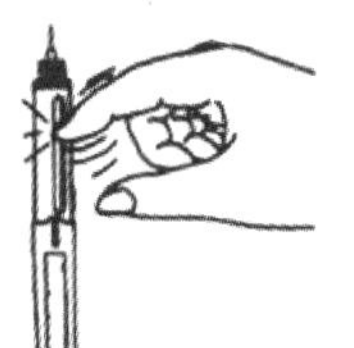

❽ 주사침이 위를 본 상태에서 왼손은 아랫부분을 잡고 오른손은 윗쪽의 인슐린 용기부분을 잡고 화살표 방향으로 딱하는 소리가 날 때까지 1회 돌려준다.

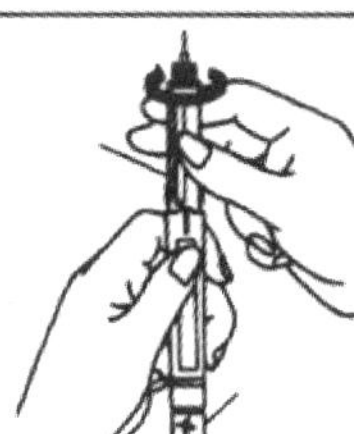

❾ 주사침 끝에 인슐린 한 방울이 보일 때까지 주입 버튼을 눌러 공기를 확실히 제거한다.

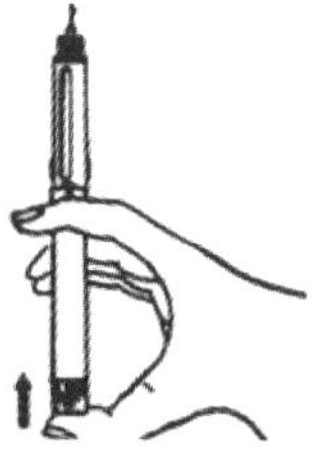

❿ 캡을 똑바로 씌워 기준선(1)과 캡의 표시단위(0)가 만나도록 캡을 씌운다.

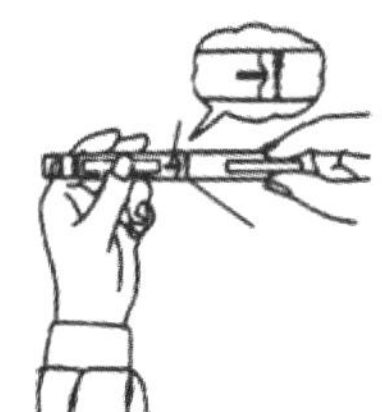

⓫ 오른손은 캡부분을 잡고, 캡을 화살표 방향(↓)으로 돌려서 움직이지 않을 때까지 돌린 후 기준선(1)과 캡의 표시단위(0)가 만나도록 캡을 다시 수정한다.

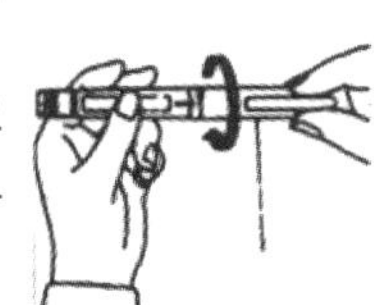

⓬ 단위 설정을 할 때는 왼쪽손은 본체를 잡아 고정시키고, 오른손은 캡부분을 잡고 화살표 방향(↑)으로 돌려 단위를 맞춘다.

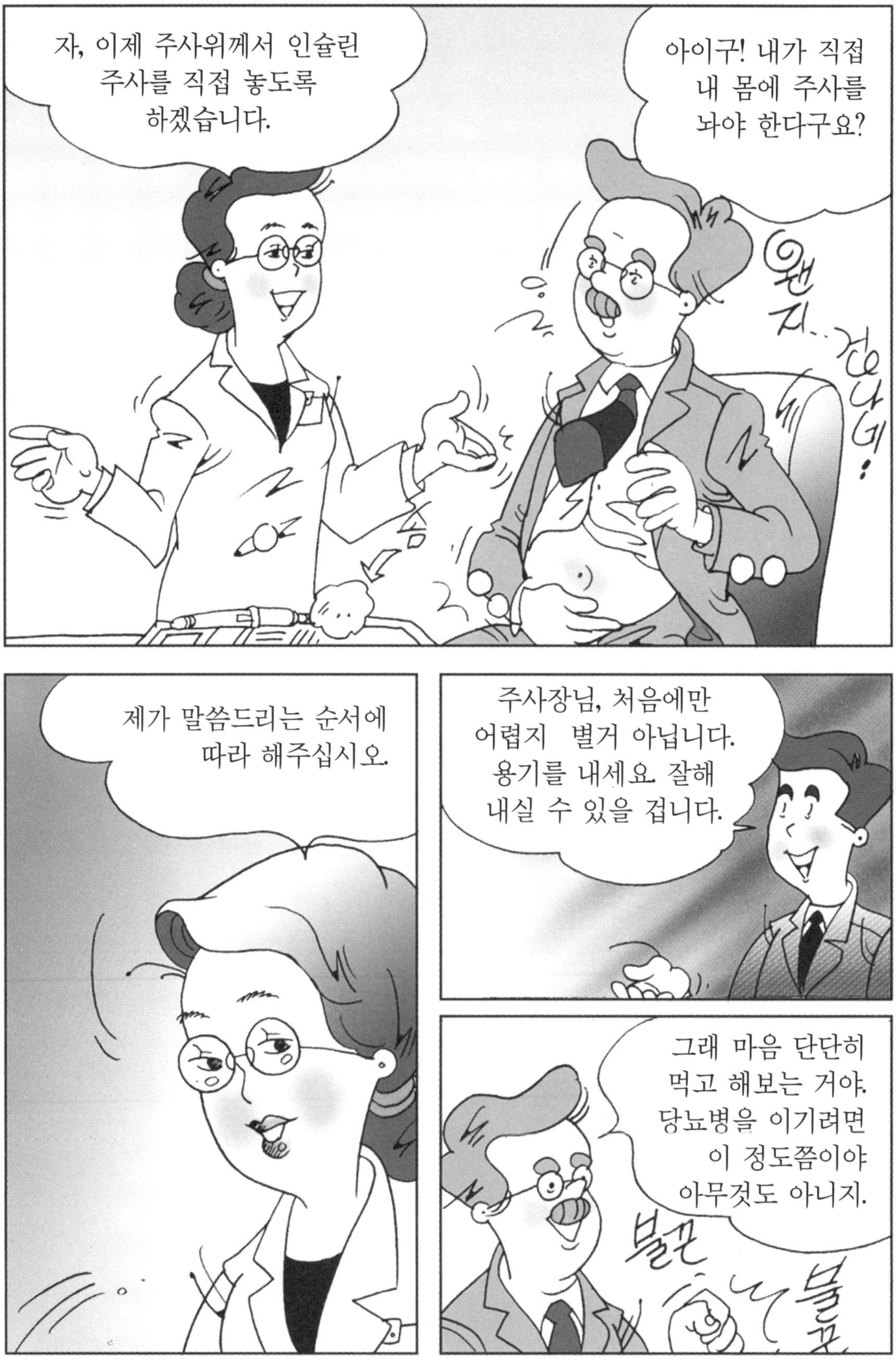

자, 이제 주사위께서 인슐린
주사를 직접 놓도록
하겠습니다.

아이구! 내가 직접
내 몸에 주사를
놔야 한다구요?

왠지... 겁나네!

슥

제가 말씀드리는 순서에
따라 해주십시오.

주사장님, 처음에만
어렵지 별거 아닙니다.
용기를 내세요. 잘해
내실 수 있을 겁니다.

그래 마음 단단히
먹고 해보는 거야.
당뇨병을 이기려면
이 정도쯤이야
아무것도 아니지.
불끈
불끈

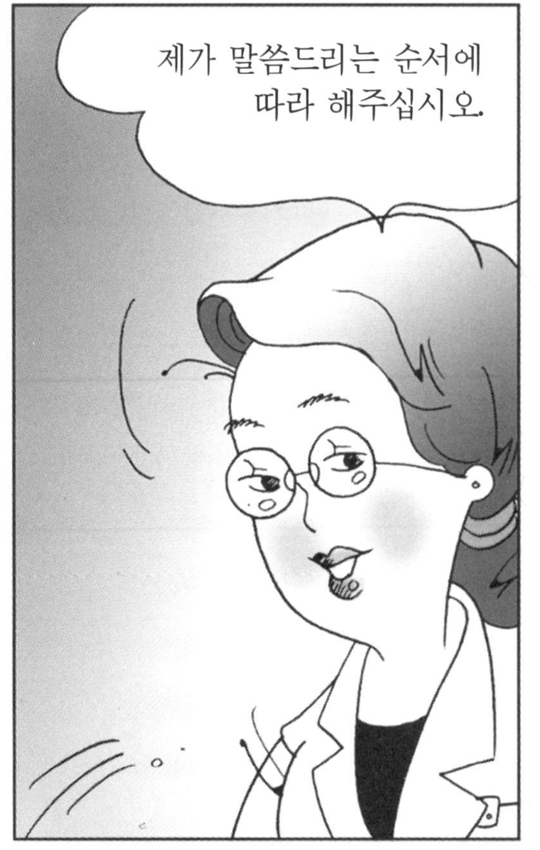

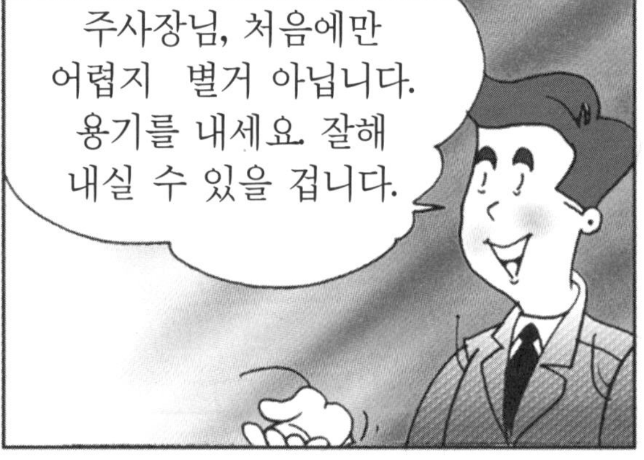

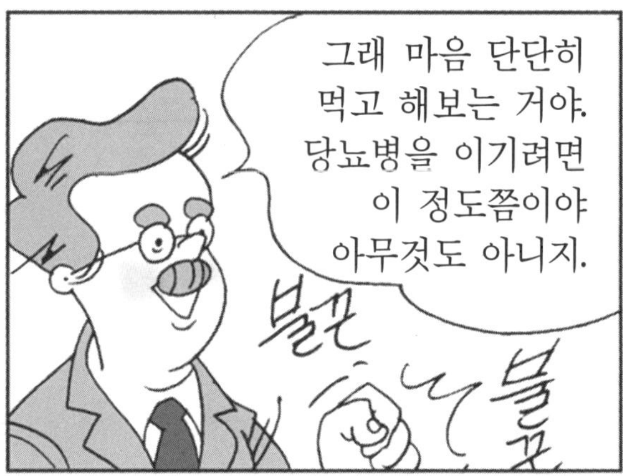

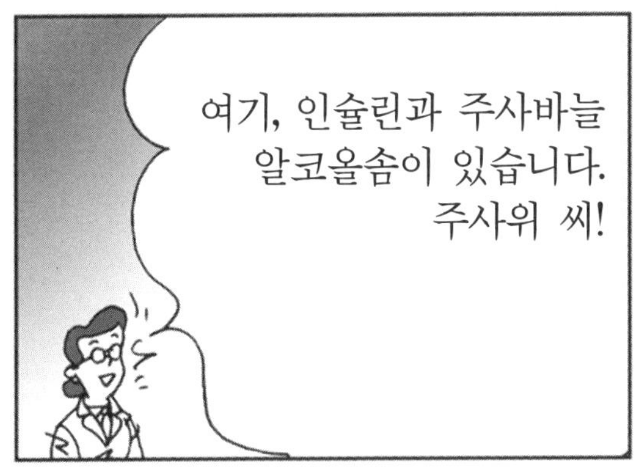
여기, 인슐린과 주사바늘
알코올솜이 있습니다.
주사위 씨!

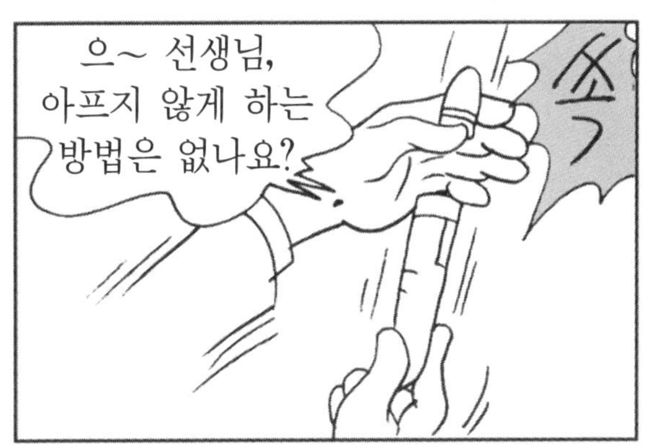
으~ 선생님,
아프지 않게 하는
방법은 없나요?
쏙

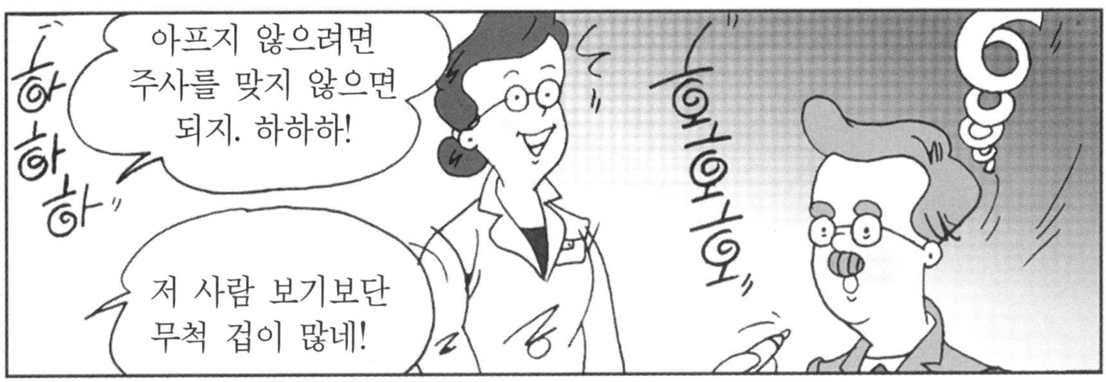
아프지 않으려면
주사를 맞지 않으면
되지. 하하하!
하하하
호호호
저 사람 보기보단
무척 겁이 많네!

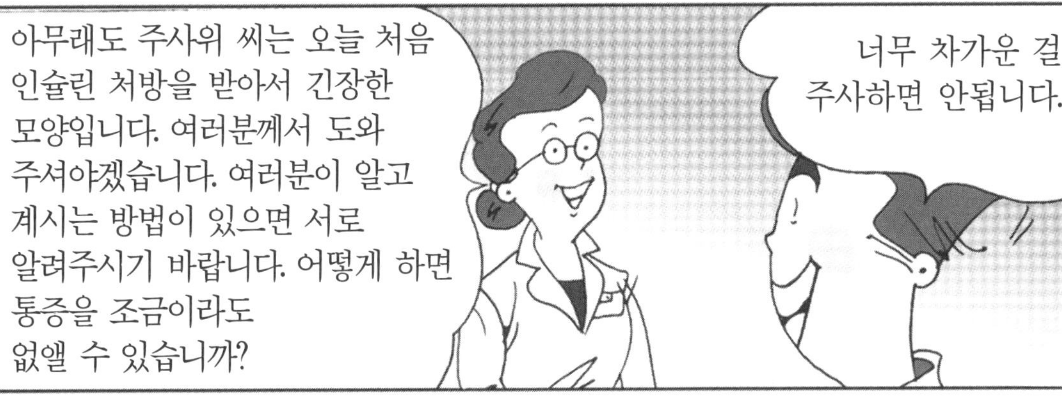
아무래도 주사위 씨는 오늘 처음
인슐린 처방을 받아서 긴장한
모양입니다. 여러분께서 도와
주셔야겠습니다. 여러분이 알고
계시는 방법이 있으면 서로
알려주시기 바랍니다. 어떻게 하면
통증을 조금이라도
없앨 수 있습니까?
너무 차가운 걸
주사하면 안됩니다.

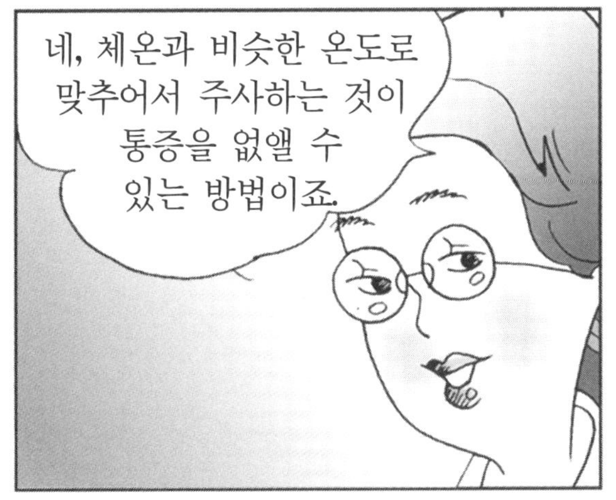
네, 체온과 비슷한 온도로
맞추어서 주사하는 것이
통증을 없앨 수
있는 방법이죠.

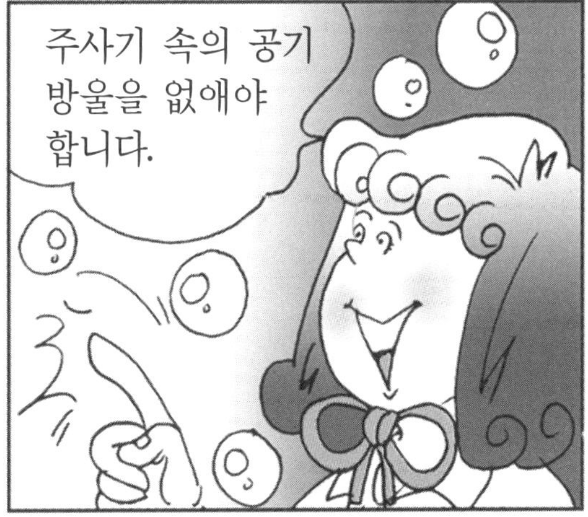
주사기 속의 공기
방울을 없애야
합니다.

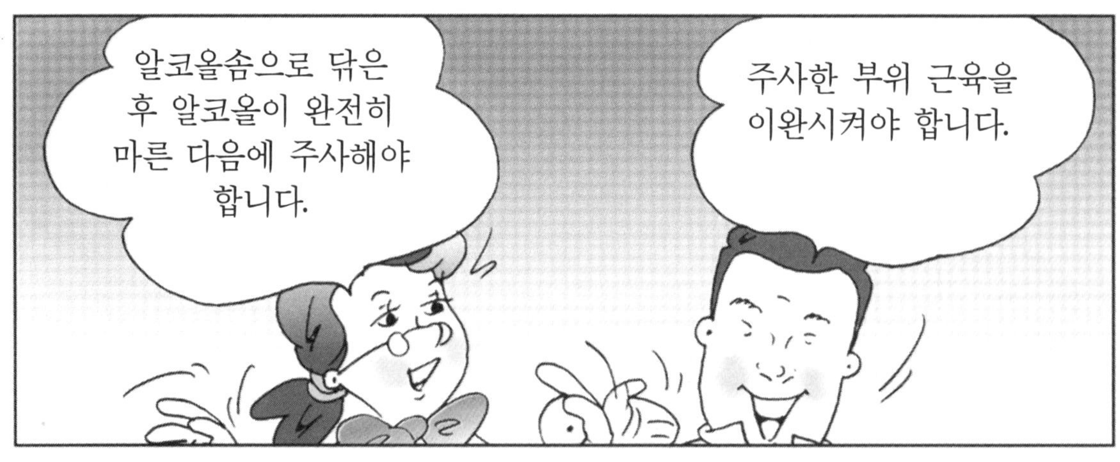
알코올솜으로 닦은
후 알코올이 완전히
마른 다음에 주사해야
합니다.
주사한 부위 근육을
이완시켜야 합니다.

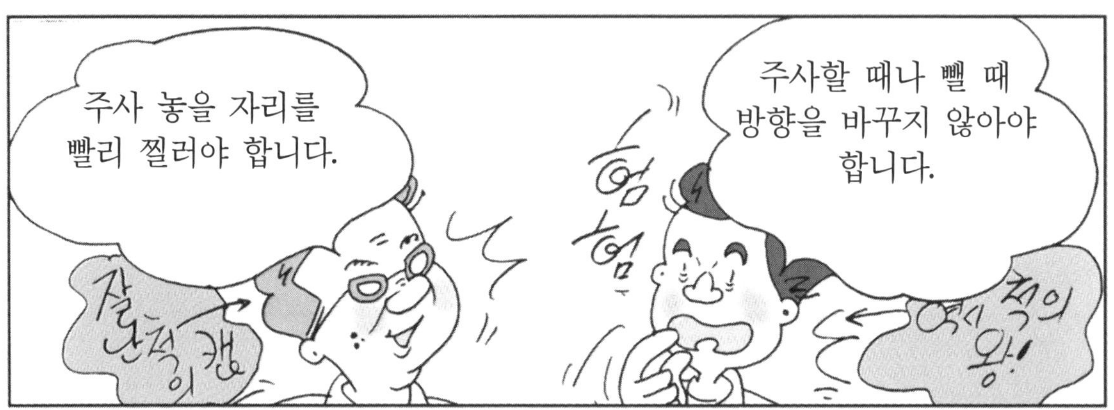
주사 놓을 자리를
빨리 찔러야 합니다.
잘난척이 캡
험험
주사할 때나 뺄 때
방향을 바꾸지 않아야
합니다.
역시 척의 왕!

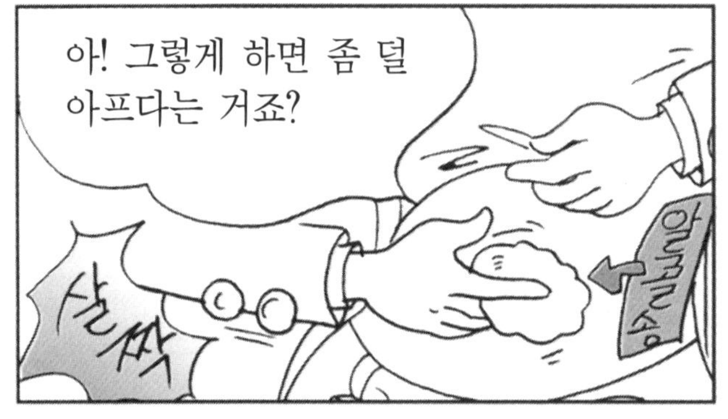
아! 그렇게 하면 좀 덜
아프다는 거죠?
살짝
알코올솜

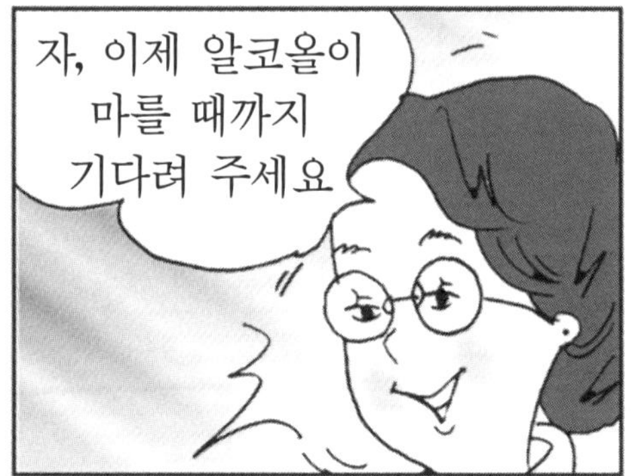
자, 이제 알코올이
마를 때까지
기다려 주세요

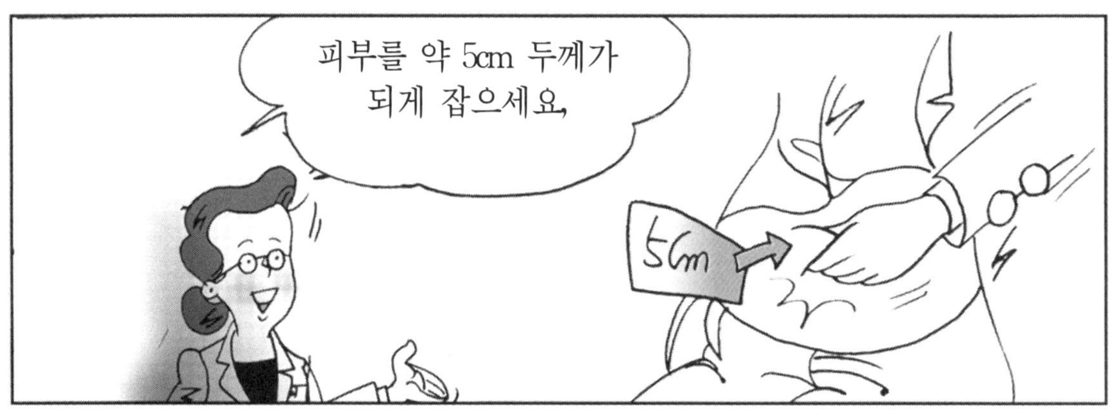
피부를 약 5cm 두께가
되게 잡으세요.
5cm

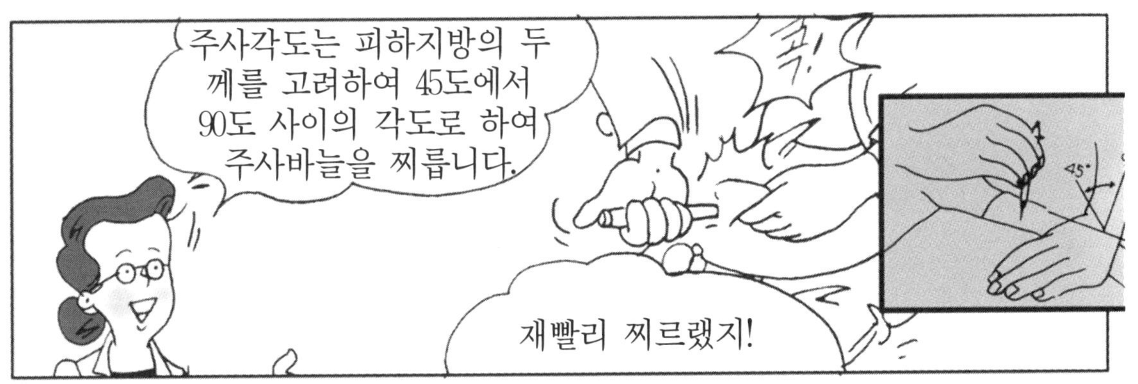
주사각도는 피하지방의 두
께를 고려하여 45도에서
90도 사이의 각도로 하여
주사바늘을 찌릅니다.
콕!
45°
재빨리 찌르랬지!

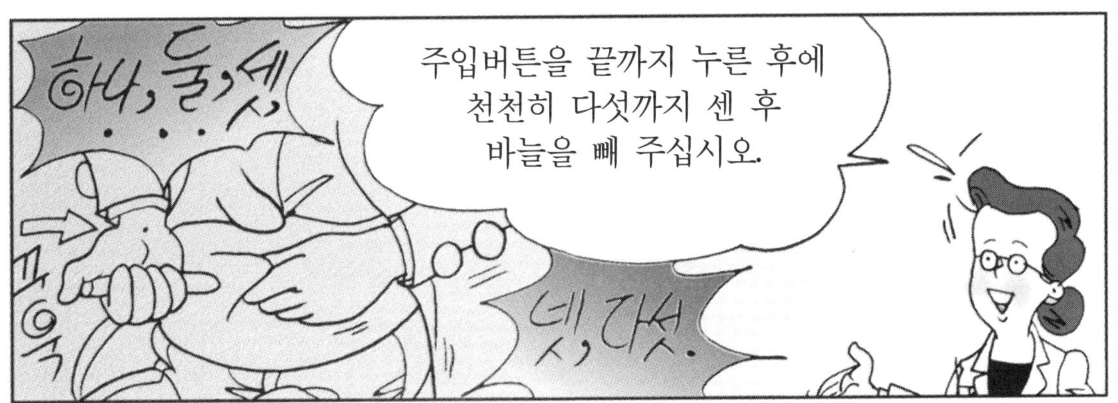
하나, 둘, 셋
주입버튼을 끝까지 누른 후에
천천히 다섯까지 센 후
바늘을 빼 주십시오.
꾸욱
넷, 다섯.

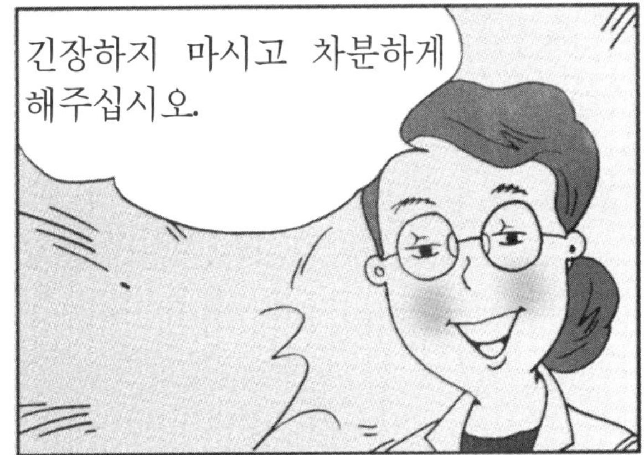
긴장하지 마시고 차분하게
해주십시오.

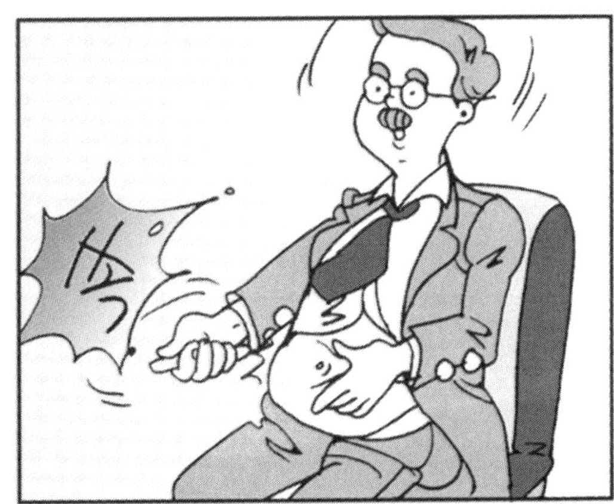
쓱

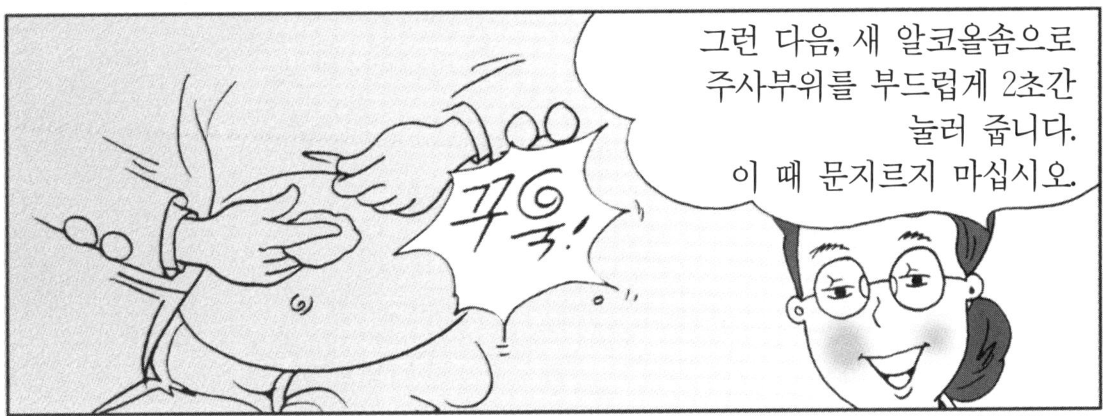
그런 다음, 새 알코올솜으로
주사부위를 부드럽게 2초간
눌러 줍니다.
이 때 문지르지 마십시오.
꾸욱!

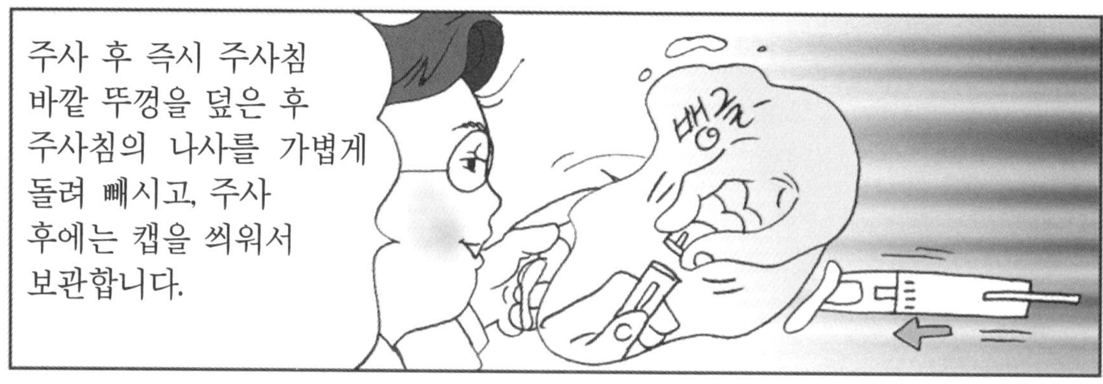
주사 후 즉시 주사침
바깥 뚜껑을 덮은 후
주사침의 나사를 가볍게
돌려 빼시고, 주사
후에는 캡을 씌워서
보관합니다.

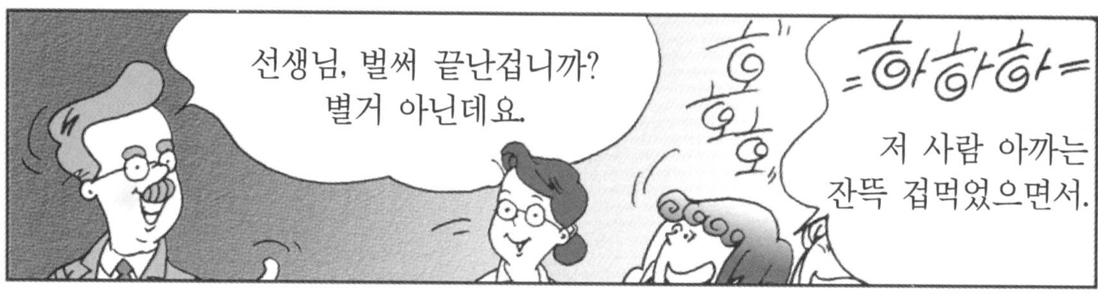
선생님, 벌써 끝난겁니까?
별거 아닌데요.
하하하
저 사람 아까는
잔뜩 겁먹었으면서.

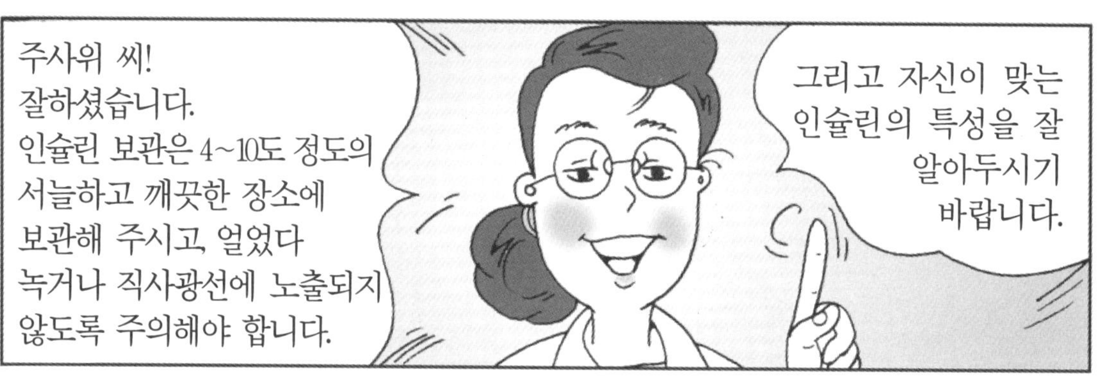
주사위 씨!
잘하셨습니다.
인슐린 보관은 4~10도 정도의
서늘하고 깨끗한 장소에
보관해 주시고, 얼었다
녹거나 직사광선에 노출되지
않도록 주의해야 합니다.
그리고 자신이 맞는
인슐린의 특성을 잘
알아두시기
바랍니다.

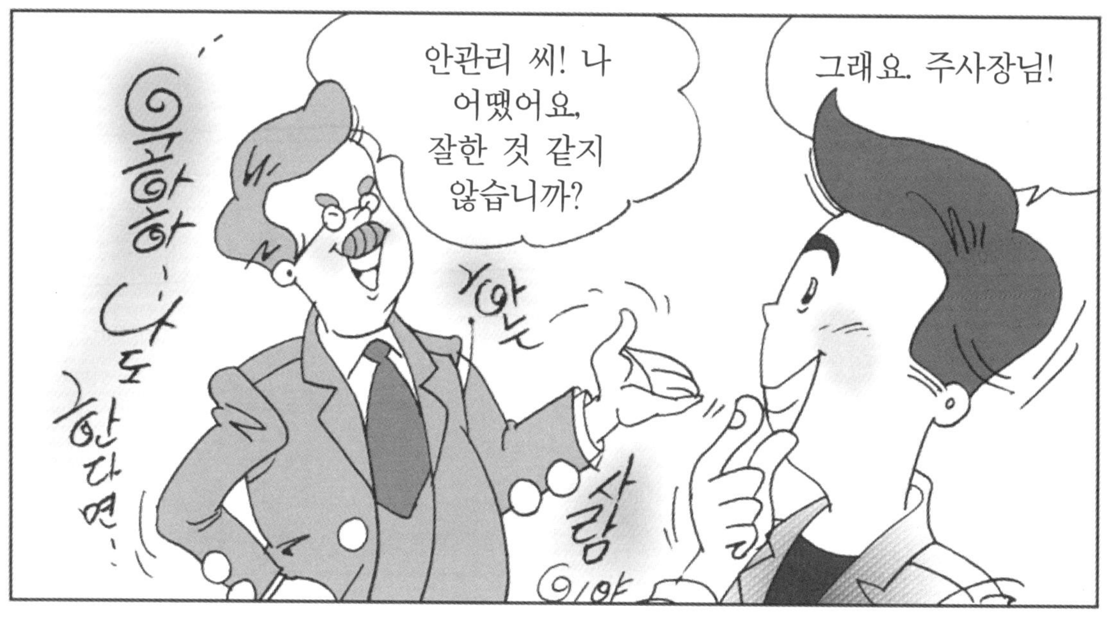
안관리 씨! 나
어땠어요,
잘한 것 같지
않습니까?
그래요. 주사장님!

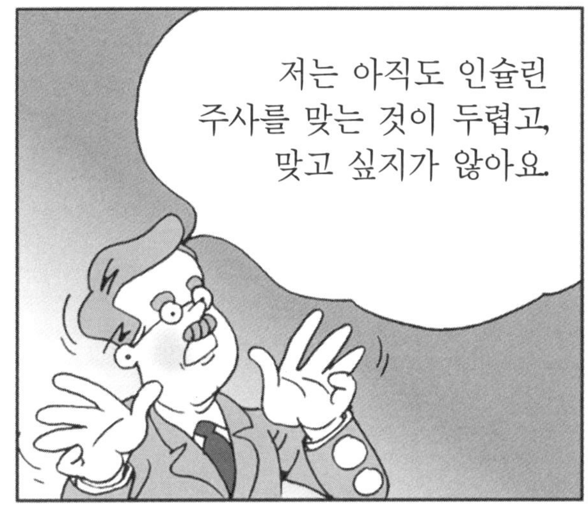
저는 아직도 인슐린 주사를 맞는 것이 두렵고, 맞고 싶지가 않아요.

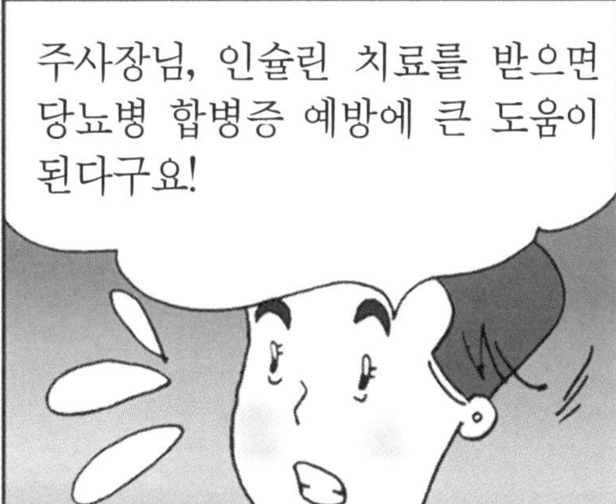
주사장님, 인슐린 치료를 받으면 당뇨병 합병증 예방에 큰 도움이 된다구요!

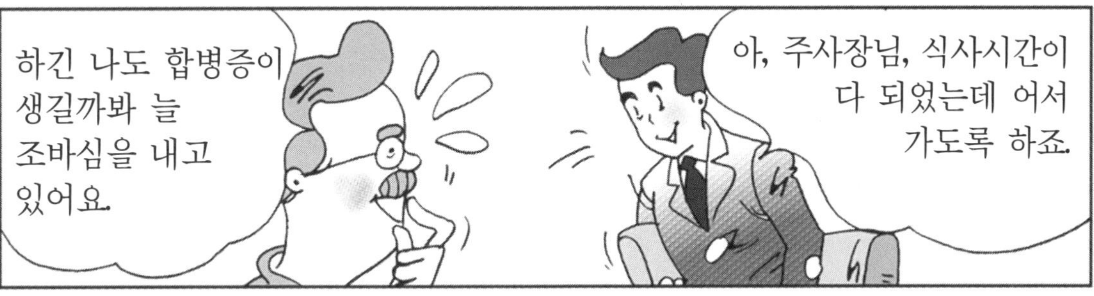
하긴 나도 합병증이 생길까봐 늘 조바심을 내고 있어요.
아, 주사장님, 식사시간이 다 되었는데 어서 가도록 하죠.

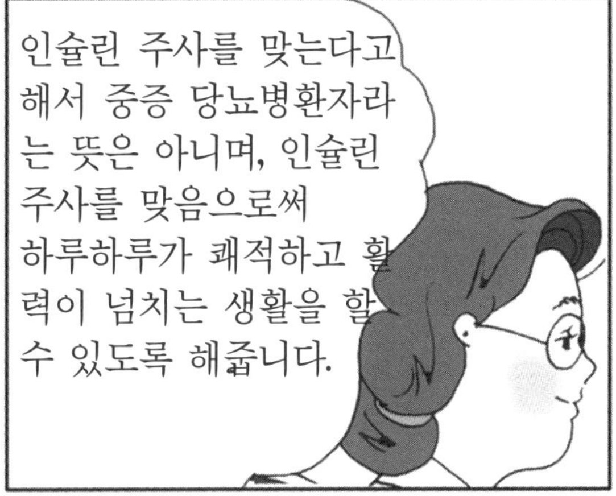
인슐린 주사를 맞는다고 해서 중증 당뇨병환자라는 뜻은 아니며, 인슐린 주사를 맞음으로써 하루하루가 쾌적하고 활력이 넘치는 생활을 할 수 있도록 해줍니다.

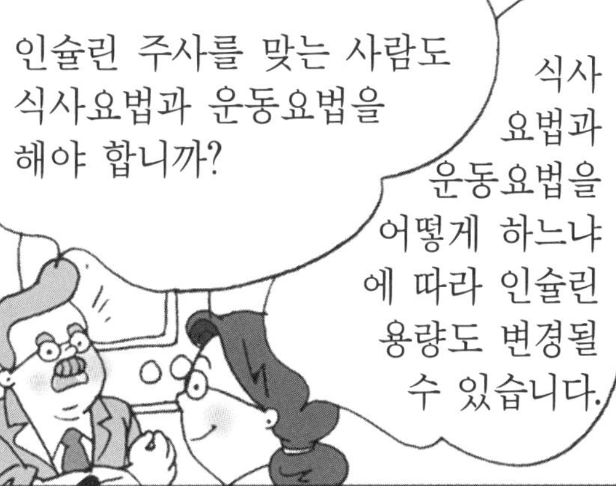
인슐린 주사를 맞는 사람도 식사요법과 운동요법을 해야 합니까?
식사요법과 운동요법을 어떻게 하느냐에 따라 인슐린 용량도 변경될 수 있습니다.

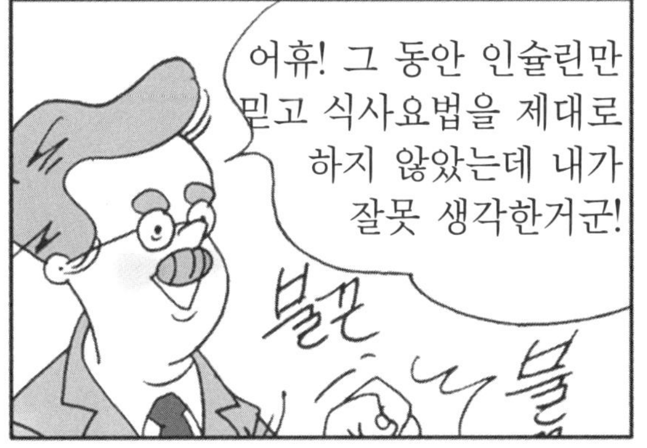
어휴! 그 동안 인슐린만 믿고 식사요법을 제대로 하지 않았는데 내가 잘못 생각한거군!
불끈

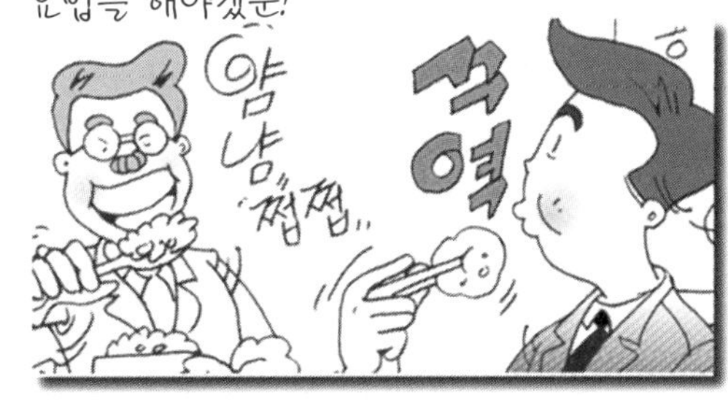
오늘 조식회를 통해서 좀더 철저하게 식사요법을 해야겠군!
얌냠
쩝쩝

당뇨 조식회

안관리 씨, 어쩌면 이렇게 잘하세요?
집에서 열심히 저울로 달아 먹었죠.

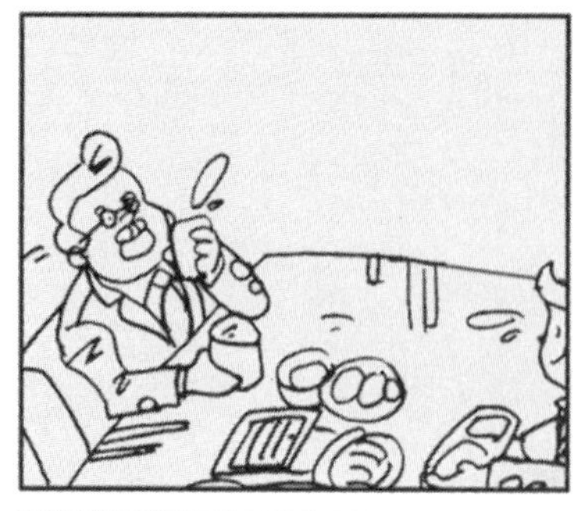

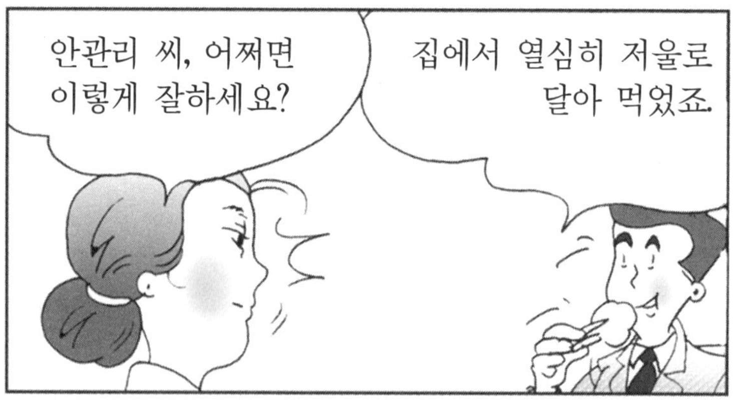

오늘 보니 어육류군 섭취가 많고 채소군 섭취가 부족한 분이 많았습니다. 당뇨병 관리는 너무 많이 먹어도, 적게 먹어도 안됩니다. 내게 필요한 칼로리 양만큼 드시도록 하세요. 그리고 열 명 중 여덟, 아홉 분은 빨리 드시는데 10회 이상 씹어서 천천히 드세요. 수고하셨습니다.

간호사님, 당뇨 조식회를 해보니 평소보다 혈당이 50mg/dl 정도 떨어졌습니다. 기분이 매우 좋아요.

생활습관의 변화가 필요합니다. 당뇨병 관리 자가점검표를 작성하시고 지속적으로 관리해 주십시오.

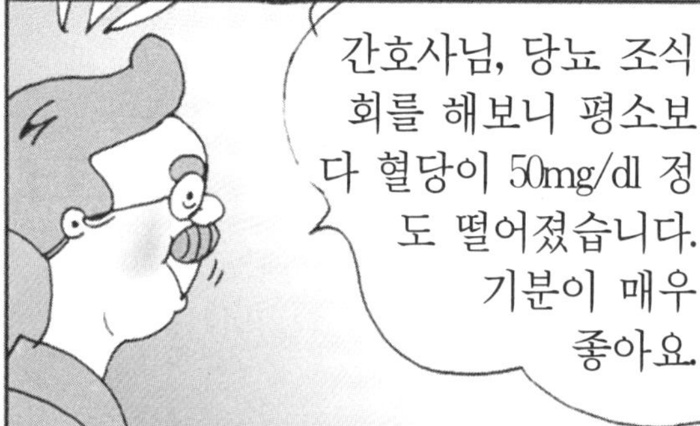

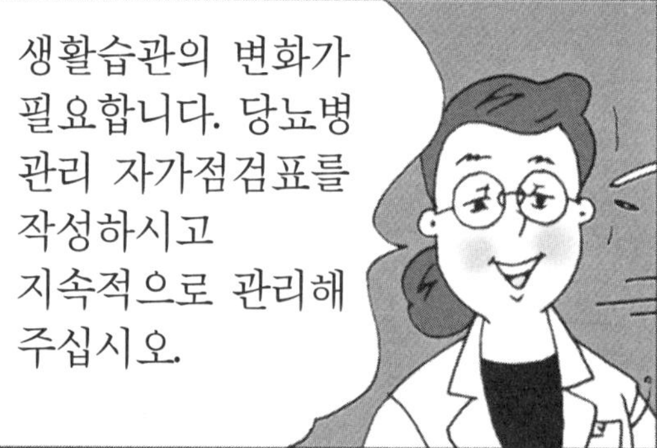

자가점검표에 현재라고 한 것은 무엇을 말하는 겁니까?

당뇨병 관리는 매 순간, 지금 바로 이 순간이 중요하기 때문입니다.

간호사님, 제가 잘 하는지 지켜봐 주세요.

수사위님, 당뇨인식표입니다. 외출할 때 지참하시고 다니세요. 저혈당이 생겼을 때 드실 수 있도록 설탕 20g도 함께 들어 있습니다. 건강하게 지내세요.
감사합니다. 안녕히 계세요

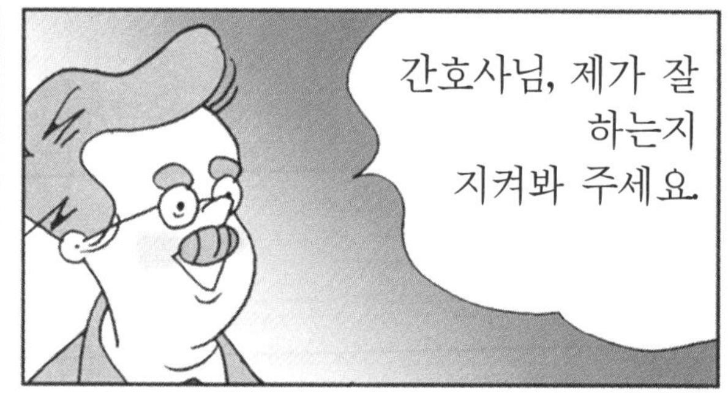

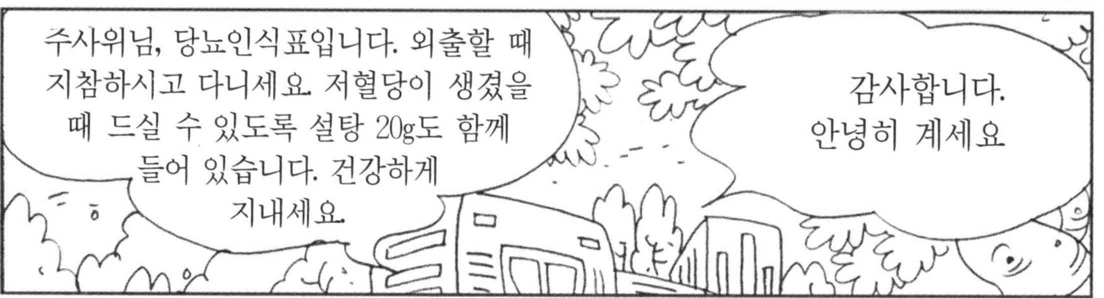

당뇨병 인식표

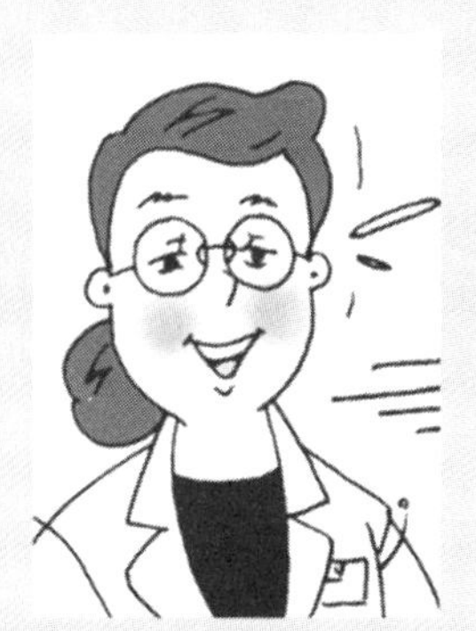

저는 당뇨병이 있습니다.

만일 의식이 분명하지 못하든가 불안정한 상태가 의심스러울 경우에는 즉시, 설탕물 혹은 당분이 함유되어 있는 음료수를 1/2컵 먹여 주십시오.

만일 마실 수가 없다든가, 곧 회복되지 않을 때는 즉시 가까운 병,의원으로 옮겨 주신 후 아래의 연락처로 신속히 연락 주시면 감사하겠습니다.

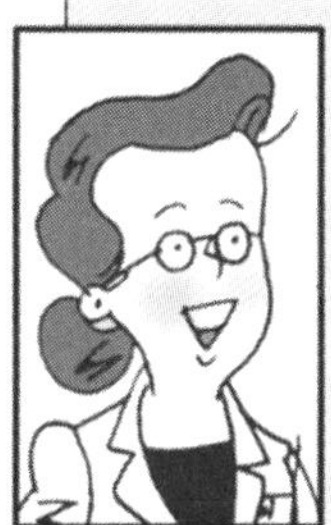

본 인

성 명	
전 화	
주 소	

현재 치료받고 있는 병원

병원명		
과 명		주치의:
주 소		
전 화		

인슐린 처방카드

199 년 월 일

시 간	종 류	단 위	*ml*

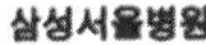
삼성서울병원

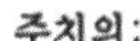
주치의:

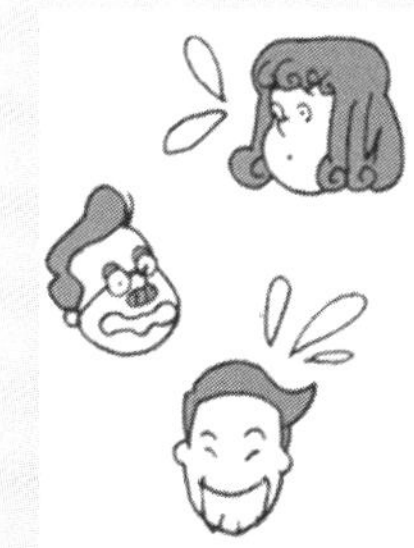

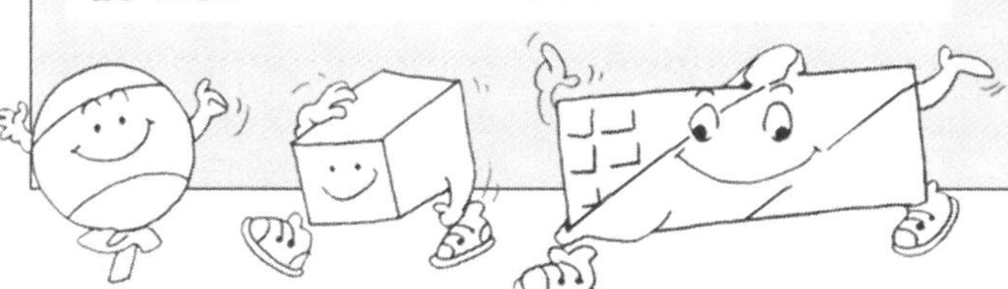

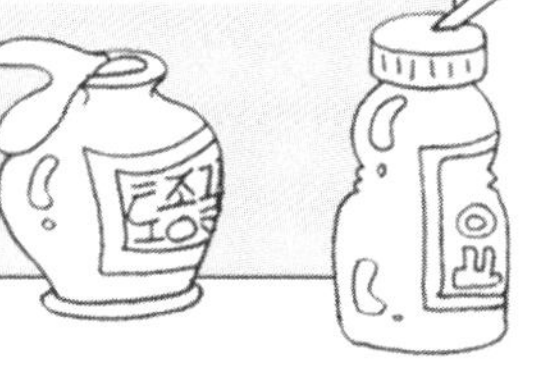

◈ 인슐린을 맞는 당뇨인의 저혈당을 예방하기 위한 운동시 간식방법은?

운동을 하기 전에 운동의 종류와 운동 전 자가혈당측정의 결과에 따라 필요한 당질의 양을 결정합니다.

1. 가벼운 운동일 때

◈ 걷기(1km), 천천히 자전거 타기(30분 이하)

운동 전 혈당 (80-99mg/dl)
↓
시간당 10-15g의 추가 당질 필요
↓
과일 1단위 또는 곡류 0.5단위

운동 전 혈당 (100mg/dl) 이상
↓
추가 당질 필요없음

2. 중정도의 운동일 때

◈ 1시간 정도의 청소, 테니스, 수영, 골프 등

◈ 운동 전 혈당이 180-250mg/dl 일 때에는 추가당질이 필요없으며, 250mg/dl 이상일 때는 운동은 위험하므로 하지 않는 것이 좋습니다.

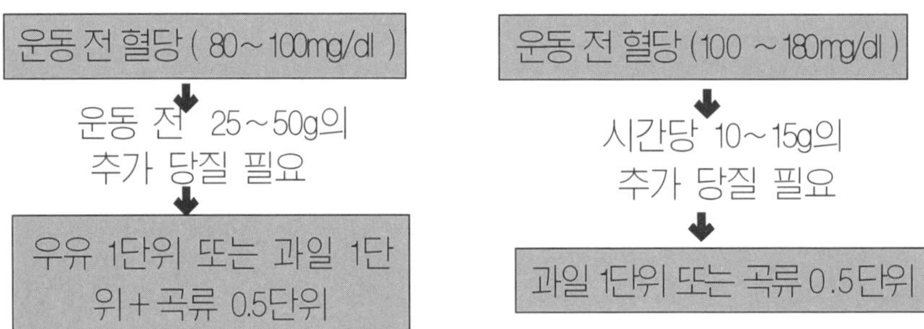

3. 장기간의 운동

◈ 운동 전 혈당이 250mg/dl 이상이면 운동은 위험합니다.

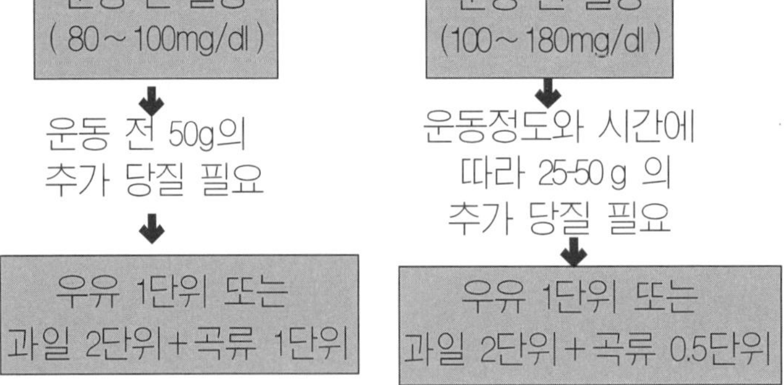

운동 전 혈당 (180~250 mg/dl)

운동 시간당 10-15g의 추가 당질 필요

곡류 0.5단위

인슐린 종류에 따른 작용곡선

속효형 인슐린

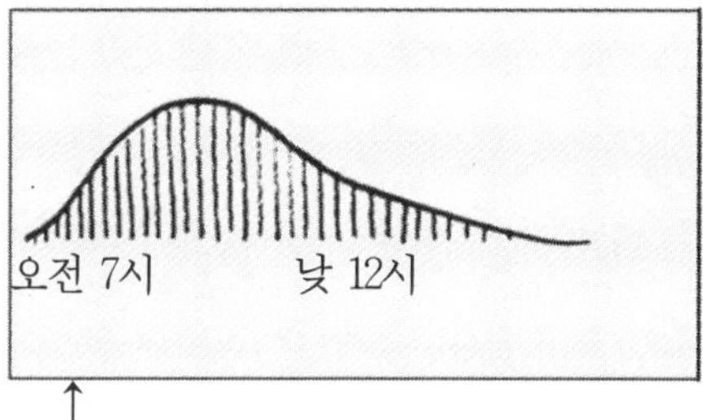

중간형 인슐린

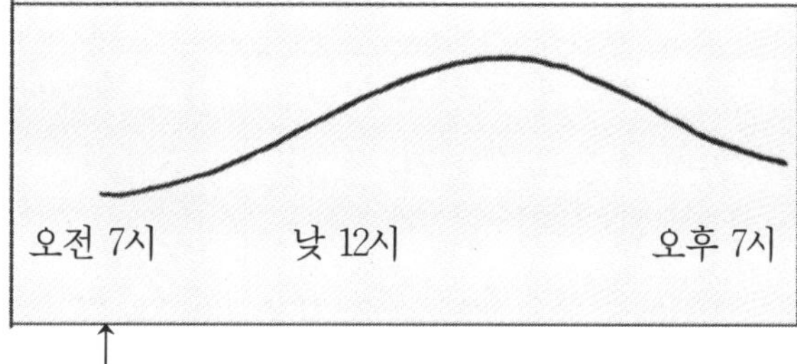

혼합형(속효형과 중간형 혼합)

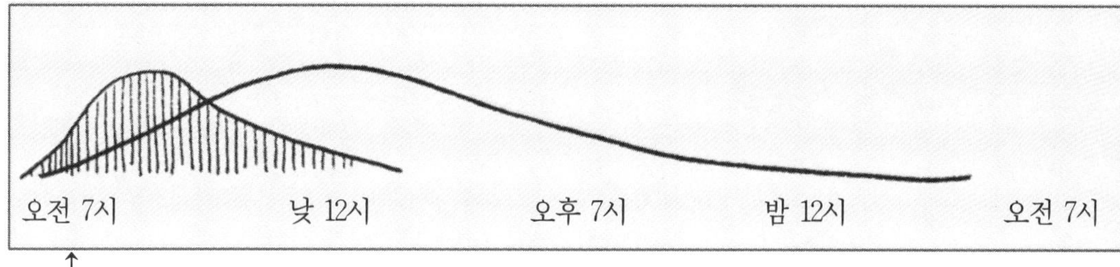

혼합형 2회 주사

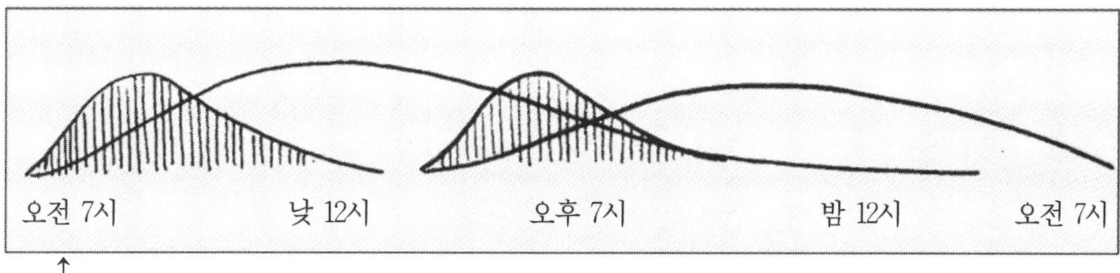

귀하의 인슐린 주사법을 그려보십시오

나의 인슐린 종류와 용량: ____________________

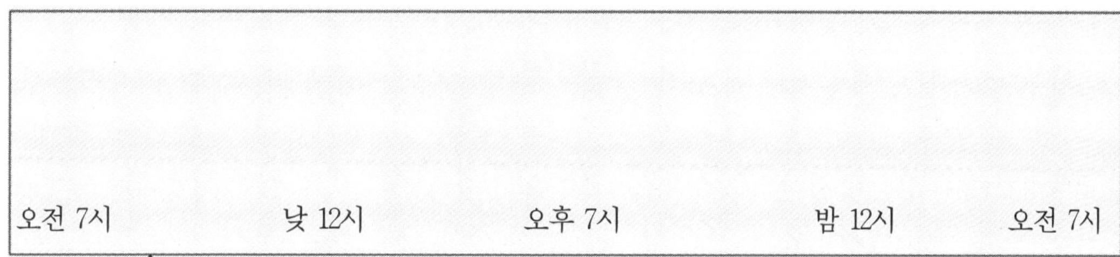

나의 인슐린의

- 효과 발현시간은? ____________________
- 최대 효과시간은? ____________________
- 지속시간은? ____________________

약물요법(경구용혈당강하제)

당뇨병 치료의 기본은 식사요법과 운동요법이며, 이것으로 조절이 안 될 때 경구용 혈당강하제나 인슐린요법을 쓰게 됩니다.

그럼 경구용 혈당강하제를 쓰면 당뇨병이 없어지나요?

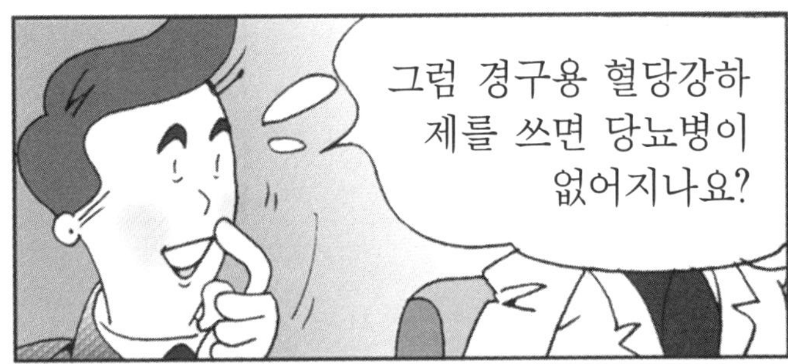

그렇지 않습니다. 식사와 운동을 병행하지 않고 약만 사용하면 혈당 조절이 잘 안 될 뿐만 아니라 약에 대한 내성이 생깁니다.

당을 그만 만들어라 간아!
췌장아— 넌 어서 인슐린을 만들도록 해라!
좀 쉬어야지
나만 일하게 생겼네.

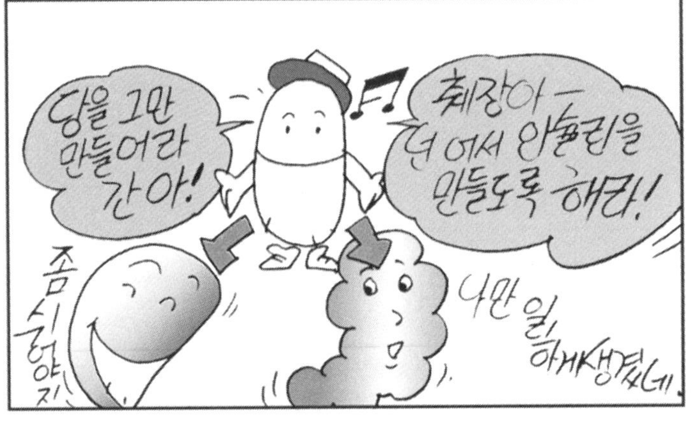

경구용 혈당강하제 사용대상

- 발병 5년이 지나지 않은 당뇨인
- 40세 이후에 발병한 인슐린 비의존성 당뇨병
- 인슐린 용량이 20단위 이하인 경우
- 정상이거나 과체중인 경우

보통 아침식사 30분 전에 복용하나 혈당조절 정도에 따라 저녁식사 30분 전에 추가복용하고, 다른 합병증 치료제와 함께 복용할 때는 약물간의 상호작용으로 혈당에 영향을 미칠 수 있음을 감안해야 하며, 식사요법에 충실치 않거나 약의 용량을 지키지 않았을 때는 처음부터 약효가 없거나 중간에 약효가 떨어질 수 있습니다.

◈ 현재국내에서 사용되고 있는 경구용 혈당강하제

일반명	상품명	1정당 함량 (mg)	1일 투여 횟수
클로르프로파미드 (chlorpropamide)	다이아비네스	250	1-2
글리피지드 (glipizide)	다이그린 글리코 글리피짓	5	1-2
글리클라지드 (gliclazide)	디아미크롱 디아그린 디베린	80	1-2
글리퀴돈 (gliquidone)	글루레노름	30	1-2
글리벤클라미드 (glibenclamide)	다오닐 유글루콘 글리슐린	5	1-2
메트포르민 (metformin)	글루코파지 글루코닐 글루퍼민	500	1-3

◈ 국내에서 사용되고 있는 인슐린의 종류 및 특성

종류	상품명	효과발현 (시간)	최대효과 (시간)	지속시간 (시간)	포장단위
속효성 인슐린 (알 아이 인슐린; Regular insulin): 맑은 용액	DS insulin, Velosulin, Actrapid, Humulin R, Novolin R	0.5 - 1	2 - 4	6 - 8	40, 80, 100
중간형 인슐린 (엔 피 에이치 인슐린; NPH insulin): 혼탁한 용액	NPH, Insulatard, Protaphane, Humulin N, Novolin N	1 - 4	6 - 12	16 - 24	40, 80, 100
혼합형 인슐린 (속효성 + 중간형)	Mixtard, Humulin 90/10, 80/20, 70/30, 60/40 Novolin 70/30	혼합	혼합	혼합	80, 100

당뇨인의 필수품

당뇨인이
가정에 반드시 준비해
두어야 할 준비물로
다음과 같은 것이 있습니다.

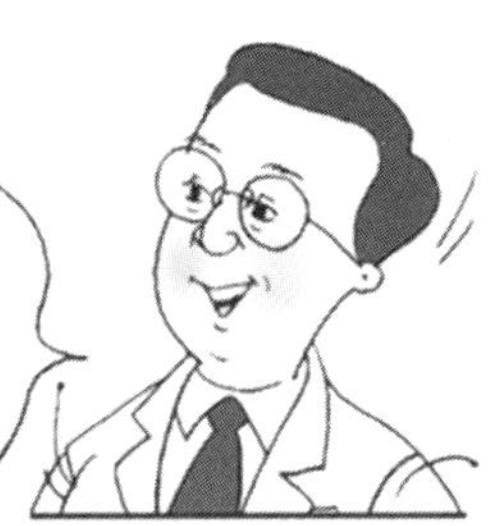

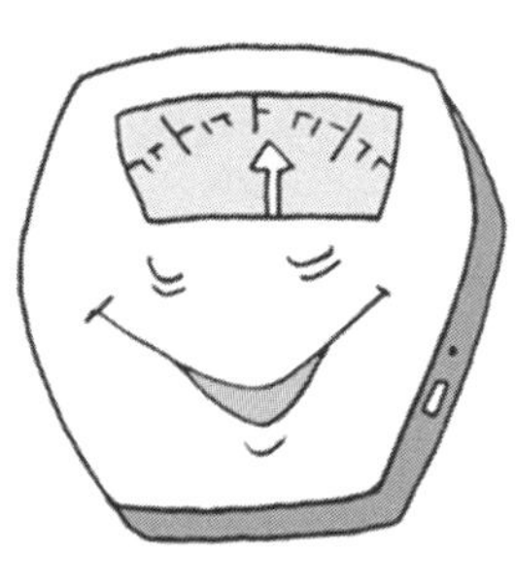

체중계

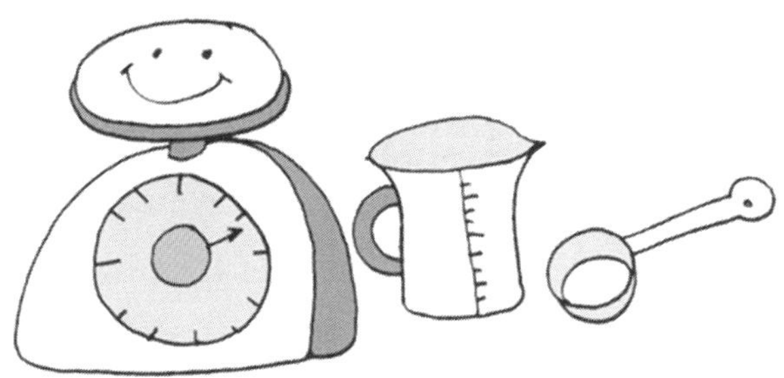

계량기, 계량스푼, 계량컵

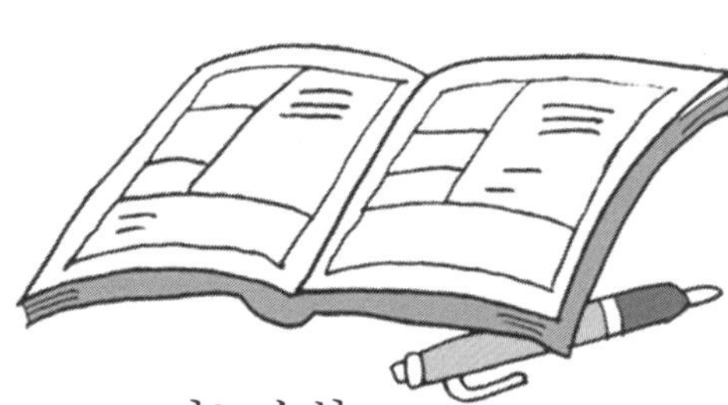

당뇨수첩
(식단을 기록하는 노트)

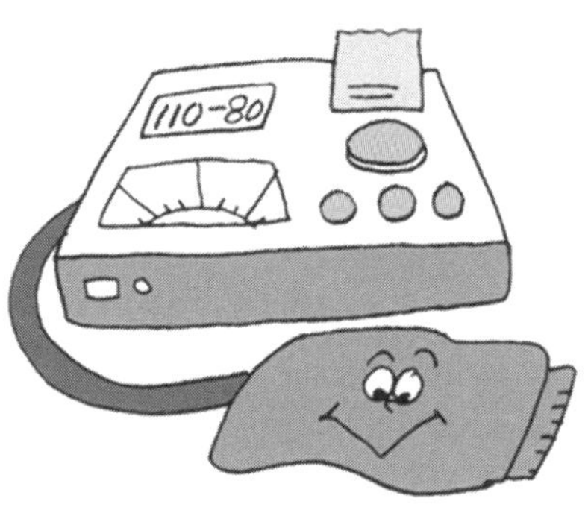

혈압계

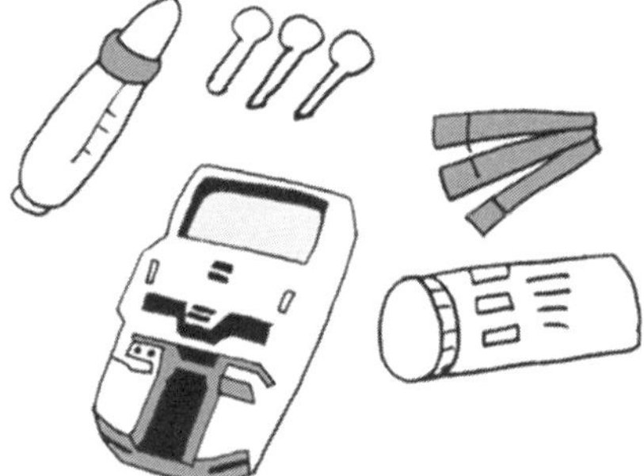

자가혈당측정기

식품교환표

생활요법

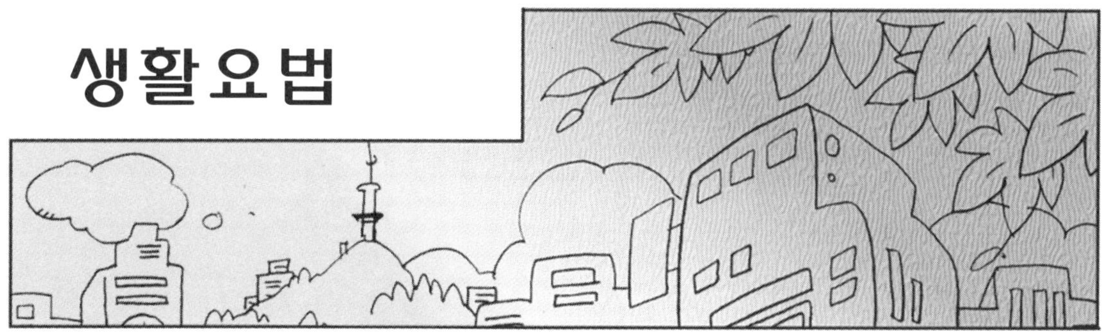

1)당뇨와 친구가 되세요!

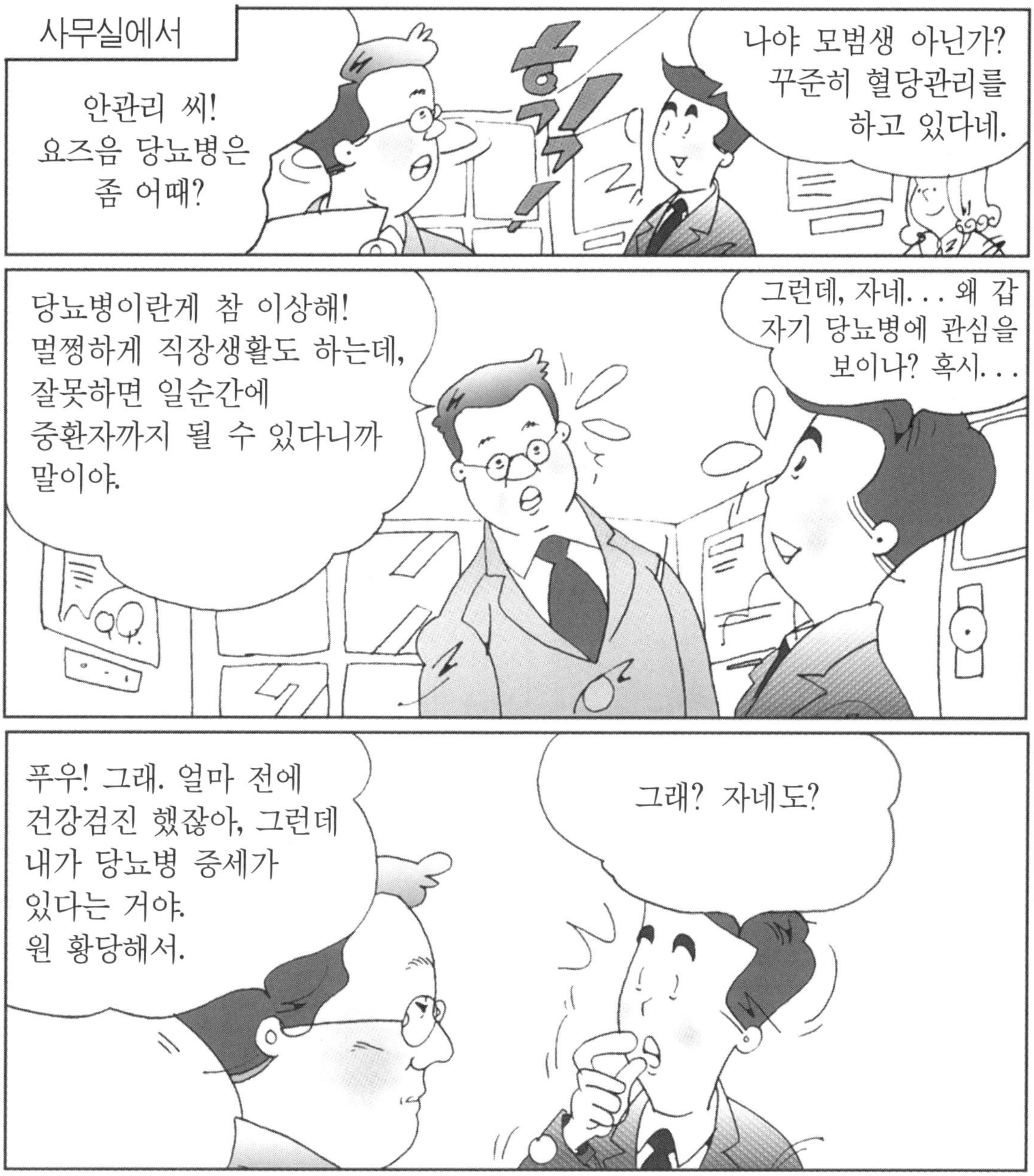

사무실에서

안관리 씨! 요즈음 당뇨병은 좀 어때?

흥!

나야 모범생 아닌가? 꾸준히 혈당관리를 하고 있다네.

당뇨병이란게 참 이상해! 멀쩡하게 직장생활도 하는데, 잘못하면 일순간에 중환자까지 될 수 있다니까 말이야.

그런데, 자네... 왜 갑자기 당뇨병에 관심을 보이나? 혹시...

푸우! 그래. 얼마 전에 건강검진 했잖아, 그런데 내가 당뇨병 증세가 있다는 거야. 원 황당해서.
그래? 자네도?

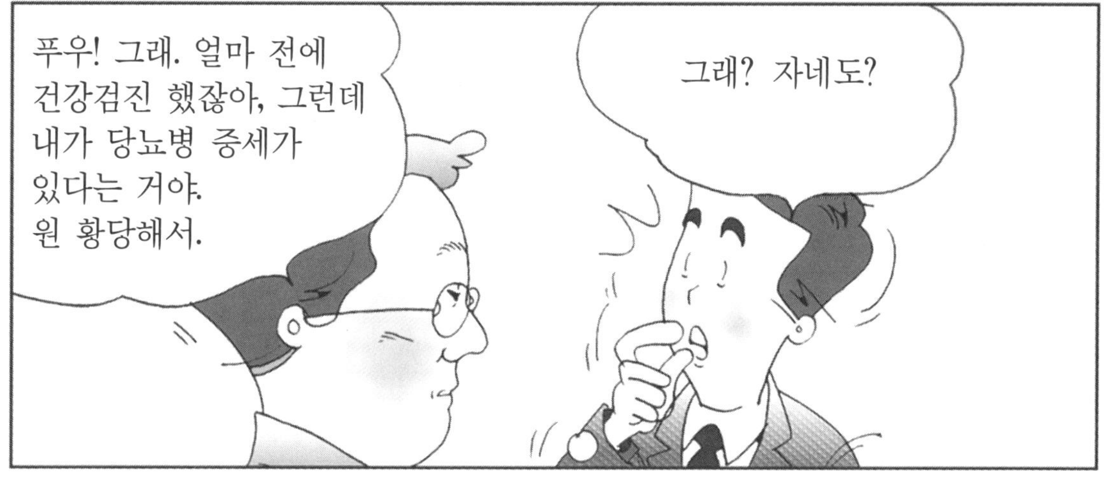

이 사람, 나는 심각한데...
좋아라 하고 있네.
하하하... 내가 당뇨병이라고 했을 때 자네가 농담하던 것 기억나나? 이제 맛있는 건 혼자만 먹어야겠다면서..

내가 그랬었나? 그 때는 내가 이렇게 될 줄이나 알았겠나? 건강에는 자신이 있었는데...
처음에는 나도 당뇨병에 대해서 잘 몰라서 건강관리 잘못한 것을 후회하면서 얼마나 불안하고 속상해 했었는지...

그래도 나는 심각한 당뇨병은 아니라고 했어. 누가 그러는데 특효약이 있다고 하더라구! 그거나 한번 먹어볼까봐.

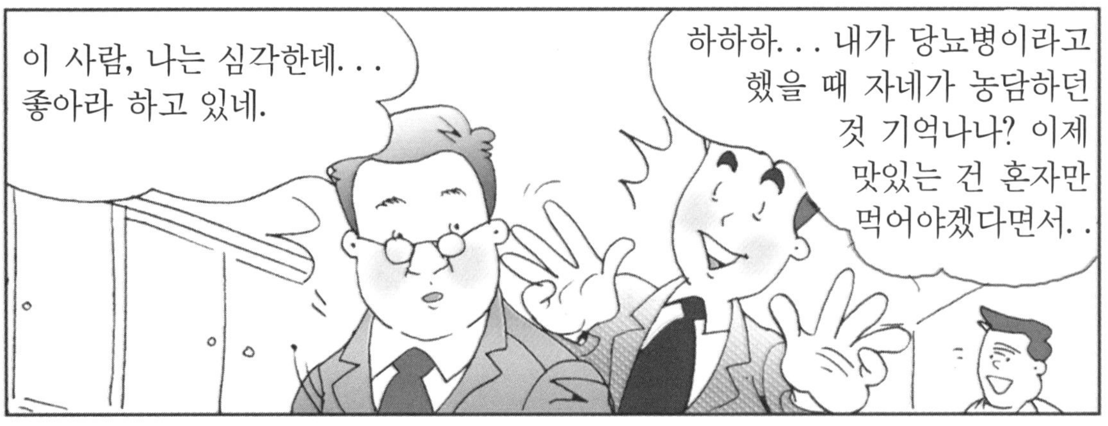

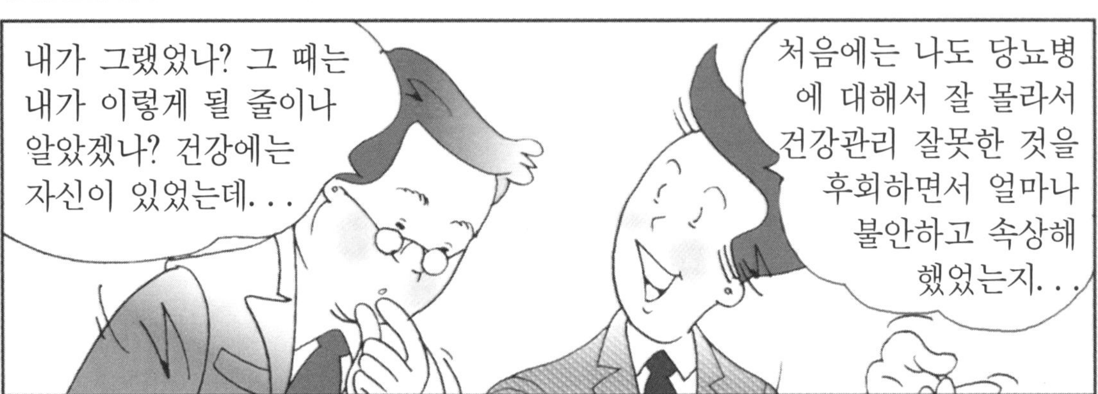

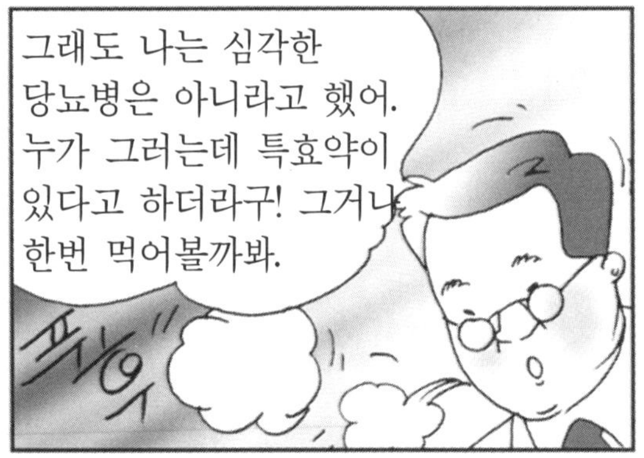

이 사람아! 나도 처음에는 당뇨병이 별건가 생각하면서 자꾸 부인하고 싶더라구! 당뇨병이라는 것을 알면서도 막상 당뇨병관리를 실천으로 옮기기까지는 여러 가지 해보았지. 하지만 당뇨병관리는 가장 힘든 길이 가장 좋은 길이더라구.

살기도 바쁜데 언제 운동하고 식사관리하고 그러고 있겠나?
바로 그것이 **"부정의 단계"** 라네! 어떤 병이든지 처음에는 아니길 바라고 받아들이기가 겁이 나지. 그러나 그렇게 외면하려 하고 무심하게 되면 당뇨병관리를 할 수 없는 거라네.

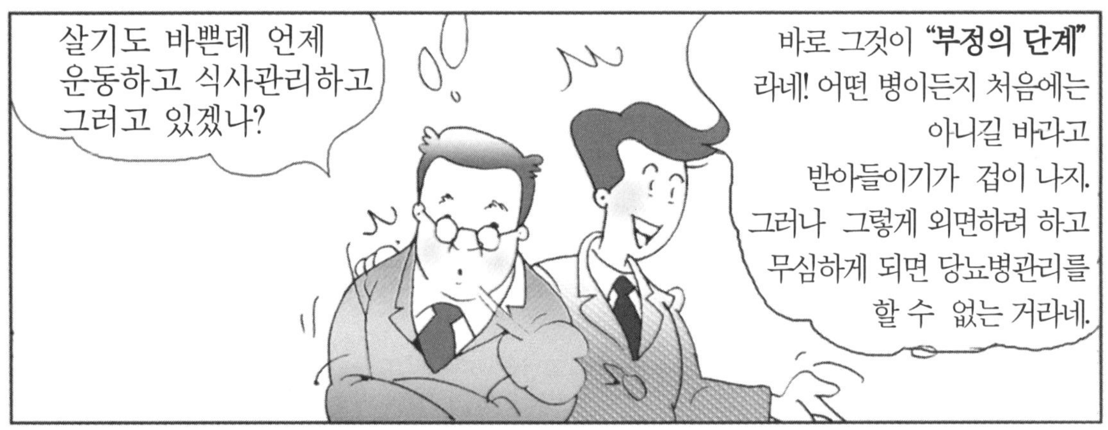

부정의 단계?
그게 뭔가?
생활요법 시간에 들은 건데, 당뇨병은 자각증세가 없기 때문에 쉽게 잊어버리고 부인하게 된다는구만!

하필이면 내가 이런 병에 걸려 가지고...
사실은 모든 것이 원망스럽기만해
그러다 보니 의욕도 안 생기고...
빡빡
이 사람 처음에 내가 하던 것을 그대로 되풀이하고 있네!
저걸 빨리 극복해야 올바른 당뇨병 관리를 시작할 수 있을텐데.

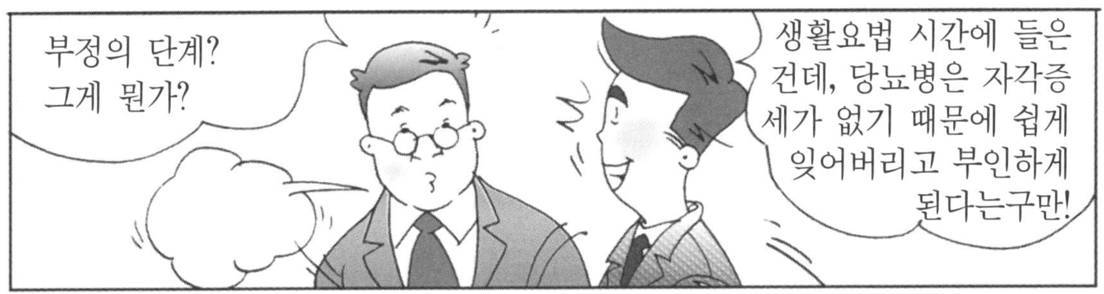

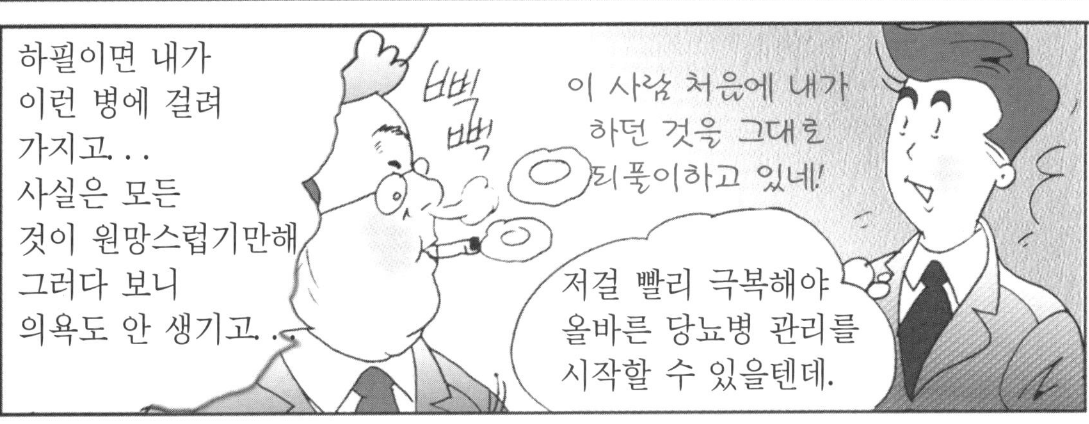

상담실에서

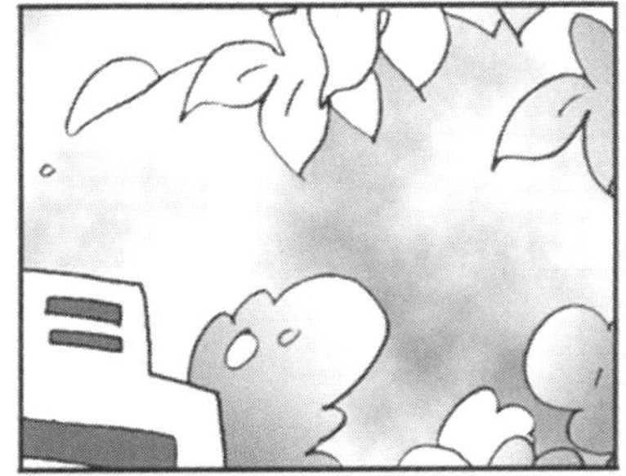

그렇습니다. 당뇨병은 숨긴다고 해서 없어지는 것이 아니며 부끄러운 것도, 누구의 잘못도 아니지요. 당뇨병을 떨쳐버려야 할 적으로 만들지 말고 사이 좋은 친구가 되도록 해 보세요.

그게 무슨 말인가요?

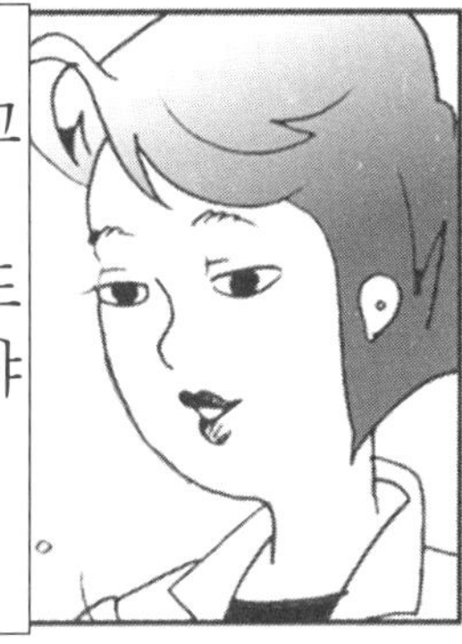

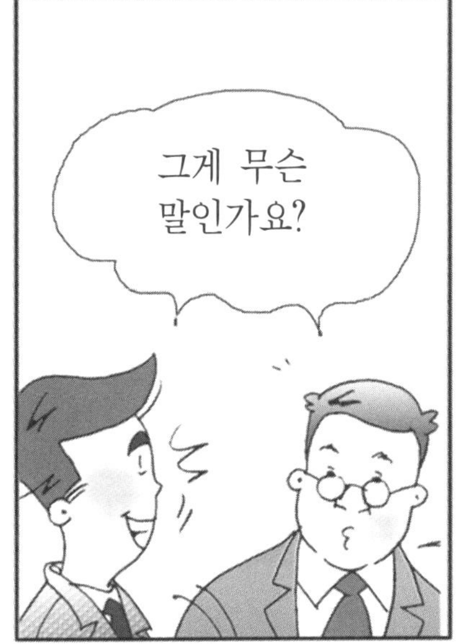

당뇨병을 나의 적으로 생각하면 밉고 속상하고 잊어버리고 싶겠지요. 그러나 당뇨병을 인생을 동반할 친구로 생각한다면 더 많이 이해하고 서로를 맞춰주는 방법도 배우고 싶어질 거예요.

우리 둘의 관계처럼 말이지요. 하하하!

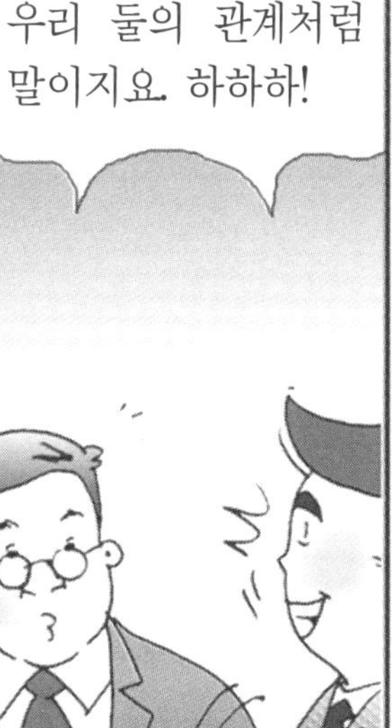

2) 스트레스는 당뇨의 적

신당우 씨, 이거 내일까지 처리하라고.
어휴! 아직 일도 못 끝냈는데. . . 쌓인다 쌓여!
뭐가 쌓인다는 말인가?

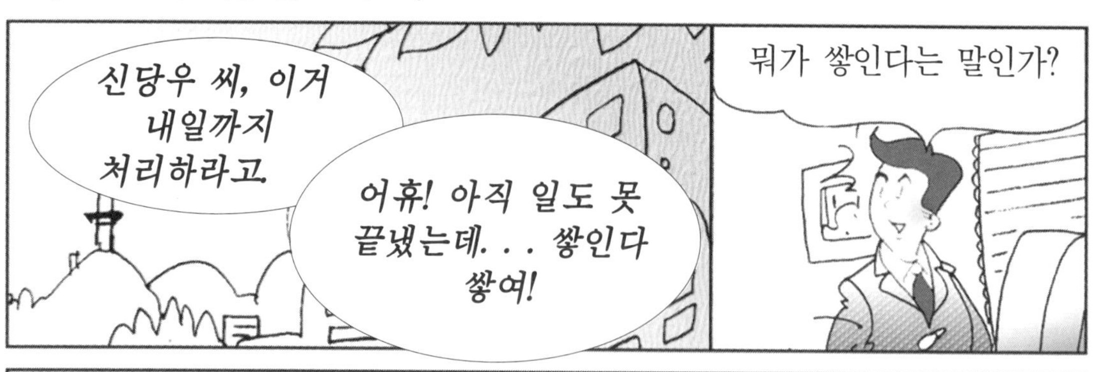

스트레스 말이야. 일은 일대로 많고, 당뇨병 관리는 해야겠는데 집에서는 당뇨병 때문에 "이건 하지 마라", "저건 하라", 잔소리가 심하지. .

나도 그 마음은 이해해. 하지만 자네, 스트레스가 얼마나 당뇨병에 나쁜지 아나? 눈에 보이지 않아서 방심하게 되는 부분이지만 사실은 스트레스만큼 당뇨병에 나쁜 것도 없다고.

그건 나도 느끼지만 누구는 스트레스를 받고 싶어서 받나?

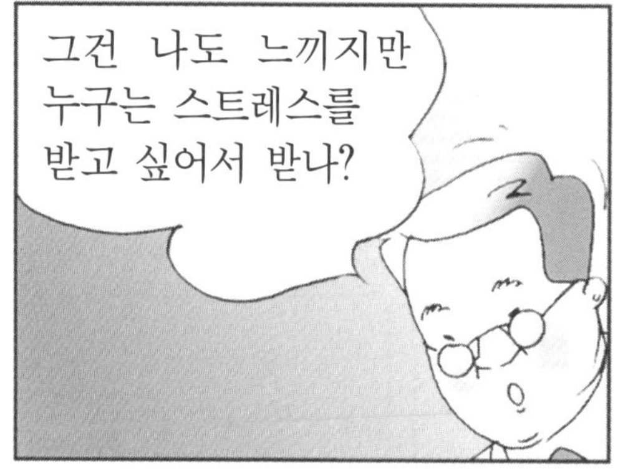

나도 요즈음에 스트레스가 많았는데, 어제 병원에 갔다가 선생님께서 생활요법 좀 들으라고 하시길래, 가서 스트레스 상담 좀 받았지.

뭐라고 하시던가?
우선은 내가 어디서 가장 스트레스를 받는지를 물어보시더라고.

자세히 좀 아야기해 봐!

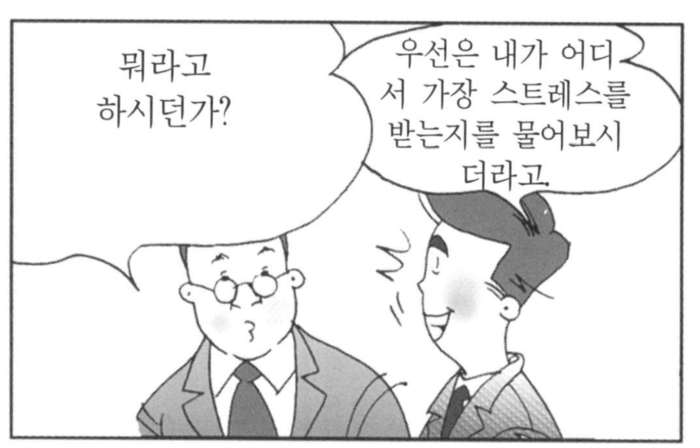

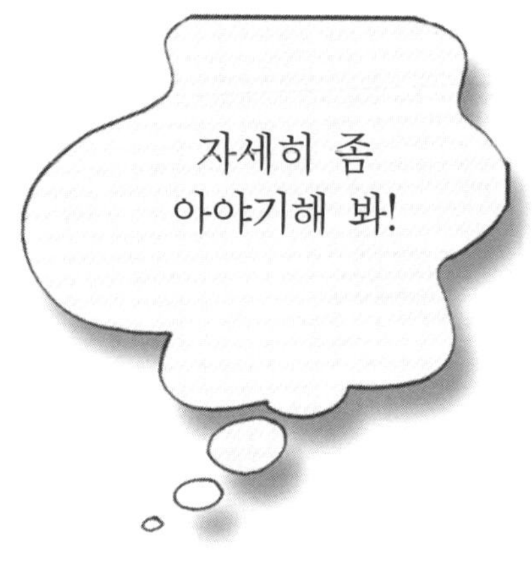

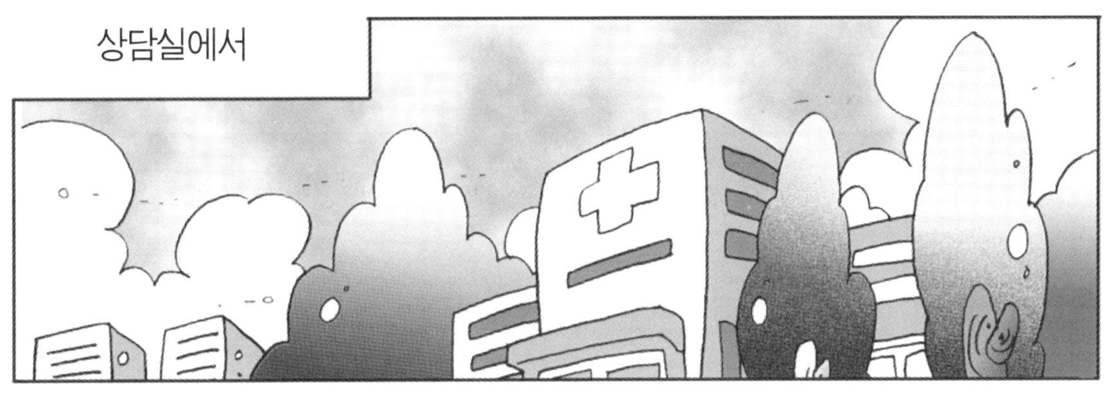
상담실에서

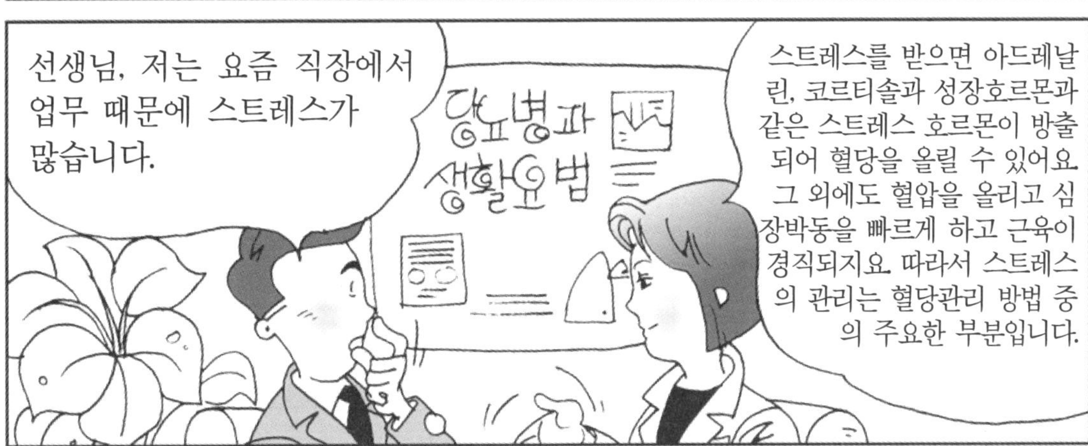
선생님, 저는 요즘 직장에서 업무 때문에 스트레스가 많습니다.
당뇨병과 생활요법
스트레스를 받으면 아드레날린, 코르티솔과 성장호르몬과 같은 스트레스 호르몬이 방출되어 혈당을 올릴 수 있어요. 그 외에도 혈압을 올리고 심장박동을 빠르게 하고 근육이 경직되지요. 따라서 스트레스의 관리는 혈당관리 방법 중의 주요한 부분입니다.

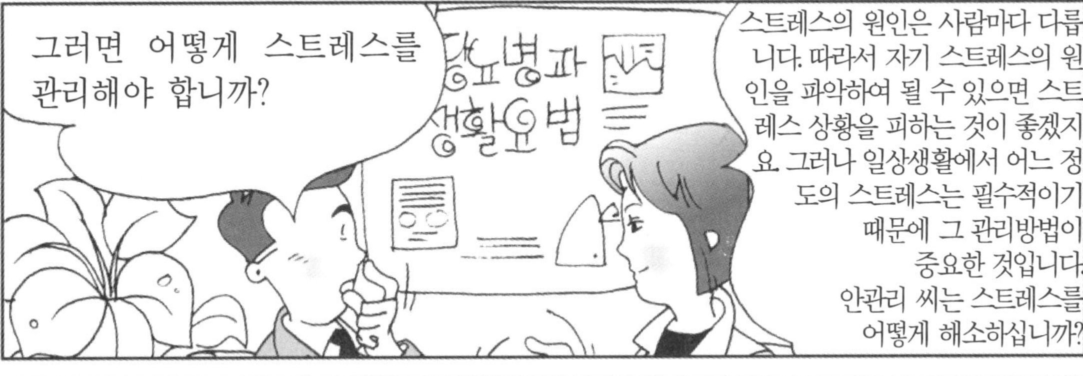
그러면 어떻게 스트레스를 관리해야 합니까?
당뇨병과 생활요법
스트레스의 원인은 사람마다 다릅니다. 따라서 자기 스트레스의 원인을 파악하여 될 수 있으면 스트레스 상황을 피하는 것이 좋겠지요. 그러나 일상생활에서 어느 정도의 스트레스는 필수적이기 때문에 그 관리방법이 중요한 것입니다. 안관리 씨는 스트레스를 어떻게 해소하십니까?

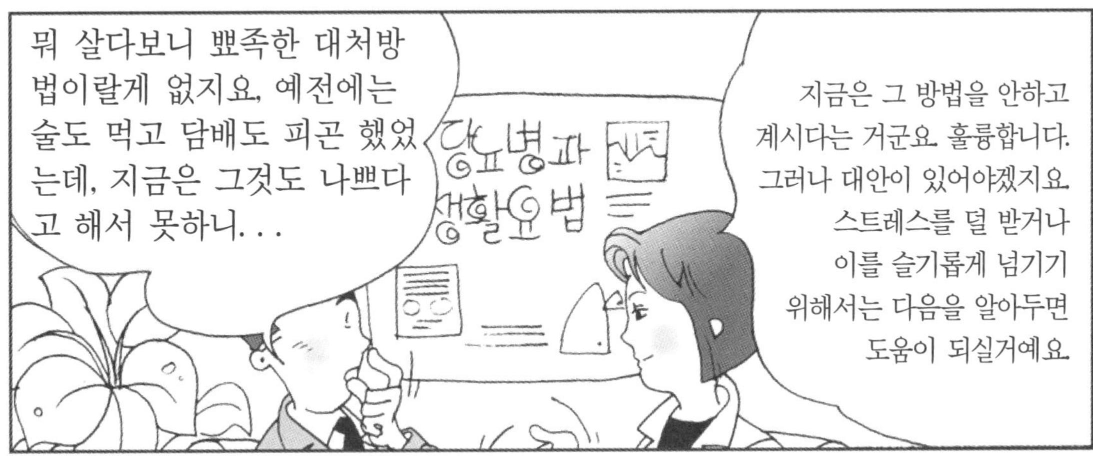
뭐 살다보니 뾰족한 대처방법이랄게 없지요, 예전에는 술도 먹고 담배도 피곤 했었는데, 지금은 그것도 나쁘다고 해서 못하니...
당뇨병과 생활요법
지금은 그 방법을 안하고 계시다는 거군요. 훌륭합니다. 그러나 대안이 있어야겠지요. 스트레스를 덜 받거나 이를 슬기롭게 넘기기 위해서는 다음을 알아두면 도움이 되실거예요.

첫째, 주변에 의논할 상대를 만들어 두고 대화를 하십시오.

"어휴! 요즈음 왜 이렇게 일이 안 풀리는지."
"당신 힘드시겠어요."

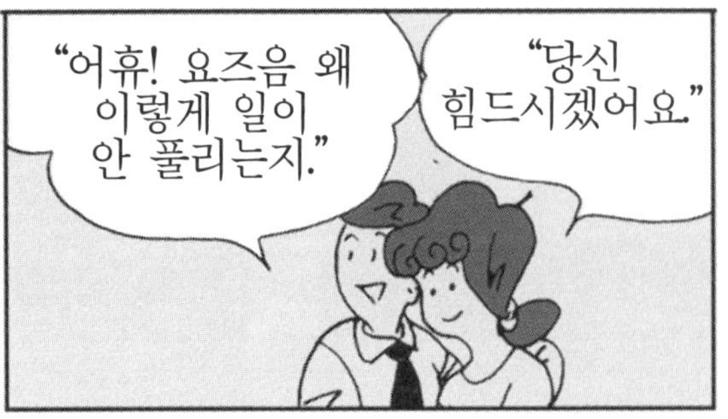

둘째, 다른 사람이 아닌 내 생활에 초점을 두십시오.

"내가 있고 일도 있는 건데, 일 때문에 건강을 망치면 누굴 원망할 수도 없을거야."

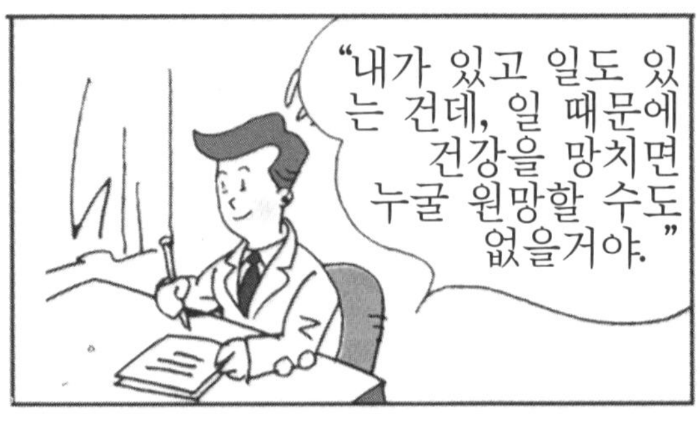

셋째, 확실한 목표를 세우십시오.

"너무 욕심을 내면 아무것도 못하게 될 수도 있지. 그래 결심했어. 내가 가장 잘 할 수 있는 일부터 시작해야지."

넷째, 대조되는 활동으로 일상계획을 세우십시오.

나는 바쁘고 활동적인 사람이니까 명상이나 음악감상을 좀 넣으면 좋겠고, 자네는 움직이는 걸 싫어하니 운동 스케줄을 보강하는 것이 좋겠군.

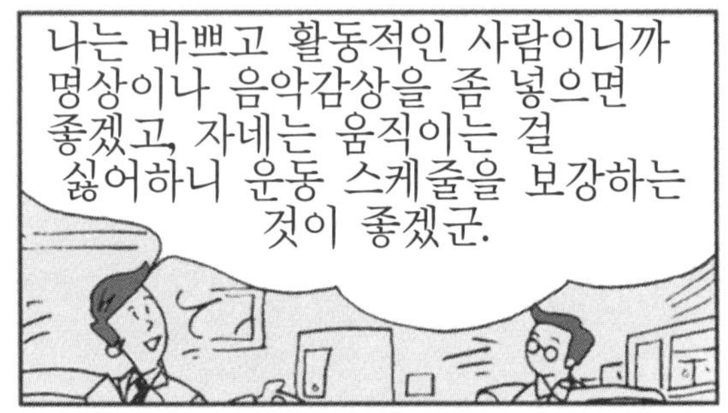

다섯째, 긍정적인 시각으로 바라보십시오.

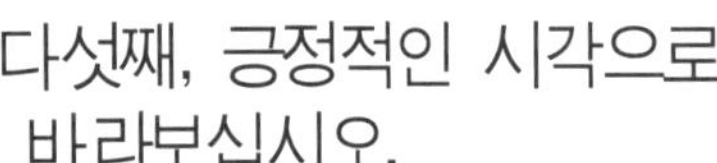

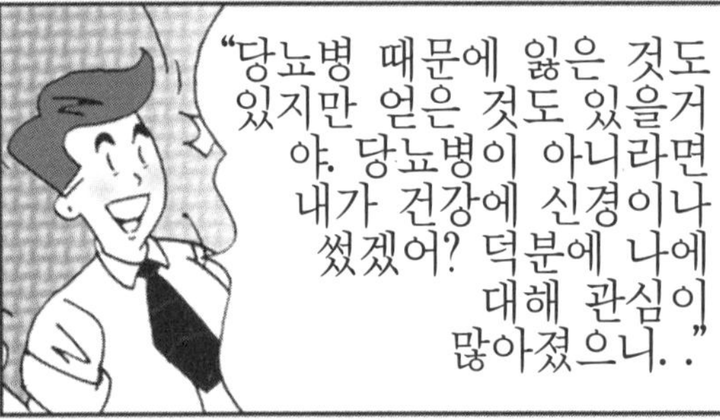

여섯째, 과도한 업무시간을 줄이십시오.

업무는 목표를 세워서 계획성 있게! 힘들 때는 언제나 적당한 휴식을! 업무는 미리미리!

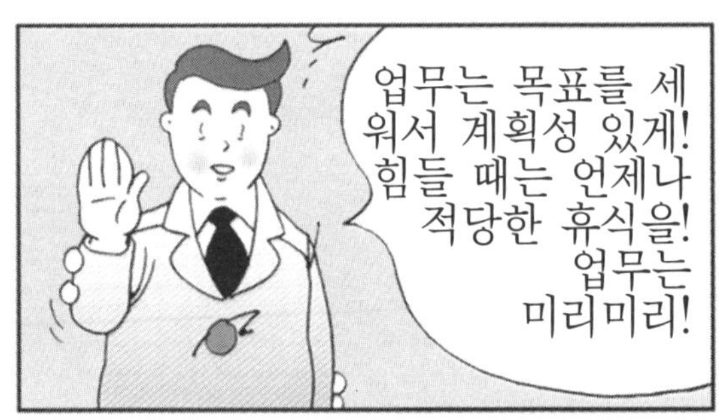

일곱째, 완벽하려고 하지 마십시오.

당뇨병 관리를 잘 해 나가다가도 한 번 어긋나면 아예 포기하는 분이 계십니다. 사람의 일에 완벽이란 없지요. 언제나 다시 시작할 수 있습니다. 당뇨병 관리에 너무 늦은 때란 없으니까요.

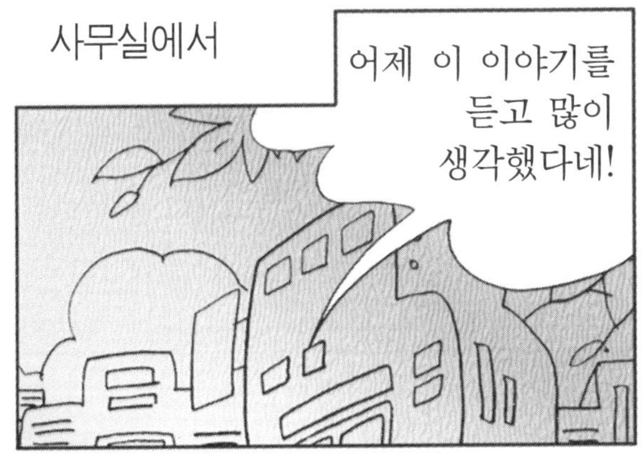
사무실에서
어제 이 이야기를 듣고 많이 생각했다네!

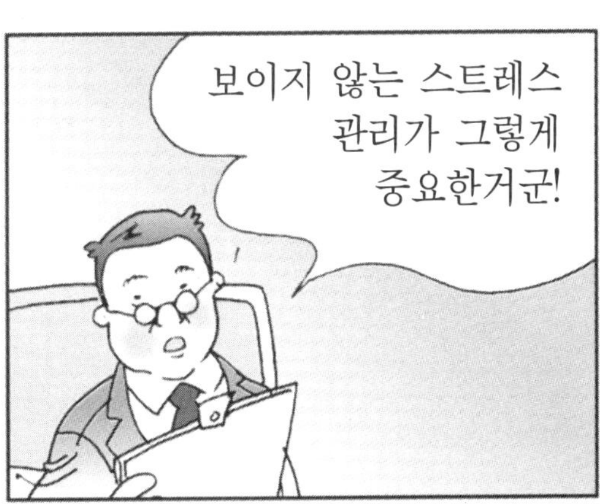
보이지 않는 스트레스 관리가 그렇게 중요한거군!

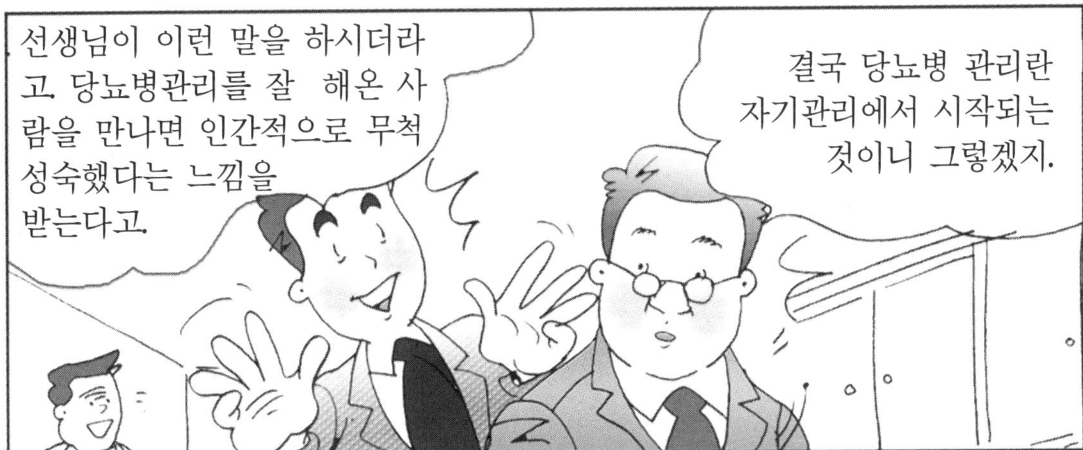
선생님이 이런 말을 하시더라고. 당뇨병관리를 잘 해온 사람을 만나면 인간적으로 무척 성숙했다는 느낌을 받는다고.
결국 당뇨병 관리란 자기관리에서 시작되는 것이니 그렇겠지.

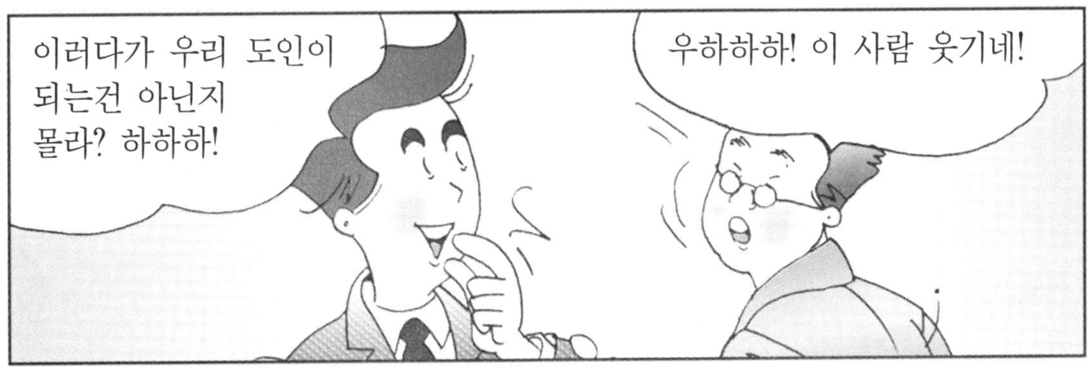
이러다가 우리 도인이 되는건 아닌지 몰라? 하하하!
우하하하! 이 사람 웃기네!

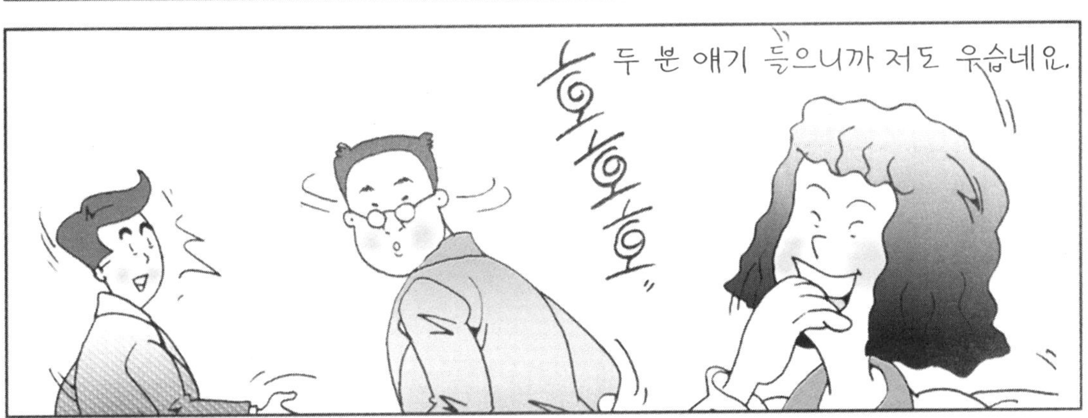
두 분 얘기 들으니까 저도 우습네요.
호호호호

3) 당뇨병과 가족

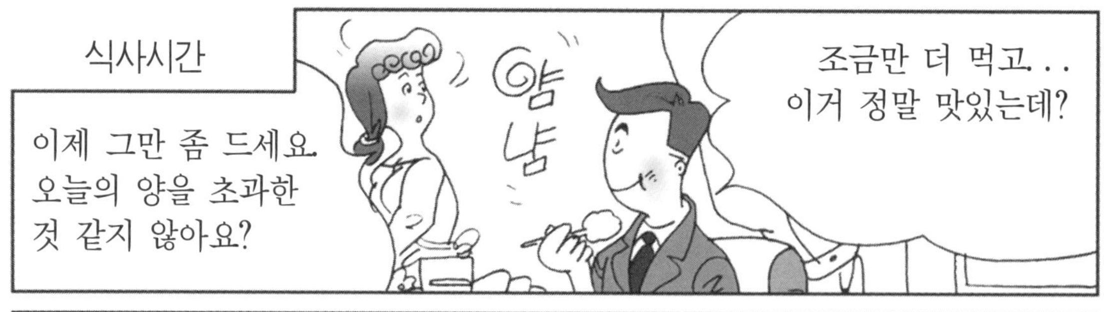
식사시간
이제 그만 좀 드세요. 오늘의 양을 초과한 것 같지 않아요?
얌냠
조금만 더 먹고. . . 이거 정말 맛있는데?

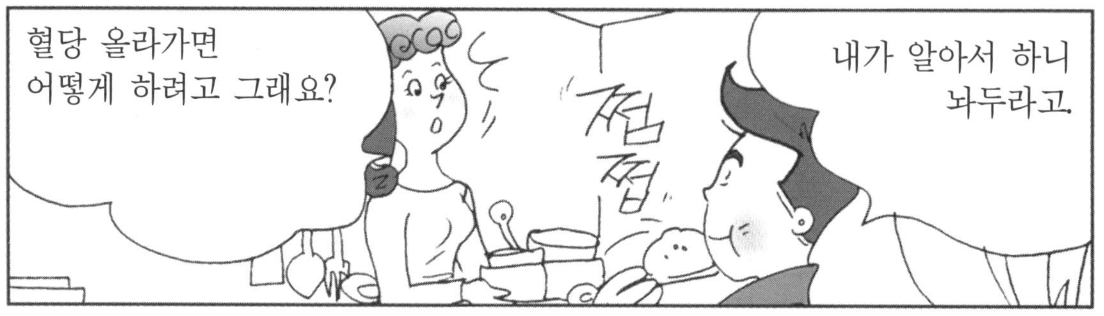
혈당 올라가면 어떻게 하려고 그래요?
쩝쩝
내가 알아서 하니 놔두라고.

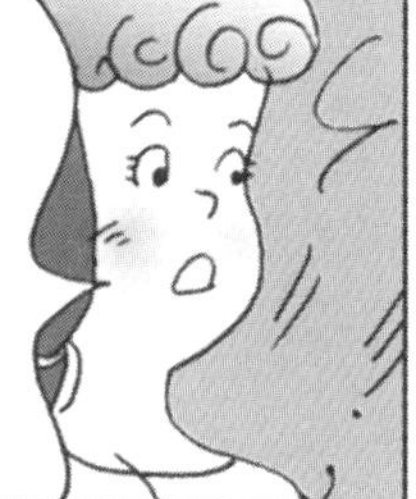
내일이 병원에 가는 날이잖아요! 또 혈당이 높게 나왔다고 신경질 부리지 말고. . . .

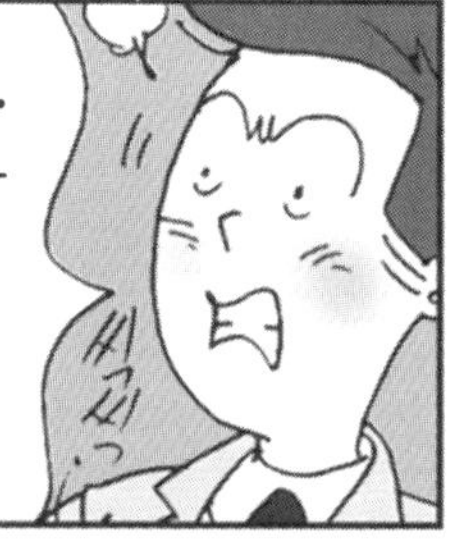
그만 좀 하라니까. 당신 잔소리에 내가 얼마나 스트레스 받는지 알아?
씩씩

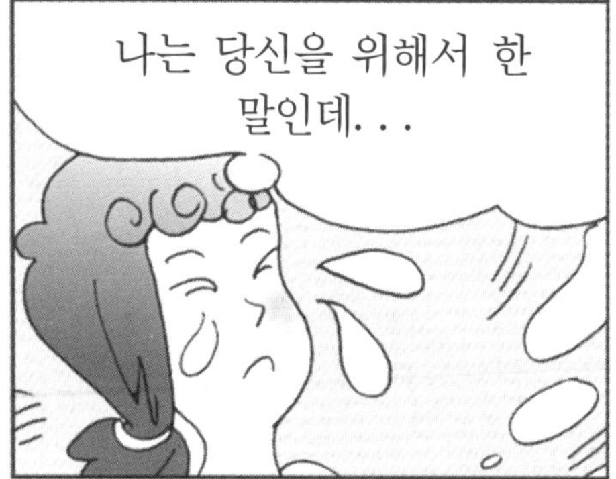
나는 당신을 위해서 한 말인데. . .

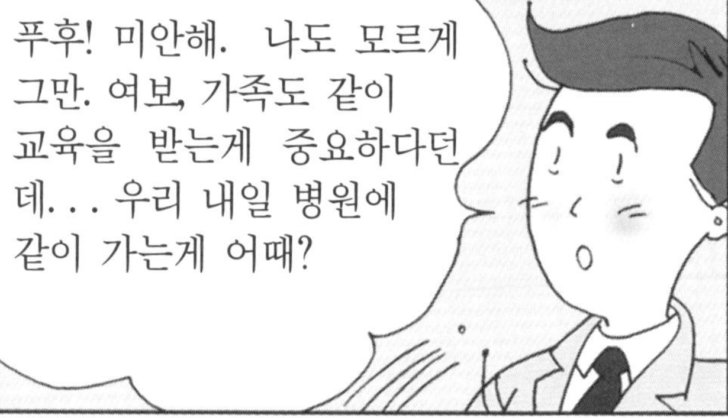
푸후! 미안해. 나도 모르게 그만. 여보, 가족도 같이 교육을 받는게 중요하다던데. . . 우리 내일 병원에 같이 가는게 어때?

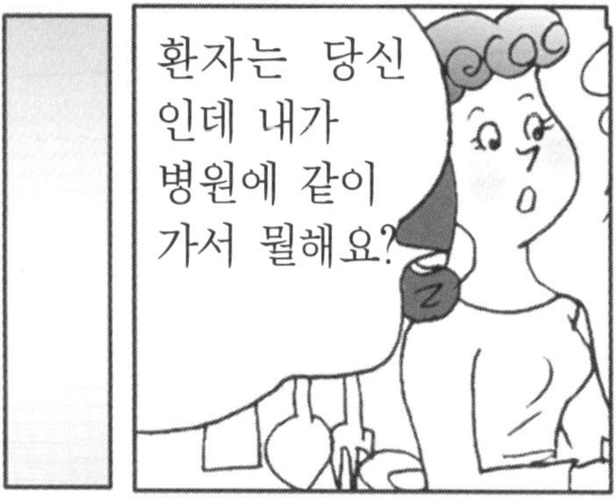
환자는 당신인데 내가 병원에 같이 가서 뭘해요?

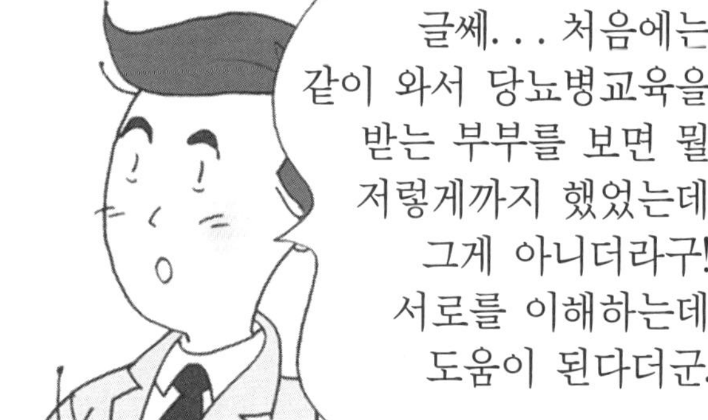
글쎄. . . 처음에는 같이 와서 당뇨병교육을 받는 부부를 보면 뭘 저렇게까지 했었는데 그게 아니더라구! 서로를 이해하는데 도움이 된다더군.

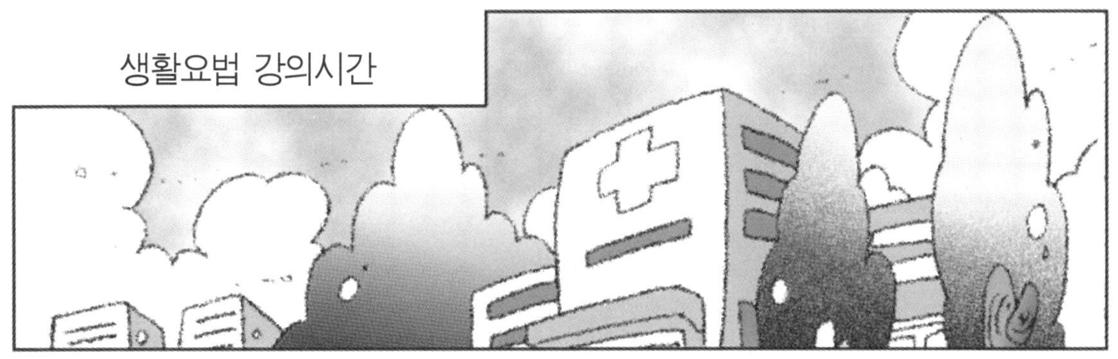
생활요법 강의시간

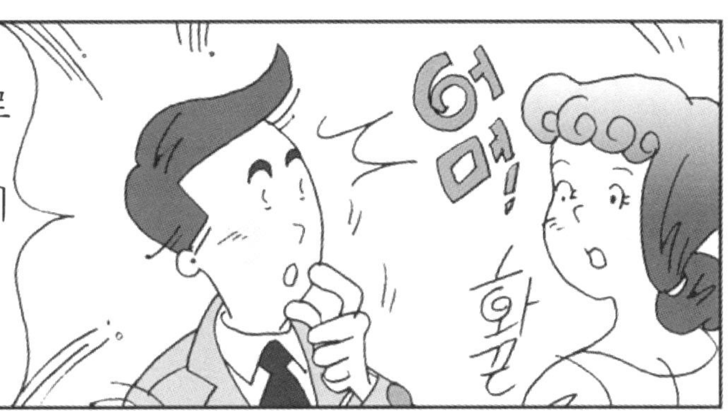
요즈음 당뇨병 관리는 그런대로 되는 것 같은데. . . 자꾸 당뇨병 때문에 집에서 말다툼이 생깁니다. 어떻하면 좋죠?

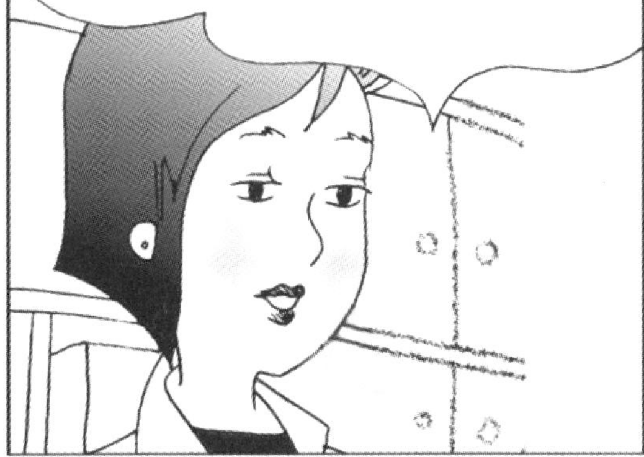
당뇨병은 일상생활과 밀접한 관련이 있기 때문에 **"가족병"**으로 불리우기도 합니다. 왜냐하면 당뇨병은 환자뿐 아니라 그 가족에게도 반갑지 않은 손님이 될 수 있기 때문이지요.

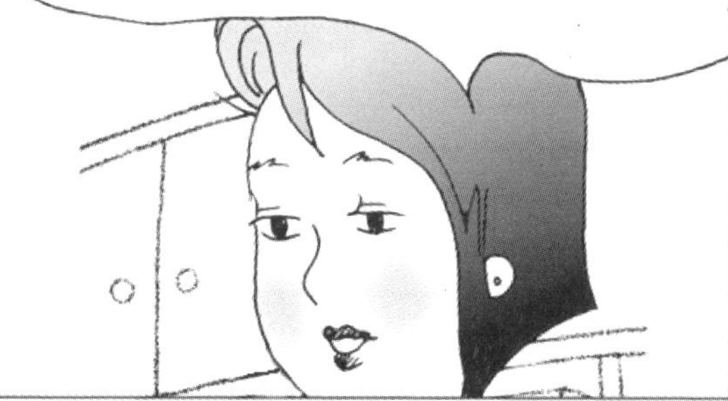
예를 들어서 당뇨병 관리를 위해서는 가족의 식사, 생활 스케줄, 레저생활에 변화가 생기게 되고 환자가 조절을 못할 경우에는 가족 스스로가 죄책감, 좌절감을 느끼게 되잖아요. 반면에 가족이 서로 이해하고 지지하는 분위기라면 안정된 혈당유지에 도움을 줄 것입니다.

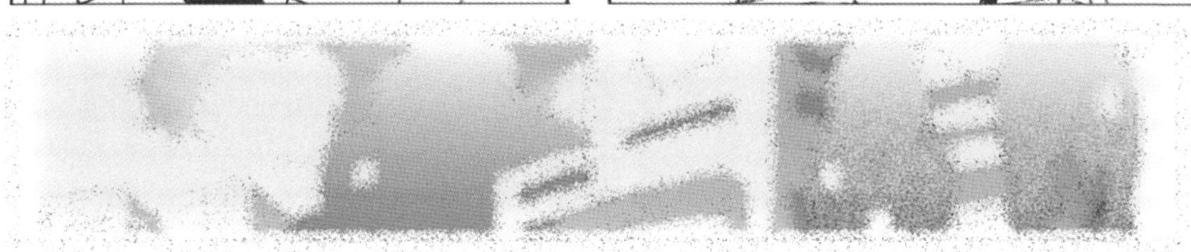

그렇다면 제가 어떻게
해야 할까요?

당뇨인의
가족이 아셔야
할 사항은
다음과 같습니다.

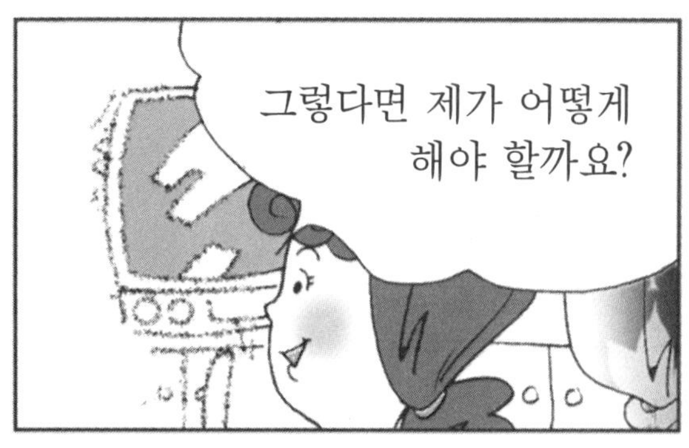

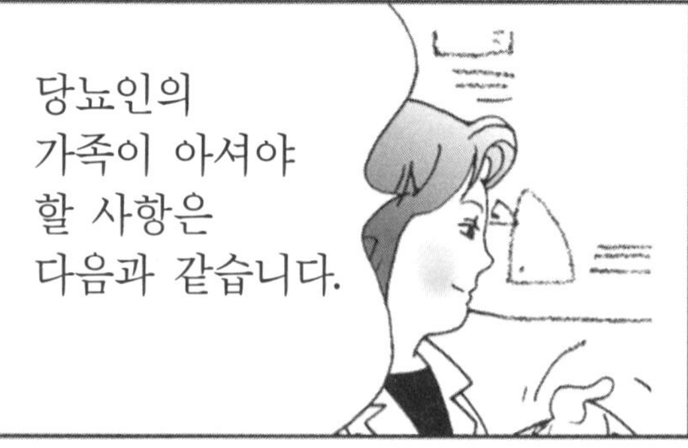

1. 당뇨병에 대한 교육은 가족도 함께 받으십시오.
2. 당뇨병 관리의 주체는 병원이나 가족이 아닙니다. 당뇨인 자신입니 다. 따라서 가족이 더 열심히 해서는 안됩니다. 당뇨인 스스로 할 수 있도록 도와주십시오.
3. 사랑하는 가족이 세운 목표를 이루도록 도와주세요. 단 감시자가 되어서는 곤란합니다.
4. 가족이 도움을 줄 수 있는 부분 중 가장 중요한 것은 당뇨인의 감정을 나눌 수 있도록 귀를 기울이라는 것입니다. 힘들고 어려울 때 대화의 상대가 되는 것만큼 큰 도움은 없으니까요.
5. 가족은 당뇨인의 응급상황에 대한 대처방법을 알고 계셔야 합니다.

그 동안 저는 감시자의
역할을 했던 것 같아요.
!!!
아니야, 여보. 내가
제대로 잘 못해서
당신을 그렇게 만든
것 같아. 이제부터라도
우리 둘이서
같이 노력하자구!

당뇨인도 가족의 관심이나 보살핌을
받으려고만 하지 말고, 먼저 노력하며
가족을 배려해주는 마음을 갖는 것이
필요하겠지요.

그렇게만 된다면 당뇨병 덕에 가족
이 더 화목해지겠는데요. 여보,
오늘 교육 같이 들어줘서 고마워!

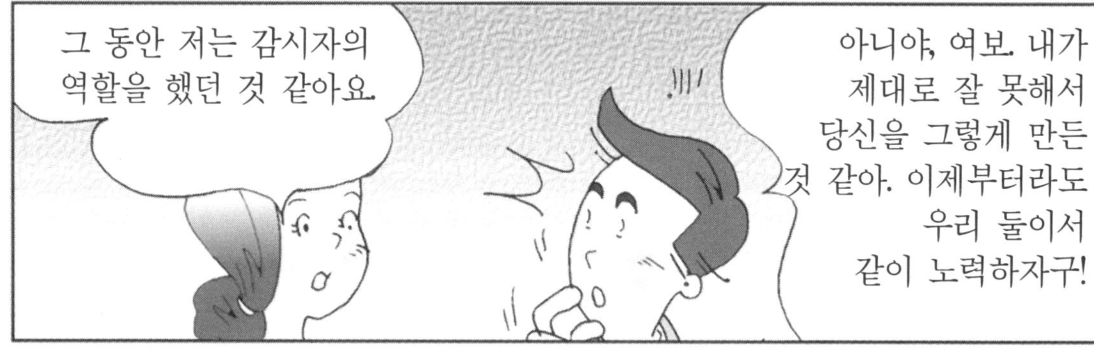

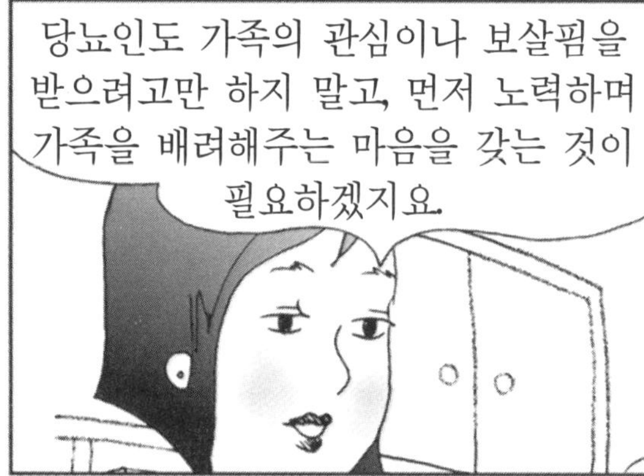

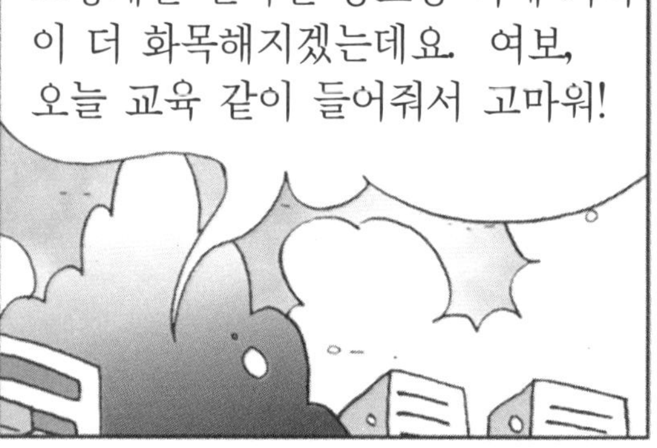

임신과 당뇨병

임신으로 인한 생리적 변화는
인슐린의 작용을 방해하며
혈당 조절을 어렵게
합니다.

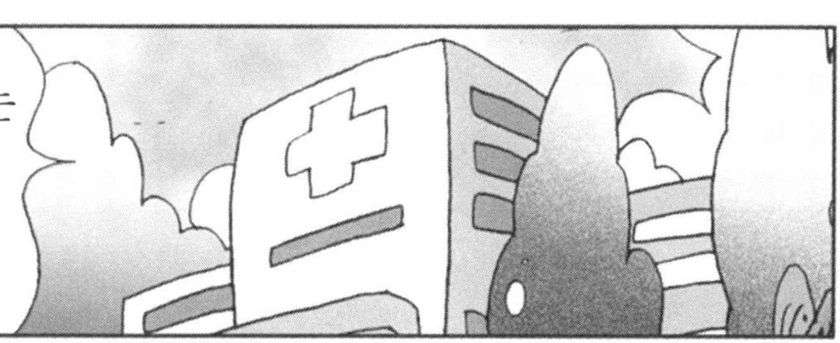

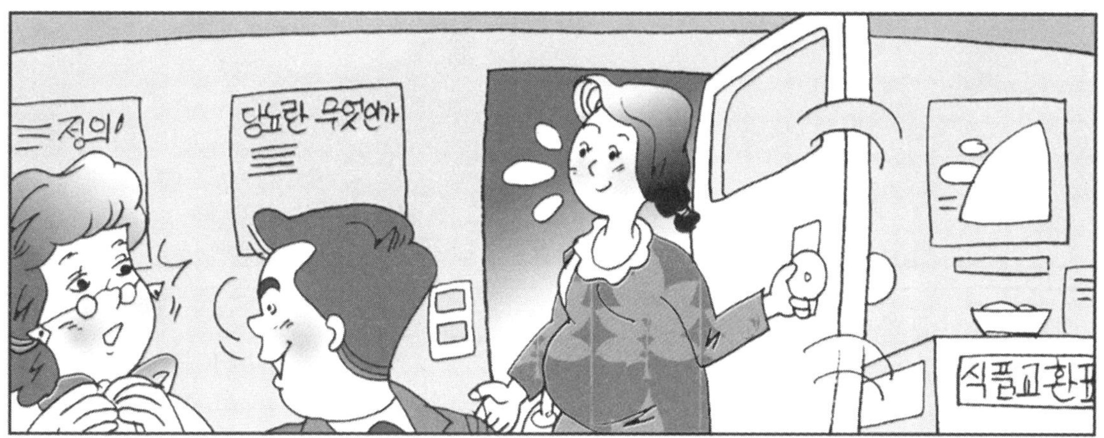

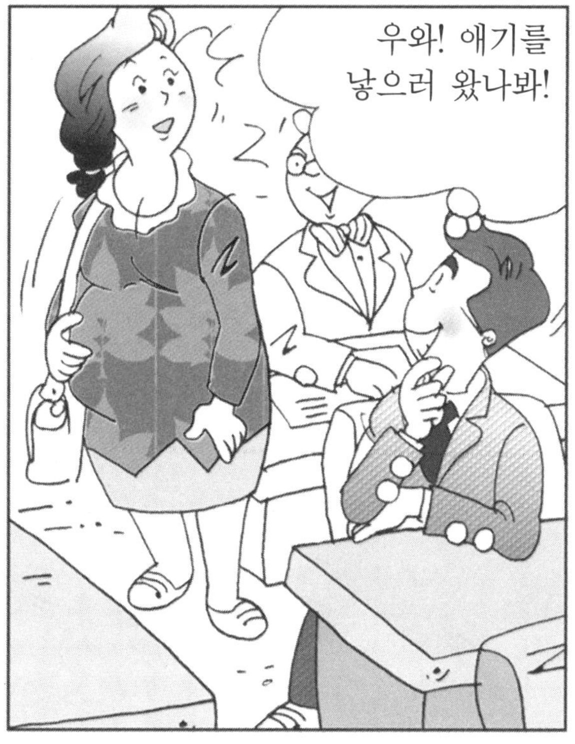

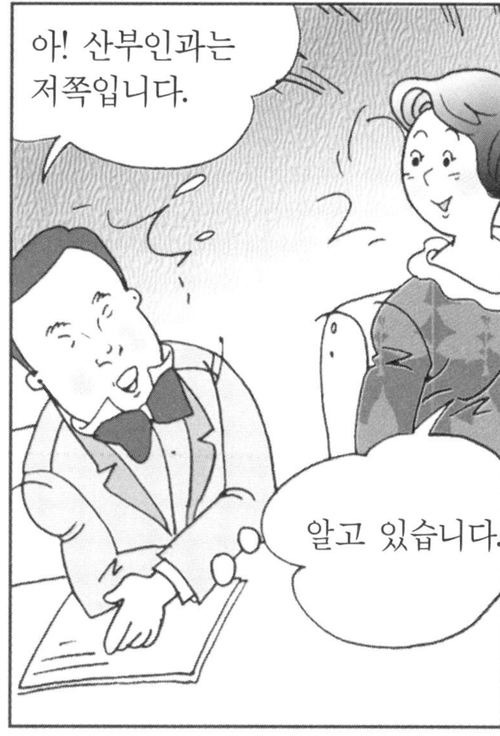

그런데 여긴 당뇨
교육실입니다.
네, 저도 강의
들으려구요.

가족 중에 누가
당뇨인이
있으신가요?

아니예요. 실은
제가 당뇨병이거든요.

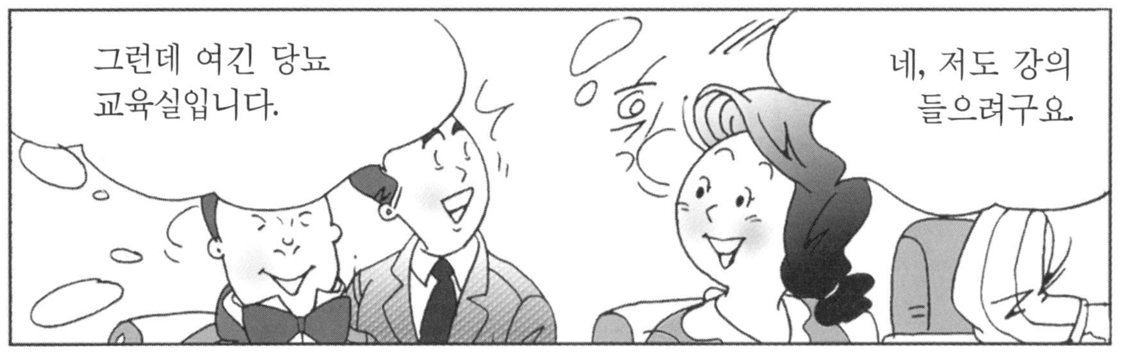

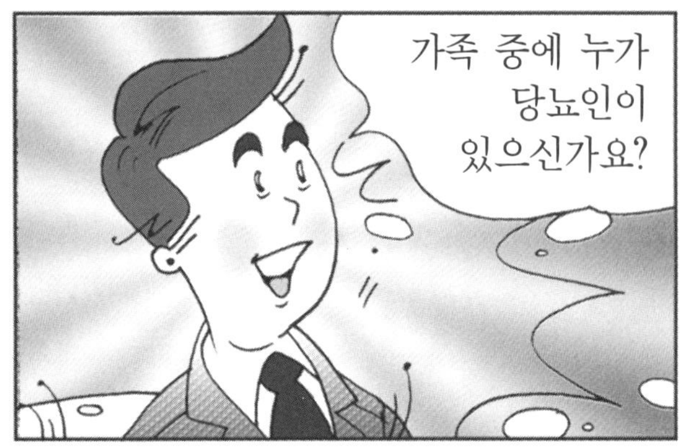

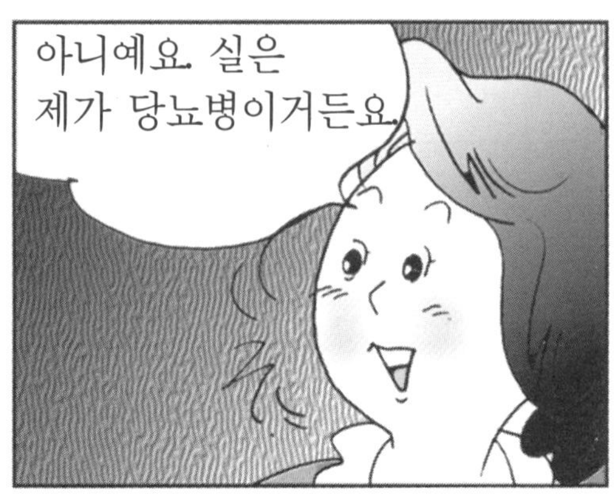

네에! 임신중에도
당뇨병이
생기나요?

◈ 임신으로 인한 생리적 변화

- 인슐린에 대한 조직의 저항성이 커짐
- 태반의 인슐린 파괴, 호르몬 증가로 인슐린 파괴량 증가
- 태반락토겐 호르몬의 인슐린 작용 방해
- 오심이나 구토로 혈당조절 어렵게 됨

출산일이 며칠 안
남았는데 아기가
걱정되고
불안하답니다.

새댁 나랑 똑같구만! 나도
임신중에 당뇨병이
생겼었는데...
그러세요? 그럼
아기는 어떻게
낳으셨나요?

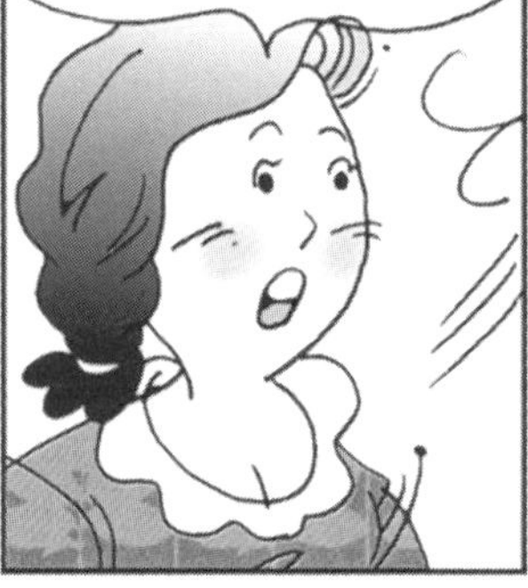

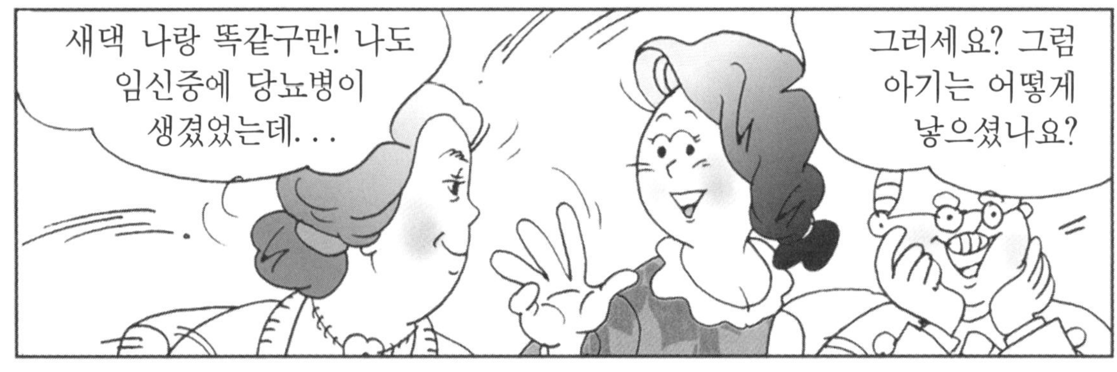

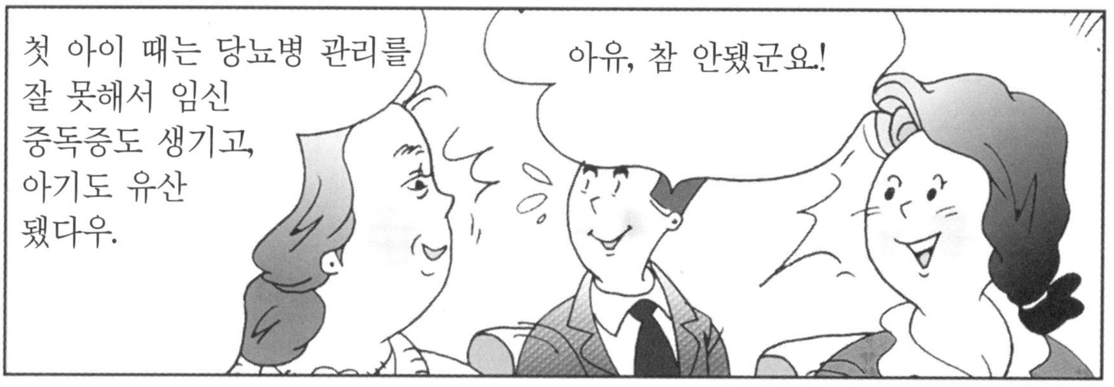
첫 아이 때는 당뇨병 관리를
잘 못해서 임신
중독증도 생기고,
아기도 유산
됐다우.
아유, 참 안됐군요!

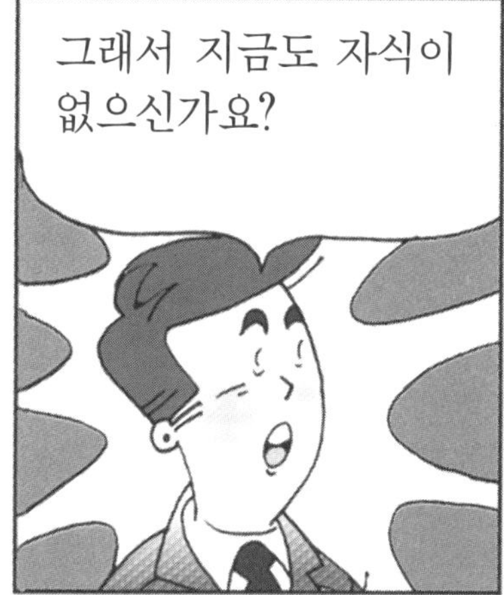
그래서 지금도 자식이
없으신가요?

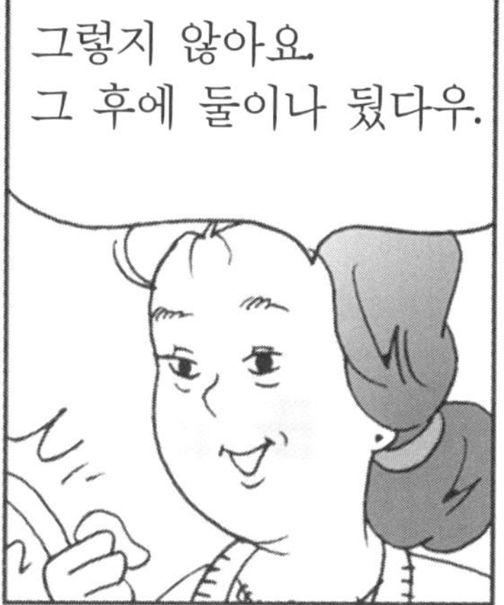
그렇지 않아요.
그 후에 둘이나 뒀다우.

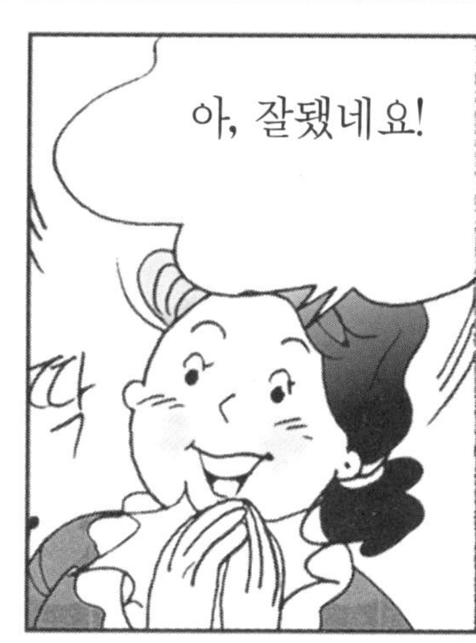
아, 잘됐네요!

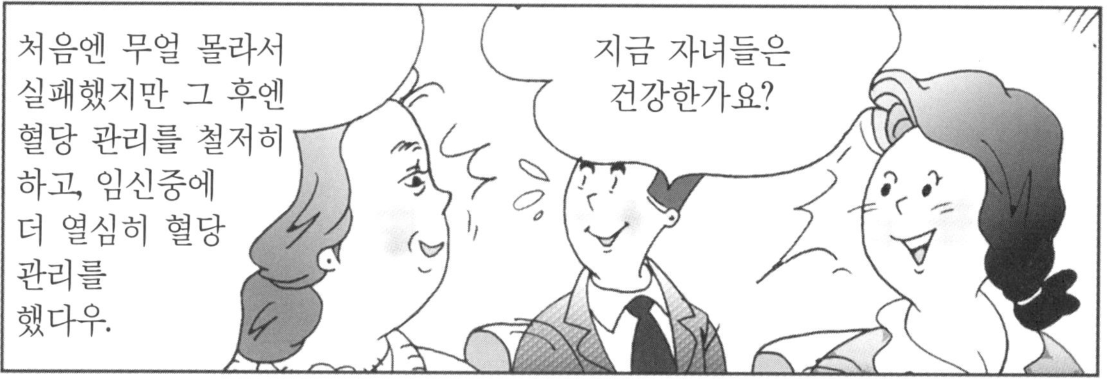
처음엔 무얼 몰라서
실패했지만 그 후엔
혈당 관리를 철저히
하고, 임신중에
더 열심히 혈당
관리를
했다우.
지금 자녀들은
건강한가요?

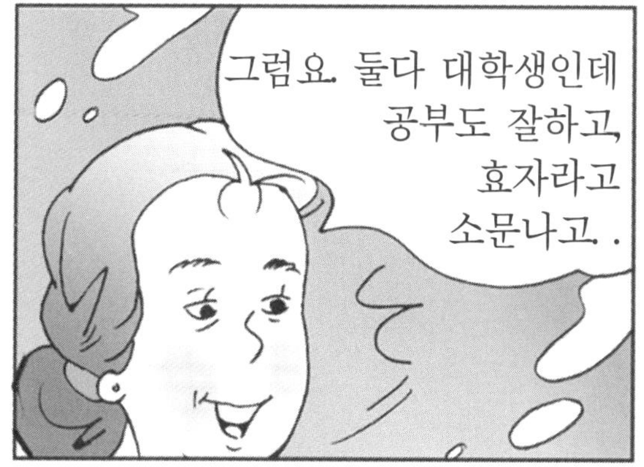
그럼요. 둘다 대학생인데
공부도 잘하고,
효자라고
소문나고..

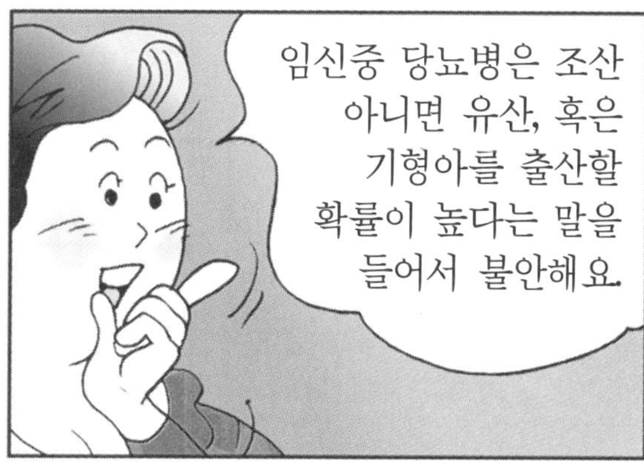
임신중 당뇨병은 조산
아니면 유산, 혹은
기형아를 출산할
확률이 높다는 말을
들어서 불안해요.

당뇨병이 산모에게 미치는 영향

1) 임신 중독증 발생률 4배 증가
2) 세균, 진균에 감염 발생 (비뇨생식기 감염) 증가
3) 태아의 체중이 4kg 이상 되기 쉽고 이로 인해 제왕절개 수술의 빈도와 산모의 사망률 증가
4) 양수 과다증 발생 증가

당뇨병이 태아에게 미치는 영향

1) 주산기 사망률 증가
2) 태아 기형의 발생률 증가
3) 조산할 확률 2~3배 증가
4) 분만시 손상 등으로 신생아 유병률 증가
5) 향후 아이에게 당뇨병 발생 가능성 증가

그런 걱정하지 말고 혈당 관리나 신경써요. 곧 출산한다며?

그래요. 스트레스를 받으면 혈당이 올라가잖아요

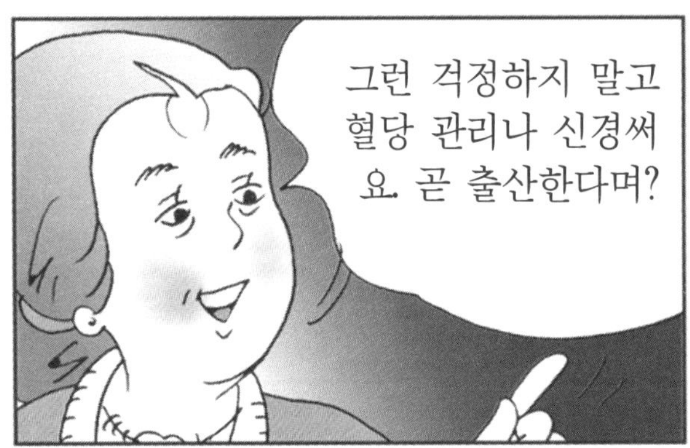

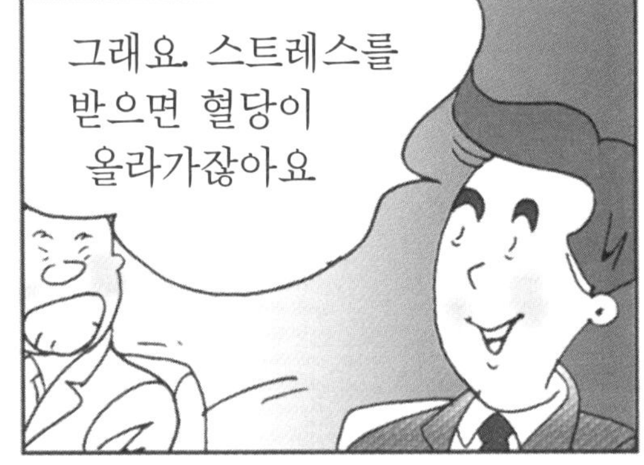

아기가 건강하게 태어난다 해도 당뇨병이 생길까 또 걱정이예요.

휴우

임신성 당뇨병이 잘 생기는 경우

- 이전에 당뇨병이 있었던 경우
- 가족 중에 당뇨 환자가 있는 경우
- 이전에 거대아를 분만한 경우가 있는 경우
- 이전에 뚜렷한 이유없이 사산, 조산, 자연유산한 경우
- 산모의 체중이 80kg 이상인 경우
- 양수과다증이 있는 경우
- 산모의 나이가 많은 경우
- 임신중 2회 이상 소변에서 당이 검출된 경우
- 선천성 기형아를 분만한 경우

안관리 씨, 오늘 교육
안 받으실 겁니까?
아, 선생님. 이분 얘기
듣느라고 시간가는
줄 몰랐어요.

아, 오늘은 임신성당뇨병에
대해 알아보도록
하겠습니다.
남자들도 이런 내용을
알아야 하나?

하하하! 안관리
씨는 나중에
당뇨수첩을
검사하겠습니다.

이크, 또 야단
맞겠네.

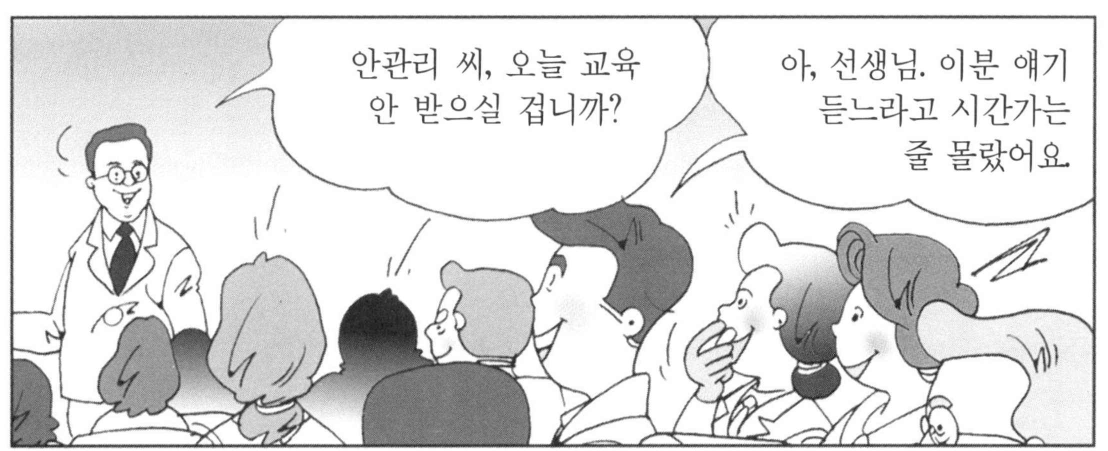

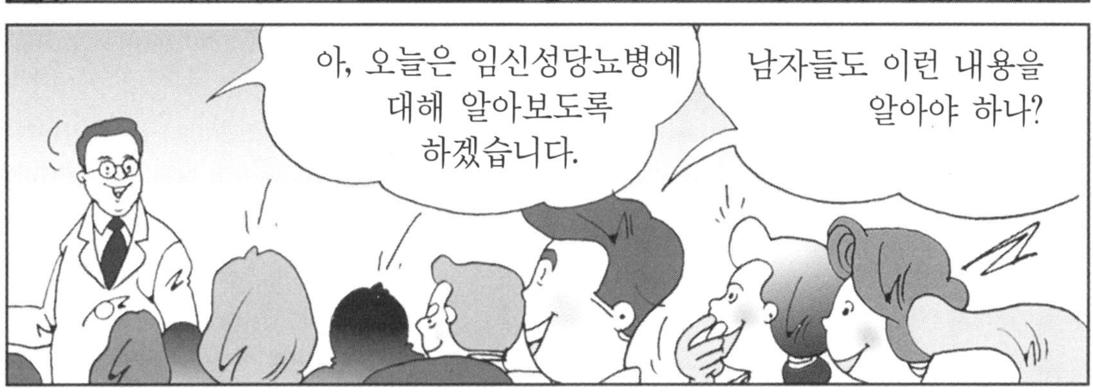

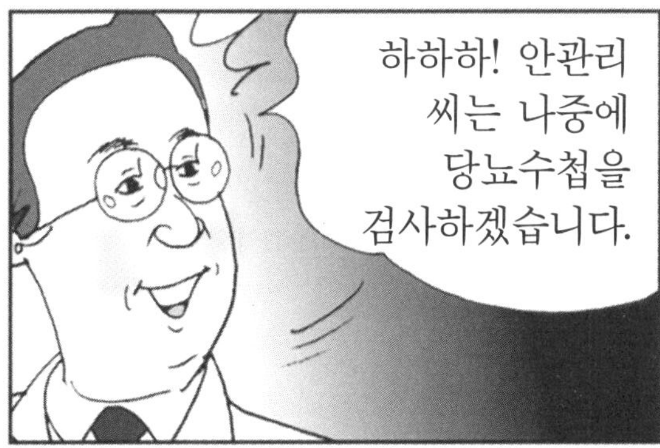

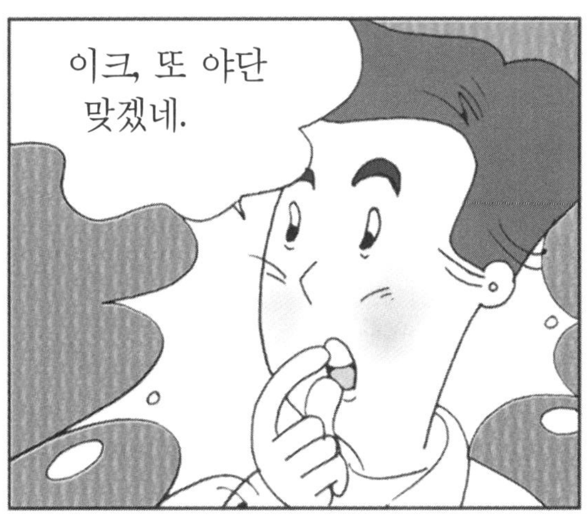

임신성당뇨병은 산모의 3~4%에서 발생하고 있습니다. 진단은 임신 24~28주 사이에 50g의 포도당을 복용하고 1시간 후 혈당검사를 하여 140mg/dl 이상이면, 당뇨병의 가능성을 생각하고 확진을 위하여 100g 경구당부하 검사를 시행해야 합니다.

검사는 포도당 100g을 복용 한 후 2시간, 3시간, 그리고 복용 전 측정이 다음과 같거나 그 이상이면 당뇨병으로 진단하게 됩니다.
공복, 1시간, 2시간, 3시간
105mg/dl
190mg/dl
165mg/dl
145mg/dl

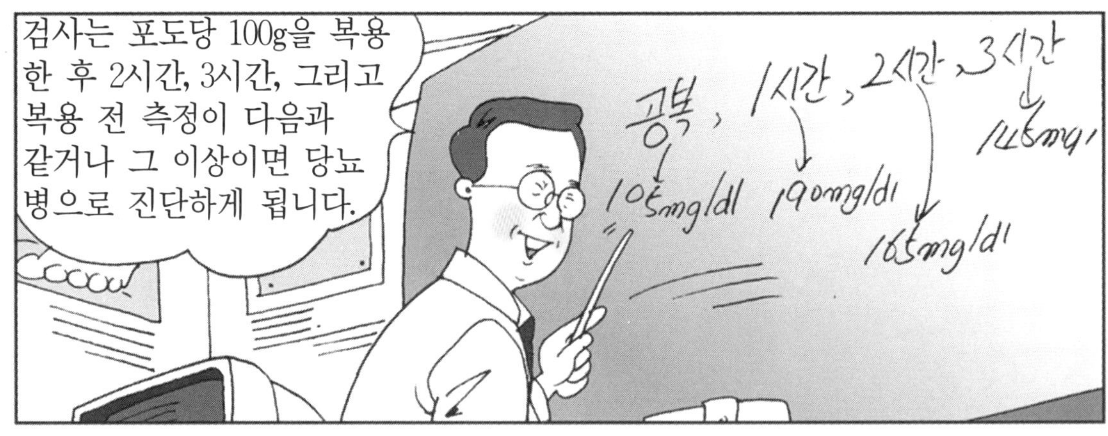

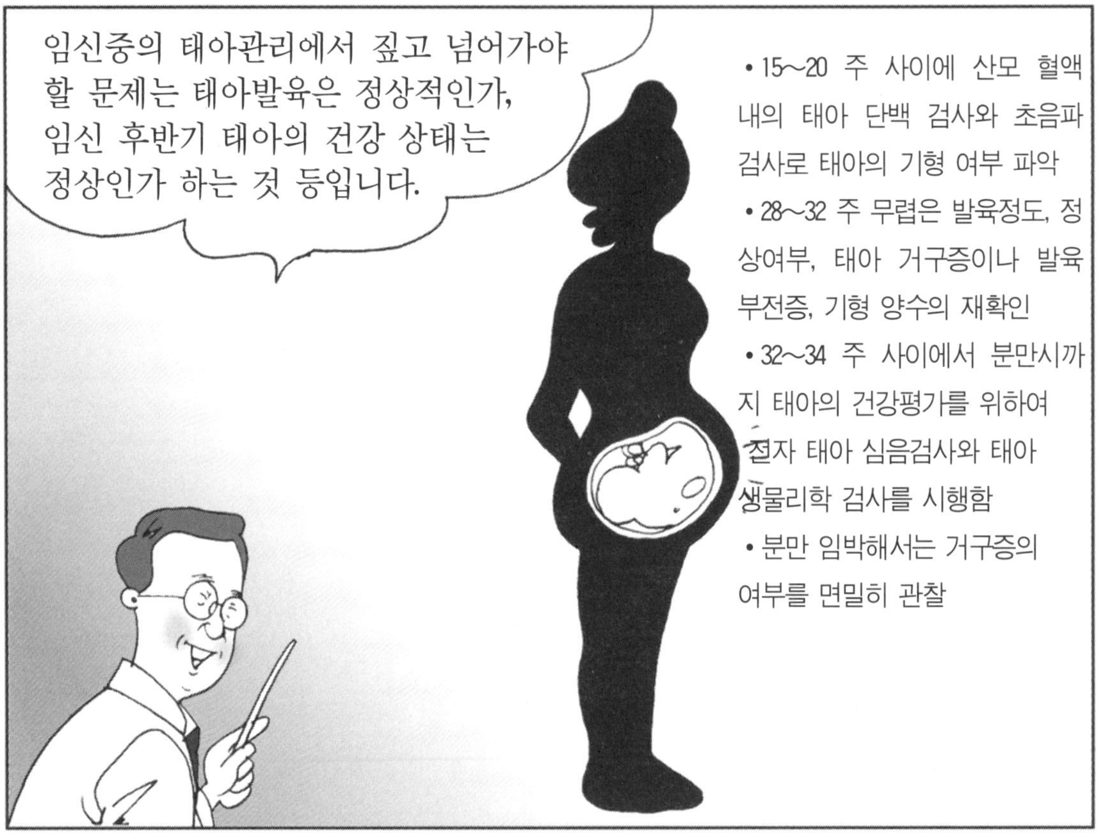

임신중의 태아관리에서 짚고 넘어가야 할 문제는 태아발육은 정상적인가, 임신 후반기 태아의 건강 상태는 정상인가 하는 것 등입니다.

- 15~20 주 사이에 산모 혈액내의 태아 단백 검사와 초음파 검사로 태아의 기형 여부 파악
- 28~32 주 무렵은 발육정도, 정상여부, 태아 거구증이나 발육부전증, 기형 양수의 재확인
- 32~34 주 사이에서 분만시까지 태아의 건강평가를 위하여 전자 태아 심음검사와 태아 생물리학 검사를 시행함
- 분만 임박해서는 거구증의 여부를 면밀히 관찰

임신중에 철저한 혈당조절이 안되면, 산모는 임신 중독증, 요로계 감염, 양수 과다증, 신장, 눈 및 신경계를 포함한 미세혈관의 합병증이 생길 수 있습니다.
또 신생아는 사망하거나 조산, 또는 거대아 출산, 고빌리루빈혈증, 호흡기질환, 기형아 발생이 우려됩니다.

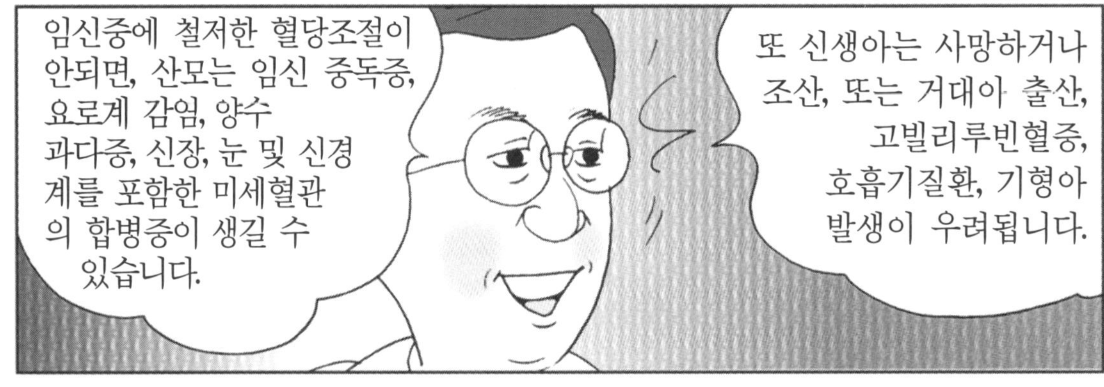

그러나 임신중에 혈당의 조절
이 잘 된 경우, 기형아나
조산, 사산의 가능성이
현저히 줄어들기 때문에
적극적인 혈당관리가
반드시 필요합니다.

그러면 임신시의 혈당
관리는 어떻게 해야
하나요?

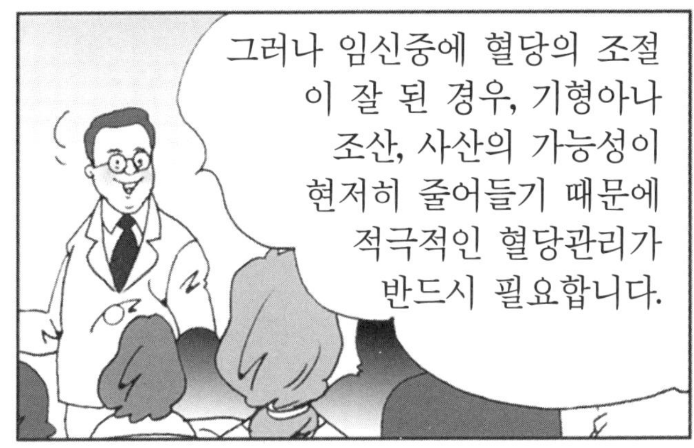

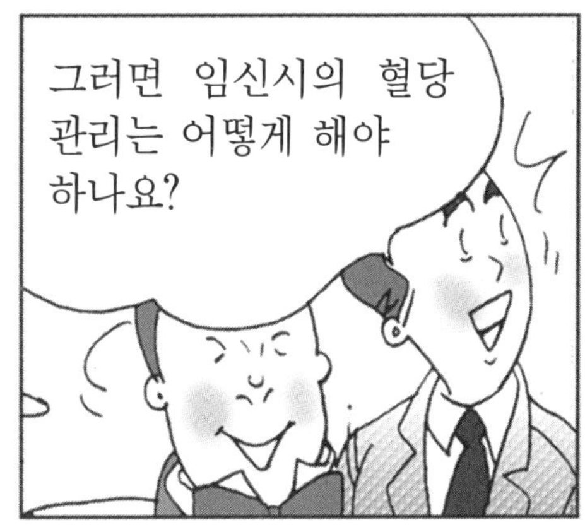

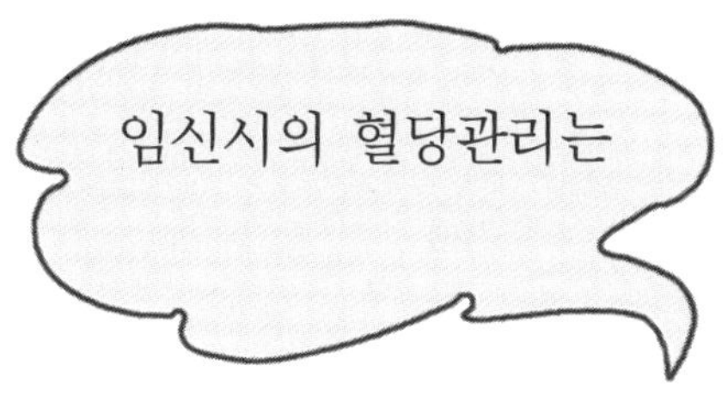

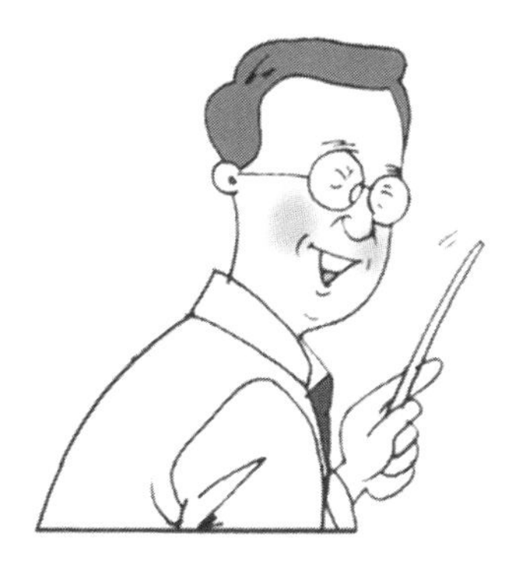

❶ 여러 가지 이유로 혈당의 조절이 잘 안될 가능성이 있기 때문에 여러 번의 혈당 검사가 필요합니다.

❷ 하루 열량 섭취를 2,200~2,500 kcal를 유지합니다.

❸ 규칙적인 운동이 필요합니다.

❹ 임신시에 혈당이 상승되는 경우가 많아 인슐린 치료가 요구됩니다.

❺ 이상의 방법으로 공복시에 80~110 mg/dl, 식후 2시간에 150~160 mg/dl의 혈당을 유지합니다.

분만 후에는 임신에
대한 스트레스가 없어져
당뇨병이 없어지게
됩니까?

임신성 당뇨병을 진단받은 경우,
임신 후에도 계속 당뇨병이 지속되는
경우가 많아 6~8주 후에 다시
검사를 받아 당뇨병이 있는
경우는 계속 치료를
해야 합니다.

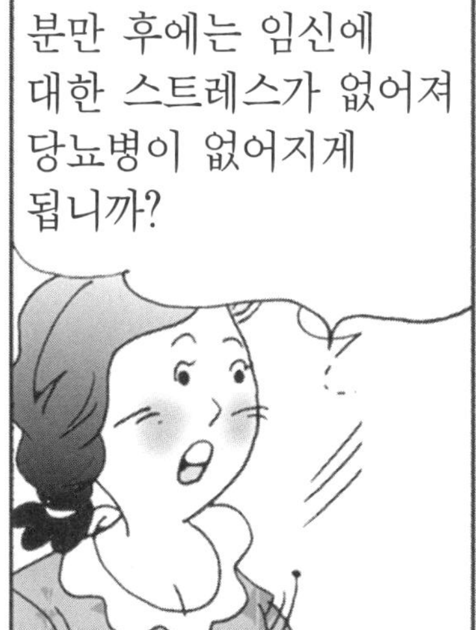

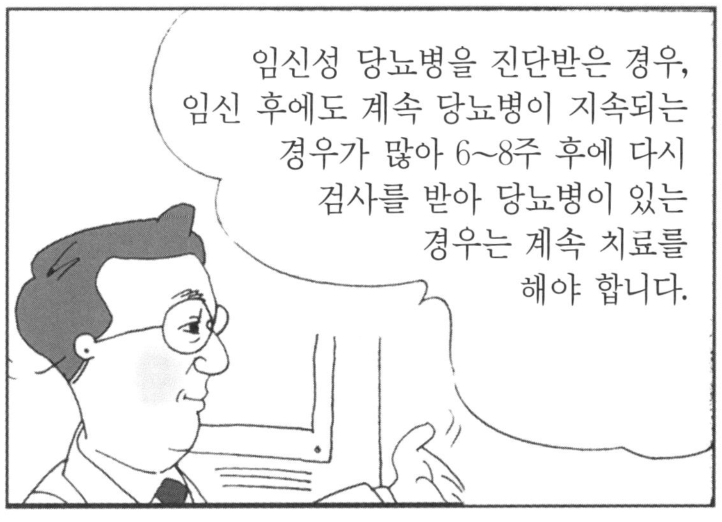

소아당뇨병

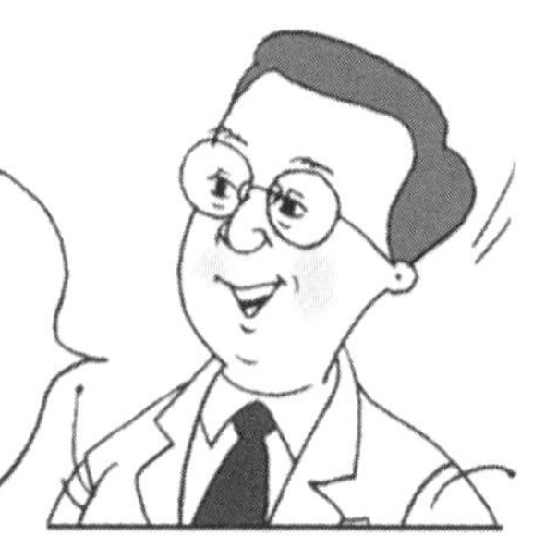
소아기때 발병하는 제1형
당뇨병은 인슐린 결핍이 특징이므로
인슐린을 공급해 줌으로써 대사
이상을 조절해 주어야
합니다.

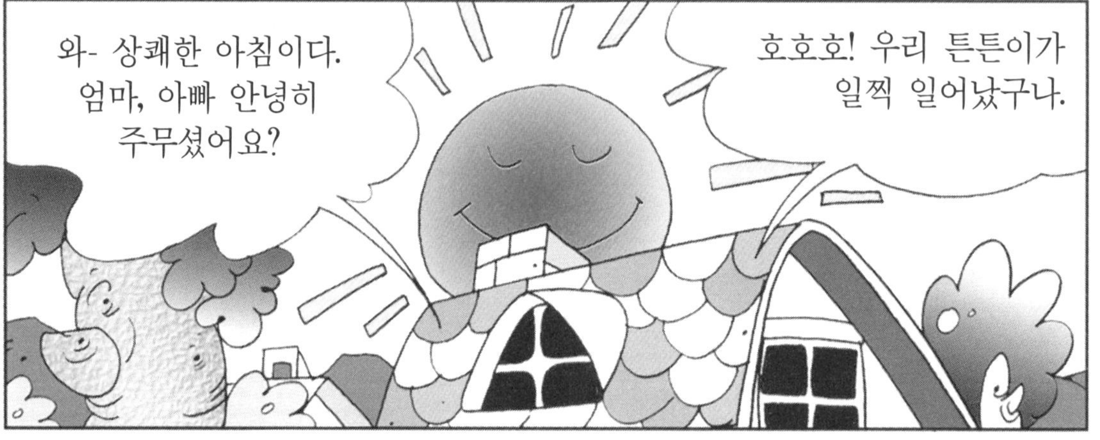
와- 상쾌한 아침이다.
엄마, 아빠 안녕히
주무셨어요?
호호호! 우리 튼튼이가
일찍 일어났구나.

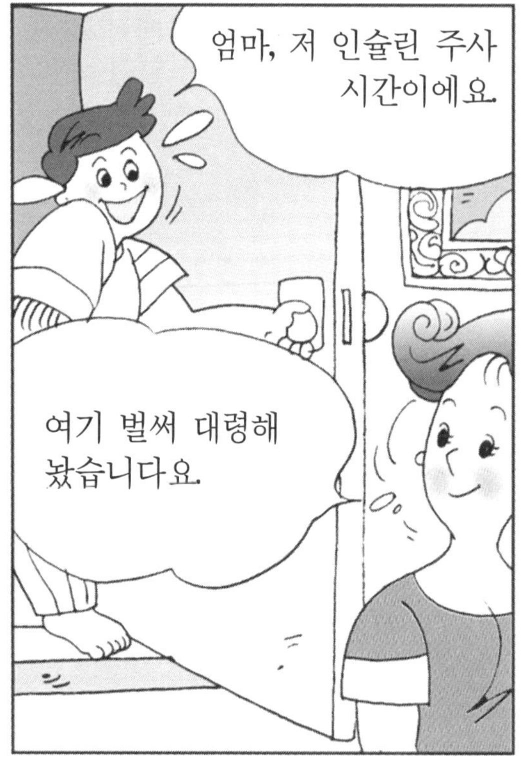
엄마, 저 인슐린 주사
시간이에요.
여기 벌써 대령해
놨습니다요.

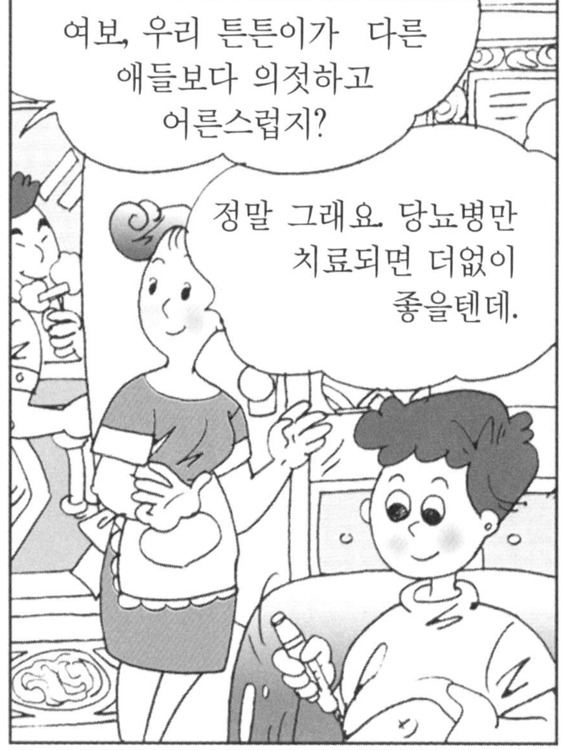
여보, 우리 튼튼이가 다른
애들보다 의젓하고
어른스럽지?
정말 그래요. 당뇨병만
치료되면 더없이
좋을텐데.

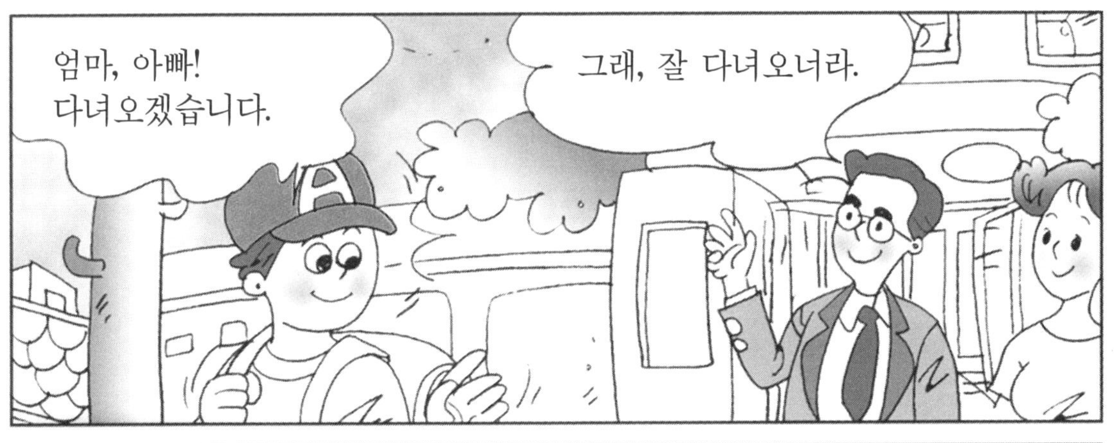
엄마, 아빠!
다녀오겠습니다.
그래, 잘 다녀오너라.

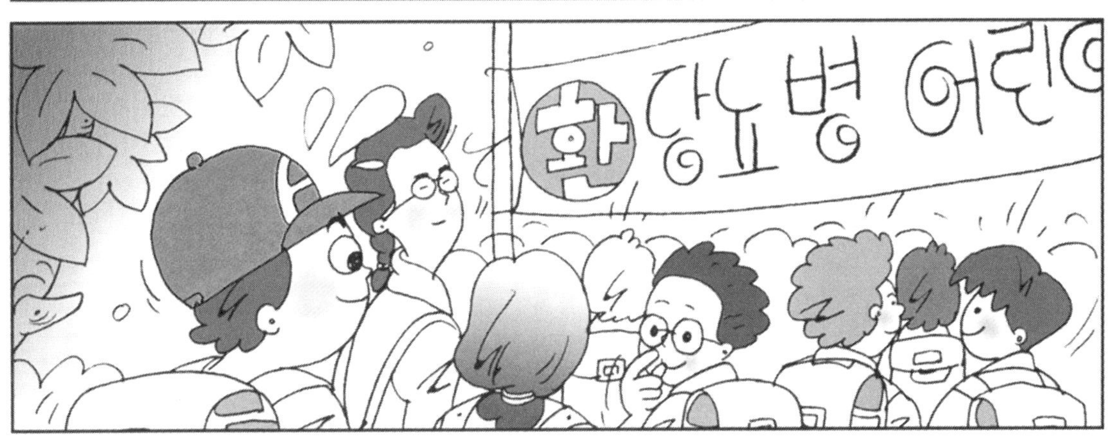
환 당뇨병 어린이

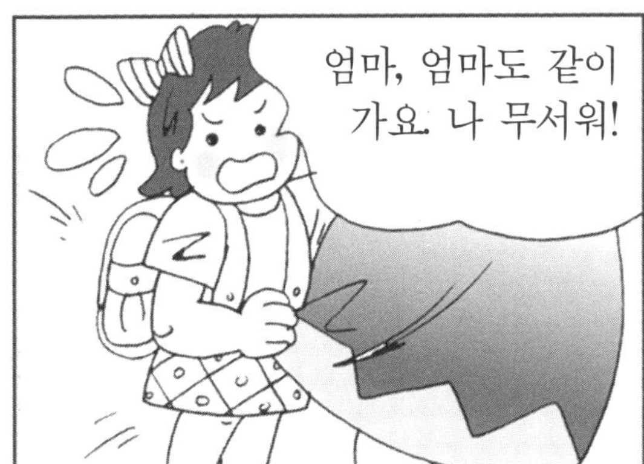
엄마, 엄마도 같이 가요. 나 무서워!

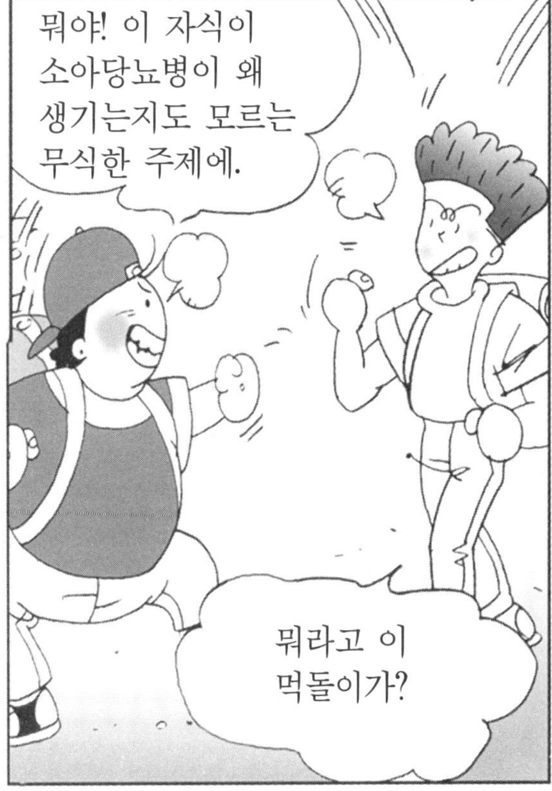
뭐야! 이 자식이 소아당뇨병이 왜 생기는지도 모르는 무식한 주제에.
뭐라고 이 먹돌이가?

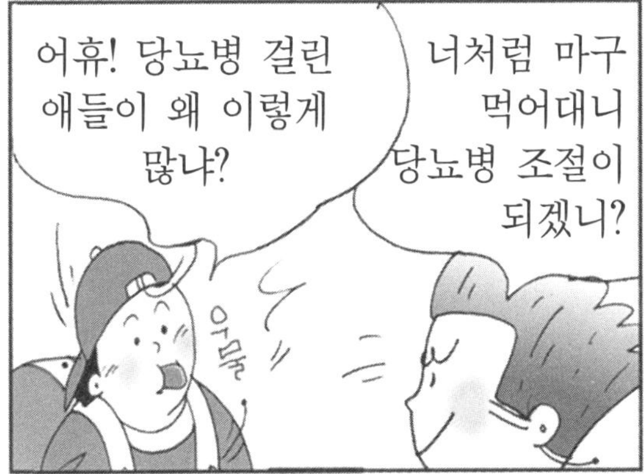
어휴! 당뇨병 걸린 애들이 왜 이렇게 많냐?
너처럼 마구 먹어대니 당뇨병 조절이 되겠니?
우물

어머나, 애들아
싸우지 마.

우리들은 서로
도와야 할
친구들이야!

야 예쁘다!

나는 김미소야! 이쪽은
강튼튼이고.
안녕! 반갑다.

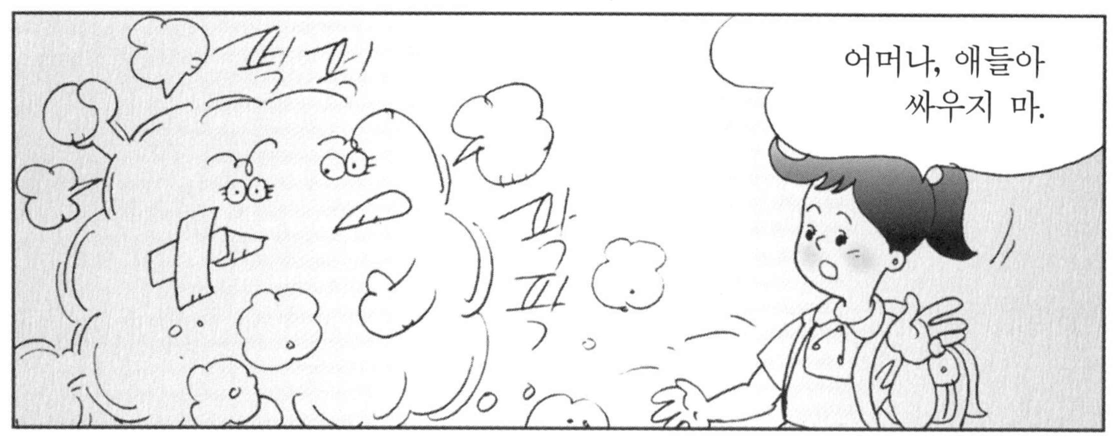

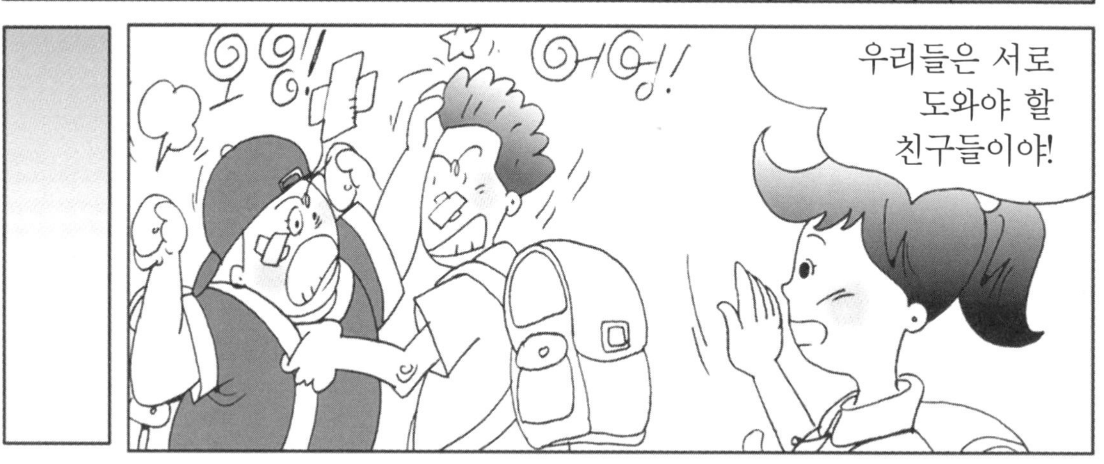

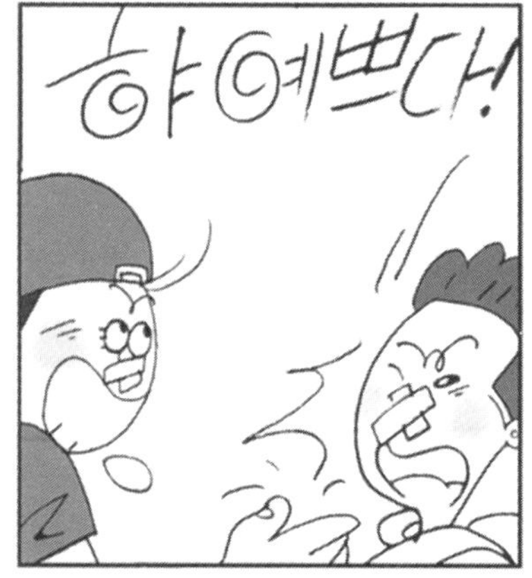

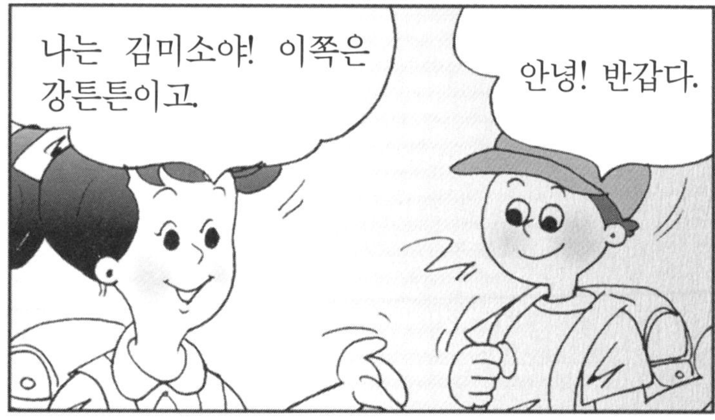

나는 보통 너희들과 비슷하게 먹었는데 어느 날 갑자기 혼수에 빠진거야. 소아형 당뇨병은 과식해서 생기는 것이 아니고 인슐린 분비 세포가 파괴되어 생기는 거야.

야, 너 되게 유식하다. 나는 당뇨병이 생긴 후부터는 매일 짜증만 나. 인슐린 주사 맞는 건 너무 무섭고 지겨워서 괜히 신경질을 낸거야 미안해.

우리도 처음엔 그랬어.

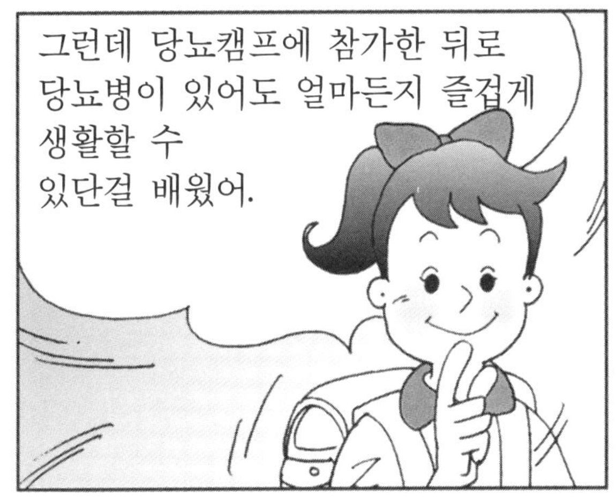
그런데 당뇨캠프에 참가한 뒤로 당뇨병이 있어도 얼마든지 즐겁게 생활할 수 있단걸 배웠어.

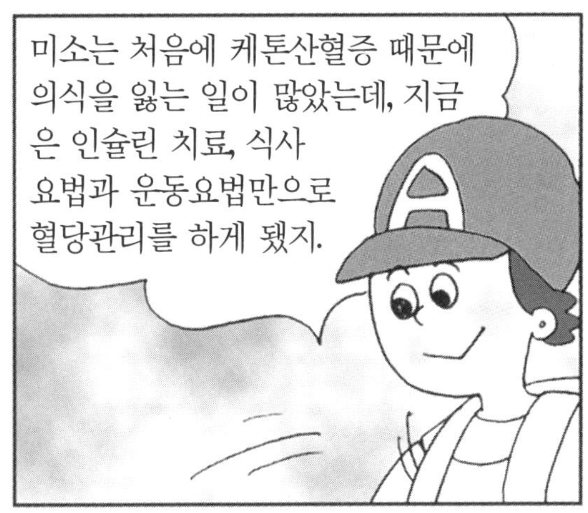
미소는 처음에 케톤산혈증 때문에 의식을 잃는 일이 많았는데, 지금은 인슐린 치료, 식사요법과 운동요법만으로 혈당관리를 하게 됐지.

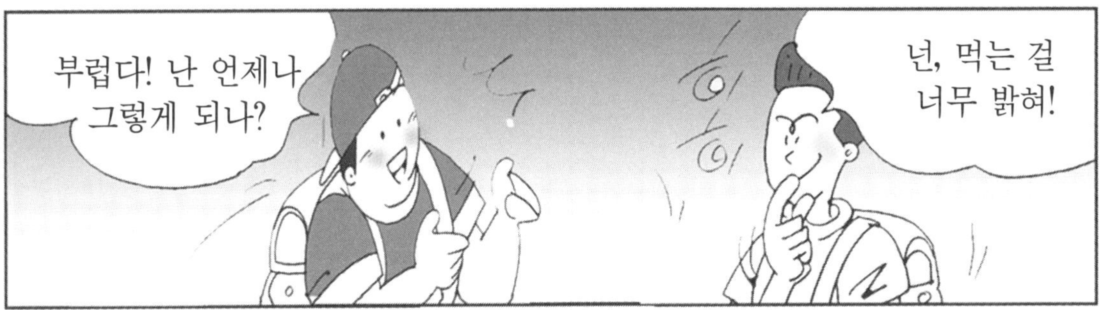
부럽다! 난 언제나 그렇게 되나?
넌, 먹는 걸 너무 밝혀!

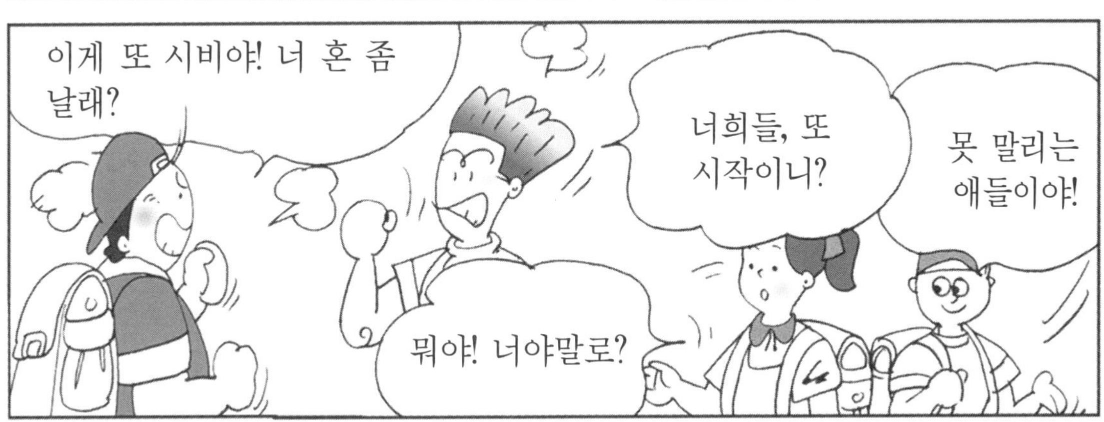
이게 또 시비야! 너 혼 좀 날래?
뭐야! 너야말로?
너희들, 또 시작이니?
못 말리는 애들이야!

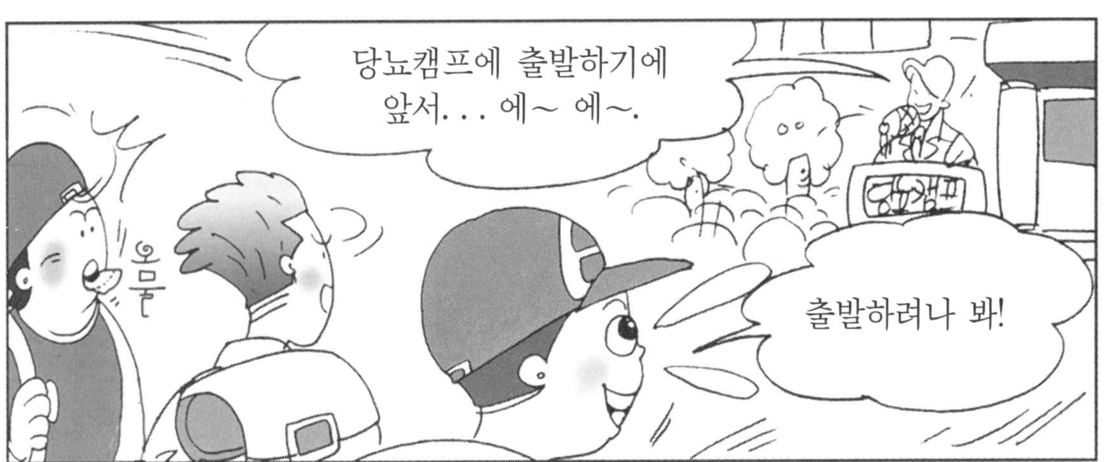
당뇨캠프에 출발하기에 앞서. . . 에~ 에~.
움찔
출발하려나 봐!
당뇨캠프

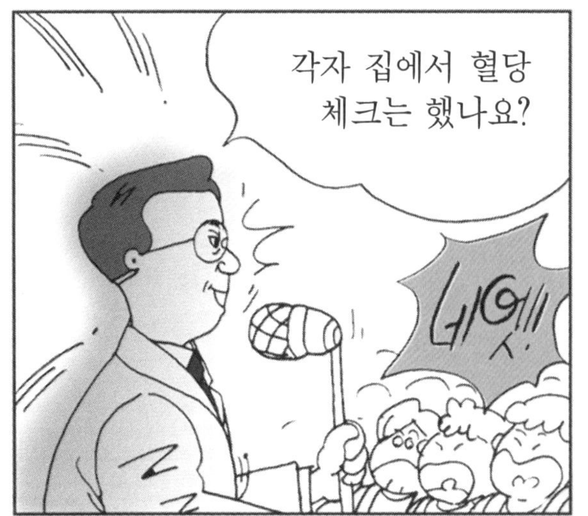
각자 집에서 혈당
체크는 했나요?
네엣!!

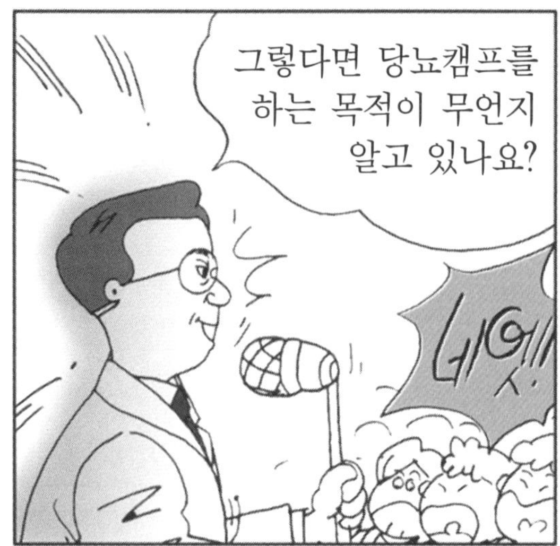
그렇다면 당뇨캠프를
하는 목적이 무언지
알고 있나요?
네엣!!

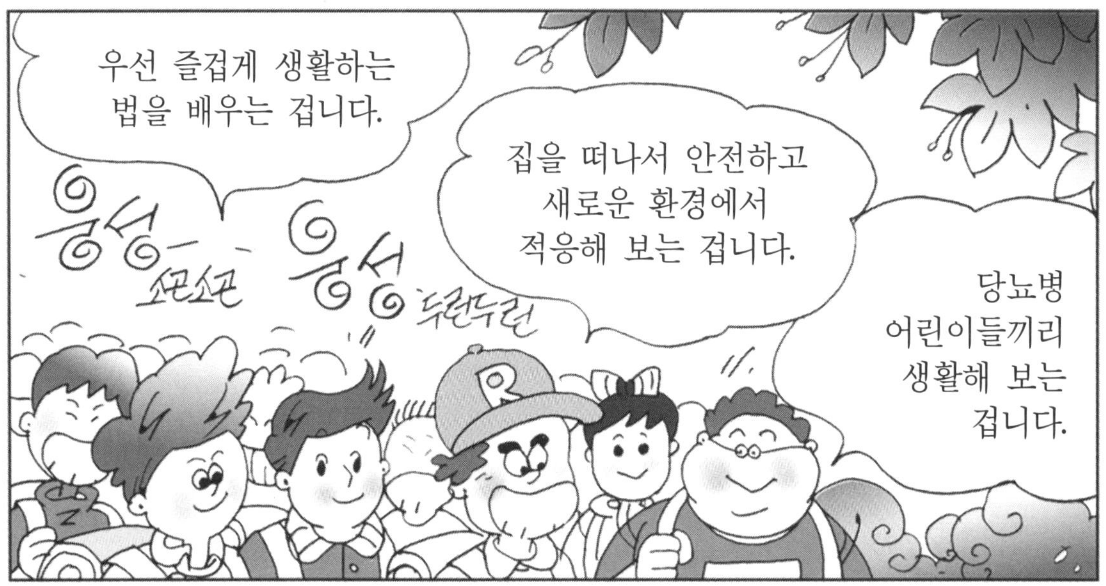
우선 즐겁게 생활하는
법을 배우는 겁니다.
웅성 소곤소곤 웅성 두런두런
집을 떠나서 안전하고
새로운 환경에서
적응해 보는 겁니다.
당뇨병
어린이들끼리
생활해 보는
겁니다.

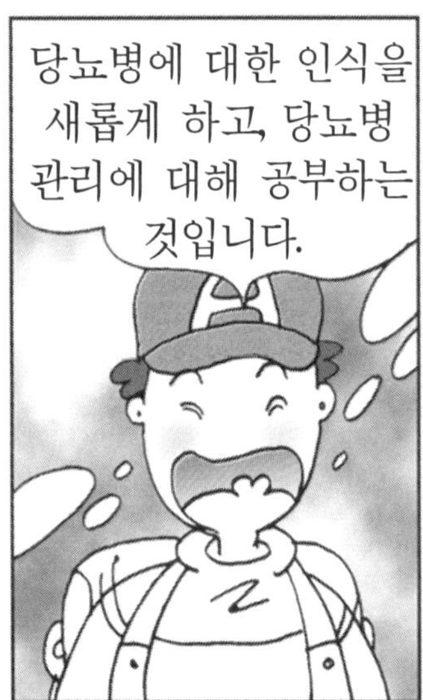
당뇨병에 대한 인식을
새롭게 하고, 당뇨병
관리에 대해 공부하는
것입니다.

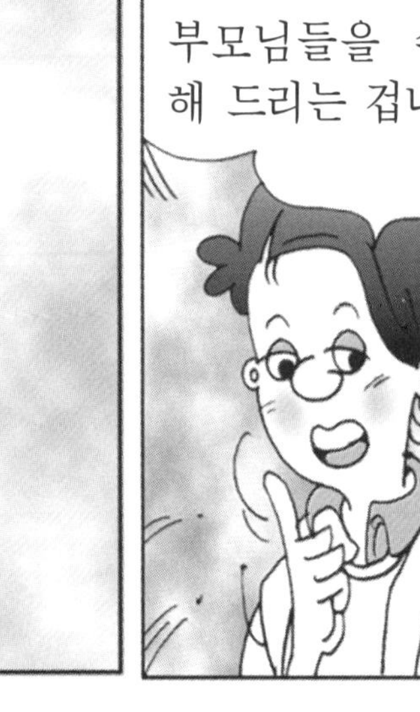
부모님들을 쉬게
해 드리는 겁니다.

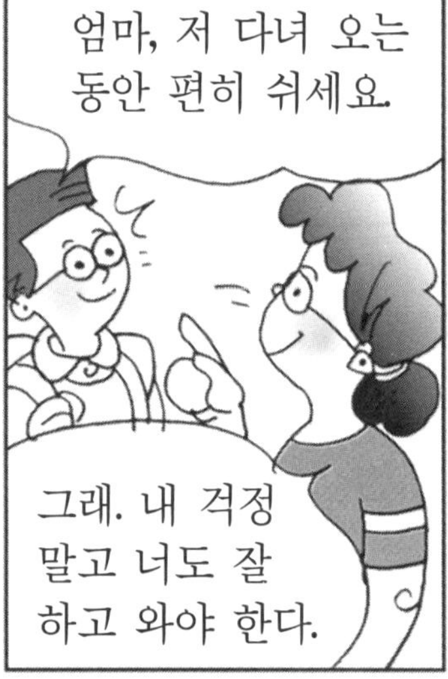
엄마, 저 다녀 오는
동안 편히 쉬세요.
그래. 내 걱정
말고 너도 잘
하고 와야 한다.

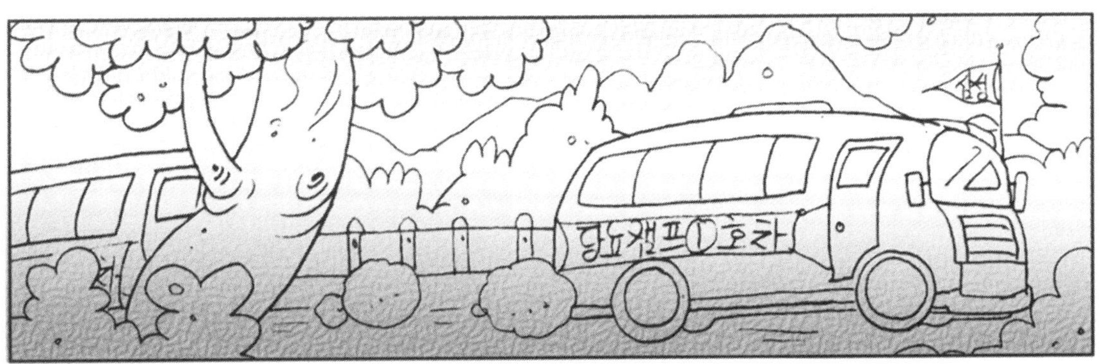
당뇨캠프①호차

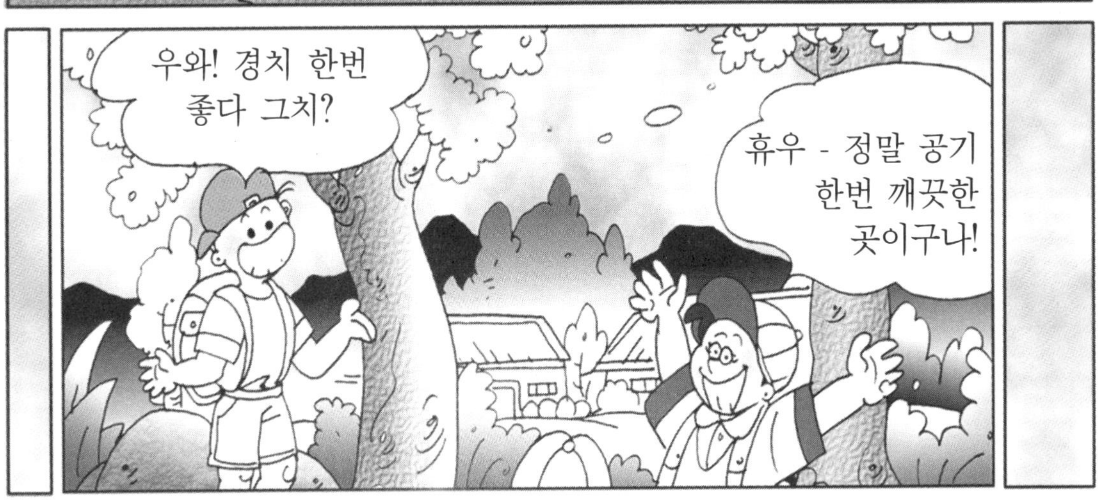
우와! 경치 한번
좋다 그치?
휴우 - 정말 공기
한번 깨끗한
곳이구나!

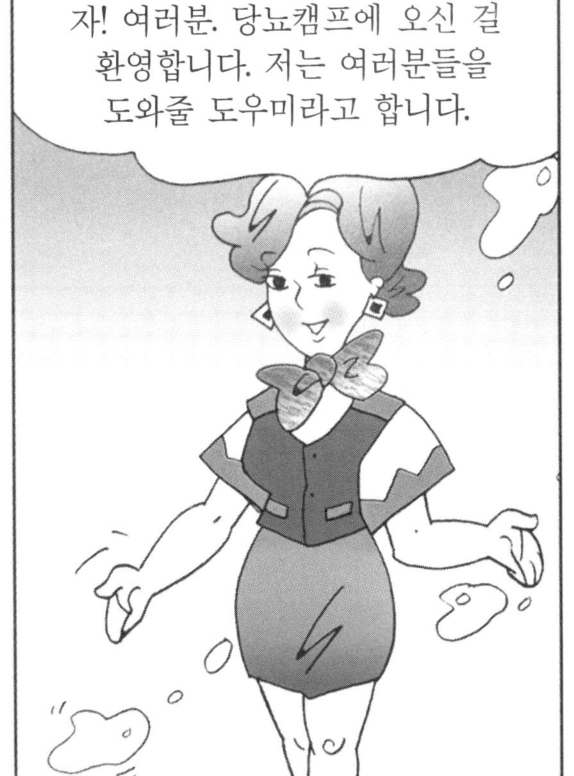
자! 여러분. 당뇨캠프에 오신 걸
환영합니다. 저는 여러분들을
도와줄 도우미라고 합니다.

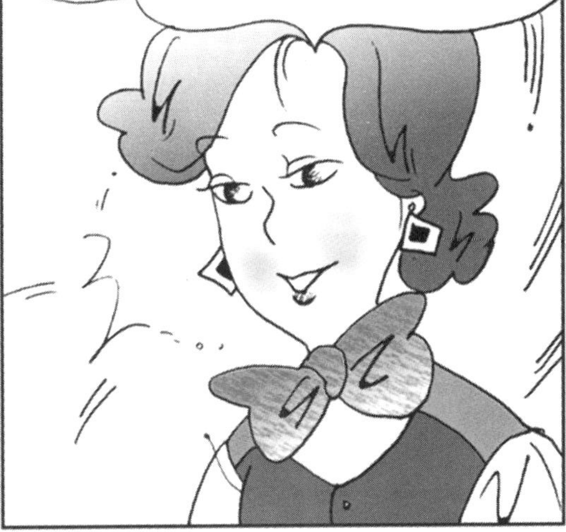
저희 당뇨 캠프팀은 당뇨병 전문
의, 간호사, 영양사, 약사, 사회복지
사와 운동처방사가 함께 생활하며,
분과 책임을 맡아서 여러분과
함께 생활하게 됩니다.

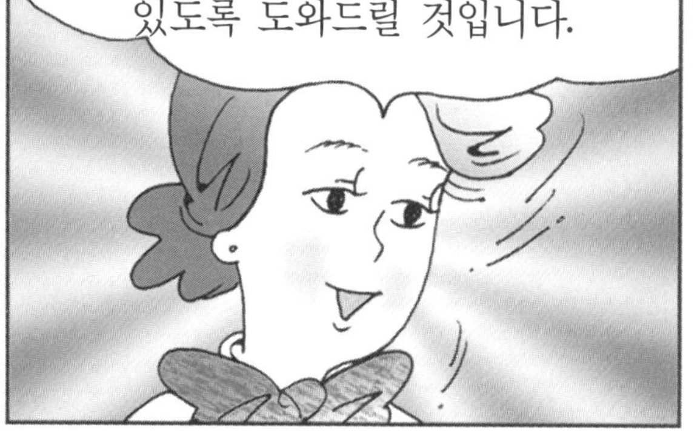
당뇨캠프의 프로그램은 교육과 상담 운동과 오락으로 이루어지며, 혈당과 요당측정, 인슐린주사법과 합병증 예방에 관해 교육하며, 사회복지분과에서는 개별, 집단 상담을 통해 여러분이 삶에 자신감을 갖고 즐겁게 생활할 수 있도록 도와드릴 것입니다.

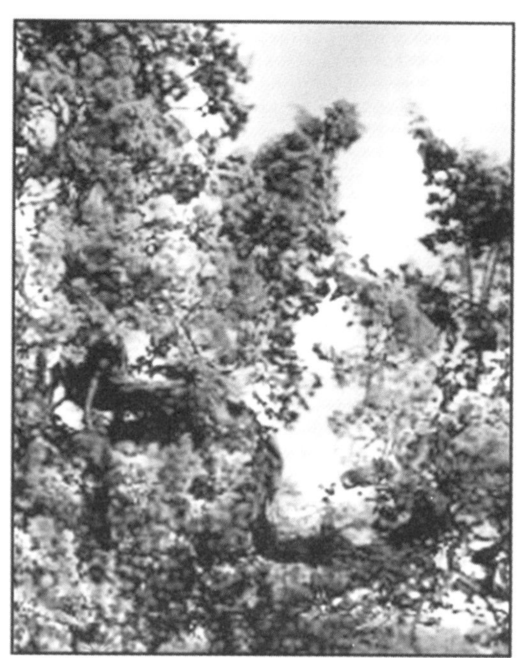

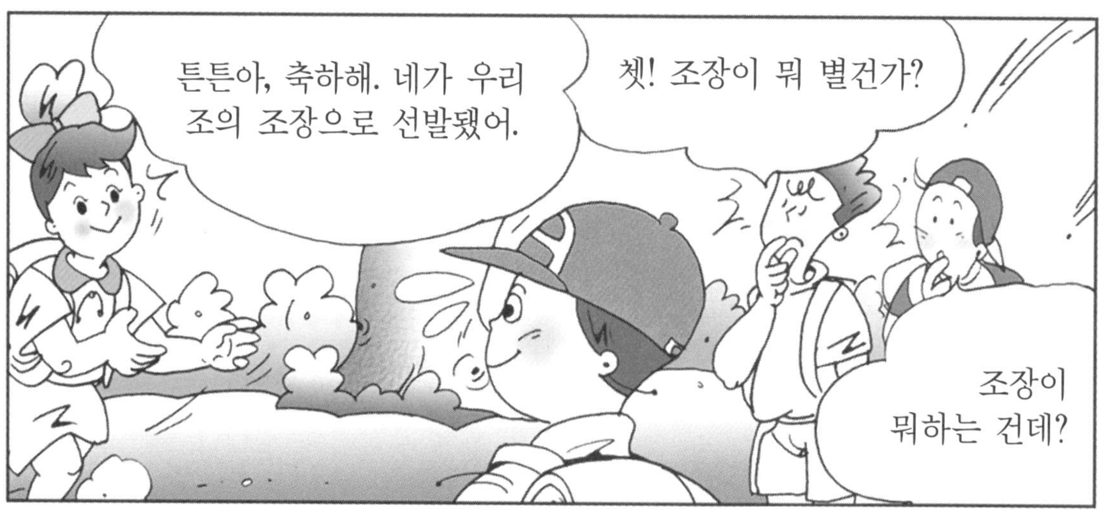
튼튼아, 축하해. 네가 우리 조의 조장으로 선발됐어.
쳇! 조장이 뭐 별건가?
조장이 뭐하는 건데?

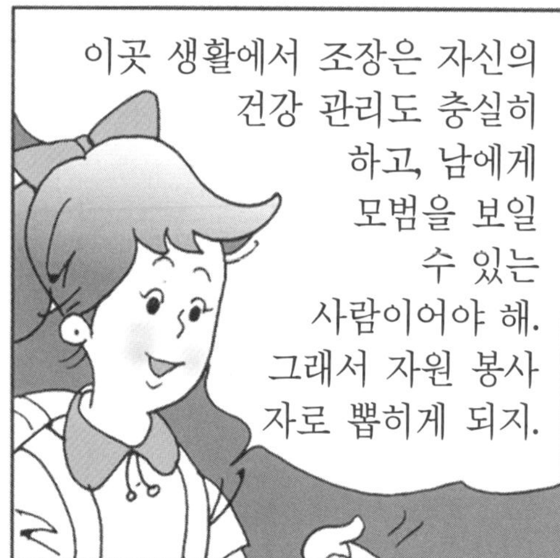
이곳 생활에서 조장은 자신의 건강 관리도 충실히 하고, 남에게 모범을 보일 수 있는 사람이어야 해. 그래서 자원 봉사자로 뽑히게 되지.

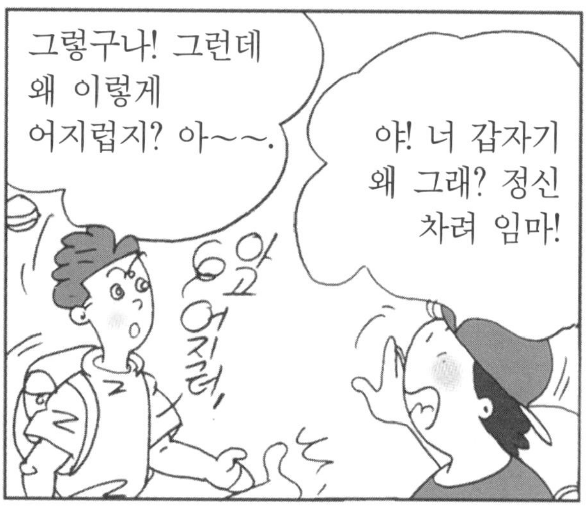
그렇구나! 그런데 왜 이렇게 어지럽지? 아~~.
야! 너 갑자기 왜 그래? 정신 차려 임마!
으악
어지러!

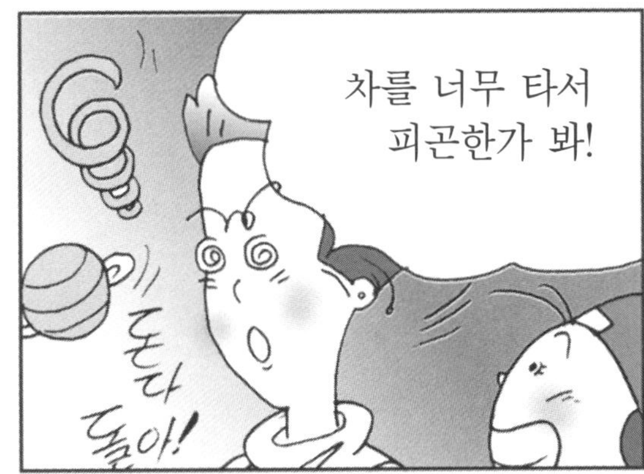
차를 너무 타서
피곤한가 봐!
돈다
돌아!

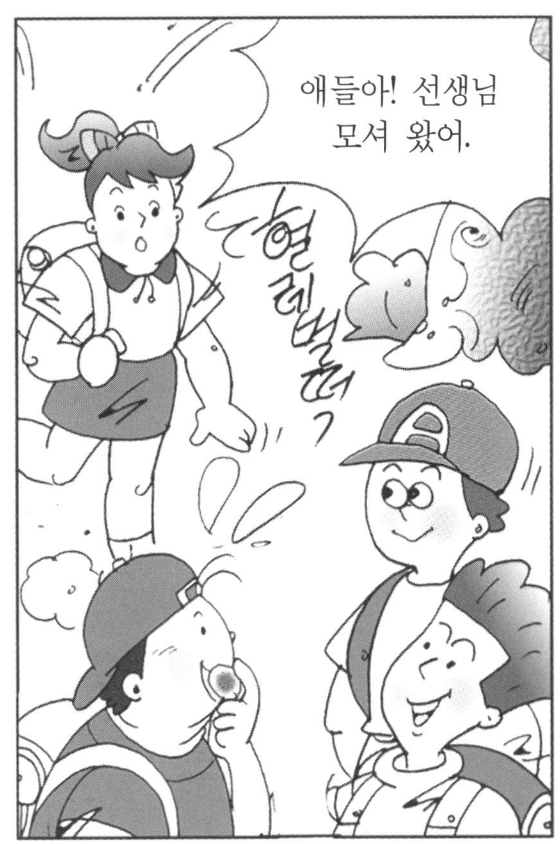
얘들아! 선생님
모셔 왔어.
헐레벌떡

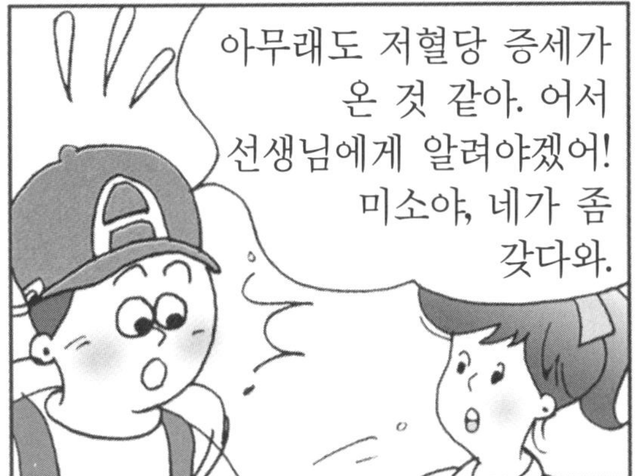
아무래도 저혈당 증세가
온 것 같아. 어서
선생님에게 알려야겠어!
미소야, 네가 좀
갖다와.

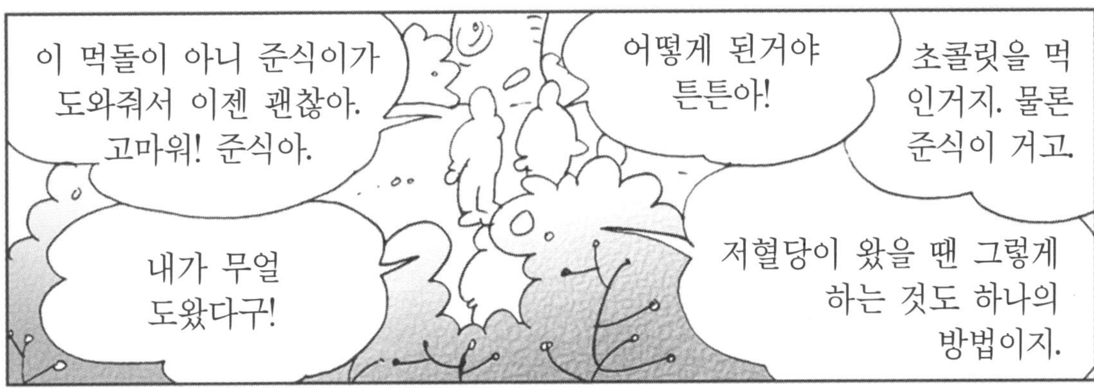
이 먹돌이 아니 준식이가
도와줘서 이젠 괜찮아.
고마워! 준식아.
내가 무얼
도왔다구!
어떻게 된거야
튼튼아!
초콜릿을 먹
인거지. 물론
준식이 거고.
저혈당이 왔을 땐 그렇게
하는 것도 하나의
방법이지.

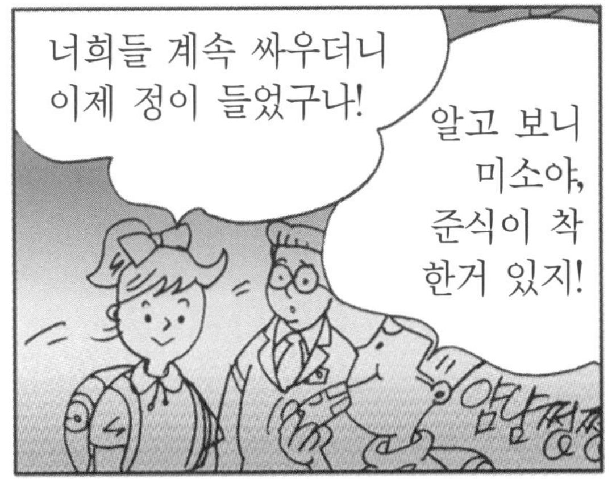
너희들 계속 싸우더니
이제 정이 들었구나!
알고 보니
미소야,
준식이 착
한거 있지!
얌냠쩝쩝

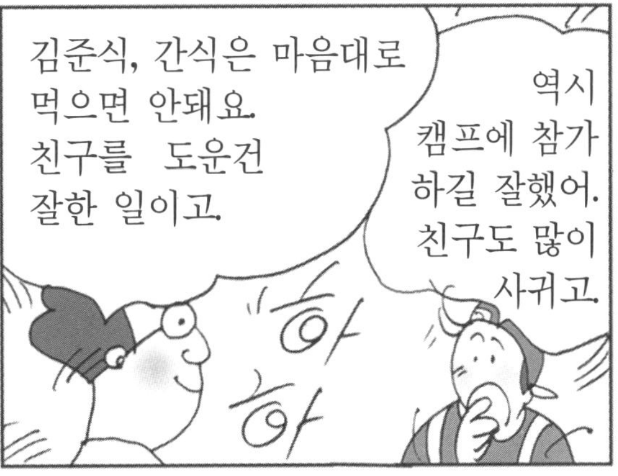
김준식, 간식은 마음대로
먹으면 안돼요.
친구를 도운건
잘한 일이고.
역시
캠프에 참가
하길 잘했어.
친구도 많이
사귀고.
하
하

당뇨병의 합병증

당뇨병이 왜
무서우며 꾸준히 치료해야 하는가는
우리 몸 구석구석 어디라도 생길 수
있는 합병증 때문입니다.

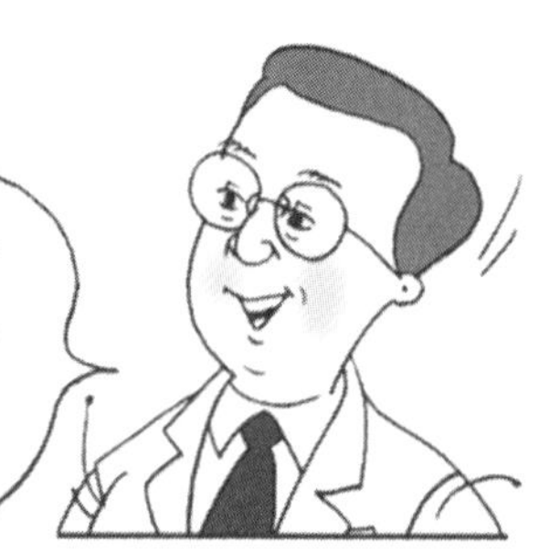

당뇨병의 합병증은 크게
급성합병증과 만성합병증으로
구분할 수 있습니다.
인슐린이 발견되기
이전에,

당뇨병 환자는 급성합병증인 케톤산혈증으로 사망하는 일이 많았으나 인슐린을 사용한 후로는 그보다는 만성합병증으로 사망하는 확률이 높아지고 있습니다.

급성합병증

- 저혈당증
- 당뇨병성 케톤산혈증
- 고삼투압성 비케톤성 혼수

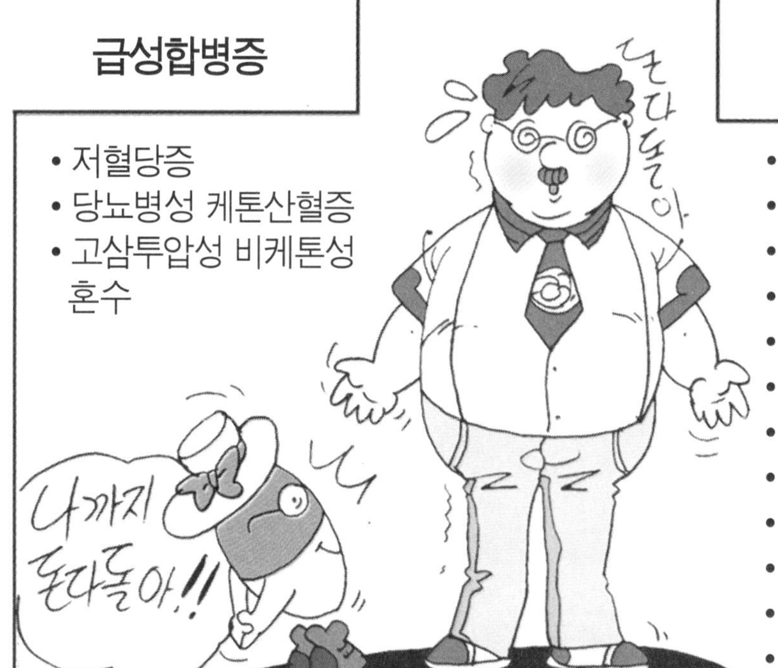

만성합병증

- 당뇨병성 신장질환
- 당뇨병성 눈질환
- 당뇨병성 신경질환
- 당뇨병성 위장질환
- 당뇨병성 배뇨장애
- 당뇨병성 성기능장애
- 당뇨병성 혈관질환
- 당뇨병성 심장질환
- 당뇨병성 치과질환
- 당뇨병성 감염질환
- 당뇨병성 족부병변
- 당뇨병성 피부질환

당뇨병으로 인한 합병증은 이렇게
다양합니다. 지금부터 합병증의 원인,
증상, 치료방법에 대해
알아보겠습니다.

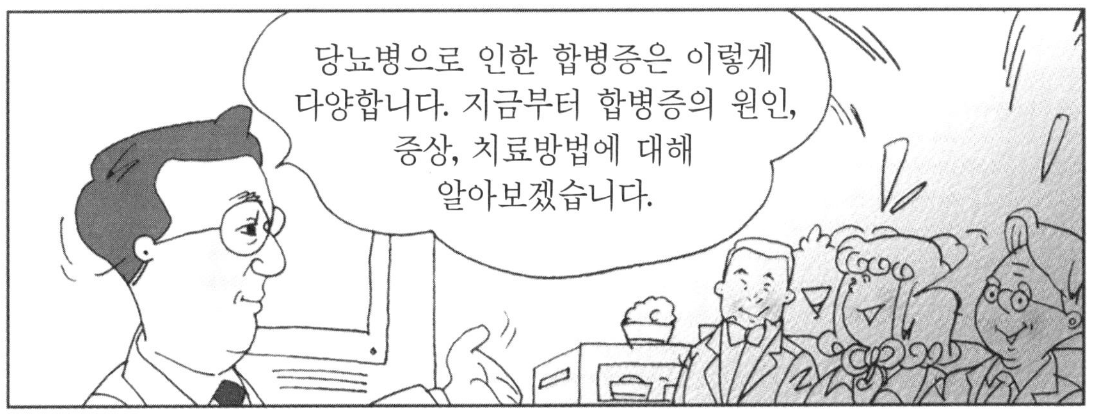

당뇨 병성 케톤 산혈증

원 인

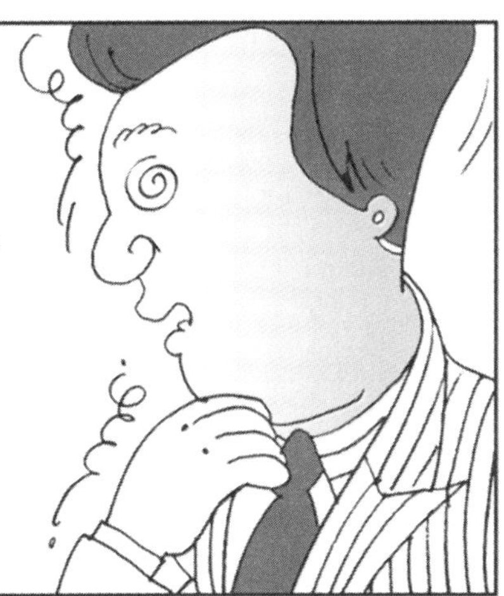

- 인슐린 중단
- 감기, 몸살, 구토 또는 설사로 인한 수분 부족
- 폐렴, 피부농양 등의 급성세균성 감염
- 급박한 상황에서 당뇨환자임을 모르는 상태에서 수술하는 경우

증 상

- 의식 혼탁
- 구토 및 복통
- 호흡 곤란
- 체온저하

치 료

- 병원으로 급히 이송
- 유발요인의 교정
- 인슐린 주사 치료
- 다량의 수분공급

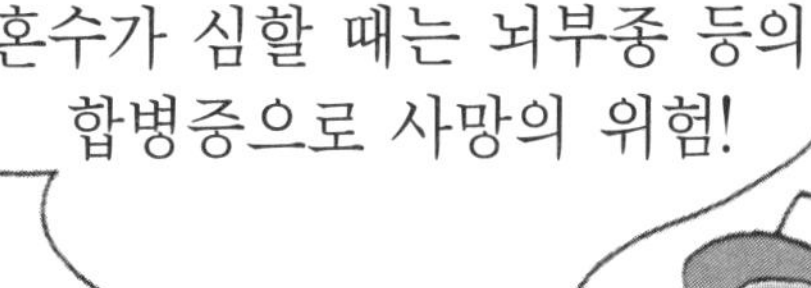

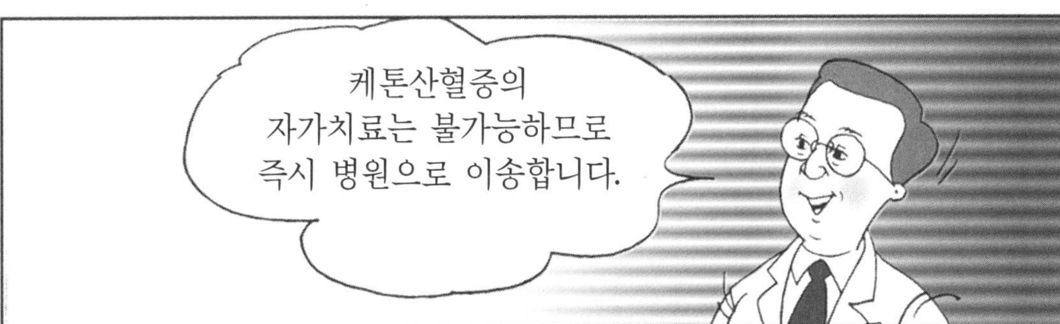

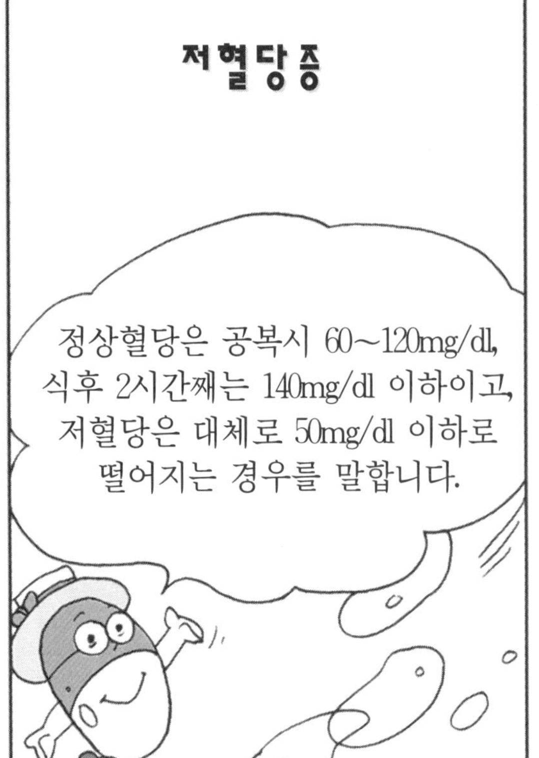

원 인

- 식사량과 식사시간의 불규칙
- 운동량의 과다
- 경구용 혈당강하제와 인슐린의 과량투여

술을 너무 마시거나
약물 복용으로도
저혈당 증세가
나타나죠!

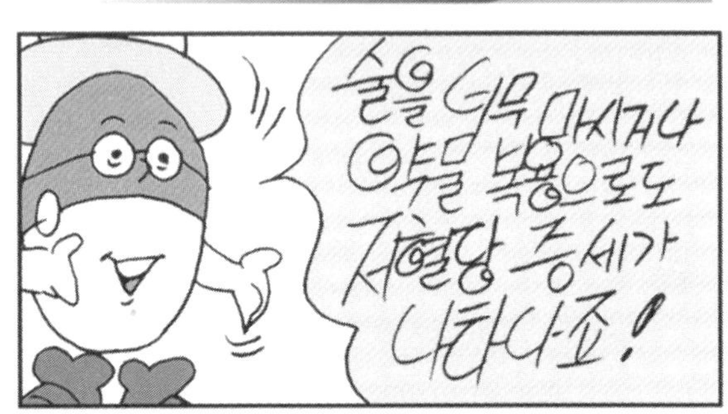

증 상

- 공복감
- 어지러움
- 빈맥
- 발한
- 두통
- 혼수

치 료

- 휴식과 간단한 음식섭취
- 유발요인의 조정
- 약 15~20g 의 당질섭취 (사탕, 주스, 우유)
- 글루카곤 주사

아고! 배
고파!
쪼로록!
꼬로록.

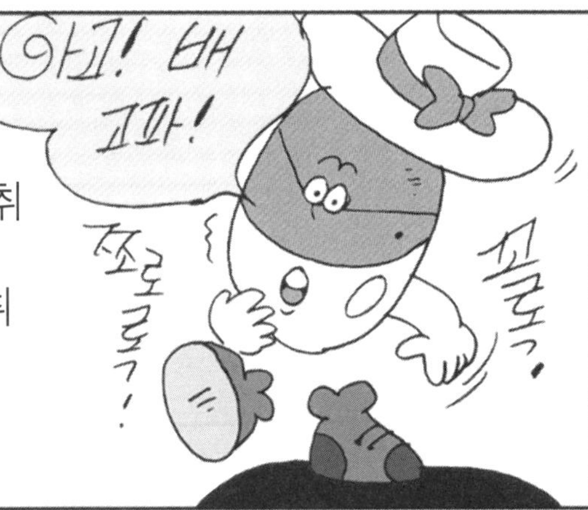

의식불명일 때 음식물을 먹이려 하면 기도내로 음식물이 들어가 막힐 위험이 있으므로 즉시 병원으로 옮겨야 합니다.

저혈당이 반복하는 경우 원인을 찾아
교정하는 것이 중요합니다. 식사, 운동,
약물치료의 균형유지, 저혈당 발생에
대비하여 비상용 당질 음식을 휴대하고,
당뇨환자임을 알리는 인식표를 항상
휴대하고 있어야 합니다.

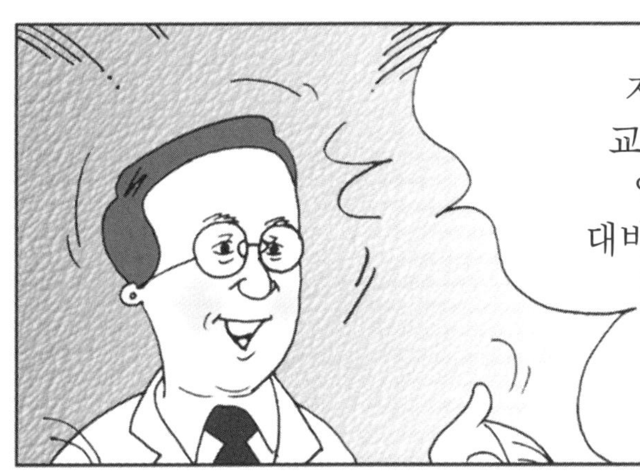

고삼투압성 비케톤성 혼수

원 인

인슐린 저항성 때문에 제대로 작용을 못하는 제2형 당뇨병에서 다음의 경우에 발생

❶ 나이가 많은 경우 ❷ 당뇨병 경력이 없거나 경구용 혈당강하제, 소량의 인슐린 치료를 받은 가벼운 당뇨를 가진 경우 ❸ 뇌졸중 신기능부전 등 동반 질환을 가진 경우

증 상

- 다뇨와 탈수
- 구토, 설사, 위장장애
- 혼수

치 료

- 유발요인 제거
- 수분공급
- 염분과 충분한 수분공급

중추신경계 증상, 심한 탈수,
신기능장애가 동반되어 높은 사망률을
보임. 검사를 자주하여 혈당이
높으면 즉시 병원으로 이송합니다.

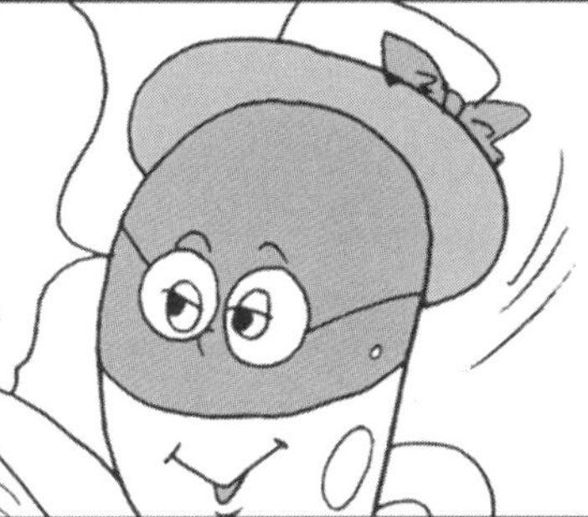

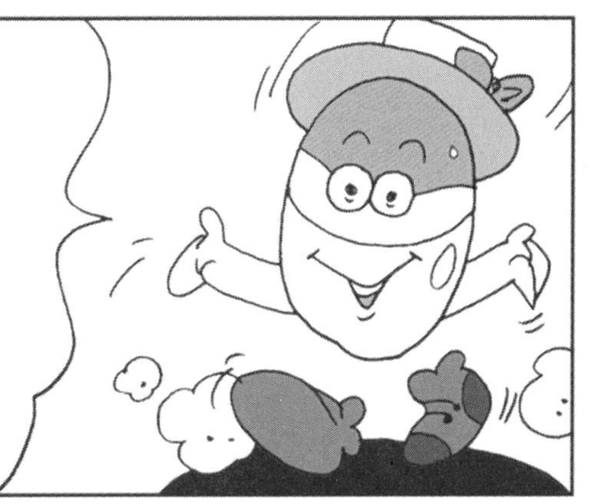

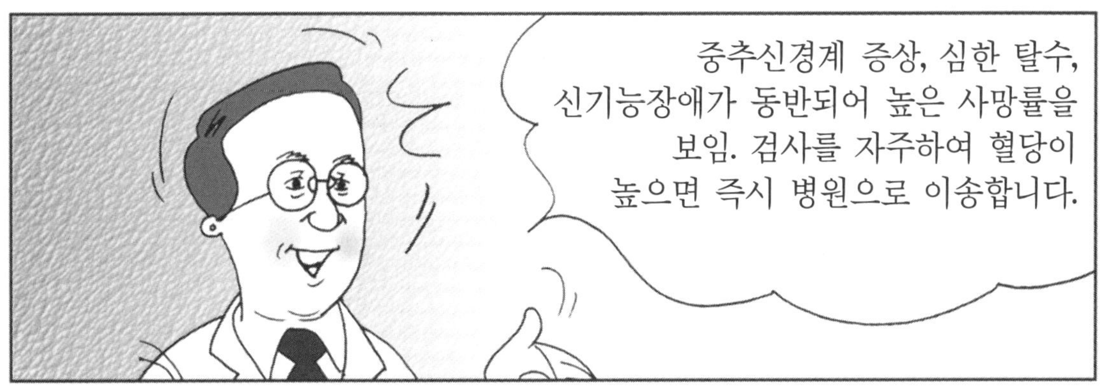

당뇨 병성 신장합병증

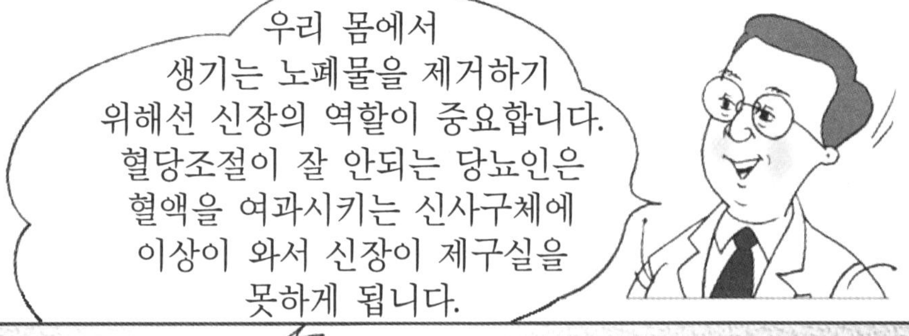

우리 몸에서
생기는 노폐물을 제거하기
위해선 신장의 역할이 중요합니다.
혈당조절이 잘 안되는 당뇨인은
혈액을 여과시키는 신사구체에
이상이 와서 신장이 제구실을
못하게 됩니다.

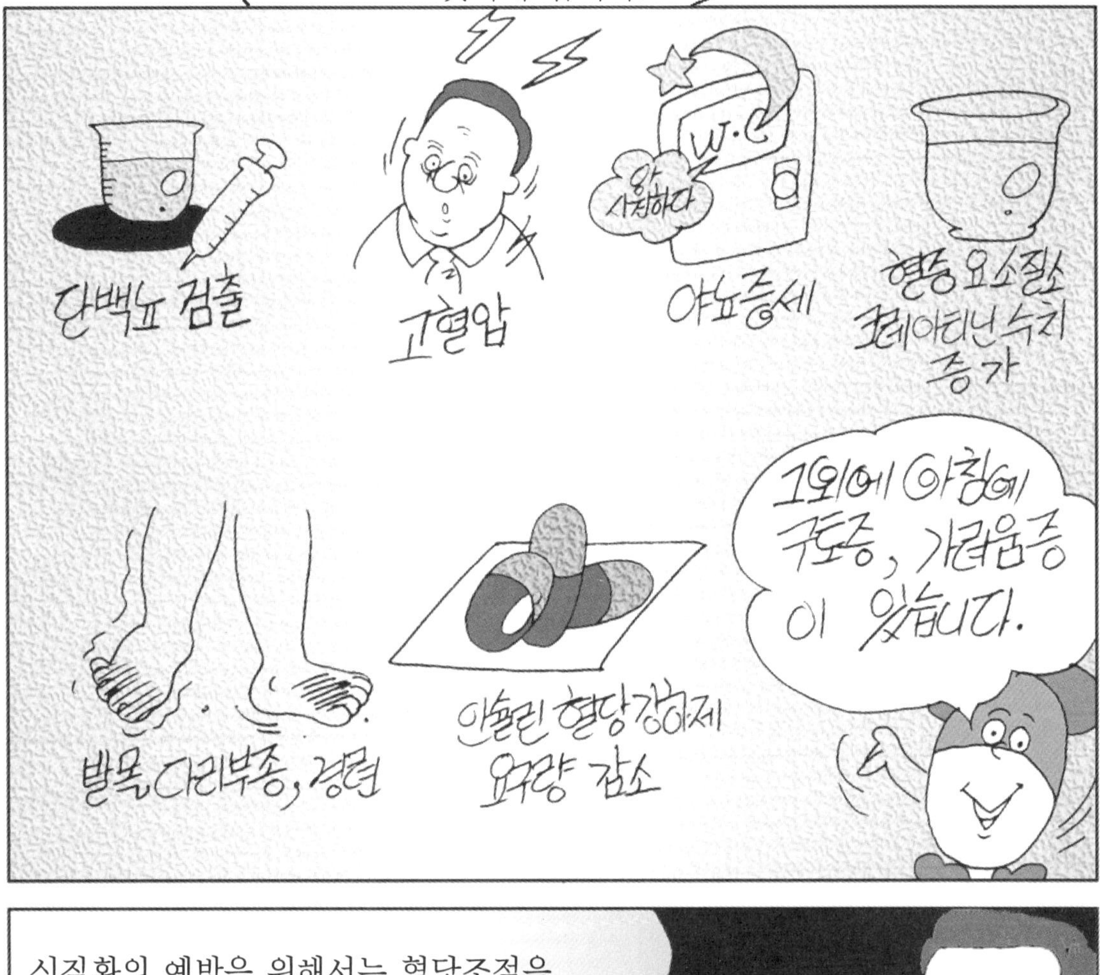

단백뇨 검출

고혈압

W·C

앗 시원하다

야뇨증세

혈중 요소질소
크레아티닌 수치
증가

그외에 아침에
구토증, 가려움증
이 있습니다.

발목, 다리부종, 경련

인슐린 혈당강하제
요구량 감소

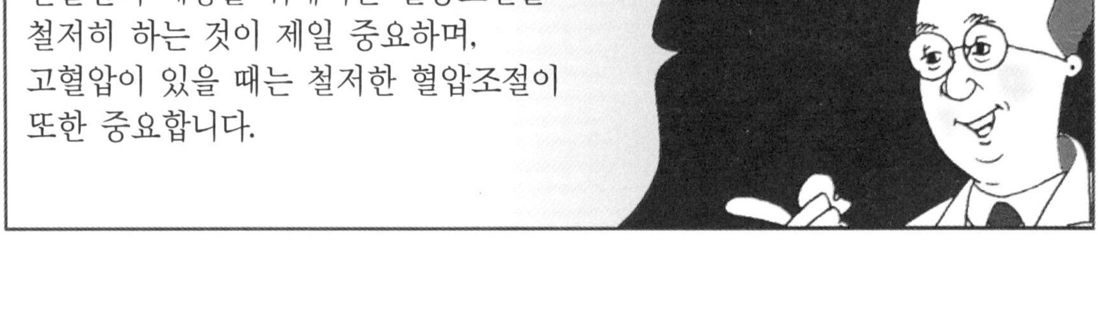

신질환의 예방을 위해서는 혈당조절을
철저히 하는 것이 제일 중요하며,
고혈압이 있을 때는 철저한 혈압조절이
또한 중요합니다.

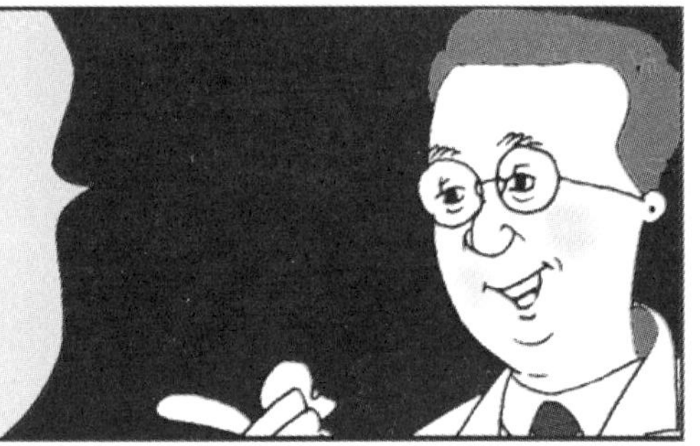

말기신부전증의 치료

신장의 기능이 정상의 10% 이하로 떨어진 경우 혈액투석, 복막투석, 신장이식 등의 치료방법이 있습니다.

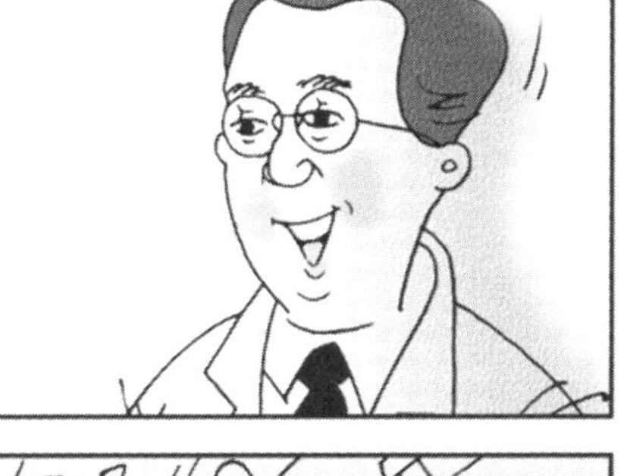

몸 속의 노폐물을 걸러 혈액을 깨끗하게 해주는 혈액투석은 보통 일주일에 3회 정도 매회 4~5시간 소요되며, 이 치료를 위해서 팔에 있는 동맥과 정맥을 연결하는 수술을 받아야 합니다.

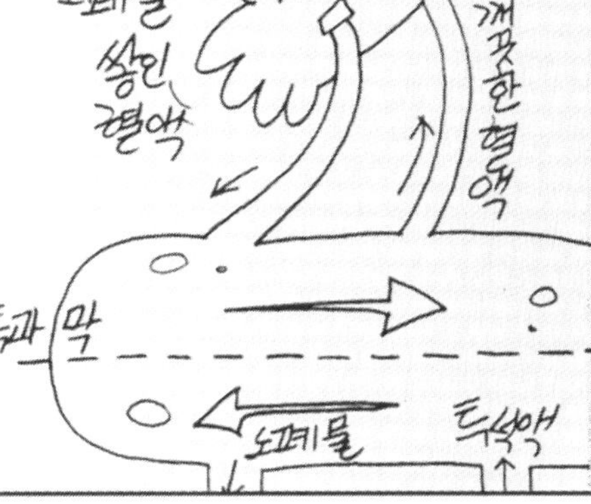

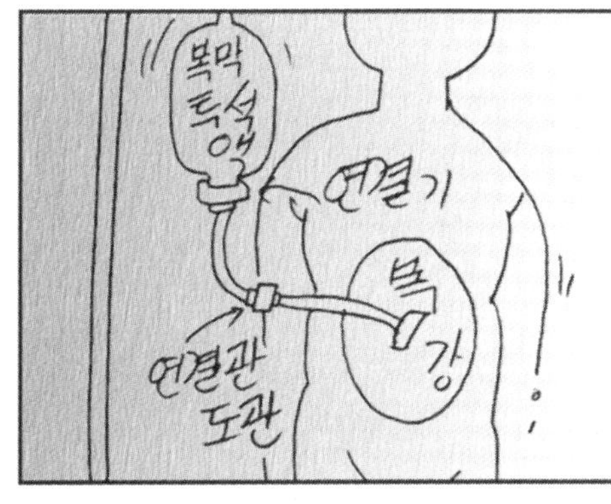

복막은 혈액을 여과해서 복강액을 만들고 복강액은 신성한 투석액을 교환해 줍니다. 이 과정에서 보통 하루에 3~4번 혹은 밤을 이용해 시행됩니다. 이 치료를 받기 위해서는 도관(카데터)이라는 플라스틱 관을 복부 안에 넣어 통로를 만드는 수술을 해야 합니다.

복막과 혈액투석 이외에도 말기신부전증 환자의 치료에는 신장이식 수술방법이 있습니다.

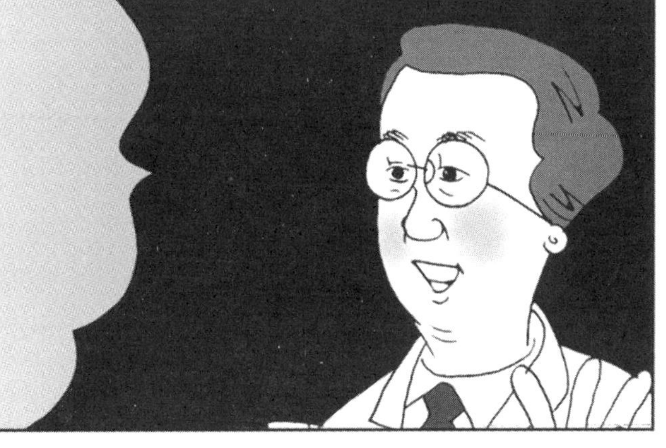

당뇨병성 눈 합병증

눈합병증의 종류

1) 망막증
2) 수정체의 변화
3) 홍체의 변화
4) 외안근마비

당뇨병성 망막증

- 당뇨발병 기간이 길수록 잘 생김
- 서서히 진행된다
- 실명의 원인
- 초기부터 혈당조절을 잘 하면 병의 진행을 예방할 수 있습니다.

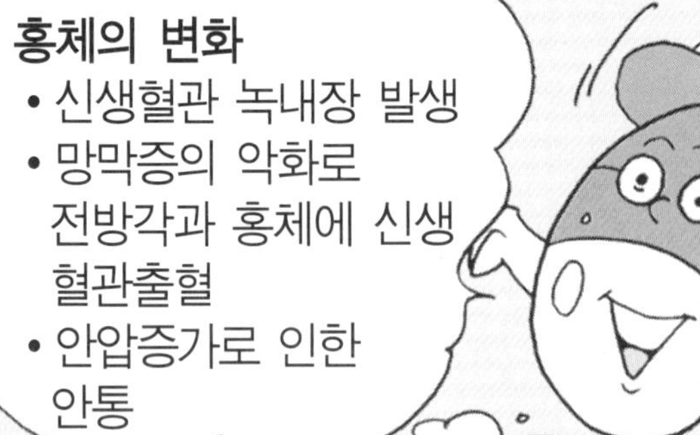

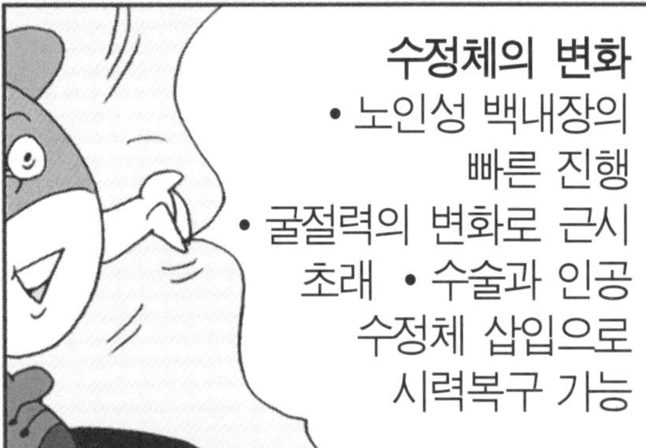

외안근 마비
• 눈을 움직이는 근육이 마비되어 물체가 두 개로 보인다.
• 당뇨조절로 원상회복됨
물체가
둘로
보이네

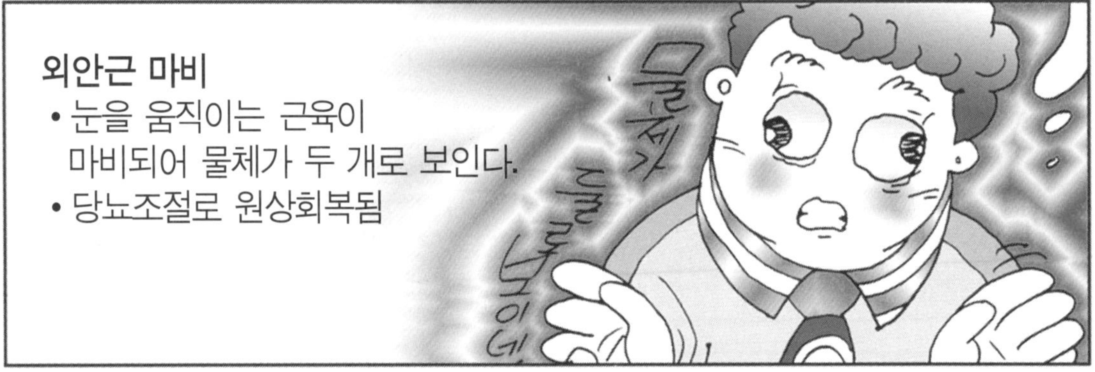

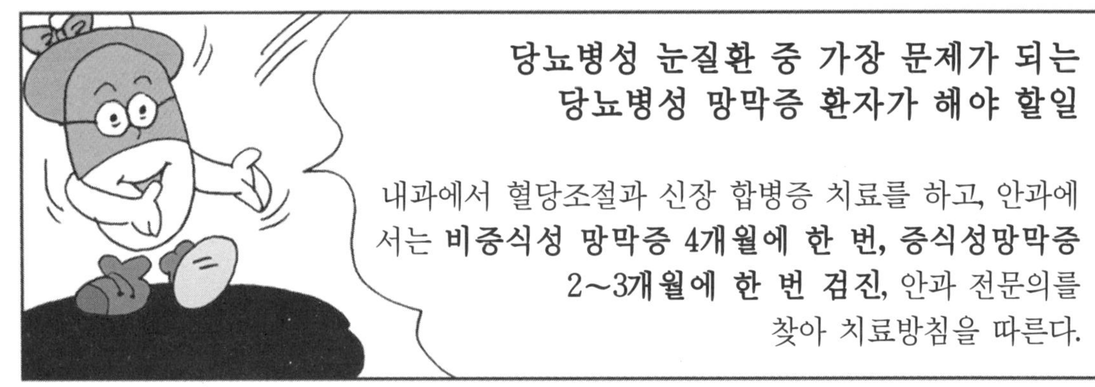

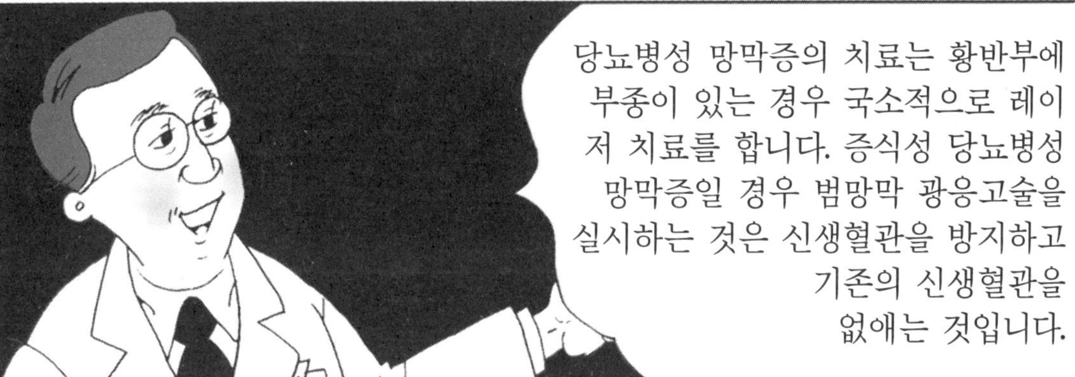

가능한 한 적기에 레이저 치료를 하여 시력을 보존하는 것이 좋습니다. 초자체 출혈이 흡수되지 않는 경우, 또는 황반부를 포함한 견인 망막박리가 생긴 경우, 그리고 열공성 망막박리를 겸한 경우는 수술을 하게 됩니다.

수술은 어디까지나 마지막 방법이고 가능한 정기적으로 검사를 하고 적기에 레이저 치료를 하여 시력을 보존하는 것이 최선입니다. 그러기 위해서는 환자는 눈 검사를 충실히 하고 치료 방침에 잘 따라야 하겠습니다.

검사방법으로는 문진(당뇨병 유병기간, 가족력, 치료 등), 시력측정, 안저검사(망막과 초자체 관찰), 초음파검사(초자체 출혈이 있을 경우 견인 망막박리 유무파악), 형광 안저 촬영검사(6개월 또는 1년마다 정기검사), 세극등검사(홍체, 수정체 , 초자체, 망막) 등이 포함됩니다.

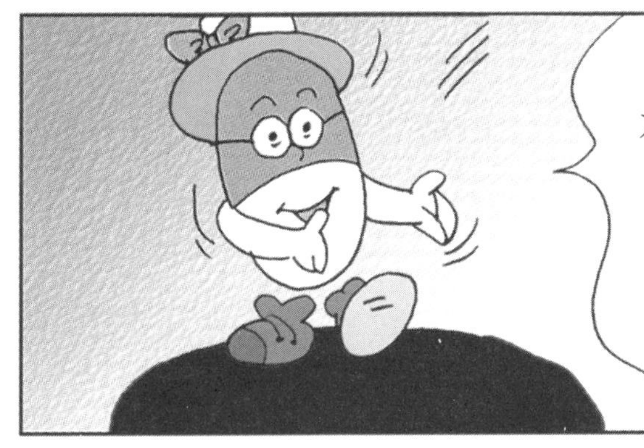

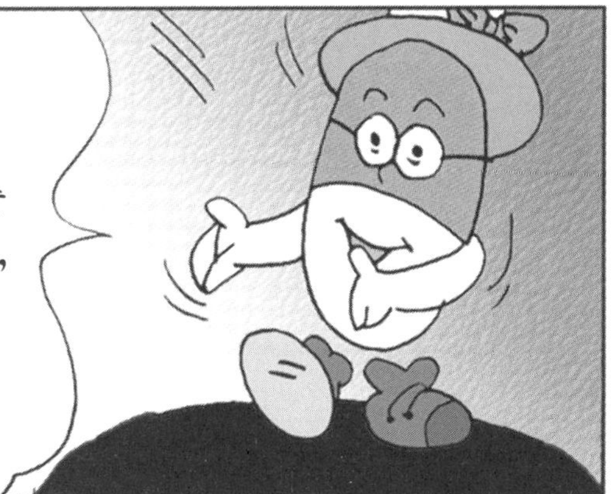

당뇨병성 신경합병증

말초신경 합병증은
그 원인을 확실히 밝혀내지
못하고 있습니다. 그러나 분명한
것은 혈당조절이 잘 안 된
사람에게서 발생빈도가 높은 것으로
나타납니다.

찌릿찌릿한
심한 동통과 작열감
쥐가 난것 같은 느낌
팔다리에 힘이 빠지고 감각이 없음
둘로 보이네!
눈의 통증
땀이 안나고 체온 조절 장애
기립성 저혈압
W·C
후다닥
설사와 소화불량
성기능 장애
심장마비

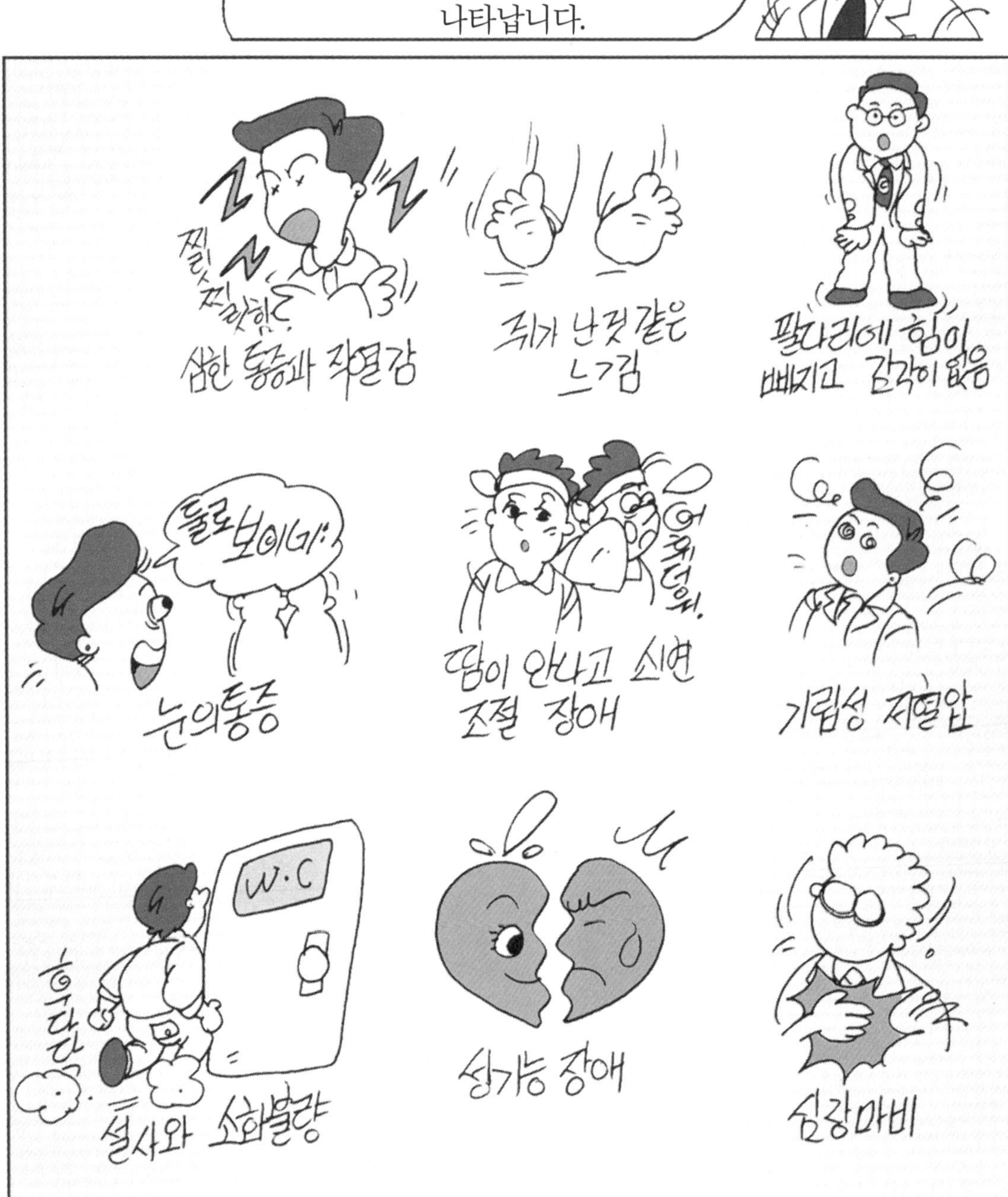

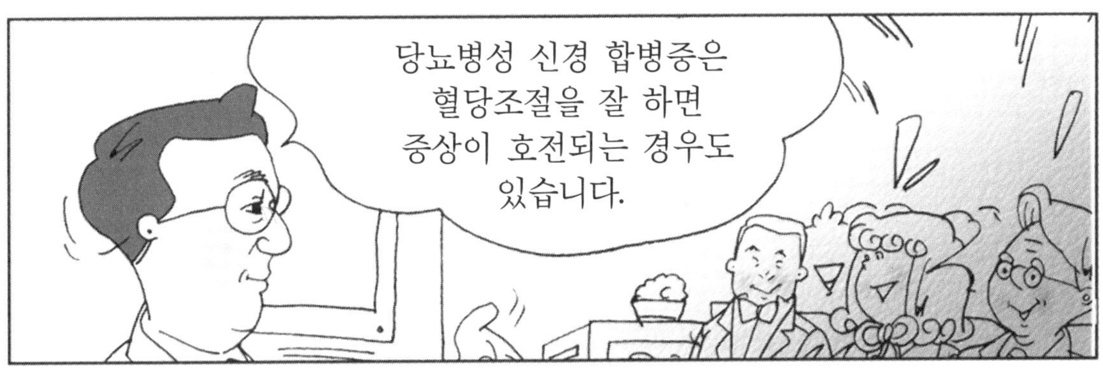
당뇨병성 신경 합병증은
혈당조절을 잘 하면
증상이 호전되는 경우도
있습니다.

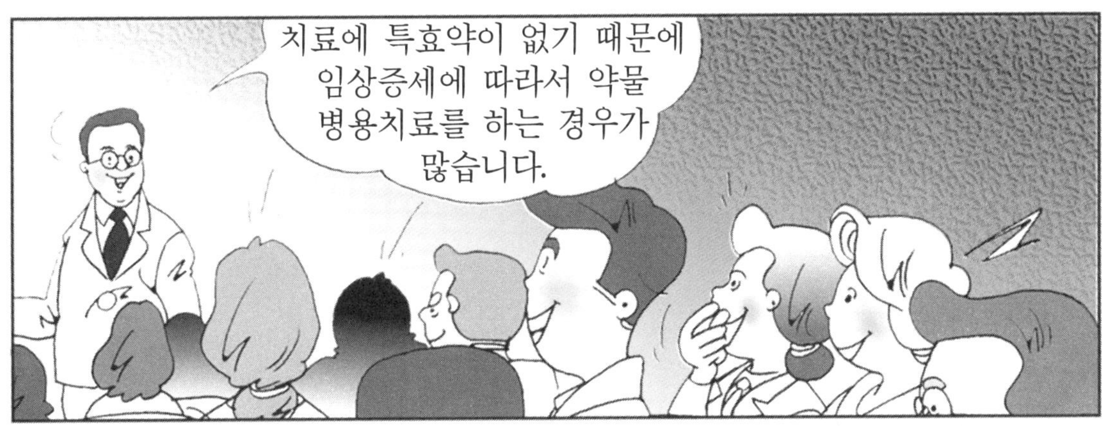
치료에 특효약이 없기 때문에
임상증세에 따라서 약물
병용치료를 하는 경우가
많습니다.

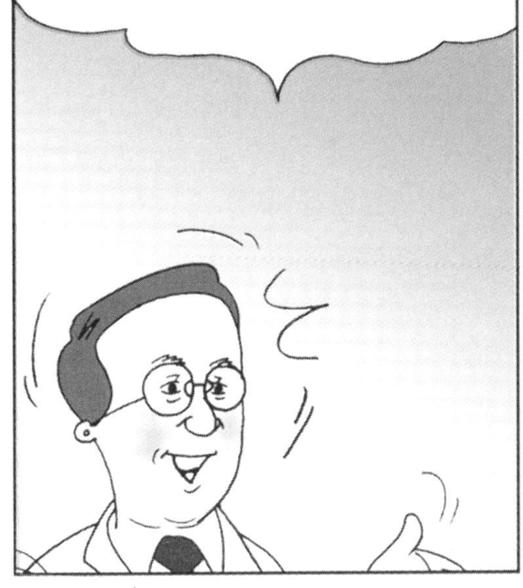
당뇨병성 말초신경 합병증의
환자는 약 10%가 통증을 겪게 됩
니다. 통증은 그 치료가 어렵고
그로 인해 2차적으로 우울증을
수반하기 때문에 더욱더 치료를
어렵게 합니다.

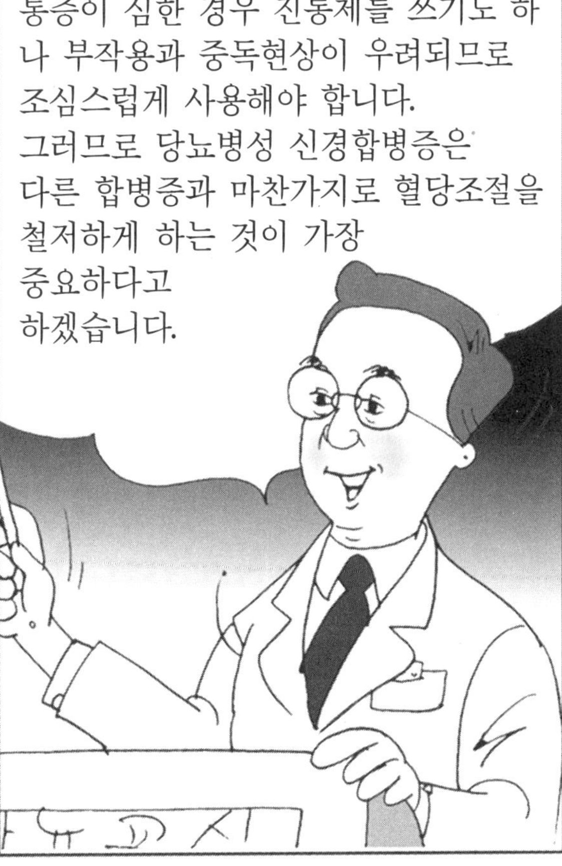
통증이 심한 경우 진통제를 쓰기도 하
나 부작용과 중독현상이 우려되므로
조심스럽게 사용해야 합니다.
그러므로 당뇨병성 신경합병증은
다른 합병증과 마찬가지로 혈당조절을
철저하게 하는 것이 가장
중요하다고
하겠습니다.

당뇨병성 위장질환

당뇨 환자의 20~40%에서 발생하는 자율신경계의 이상은 당뇨병을 오래 앓았거나 나이가 많고 혈당 조절이 잘 안되는 환자에게서 빈발하는 것으로 나타납니다.

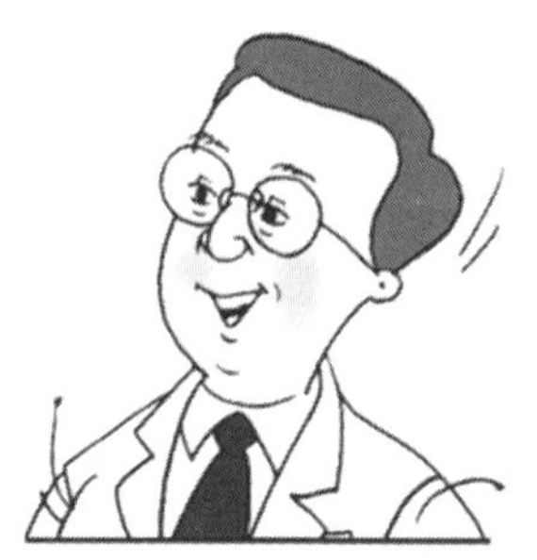

식도기능의 이상

- 식도 연동운동파 감소
- 이중 수축 또는 삼차 수축 관찰
- 하부 식도 괄약근압 감소

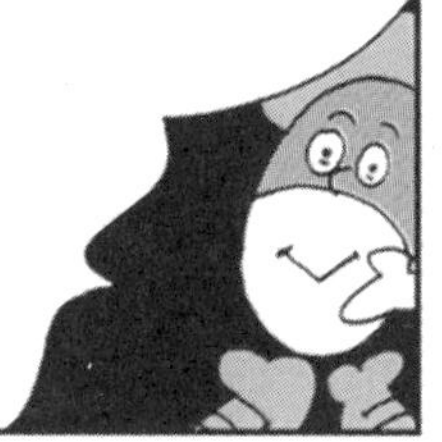

소장기능의 이상

- 설사, 변실금, 변비

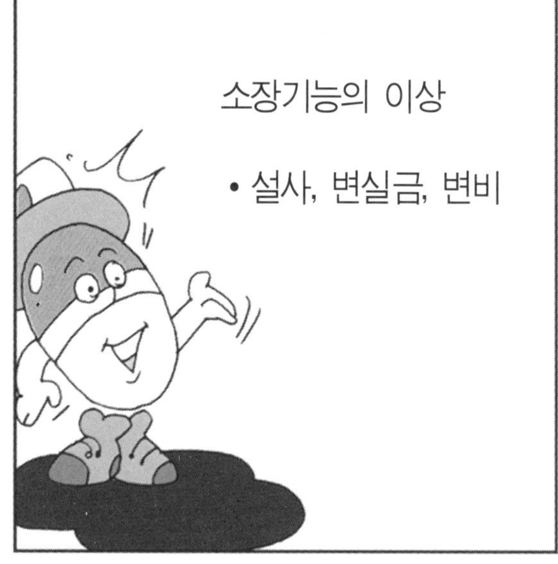

위의 기능 이상

- 위 배출기능 저하(위무력증) 위 배출시간 지연으로 인한 케톤산혈증 유발

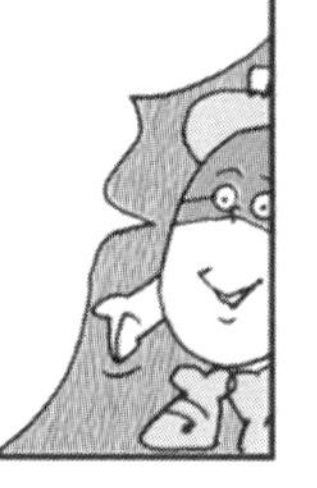

변비증상에 대해서는 관장과 하제를 투여하고 설사에는 지사제를 투여하여 장 운동에 조화를 주기도 하나, 치료가 쉽지는 않습니다.

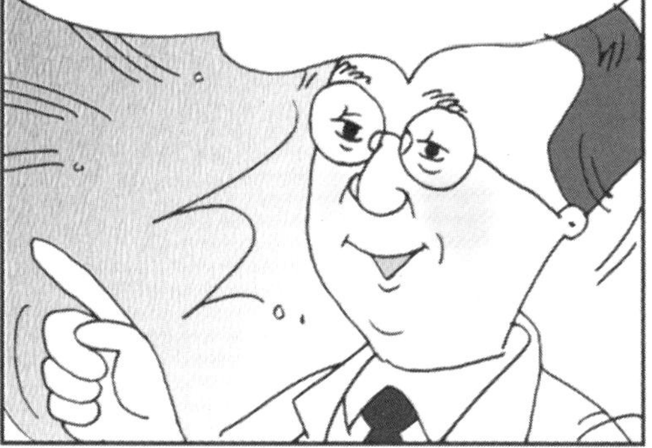

당뇨병성 배뇨장애

당뇨병성 방광장애는
조기 발견이 어려우나, 진행된
경우 치료가 어려우므로
조기 발견이 중요합니다.

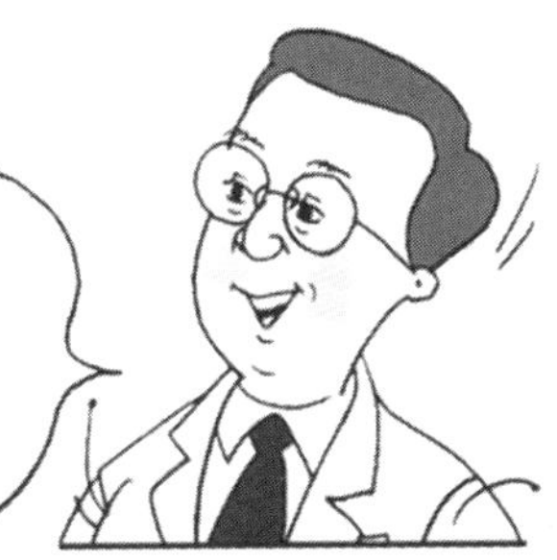

증 상

저는 화장실을 잘 안가요!

이상해요. 소변 보기가 힘들어요!

금방 또 마렵고 가만히 있어도 저절로 나와요!

진 단

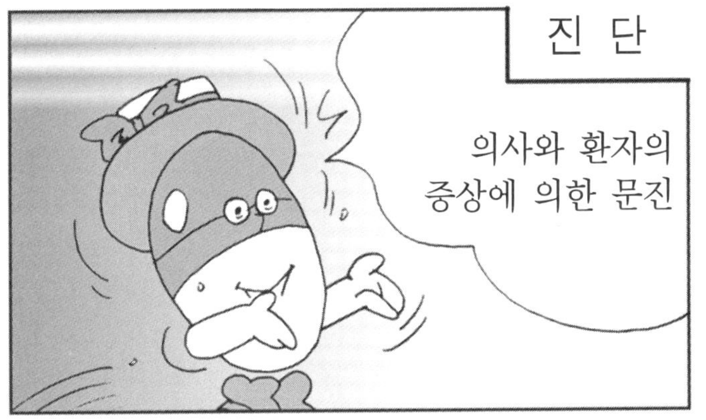

방광장애의 요역학검사

- 방광의 감각저하
- 방광의 용적증가
- 방광 수축근 기능저하
- 배뇨시 소변 속도 저하

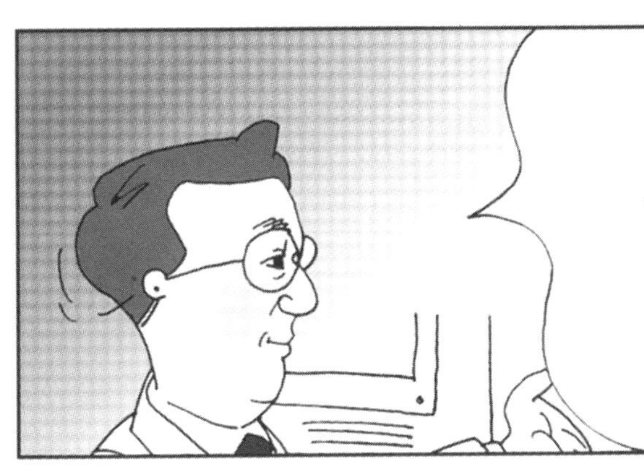

치료는 완치가 아닌 조절요법을
사용하며 요로감염엔 항생제를
투여하고, 지속적인 배뇨장애시는
방광검사를 시행하며, 적절한
약물치료를 할 수 있습니다.

당뇨병성 성기능장애

남성 당뇨병 환자의 약 50% 이상에서 나타나는 발기장애와 사정장애는 삶의 질적 향상 측면에서 심각한 문제가 되고 있습니다.

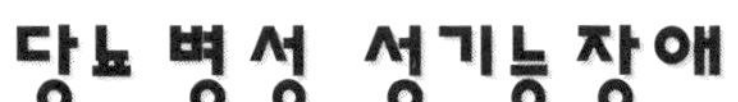

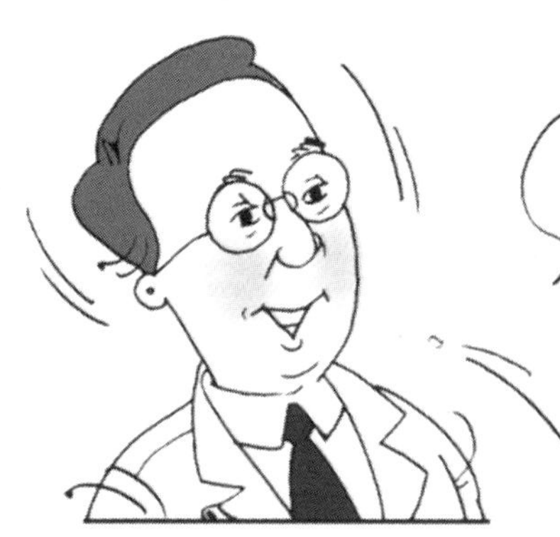

원 인

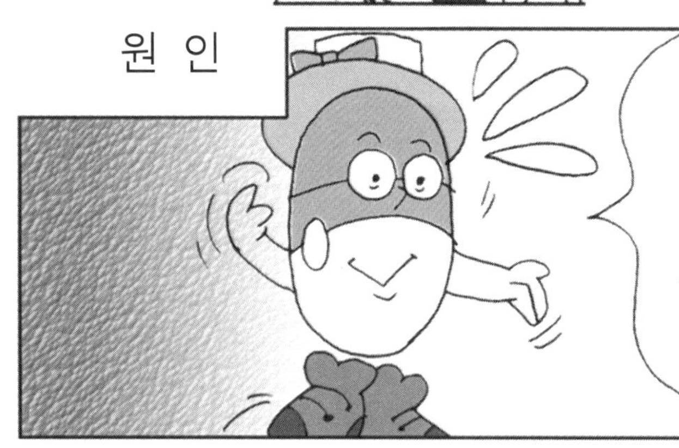

당뇨병성 성기능장애의 원인으로는 당뇨병성 신경혈관 장애와 만성질환으로 인한 정신적 부담을 꼽을 수 있습니다.

진 단

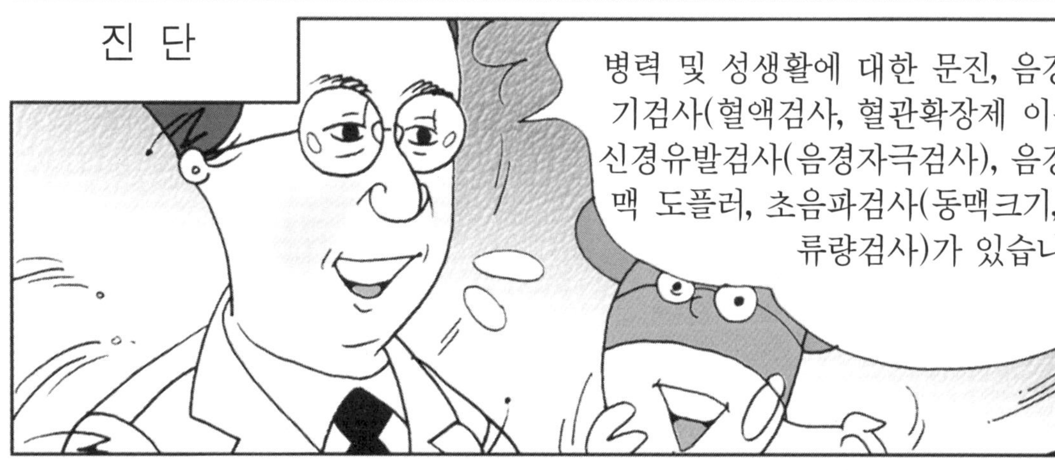

병력 및 성생활에 대한 문진, 음경발기검사(혈액검사, 혈관확장제 이용), 신경유발검사(음경자극검사), 음경동맥 도플러, 초음파검사(동맥크기, 혈류량검사)가 있습니다.

치 료

발기 유발제 주사치료,
음경 진공흡입 치료법(특수 기구 이용 발기유도), 음경보형술(수술로 보형물 삽입) 등의 치료법으로, 환자의 행복한 성생활을 영위할 수 있습니다.

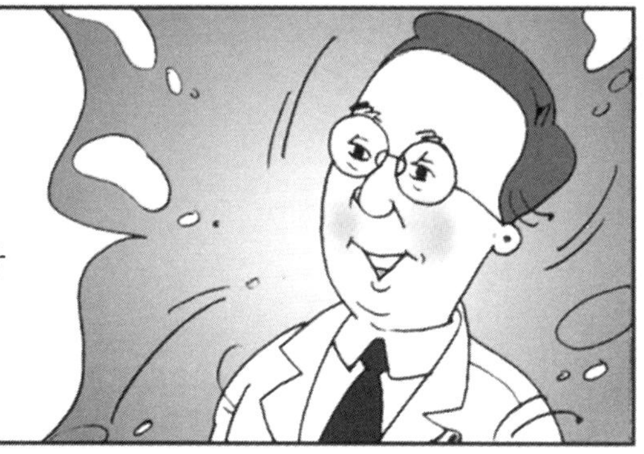

당뇨병성 하지혈관질환

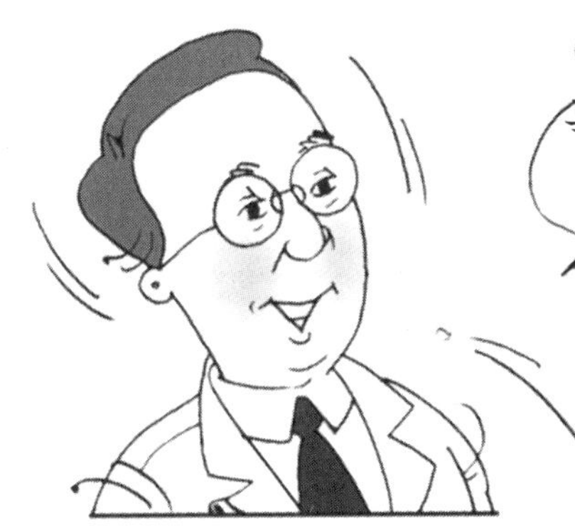

당뇨병성 혈관질환의 원인은 밝혀지지 않았으나 복합적인 원인으로 인해 동맥경화증이 폐쇄성 동맥질환으로 진행된 것을 의미합니다.

증 상

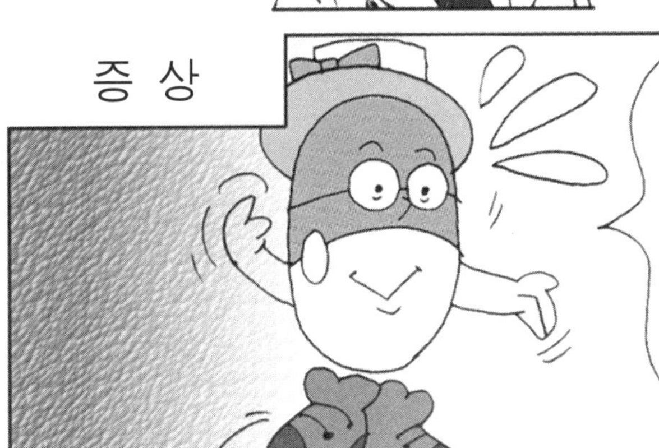

1단계: 사지가 냉하고 이상 감각을 느낀다.

2단계: 허벅지 근육이 당기고 걷기 힘들어진다.

3단계: 가만히 있어도 통증을 느낀다.

4단계: 진행되어 궤양이 발생하고 썩는다.

진 단

촉진으로 확인할 수 있으며, 혈류 초음파(혈압 비율 계산, 팔다리 혈압)와 혈관 조영술로 진단합니다.

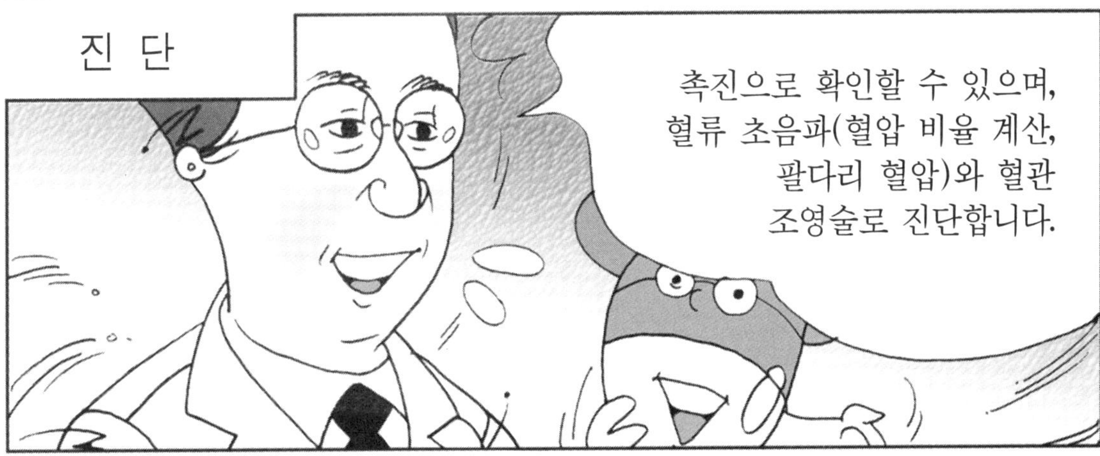

치 료

혈관질환의 치료에는 혈관확장제, 프로스타글라딘, 혈소판 응집 억제제를 쓰는 약물요법이 있으며, 국소부위나 막힌 혈관하부의 혈관이 양호할 때는 인조혈관이나 정맥을 이용해 연결하는 수술을 하기도 합니다.

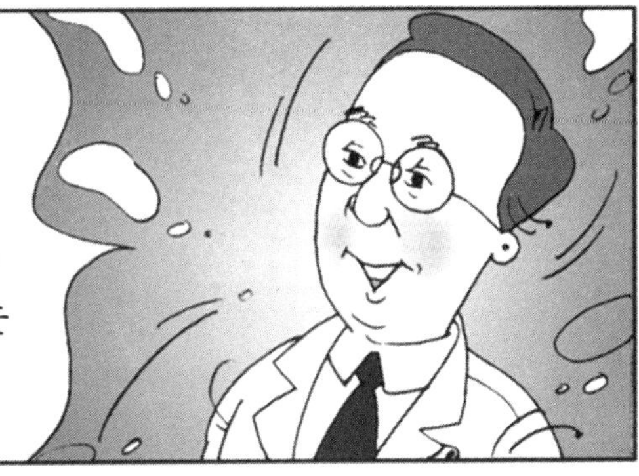

당뇨 병성 심장합병증

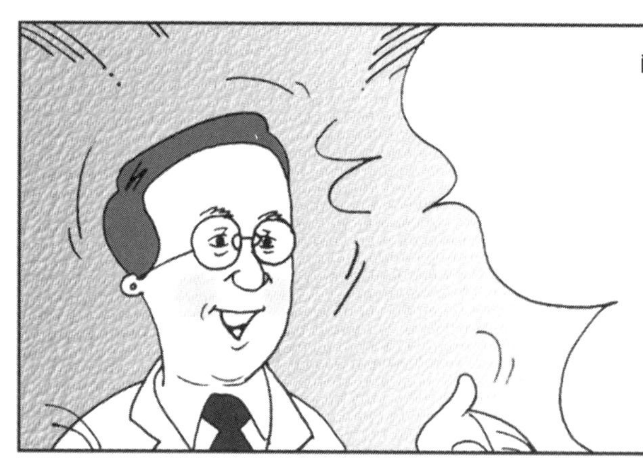

당뇨인에게 관상동맥질환은
정상인에 비해 그 사망률이
3~5배 이상 높습니다.

원 인

정상혈관보다 지방축적으로 좁아진 혈관으로 인해 심장 근육으로의 산소공급이 제대로 되지 않아 혈액공급장애가 생깁니다.

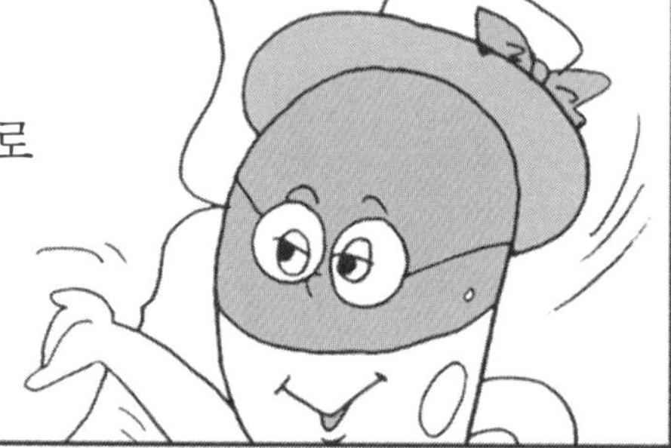

증 상

당뇨병성 심장합병증이 있는 환자는 협심증과 심근경색증이 있어도 통증이 없는 경우가 많습니다.

치료방법으로는 혈당조절과 위험인자
제거, 약물치료와 운동을 조절하는
방법이 있으며, 협심증이나 심근경색의
경우는 경피적 관상동맥 성형술과
관상동맥 우회술이 있습니다.

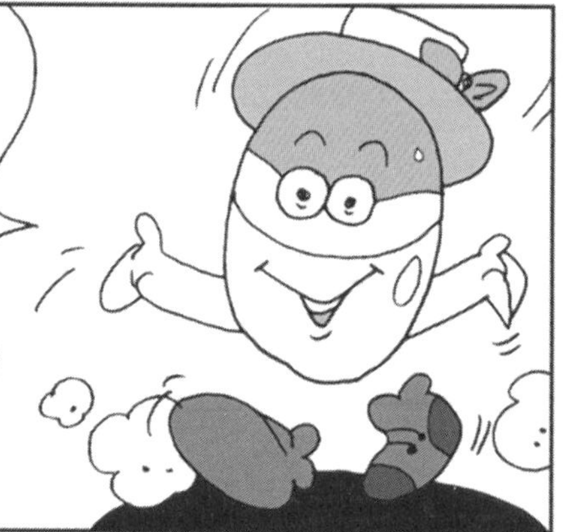

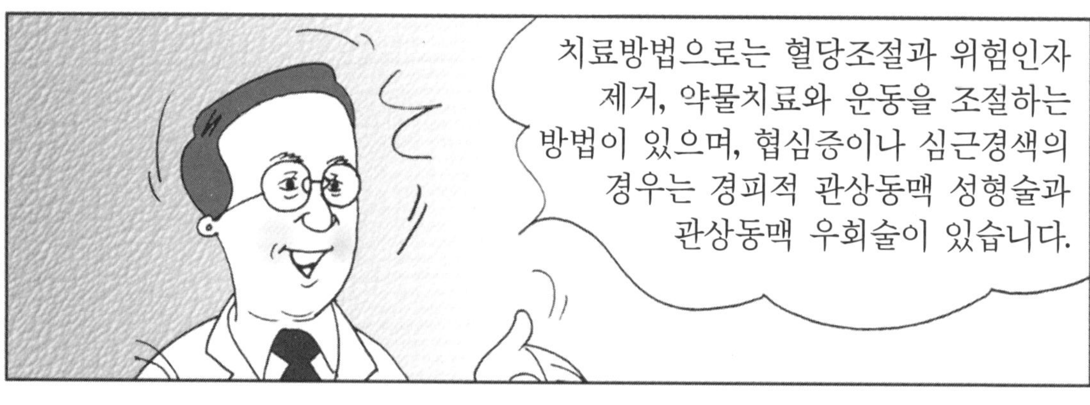

당뇨병성 치과질환

당뇨병이 있을 때는 치과질환이 자주 생기며, 치료가 되지 않는 경우가 있으므로 혈당조절이 또한 중요합니다.

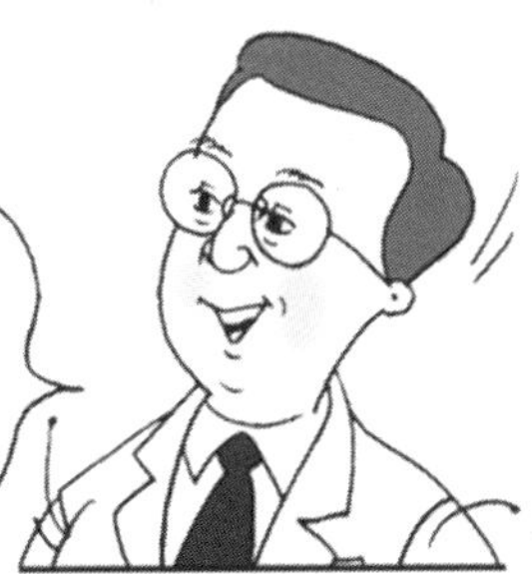

치과 진료시 유의점

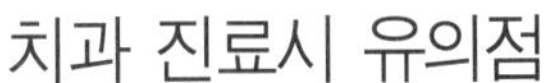

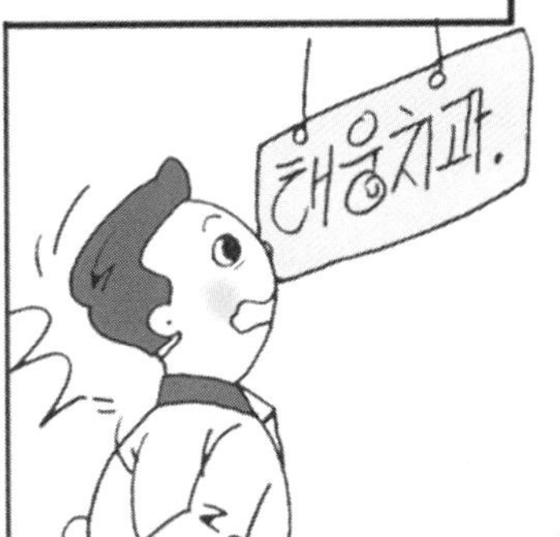

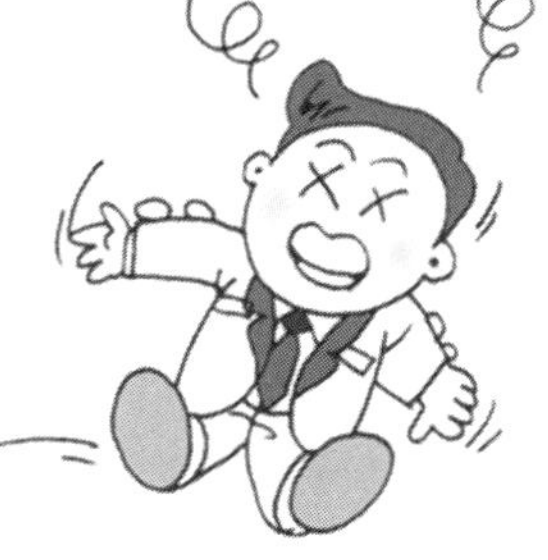

그로 인한 혼수

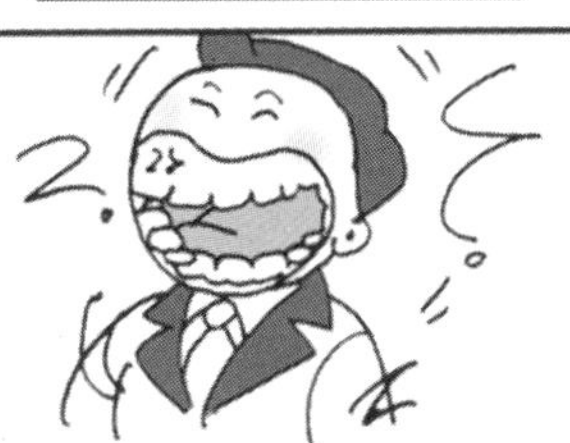

두려움을 없애고 편안한 마음으로 진료에 임한다.

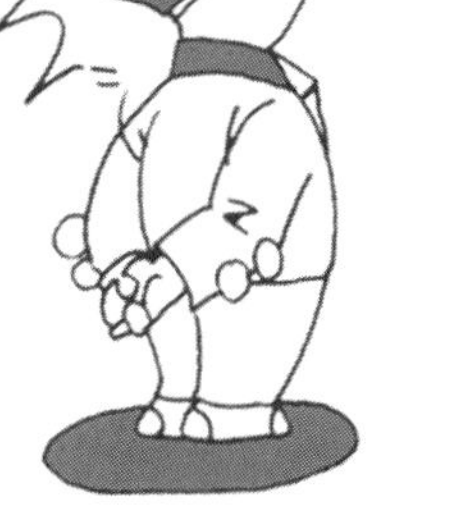

치과 진료에 대한 스트레스

식사시간을 고려한 진료 약속

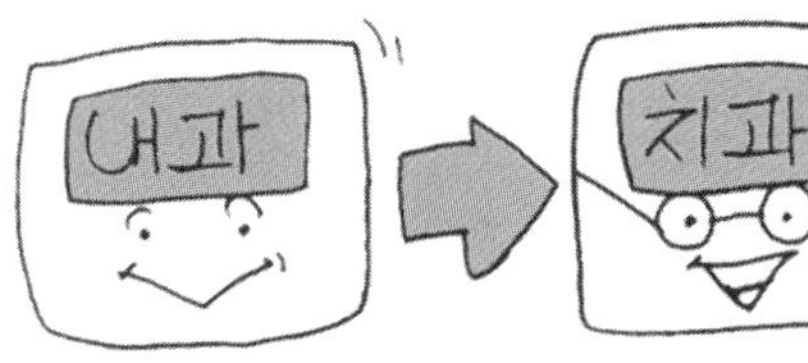

치과 진료 전에 내과상담 우선

당뇨 환자의 구강관리

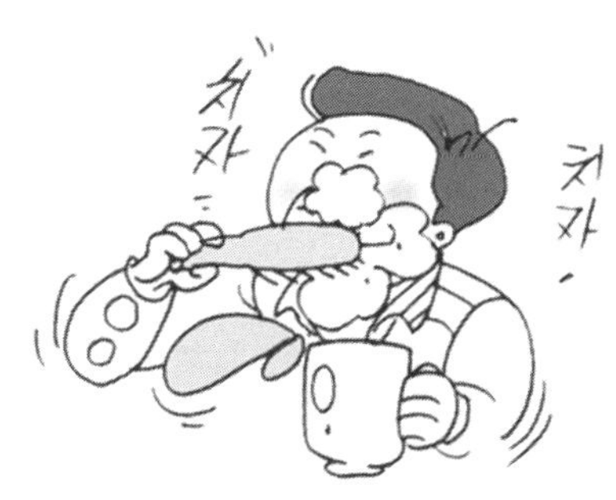

식사 후나 잠자기 전에 반드시 양치질을 한다.

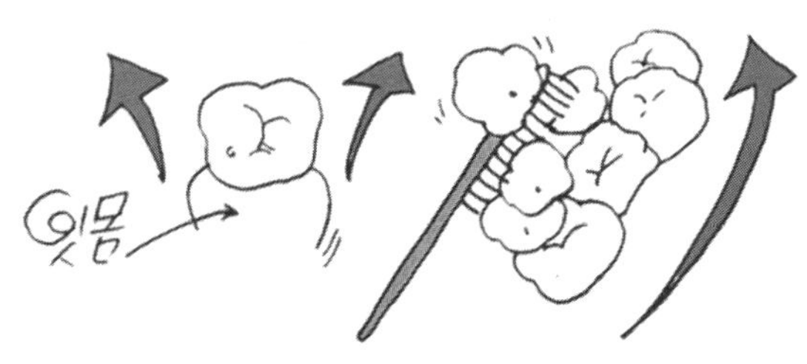

양치질 방법은 칫솔을 45도 방향으로 해서 약간 눌러 주면서 치아가 난 방향으로 돌리면서 닦는다.

당뇨병성 감염질환

당뇨병 환자는 세균성 염증이 잘 생기며, 일단 염증이 생기면 혈당조절이 더욱 어려워집니다. 여러 세균의 동시 감염으로 치료에 어려움이 있습니다.

감염질환의 특징으로는 감염 후 치료가 용이하지 않고 정도가 심해집니다.

감염에 의한 스트레스 호르몬의 분비로 혈당이 더욱 올라갑니다.

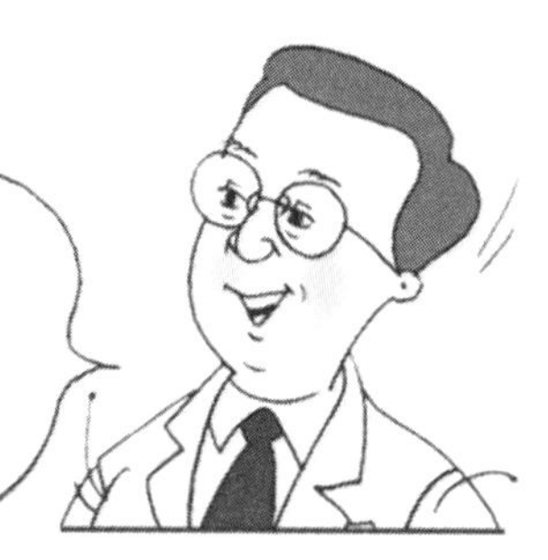

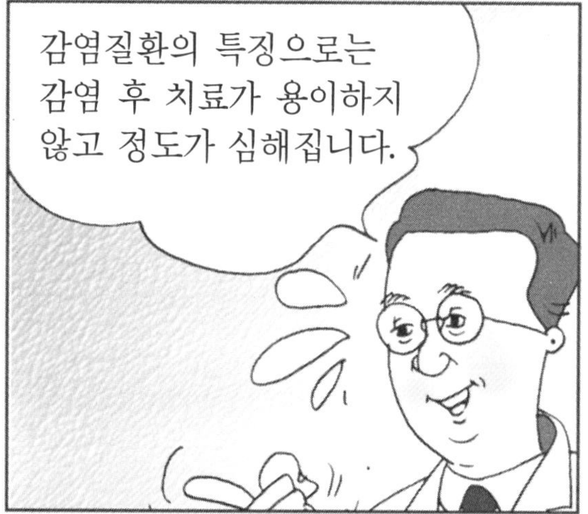

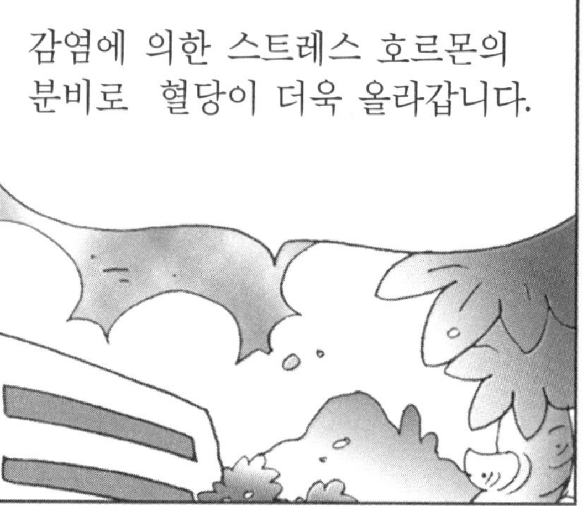

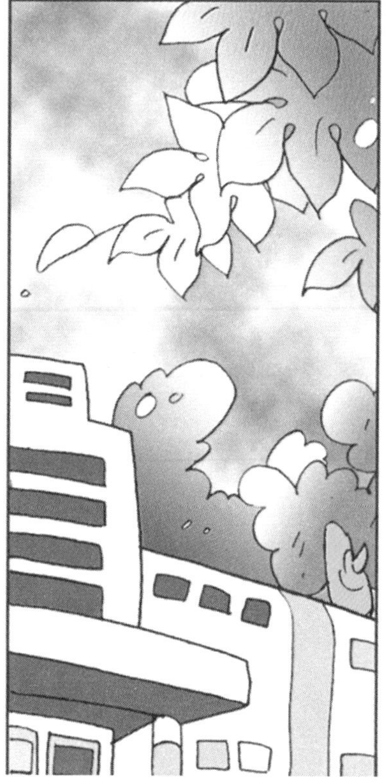

혈당이 높을수록 세균증식이 촉진되며 세균에 대한 방어능력도 저하됩니다. 인슐린과 항생제 치료에 의해 감염으로 인한 사망률이 감소되었지만 철저한 혈당조절과 감염예방에 주력하는 것이 급선무라 하겠습니다.

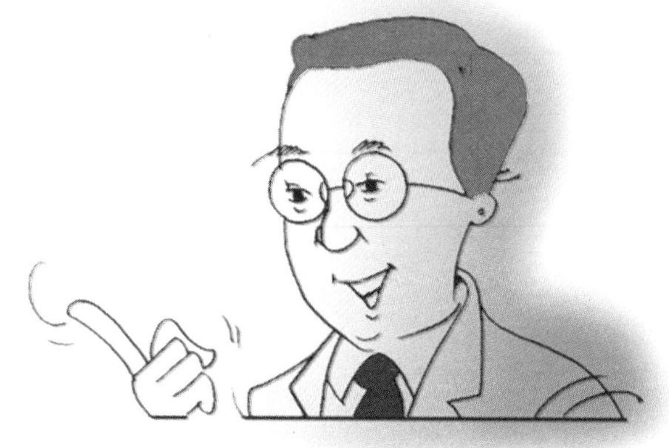

당뇨 병성 발(족부 병변)

당뇨인이라면
항상 발을 조심하라는
말을 다시 한 번 명심하시기
바랍니다.

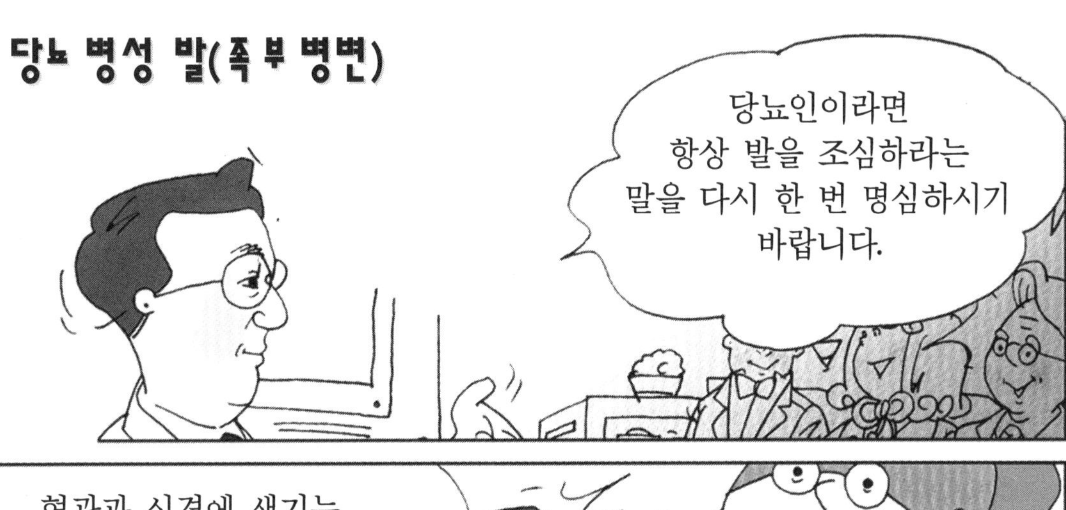

혈관과 신경에 생기는
합병증이 족부병변을
일으키는 원인입니다.

당뇨 병성 발질환의 악순환

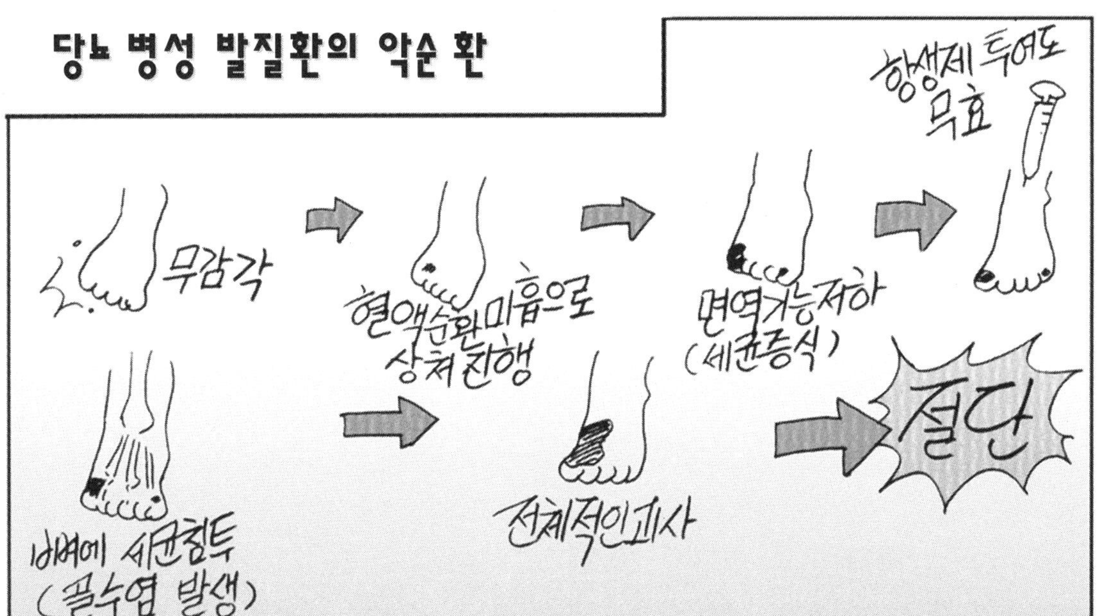

당뇨병성 족부병변은 이처럼 사소한 상처로 야기되어 결국 비극적인 상황에까지 이르게 됩니다. 그러므로 당뇨인은 합병증의 예방을 위한 노력을 아끼지 말아야 할 것입니다.

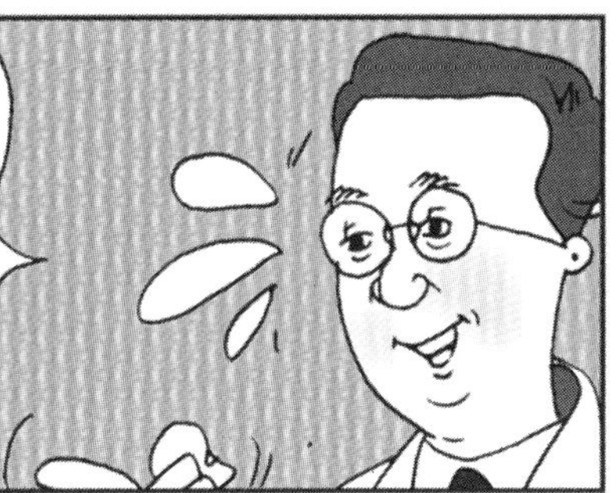

당뇨인의 발관리

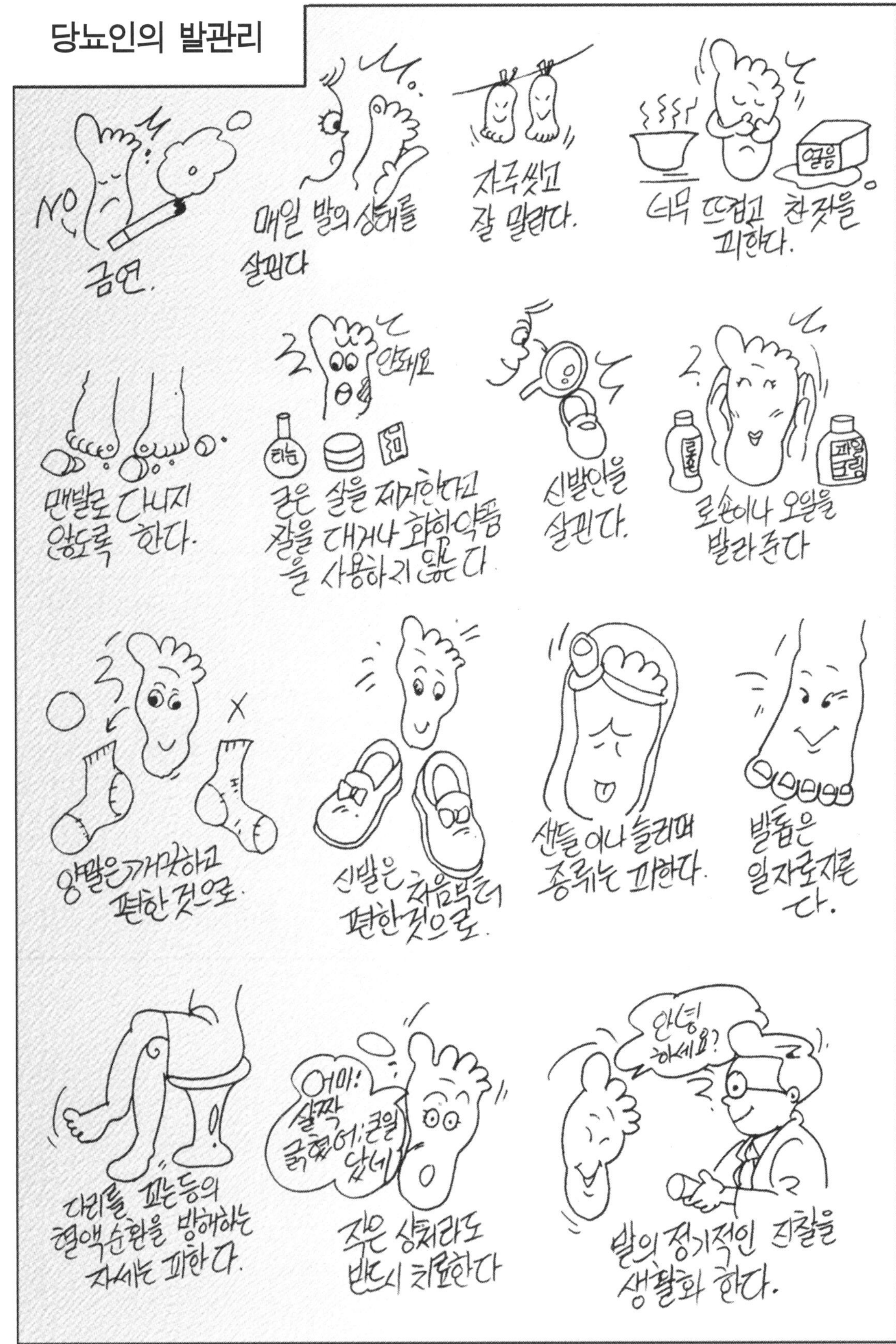
NO
금연.
매일 발의 상태를 살핀다
자주 씻고 잘 말린다.
얼음
너무 뜨겁고 찬 것을 피한다.
맨발로 다니지 않도록 한다.
안돼요
티눈
굳은 살을 제거한다고 칼을 대거나 화학약품을 사용하지 않는다
신발안을 살핀다.
로숀이나 오일을 발라준다
양말은 깨끗하고 편한 것으로.
신발은 처음부터 편한 것으로.
샌들이나 슬리퍼 종류는 피한다.
발톱은 일자로 자른다.
다리를 꼬는 등의 혈액순환을 방해하는 자세는 피한다.
어머! 살짝 긁혔어! 큰일 났네
작은 상처라도 반드시 치료한다
안녕하세요?
발의 정기적인 진찰을 생활화 한다.

◈ 당뇨인의 다리운동

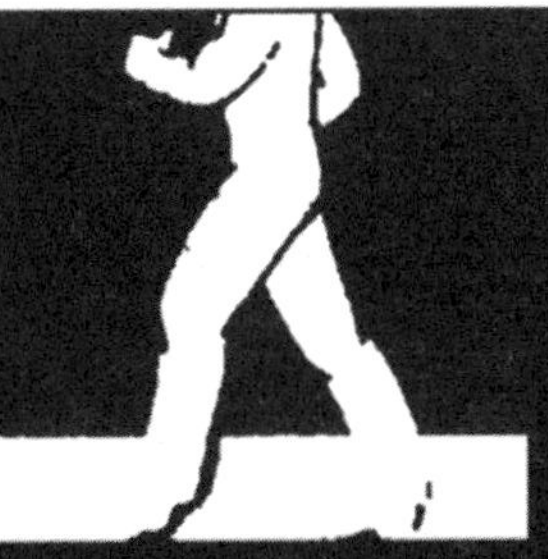

1. 걷기
(1일 1시간 정도)

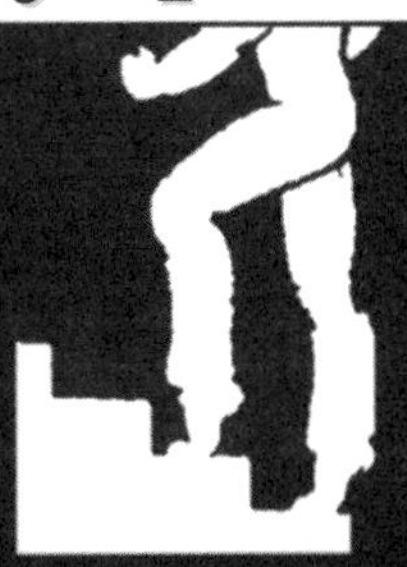

2. 층계 오르기
(발끝으로)

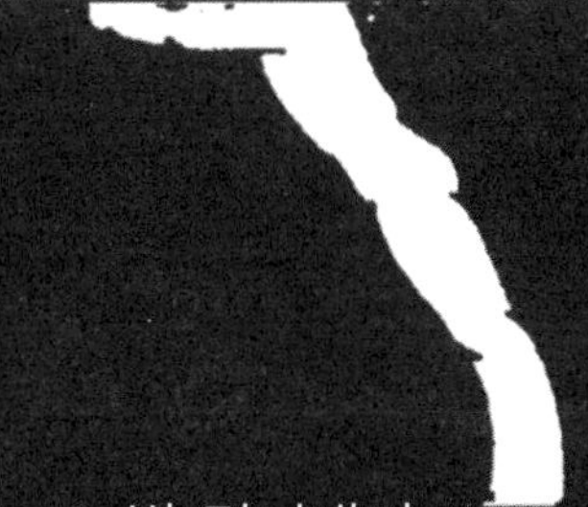

3. 벽 밀어내기
• 등과 무릎은 곧게 펴며 발꿈치는 들지 않는다.
• 팔을 10번 구부리며 1번에 10초간 팔을 편다.

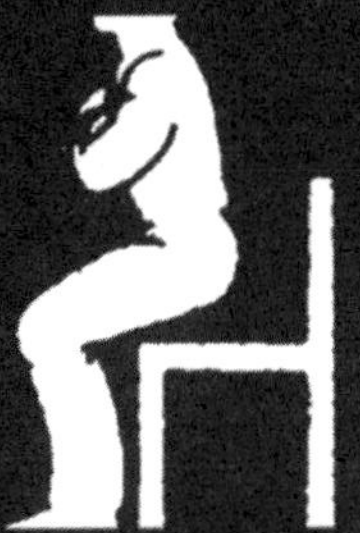

4. 팔짱 낀 채 의자에 앉았다 일어나기
(20번 시행하기)

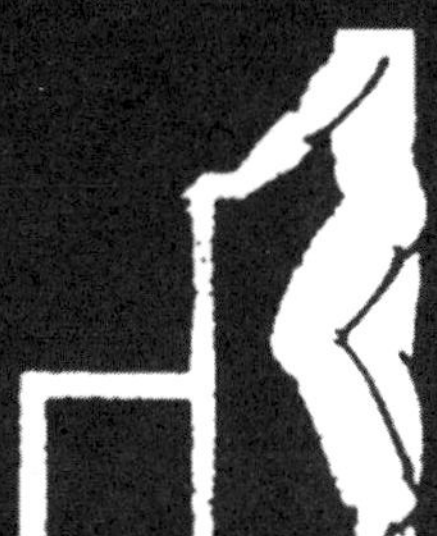

5. 발앞부리 걸고 몸들어 올리기(양쪽 다리를 교대로 20번씩 시행한다).

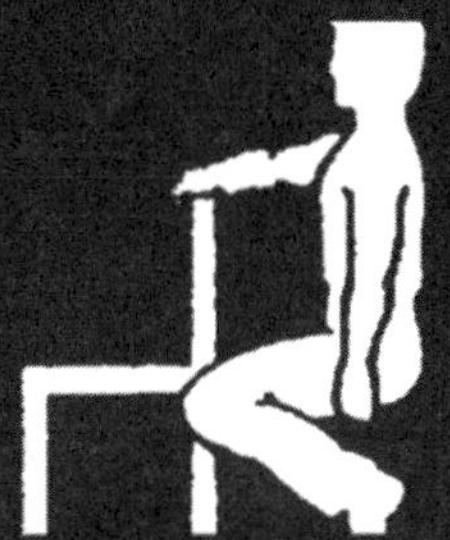

6. 무릎굽히기(등을 곧게 세운 채로 처음엔 5회 정도 하다가 점차 10회로 늘린다).

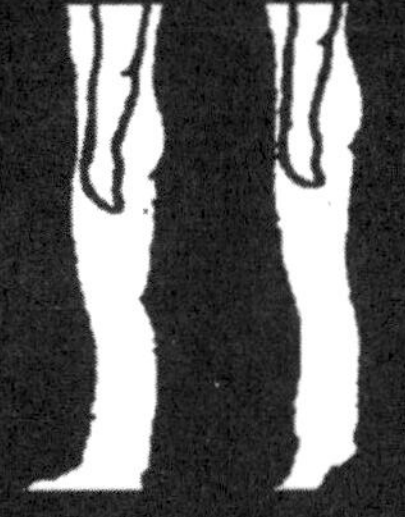

7. 발뒤꿈치 들어올리기
(20번 시행한다).

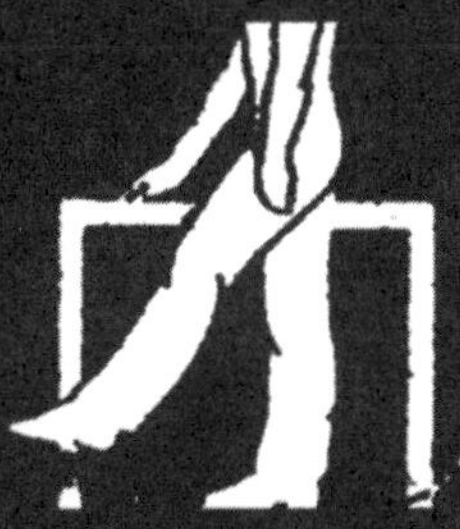

8. 다리흔들기(양쪽 다리를 교대로 10번씩 한다).

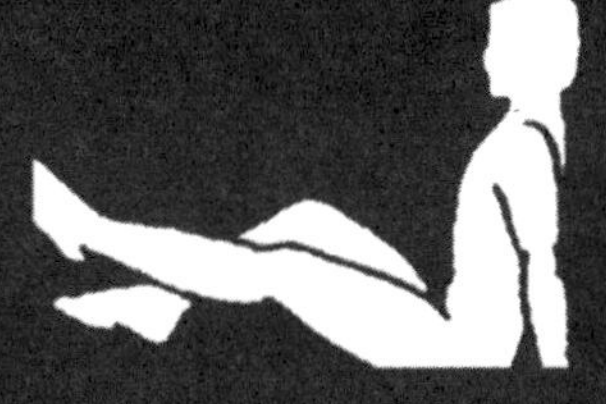

9. 발돌리기(양쪽다리를 교대로 10번씩 시행한다).

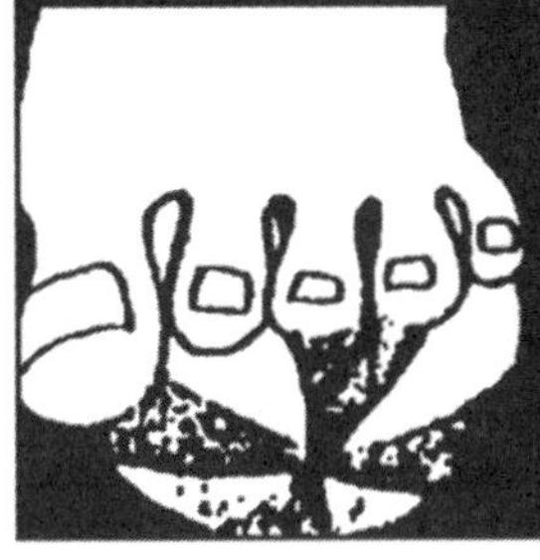

10. 공굴리기
• 등을 곧게 하여 의자에 앉은 후 공을 발바닥에 대고 굴린다(각 발을 교대로 2~3분씩 시행한다).

당뇨병성 피부 질환

당뇨로 인한 심한
피부증상을 보이는 경우는
혈관과 말초신경 합병증이
원인이 되기도 합니다.

벅벅벅!
소양감(가려움증)
포도상구균
나는야 곰팡이!
세균, 진균 감염
뾰루지가 황갈색 판으로 변하고, 궤양형성
유지방성 괴사
궤양발생 치유가 어려움.
당뇨병성 괴저
장미빛
피부홍조
딱딱해진다
당뇨병성 경피증
그외에 당뇨병성 피부병, 당뇨병성 수포증이 있습니다.

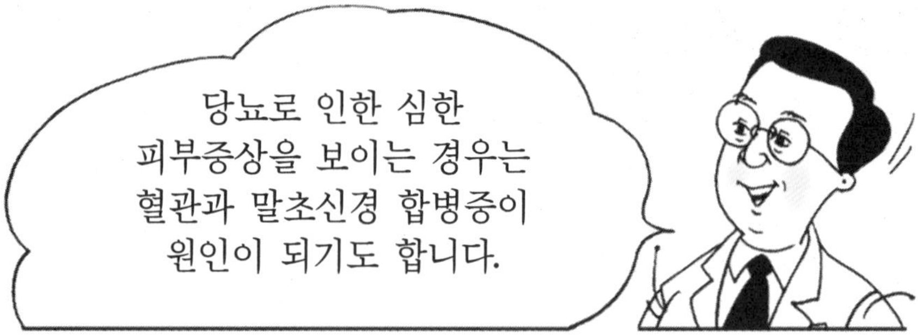

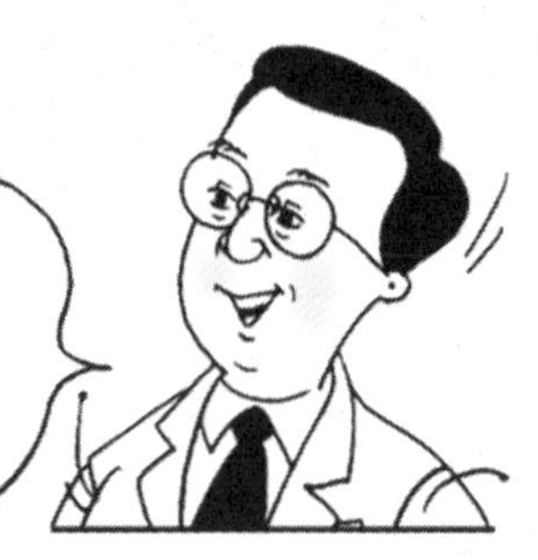

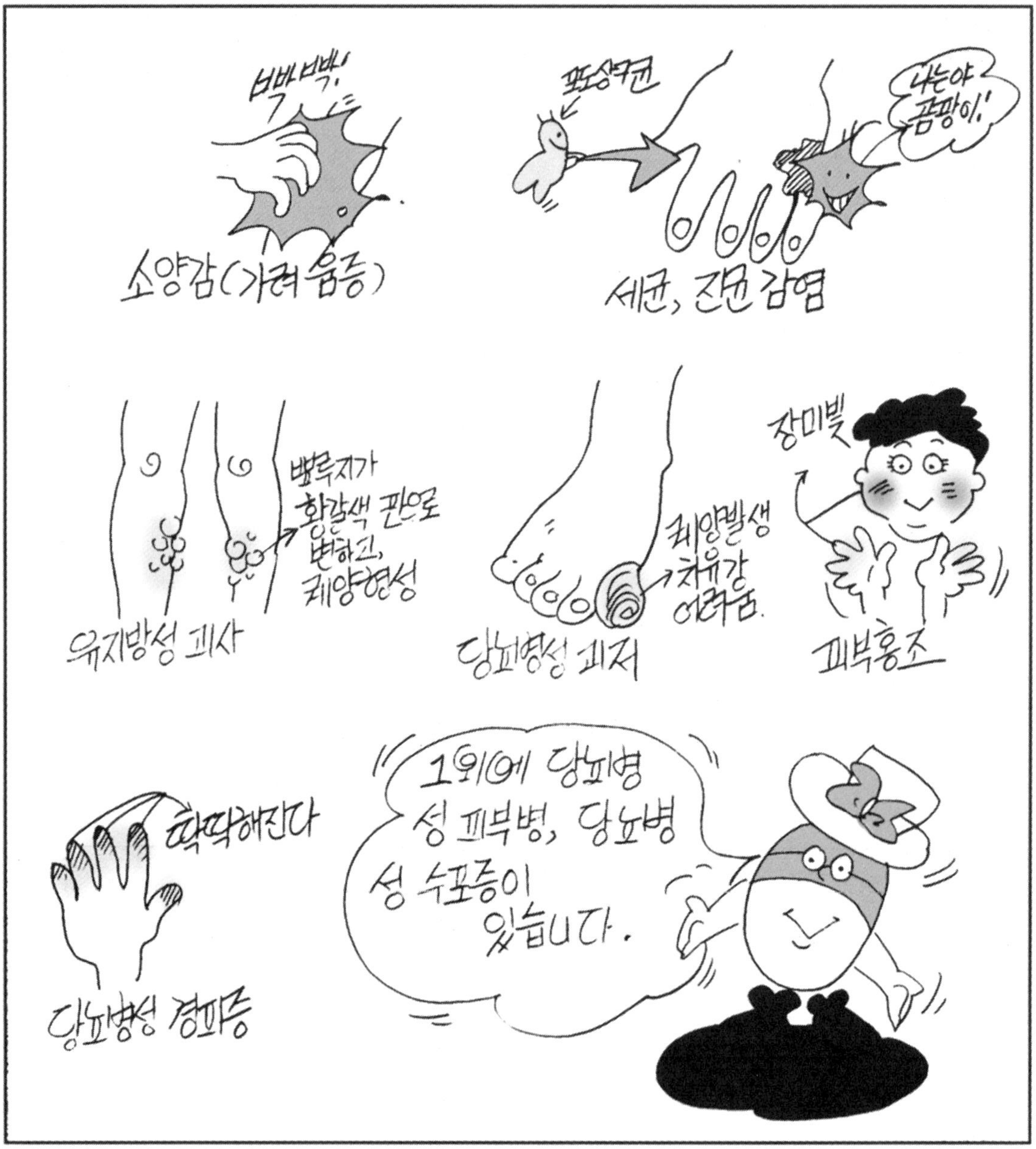

삼성서울병원 당뇨교육팀

내과 과장 김광원

내분비-대사내과 과장 이문규

내분비-대사내과 민용기, 이명식, 정재훈, 김지연, 이병완, 정윤재

간호분과 간호사 심강희, 김선영

영양분과 영양사 조재원

운동분과 운동처방사 제세영

사회사업분과 사회복지사 최영민

약제분과 약사 민경아

알기 쉽게 풀이한 당뇨병

2004년 6월 15일 1쇄인쇄
2004년 6월 30일 1쇄 발행

지은이 / 삼성서울병원 당뇨교육팀
펴낸이 / 조종덕
펴낸곳 / 태웅출판사

135-821 서울 강남구 논현동 113-3 태웅 B/D
전화 / 515-9858~9, 팩스 / 515-1950
등록번호 / 제 2-579호
등록일자 / 1988. 5. 26

ISBN 89-7209-149-9